U0265703

中西医临床骨伤科学

（第2版）

（供中西医临床医学及相关专业使用）

主　编　樊效鸿　谭龙旺
主　审　邓友章　杨利学
副主编　王　琦　李盛华　宋　敏
　　　　何本祥　杨　锋　黄　勇
编　者　（以姓氏笔画为序）
　　　　马英锋（宁夏医科大学）
　　　　王　琦（云南中医药大学）
　　　　叶丙霖（甘肃中医药大学第一附属医院）
　　　　全　健（陕西省中医医院）
　　　　李盛华（甘肃中医药大学第一附属医院）
　　　　何本祥（成都体育学院运动医学与健康学院）
　　　　宋　敏（甘肃中医药大学）
　　　　陈　锋（广西中医药大学）
　　　　汪国友（西南医科大学附属中医医院）
　　　　郭　英（云南中医药大学第三附属医院）
　　　　晁建虎（陕西中医药大学附属宝鸡市中医医院）
　　　　黄　勇（成都中医药大学附属医院）
　　　　谭龙旺（陕西中医药大学）
　　　　王　涛（云南中医药大学第三附属医院）
　　　　石华刚（四川省骨科医院）
　　　　杨　锋（陕西中医药大学）
　　　　扶世杰（西南医科大学附属中医医院）
　　　　余　洋（成都中医药大学附属医院）
　　　　张开伟（贵州中医药大学）
　　　　陈日高（成都中医药大学附属医院）
　　　　赵文韬（云南中医药大学）
　　　　姜劲挺（广州中医药大学第四临床医学院）
　　　　桑晓文（陕西中医药大学）
　　　　廖永华（西安交通大学医学院附属红会医院）
　　　　樊效鸿（成都中医药大学）

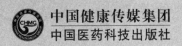

中国健康传媒集团
中国医药科技出版社

内容提要

　　本教材为"高等中医药院校西部精品教材（第二轮规划教材）"之一，系根据本套教材的编写指导思想和原则要求，结合专业培养目标和本课程的教学目标、内容与任务要求编写而成。全书共十八章，分总论、骨伤、筋伤和骨病四大部分。总论部分主要介绍中西医临床骨伤科学的概论与发展史、损伤的分类与病因病机、骨伤科疾患的诊断检查与治疗方法以及创作急救；骨伤、筋伤和骨病部分内容主要涉及病因病机、诊断、鉴别诊断及治疗等。另外，书末附有国家中医药管理局要求的中医医院骨伤科住院医师应重点掌握的常用方剂，便于学生查找。本教材为书网融合教材，即纸质教材有机融合电子教材，教学配套资源（PPT、微课、视频等），题库系统，数字化教学服务（在线教学、在线作业、在线考试）。

　　本教材主要供中西医临床医学及相关专业使用，也可作为基层医务工作者、青年教师的主要参考书。

图书在版编目（CIP）数据

中西医临床骨伤科学 / 樊效鸿，谭龙旺主编 .—2 版 .—北京：中国医药科技出版社，2019.7
高等中医药院校西部精品教材（第二轮规划教材）
ISBN 978-7-5214-0990-1

Ⅰ .①中…　Ⅱ .①樊…②谭…　Ⅲ .①骨损伤—中西医结合疗法—中医学院—教材　Ⅳ.① R683.05

中国版本图书馆 CIP 数据核字（2019）第 112197 号

美术编辑　陈君杞
版式设计　友全图文

出版	**中国健康传媒集团**｜中国医药科技出版社
地址	北京市海淀区文慧园北路甲 22 号
邮编	100082
电话	发行：010-62227427　邮购：010-62236938
网址	www.cmstp.com
规格	889×1194mm $\frac{1}{16}$
印张	25 $\frac{1}{2}$
字数	554 千字
初版	2012 年 7 月第 1 版
版次	2019 年 7 月第 2 版
印次	2019 年 7 月第 1 次印刷
印刷	北京市密东印刷有限公司
经销	全国各地新华书店
书号	ISBN 978-7-5214-0990-1
定价	**65.00 元**

获取新书信息、投稿、为图书纠错，请扫码联系我们。

数字化教材编委会

主　编　樊效鸿　谭龙旺
副主编　蒋雷鸣　李智斌　叶丙霖　杨锋
编　者　（以姓氏笔画为序）
　　　　王彦鹏（陕西省中医医院）
　　　　艾元亮（云南中医药大学第三附属医院）
　　　　叶丙霖（甘肃中医药大学第一附属医院）
　　　　巩彦龙（甘肃中医药大学）
　　　　向俊宜（云南中医药大学）
　　　　闫　乾（广西中医药大学附属瑞康医院）
　　　　刘建航（广西中医药大学附属北海医院）
　　　　许燕飞（云南中医药大学第三附属医院）
　　　　孙君志（成都体育学院运动医学与健康学院）
　　　　杨　斐（成都中医药大学附属医院）
　　　　杨　锋（陕西中医药大学）
　　　　李　江（陕西中医药大学附属医院）
　　　　李　非（甘肃中医药大学第一附属医院）
　　　　李祥雨（山东省新泰市中医医院）
　　　　李智斌（陕西中医药大学附属医院）
　　　　李黔春（成都中医药大学附属医院）
　　　　邱　恒（成都中医药大学附属医院）
　　　　张　磊（西南医科大学附属中医医院）
　　　　陈波涛（成都中医药大学附属医院）
　　　　尚荣安（陕西中医药大学附属宝鸡市中医医院）
　　　　周　毅（成都中医药大学附属医院）
　　　　郑吉元（兰州大学第二医院）
　　　　郝　琦（西南医科大学附属中医医院）
　　　　郝龙飞（陕西省中医医院）
　　　　费　冀（贵州中医药大学第一附属医院）
　　　　夏　铂（宁夏医科大学中医学院）
　　　　桑晓文（陕西中医药大学）
　　　　黄文泽（云南中医药大学第三附属医院）
　　　　黄信源（云南中医药大学）
　　　　蒋雷鸣（成都中医药大学）
　　　　董万涛（甘肃中医药大学附属医院）
　　　　廖江龙（云南中医药大学第三附属医院）
　　　　谭龙旺（陕西中医药大学）
　　　　樊效鸿（成都中医药大学）
　　　　潘　乐（陕西中医药大学附属医院）

出版说明

"高等中医药院校西部精品教材"自2012年由中国医药科技出版社陆续出版以来得到了各院校的广泛好评。为了更新知识、优化教材品种，使教材更好地服务于院校教学，同时为了更好地贯彻落实《国家中长期教育改革发展规划纲要（2010—2020年）》和《中医药发展战略规划纲要（2016—2030年）》等文件精神，培养传承中医药文明，具备行业优势的复合型、创新型高等中医药院校中西医临床医学专业人才，在教育部、国家药品监督管理局的领导下，在上一版教材的基础上，中国医药科技出版社组织修订编写了"高等中医药院校西部精品教材（第二轮规划教材）"。

本轮教材建设，旨在适应学科发展的新要求，进一步提升教材质量，更好地满足教学需求。本轮教材吸取了目前高等中医药教育发展成果，体现了中西医临床医学的新进展、新方法、新标准；旨在构建具有西部特色、符合医药高等教育人才培养要求的教材建设模式，形成"政府指导、院校联办、出版社协办"的教材编写机制，最终打造我国高等中医药院校中西医临床专业核心教材、精品教材。

本轮教材包含18门，其中14门教材为新修订教材（第2版），主要特点如下。

一、顺应当前教育改革形式，突出西部特色

教育改革，关键是更新教育理念，核心是改革人才培养体制，目的是提高人才培养水平。教材建设是高校教育的基础建设，发挥着提高人才培养质量的基础性作用。教材建设应以服务人才培养为目标，以提高教材质量为核心，以创新教材建设的体制机制为突破口，以实施教材精品战略、加强教材分类指导、完善教材评价选用制度为着力点。为适应不同类型高等学校教学需要，需编写、出版不同风格和特色的教材。西部地区作为国家"西部大开发"战略要地，对创新型、复合型、知识技能型人才的需求更加旺盛和迫切。本轮教材是具有西部行业特色的规划教材，有利于培养高素质应用型、复合型、创新型人才，是西部高等医药院校教育教学改革的体现，是贯彻落实《国家中长期教育改革发展规划纲要（2010—2020年）》的体现。

二、树立精品意识，强化实践技能培养，体现中医药院校学科发展特色

本轮教材建设对课程体系进行科学设计，整体优化；对上版教材中不合理的内容框架进行适当调整；内容（含法律法规、临床标准及相关学科知识、方法与技术等）上吐故纳新，实现了基础学科与专业学科紧密衔接，主干课程与相关课程合理配置的目标。编写内容注重突出西部中医药院校特色，适当融入中医药文化及知识，满足复合型人才培养的需要。

参与教材编写的专家以科学严谨的治学精神和认真负责的工作态度，以建设有特色的、教师易用、

学生易学、教学互动、真正引领教学实践和改革的精品教材为目标，严把编写各个环节，确保教材建设质量。

三、坚持"三基、五性、三特定"的原则，与执业标准有机结合

本轮教材修订编写将培养高等中医药院校应用型、复合型中西医临床医学专业人才必需的基本知识、基本理论、基本技能作为教材建设的主体框架，将体现教材的思想性、科学性、先进性、启发性、适用性作为教材建设的灵魂，并在教材内容上设立"要点导航"模块对其加以明确，使"三基、五性、三特定"有机融合，相互渗透，贯穿教材编写始终，并且与《国家执业医师资格考试考试大纲》紧密衔接，避免理论与实践脱节、教学与实际工作脱节。

四、书网融合，使教与学更便捷、更轻松

本轮教材为书网融合教材，即纸质教材与数字教材、配套教学资源、题库系统、数字化教学服务有机融合。通过"一书一码"的强关联，为读者提供全免费增值服务。按教材封底的提示激活教材后，读者可通过电脑、手机阅读电子教材和配套课程资源（PPT 等），并可在线进行同步练习，实时反馈答案和解析。同时，读者也可以直接扫描书中二维码，阅读与教材内容关联的课程资源（"扫码学一学"，轻松学习 PPT 课件；"扫码练一练"，随时做题检测学习效果），从而丰富学习体验，使学习更便捷。教师可通过电脑在线创建课程，与学生互动，开展布置和批改作业、在线组织考试、讨论与答疑等教学活动，学生通过电脑、手机均可实现在线作业、在线考试，提升学习效率，使教与学更轻松。

本轮教材的编写修订，得到了全国知名专家的精心指导和各有关院校领导与编者的大力支持，在此一并表示衷心感谢！希望以教材建设为核心，为高等医药院校搭建长期的教学交流平台，对医药人才培养和教育教学改革产生积极的推动作用。同时精品教材的建设工作漫长而艰巨，希望各院校师生在教学过程中，及时提出宝贵的意见和建议，以便不断修订完善，更好地为中医药教育事业的发展服务！

中国医药科技出版社
2019 年 3 月

高等中医药院校西部精品教材（第二轮规划教材）
建设指导委员会

贺丰杰（陕西中医药大学附属医院）

袁维真（贵州中医药大学）

曹永芬（贵州中医药大学）

常　克（成都中医药大学）

董正华（陕西中医药大学）

谢春光（成都中医药大学）

谭龙旺（陕西中医药大学）

樊效鸿（成都中医药大学）

戴恩来（甘肃中医药大学）

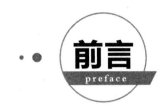

前言
preface

中西医临床骨伤科学是运用中医学和西医学理论与技术研究防治人体骨关节及其周围软组织损伤及疾患的一门学科。为适应我国中医药高等教育发展的需要，全面推进素质教育，培养21世纪高素质创新人才，高等中医药院校西部精品教材建设指导委员会组织编写了一套适合我国西部教育现状的高等中医药院校系列精品教材，《中西医临床骨伤科学》是高等中医药院校西部精品教材之一。

《中西医临床骨伤科学》共十八章，分总论、骨伤、筋伤和骨病四大部分。总论部分主要介绍中西医临床骨伤科学的概论与发展史、损伤的分类与病因病机、骨伤科疾患的诊断检查与治疗方法以及创伤急救；骨伤、筋伤和骨病部分内容主要涉及病因病机、诊断、鉴别诊断及治疗等。

本教材较全面、系统地概括了中西医临床骨伤科学的基本内容，强调本学科基础知识、基本理论和基本技能的学习，强化临床技能的训练，突出学生能力的培养。

本教材是在上一版的基础上由西部中医药高等院校和医院从事本专业临床、教学和科研工作的教师、医生联合编写，教材从规划到编写的各个环节，环环相扣，层层把关，步步强化，对陈旧的知识进行了更新，增加了数字化资源。我们在教材编写过程中，承袭了中医学有益的临床经验和科学的学术思想，同时又吸收了西医学技术发展的新成就，注重体现中西医结合的特色和临床意义，使《中西医临床骨伤科学》既具有我国传统医学特色和优势，又具有现代时代特征，能较好地满足本学科教学的需要和适应学生学习的需求。

编写中西医临床骨伤科学教材是一种探索，敬请各院校教学人员在使用中多提宝贵意见，以利于本教材的提高和完善，更好地服务于教学和临床，更适应现代高等中医药院校培养高素质创新人才的需要。

编　者
2019 年 3 月

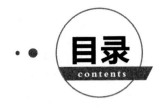

目录
contents

第一篇 总论

第二篇 骨伤

第三篇　筋伤

第四篇　骨病

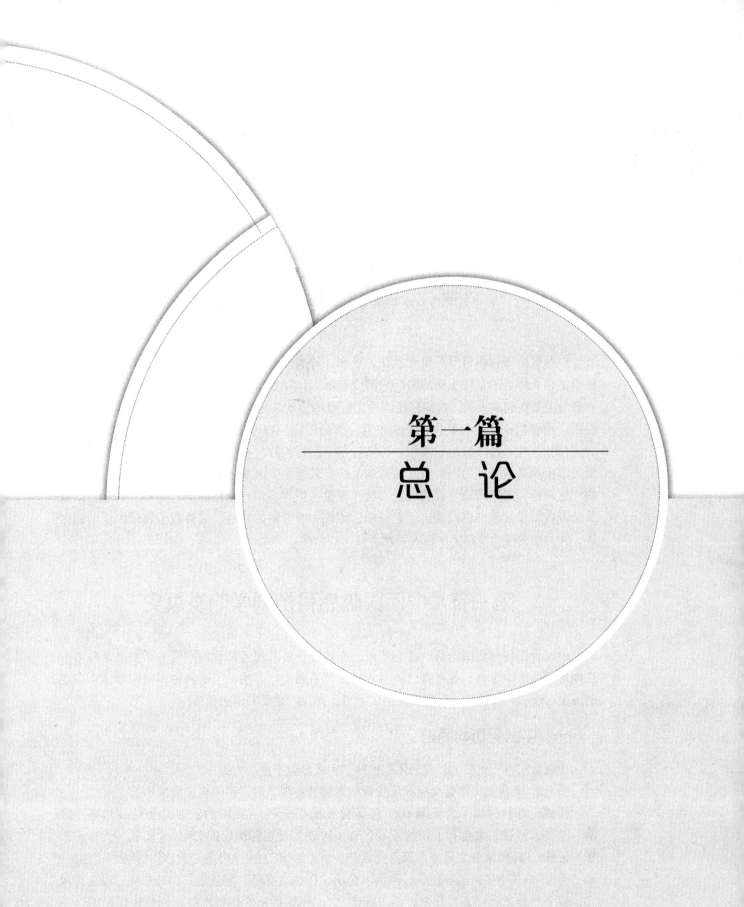

第一篇
总　论

扫码"学一学"

第一章 概　述

☞ 要点导航
　　1.掌握：损伤的分类。
　　2.熟悉：中西医骨伤科学发展历程、所取得的成就，损伤的病因病机。
　　3.了解：中西医骨伤科学的概念及研究范围。

　　中西医临床骨伤科学是研究骨伤、筋伤、骨病的预防和治疗的学科。中西医临床骨伤科学是以人体运动系统疾病的防治为研究范畴。运动系统疾病依致病因素不同，分为损伤和筋骨关节疾病两大类。损伤是指因外力所致的运动系统损伤性疾患。损伤又可分为骨伤、筋伤。前者包括骨折和脱位，手法整复、夹板固定、内外用药、功能锻炼是研究的重点。后者包括急性、慢性软组织损伤，临床诊断、药物治疗、推拿手法是主要的研究对象。筋骨关节疾病是指非外力因素引发的运动系统及其他相关疾病。中西医临床骨伤科学以中医的气血理论、经络理论、脏腑理论、精津理论为指导，结合现代解剖、生理、病理，以及其他现代科学知识来进行阐述。它继承了传统中医骨科的特色，又吸收了现代医学的新进展，并力求在科学性和实用性的基础上突出创新性。

第一节　中西医临床骨伤科学的发展史

　　中医骨伤科和西医骨科，各有所长，亦各有所短。两者都是在不同的历史文化环境中长期形成的医学学科，各有自己独特的理论体系和治疗方法。了解两种不同医学体系形成的历史，吸取两派长处，创造新的医学学科，是我们重要的历史任务。

一、中医骨伤科简史

　　中医骨伤科历史悠久，理论体系独特，实践经验丰富。

　　公元前16世纪，甲骨文记录了骨折的名称及小腿、肘、手等部位的损伤。

　　西周、春秋时期（公元前1066年至公元前476年），我国的农业社会已较繁盛，政治、经济、科技、文化有了新的发展，有了医政的设置和医疗的分科。《周礼·天官·冢宰》记载："医师掌医之政令，聚毒药以共（供）医事"，医生分为"食医""疾医""疡医"和"兽医"。其中疡医"掌肿疡、溃疡、金疡、折疡之祝药、劀杀之齐。凡疗疡，以五毒攻之，以五气养之，以五药疗之，以五味节之"。疡医就是外伤科医师，周代疡医已能运用"祝""劀""杀"等疗法治疗外伤疾病。《礼记·月令孟秋》载："命理瞻伤、察创、视折、审断，决狱讼必端平"。蔡邕注："皮曰伤，肉曰创，骨曰折，骨肉皆绝曰断"。说明当时已把损伤分成四种不同类型，同时采用"瞻""察""视""审"四种诊断方法。

　　战国、秦汉时期（公元前772年~公元220年），是中医学隆盛时期。《黄帝内经》是我国最早的一部医学典籍，较全面、系统地阐述了人体解剖、生理、病因、病机、诊断、治疗等基础理论，奠定了中医理论体系。汉代，《帛画导引图》中有多个图式注明用导引练功疗法治疗骨关节疾患。汉代医家华佗使用麻沸散麻醉，进行死骨剔除术、剖腹术等，还创立了五禽戏，指出运动疗法的作用和重要性。并主张通过功能锻炼治疗骨、关节损伤。至此，中医治疗骨折的基本理论、治疗观点和按摩（复位）、包扎固定、内外用药及功能锻炼四大疗法已初步形成。

晋朝至隋唐时期（公元220~960年），晋代葛洪应用局部外敷药物及夹板固定治疗骨折。葛洪倡导的不超关节的局部固定，成为中医治疗骨折的主要外固定方法而延续至今，其次他创立的"颞颌关节脱位口内复位法"至今仍是此病最有效的复位方法。隋代，巢元方著《诸病源候论》是我国第一部中医病理专著，载录证候1720条，其中有"金疮病诸候"23论，腕折（泛指骨折、扭伤等）证候9论。"金疮病诸候"精辟论述了金疮化脓感染的病因病理，提出清创疗法四要点：清创要早、要彻底、要正确地分层缝合、要正确包扎，为后世清创手术奠定了理论基础。在治疗开放性骨折、清除异物、结扎血管止血、分层缝合等方面的论述，都达到了很高的水平。王焘著《外台秘要》，对创伤的分类，更加详尽，列有创伤重症、骨折、关节脱位、伤筋、内伤和金疮等证候。唐代，蔺道人著《仙授理伤续断秘方》是我国现存最早的一部骨伤科专著，分述骨折、脱位、内伤三大类证型；总结了一套诊疗骨折、脱位的手法，如相度损处、拔伸、用力收入骨、捺正等；提出了正确复位、夹板固定、内外用药和功能锻炼的治疗大法；对筋骨并重、动静结合的理论也作了进一步阐发，该书指出："凡曲转，如手腕脚凹手指之类，要转动……时时为之方可"。对于难以手法复位的闭合性或开放性骨折，主张采用手术整复，"凡伤损重者，大概要拔伸捺正，或取开捺正"，"凡皮破骨出差爻，拔伸不入，搏捺相近，争一二分，用快刀割些捺入骨"。采用经过煮沸消毒水将污染的伤口和骨片冲洗干净，用快刀进行扩创，将断骨复位，然后用清洁的"绢片包之"，"不可见风着水"。

宋、辽、金、元时代（公元960~1368年），宋代，张杲报告切除了大块死骨的胫骨还能再生骨骼。同一时期，《夷坚志》记载用同种异体骨移植治疗颌骨缺损。700年后，英国的麦克尤恩（Mace，Lien 1878年）也报告了死骨切除后再生骨以及植骨术的尝试。宋慈《洗冤集录》记录了通过解剖实践观察到的骨、关节结构，从而促进了骨折的诊断和治疗。元代，危亦林著《世医得效方》（公元1337年成书），在正骨方面有精确记载，并记录了当时已采用刀、剪、钳、凿、夹板等多种医疗器械进行骨科手术，在脊柱骨折的整复方面，该书提出了采用双踝悬吊复位法治疗脊柱骨折，是世界上采用悬吊复位法治疗脊柱骨折第一人，比1927年英国Davis提出这种方法早580余年。

明清时代（公元1368~1840年），明代，薛己撰《正体类要》共2卷，上卷论正体主治大法及记录治疗骨伤科内伤验案65则，下卷介绍诸伤方71首。薛氏重视整体疗法，如序曰："肢体损于外，则气血伤于内，营卫有所不贯，脏腑由之不和"，阐明和强调了伤科疾病局部与整体的辨证关系，对后世产生了巨大影响。王肯堂《证治准绳·疡医准绳》对骨折亦有较精辟的论述，如对肱骨外科颈骨折采用不同体位固定，若向前成角畸形，用手巾悬吊腕部置于胸前；若向后成角，则应置于胸后。该书还把髌骨损伤分为脱位、骨折两类，骨折又分为分离移位或无移位两种，分离移位者，主张复位后用竹箍扎好，置膝于半伸屈位。清代，吴谦等著《医宗金鉴》，记载了正骨图谱和器具图谱，记录各部位骨折脱位达30处。强调手法整复之前要"知其体相，识其部位"。整复时，才能"机触于外，巧生于内，手随心转，法从手出"。书中介绍了"摸、接、端、提、按、摩、推、拿"等治伤八法，并认为"法之所施，使患者不知其苦，方称为手法也"。对按摩手法的作用，有"按其经络，以通郁闭之气，摩其壅聚，以散瘀结之肿"的论述。该书至今仍有十分重要的参考价值。

中华人民共和国成立后，政府制订了一系列挽救民族文化遗产的政策，中医得到了继承和发展。20世纪50年代末，全国各地一些著名的中医正骨医师的经验得到总结和继承，广大医务工作者总结和学习中医治疗骨折的经验，开展中西医结合治疗骨折的临床科研工作，取得了较大成果。

二、西医骨科简史

西方医学的起源，是以古希腊医学为基础，融汇了古巴比伦王国、古罗马和古埃及的医学而产生的。西医有系统地治疗骨折有2000多年的历史。公元前460~377年，Hippocrates及其弟子采用徒手或机械整复骨折，木制夹板固定骨折整复后的位置。13世纪，用外敷药和木制夹板治疗骨折的方法，迅速地传至意大利、法国、德国和英国，并得到了发展。当时欧洲广泛采用木制夹板固定骨折，夹板长度多不超过骨折的上下关节，同时很重视局部外敷药和定期局部热敷或按摩。

18世纪后叶，法国学者J. P. David认为休息与活动对伤后组织修复都很重要，他第一个认识到休息与适当运动对骨折愈合的积极作用。但从18世纪以后，"广泛固定、绝对休息"的学说在骨折的治疗中占了主导地位。这种学说的主要支持者Pott（英国）、DeSauet（法国）、Bardenheur（德国），他们采用固定骨折上下关节的方法或长期牵引来贯彻"骨折愈合需要完全休息"的主张。以后英国的H. Owen Thomas成为广泛固定学说的继承和发扬者，他竭力主张持续无间歇地和广泛地固定治疗一切骨折，否定运动对骨折愈合和功能恢复的积极意义，对骨科学有非常重要的影响。著名骨科学者R. Jones、Lorenz Bhler、Watson Jones、R. H. Russell都是广泛固定学说的忠实继承者和发展者。

这时，法国的Lucas championnicre发现骨折在不固定的情况下也能愈合，而且愈合得快一些。因此，他一反过去"绝对休息"治疗骨折的学说，主张运动配合按摩治疗骨折。他除对股骨和胫骨骨折仍用少量局部夹板固定外，对其他骨折均废除局部固定设施，伤后立即进行运动及按摩疗法。他的疗法固然缩短了骨折的愈合期，但也导致不少患者骨折畸形愈合。因此，他的方法未能获得推广。1895年X线用于临床后，骨折的诊断、整复及术后观察有了极大的提高。Lucas championnicre运动学说的失误和X线的出现更进一步巩固了Thomas固定学说的地位。为了追求解剖对位，防止骨折再错位，西医逐渐全面地放弃骨折局部固定法而代以广泛固定或长期牵引整复法。在固定学说的影响下，英国的A. Lane（1893年）为了实现解剖复位和坚强固定的理想，广泛采用了手术切开整复和内固定治疗闭合性骨折。切开复位内固定虽然治愈了不少手法或牵引不能处理的病例，但也给患者带来了新的麻烦，如组织损伤、伤口感染，引起骨髓炎等。因此延迟愈合或不愈合不但没有减少反而有所增加。

在A. Lane以后的50年中，Thomas的学说一直处于领导地位。现代医学在解剖复位和坚强内固定思想支配下治疗骨折。同时，骨折治疗中的合并症，又称"骨折病"，如关节僵硬、肌肉萎缩、肌腱韧带粘连、骨质疏松、骨折延迟愈合或不愈合等也日益突出，使西医骨科学者感到头痛和困惑，逐渐对"广泛固定、完全休息"的治疗原则产生了怀疑。随之产生了两种潮流，一些学者从内固定器具、手术方法上着意改进。Egger（1948 年）相信压力对骨折愈合有良好效应，他设计的槽沟钢板，企图通过功能性加压使螺钉在钢板槽沟内滑动来达到骨折稳定及促进骨折愈合的目的。Danis（1949 年）的拉力螺钉对骨折断端沿着骨干长轴以钢板施行轴向压迫，以保持骨折断端的稳定及让骨骼承受一定的应力来促使骨折愈合。Bagby1956 年对 Danis 钢板进行了改进，形成了动力接骨板的雏形。

1958 年，以 Müller 为首的 AO 学派（Association of Osteosynthesis）在瑞士成立，该学派设计了整套的内固定用具及手术器械，几乎对全身骨折都可施用内固定来治疗。AO 学派总结出四条治疗原则：①骨折要求解剖复位；②坚强的内固定；③保护局部血运手术操作；④无痛性功能活动；以避免骨折病的发生，使骨折治疗向前推进了一大步。AO 疗法曾风行全球，但 AO 固定使骨折处于缺乏生理性应力的刺激，骨折愈合所必需的重新模造不能正常进行，因此，往往导致骨质疏松和管状骨的皮质骨变薄，很容易发生再骨折。近年来，AO 学派又开始研制新型内固定材料及新型钢板，以适应骨折愈合所需要的应力刺激。

20 世纪 60 年代后期，美国学者如 Dehne、Sarmiento、Mooney、Connolly 等极力提倡非手术疗法，主张手法复位塑料或石膏功能支架局部固定治疗骨折，让病人早期进行功能锻炼。这样，骨折愈合快，骨痂质量高，功能恢复也好。他们还从临床及实验证明，肌肉收缩，关节活动，早期适当地负重，不但有利于骨折愈合，还可促进新生骨痂的塑形改造，提高其抗折能力。通过关节活动，一些原来对位不太满意的骨折还可以自动复位。这种非手术疗法虽部分牺牲了骨折的对位，但骨折病很少发生，骨折不愈合率接近消灭，目前只应用于四肢骨干的稳定性骨折。

三、中西医临床骨伤科学的发展与展望

鸦片战争后，西医广泛传入中国，由于学术体系的差异，加之中医受到的歧视，西医很快占据了医疗市场的主导地位。新中国成立后，实行发展中医振兴中医的政策，中医骨伤科学又恢复了生机。全国许多高等中医药院校相继成立了中医骨伤专业，并编写骨伤专业教材，培养新型的中医骨伤专业人才。很多城市和地区综合医院设立了中医骨伤科，部分城市和地区还建立了以中医骨伤科为核心的专科医院。中医骨伤科技术队伍有了很大的发展。两条腿走路，中医、西医并进的现状初步形成。

1958 年，我国著名骨伤科专家方先之、尚天裕等虚心学习著名中医苏绍三正骨经验，博采各地中医骨伤科之长，运用现代科学知识和方法，总结出新的正骨八大手法，研制成功新的夹板外固定器材，同时配合中药内服、外治及传统的练功方法，形成一套中西医结合治疗骨折的新疗法，其编著的《中西医结合治疗骨折》一书，提出"动静结合""筋骨并重""内外兼治""医患合作"治疗骨折的四项原则，使骨折治疗提高到一个新水平，在国内外产生重大影响。20 世纪 70 年代以后，中西医结合在治疗开放性感染骨折、脊椎骨折、关节内骨折及陈旧性骨折脱位等方面总结了成功经验，治疗慢性骨髓炎、慢性关节炎也取得了一定的效果。传统的中医骨伤科经验得到进一步发掘、整理与提高，逐步形成一套有中国特色的治疗骨折、骨病与软组织损伤的新疗法。在外固定方面，各地在总结中西医固定器械的优缺点基础上，把两者有机结合在一起，运用现代科学理论加以论证，如中国中医研究院（现称"中国中医科学院"）"骨折复位固定器"、天津医院"抓髌器"、河南洛阳正骨医院"尺骨鹰嘴骨折固定器"及上海第六人民医院"单侧多功能外固定器"等。

骨伤科在中西医结合的原则指导下，取中、西医之长，补彼此之短，骨折的治疗范围

不断扩大，临床疗效逐步提高。同时，中西医结合新疗法的基础研究，如夹板固定治疗骨折的生物力学原理等，也取得了突破性进展。病人痛苦少、医疗费用省、骨折并发症少、骨折不愈合率低是这一新疗法的显著特点。

由于骨科显著的专科特点，中、西医骨科在临床上有着较大的共同性，现在更多的西医学者主张采用操作简单、痛苦小、并发症少、可早期活动的骨折治疗方法，甚至将"生命在于运动，运动即是生命"作为骨折治疗的指导思想。近年来兴起的"BO"学派（Biological Osteosynthesis，生物接骨术），是将治疗所带来的创伤减小到最低限度，充分重视局部血运的保护，即以"微创化"作为骨折治疗的指导原则，其核心技术是间接复位、生物学固定。"BO"的学术思想已渗透到骨折治疗的各个方面，较之以"广泛固定、严格制动"为基础，手术解剖复位、加压坚强内固定为核心技术的"AO"学派有明显优势。其以生物学为主的观点，即重视整体的、生理的、合理的原则，不能不说是与中医治疗骨折方法的影响有关。中国接骨术（Chinese Osteosynthesis，"CO"）是以整体观念、辨证施治为指导思想，骨折治疗的原则是动静结合、筋骨并重、内外兼治、医患合作。其发展的趋势是从无创到有限手术，而"BO"的发展则是从有创到微创化，中、西医侧重点有所不同，各有优势和不足，中西医结合即可全面兼顾。未来的"BO"与"CO"将更加接近，从而形成完整的中西医临床骨伤科理论体系。

第三节　损伤的分类及病因病机

一、损伤的分类

损伤是指人体受到外界各种创伤性因素引起的皮肉、筋骨、脏腑等组织结构的破坏，及其带来的局部和全身性反应。按损伤的性质和特点主要有下列分类方法。

1. **按照损伤部位分类**　按损伤部位的不同可分为外伤和内伤。外伤是指皮、肉、筋、骨、脉损伤，可根据受伤的具体部位分为骨折、脱位与筋伤。内伤是指脏腑损伤及损伤所引起的气血、脏腑、经络功能紊乱而出现的各种损伤内证。

2. **按照损伤性质分类**　按损伤发生过程中外力作用的性质可分为急性损伤与慢性劳损。急性损伤是指急骤的暴力所引起的损伤。慢性劳损是指劳逸失度或体位不正确，导致外力长期累积于人体所致的病证。

3. **按照受伤时间分类**　按受伤的时间可分为新伤与陈伤。新伤是指 2~3 周以内的损伤，或发病后立即就诊者。陈伤又称宿伤，是指新伤失治，日久不愈，或愈后因某些诱因，隔一段时间又在原受伤部位复发者。

4. **按照受伤部位破损情况分类**　根据受伤部位的皮肤或黏膜是否破损，可分为闭合性损伤与开放性损伤。闭合性损伤是指受钝性或其他暴力损伤而外部无创口者。开放性损伤是指受到锐器、火器或钝性暴力作用，皮肤或黏膜破损，深部组织与外界环境沟通者。皮肉为人之外壁，皮肤完整，则伤处不致污染，外邪不易侵入。皮肤破损，外邪可以从伤口侵入，容易发生感染，故变证多端。

5. **按照受伤程度分类**　根据受伤的程度不同可分为轻伤与重伤。损伤的严重程度取决于致伤因素的性质、强度，作用时间的长短，受伤的部位及其面积的大小、深度等。

6. 按照伤者的职业特点分类 根据患者的职业特点可分为生活性损伤、工业性损伤、农业性损伤、交通性损伤和运动性损伤等。如运动员及舞蹈、杂技、武术表演者容易发生各种运动损伤，经常颈部过度屈曲看书或看电视者、长期低头伏案工作者容易患颈椎病，说明损伤的发生与工作职业及生活习惯有一定关系。

7. 按照致伤因素的理化性质分类 根据致伤因素的性质可分为物理性损伤、化学性损伤和生物性损伤等。

二、损伤的病因

（一）外因

损伤外因是指外界因素作用于人体而引起损伤，主要是外力伤害，但与邪毒感染及外感六淫等也有一定的关系。

1. 外力伤害 外力作用可以损伤人体的皮肉筋骨而引起各种损伤，如跌仆、坠堕、撞击、闪挫、压轧、负重、刀刃、劳损等所引起的损伤都与外力作用有关。根据外力性质的不同，可分为直接暴力、间接暴力、肌肉强烈收缩力和持续劳损等四种。

（1）直接暴力所致的损伤 发生在外力直接作用的部位，如创伤、挫伤、骨折、脱位等。

（2）间接暴力所致的损伤 发生在远离外力作用的部位，可分为传达暴力、扭转暴力两种。前者，如自高处坠落，臀部先着地，身体下坠的冲击力与地面向上对脊柱的反作用力造成的挤压即可在胸腰椎造成压缩性骨折。后者，如前臂扭伤所致肱骨下段螺旋形骨折等。

（3）肌肉过度强烈收缩力引起的损伤 多发生于肌肉的起止点，如跌仆时股四头肌强烈收缩可引起髌骨骨折，投掷手榴弹时肌肉强烈收缩可致肱骨干骨折。

（4）持续劳损 是指长时间劳损或姿势不正确的操作，使肢体某部位之筋骨受到持续或反复多次的牵拉、摩擦等，致使筋骨持续受外力积累损伤，如慢性腰肌劳损、跖骨疲劳性骨折等。

2. 外感六淫 风、寒、暑、湿、燥、火是自然界六种不同的气候变化，若太过或不及，引起人体发病者，称为"六淫"。外感六淫可引起筋骨、关节疾患，导致关节疼痛或活动不利。

3. 邪毒感染 外伤后再感受邪毒，或邪毒从伤口侵入，郁而化热，热盛肉腐，附骨成脓，脓毒不泄，蚀筋破骨，则可引起局部和全身感染，出现各种变证，如开放性骨折处理不当可引起化脓性骨髓炎等。

（二）内因

内因是指由于人体内部变化的影响而致损伤的因素。损伤主要是由于外力伤害等外在因素所致，但也都有各种不同的内在因素和一定的发病规律，如年龄、体质、局部解剖结构等内在因素关系十分密切。

1. 年龄 年龄不同，伤病的好发部位及发生率也不一样，如跌倒时臀部着地，外力作用相同，但老年人易引起股骨颈骨折或股骨粗隆间骨折，而青少年则较少发生。小儿因骨骼柔嫩，尚未坚实，所以容易发生骨折，但小儿的骨膜较厚而富有韧性，骨折时多发生不完全性骨折。骨骺损伤多发生在儿童或正在生长发育、骨骺尚未愈合的少年。青壮年筋骨坚强，同样跌倒却不一定会发生骨折。

2. 体质 体质的强弱与损伤的发生有密切的关系。年轻体壮、气血旺盛、肾精充足、筋骨坚固者不易发生损伤。年老体弱、气血虚弱、肝肾亏虚、骨质疏松者容易发生损伤。

3. 解剖结构 损伤与其局部解剖结构也有一定的关系，如传达暴力作用于某一骨骼时，骨折常常发生在密质骨与松质骨交界处。

4. 先天因素 损伤的发生与先天禀赋不足也有密切关系。如第1骶椎的隐性脊柱裂，由于棘突缺如，棘上韧带与棘间韧带失去了依附，降低了腰骶关节的稳定性，容易发生劳损。先天性脆骨病、先天性骨关节畸形都可造成骨组织脆弱，易产生骨折。

5. 病理因素 伤病的发生还与全身或局部组织的病变关系密切，如内分泌代谢障碍可影响骨的成分。骨组织的疾患如骨肿瘤、骨结核、骨髓炎均可破坏骨组织，导致局部结构破坏等这些都是容易致损伤的因素。

6. 职业工种 损伤的发生与职业工种有一定关系，如手部损伤较多发生在缺乏必要防护设备下工作的机械工人，慢性腰部劳损多发于经常弯腰负重操作的工人，运动员及舞蹈、杂技、武打演员容易发生各种运动损伤，经常低头工作者容易患颈椎病等。

7. 七情内伤 在骨伤科疾病中，内伤与七情（喜、怒、忧、思、悲、恐、惊）变化的关系密切。在一些慢性的骨关节痹病中，如果情志郁结，则内耗气血，可加重局部的病情。发生创伤骨折及各类骨关节疾病时，性格开朗、意志坚强者，有利于创伤修复和疾病的好转；意志薄弱、忧虑过度者，则加重气血内耗，不利于疾病的康复，甚至加重病情。因此，中医骨伤科历来重视精神调养。

人是一个统一的整体。损伤的发生发展是内外因素综合作用的结果。不同的外因，可以引起不同的损伤疾患。而同一外因作用于不同内因的个体，损伤的种类、性质与程度又有所不同。损伤疾患的发生，外因虽然很重要，但亦不要忽视机体的内因。

三、损伤的病机

人体是由皮肉、筋骨、脏腑、经络、气血与津液等共同组成的一个有机整体，人体生命活动是脏腑功能的反映，脏腑功能的物质基础是气血、津液。脏腑各有不同的生理功能，通过经络联系全身的皮肉筋骨等组织，构成复杂的生命活动，它们之间保持着相对的平衡，互相联系，互相依存，互相制约，无论在生理活动还是在病理变化方面都有着不可分割的联系。因此，骨伤病的发生和发展与皮肉筋骨、脏腑经络、气血津液等都有密切的关系。

（一）皮肉筋骨病机

皮肉是人之外壁，内充营卫之气。筋是筋络、筋膜、肌腱、韧带、肌肉、关节囊、关节软骨等组织的总称。筋的主要功用是连属关节，络缀形体，主司关节运动。骨属于奇恒之府，《灵枢·经脉》曰："骨为干，筋为刚，脉为营，肉为墙"，概括了皮肉筋骨的主要功能。

皮肉筋骨的损伤，在骨伤科疾患中最为多见，一般分为"伤皮肉""伤筋""伤骨"，但又互有联系。

1. 伤皮肉 伤病的发生，或破其皮肉，是犹壁之有穴，墙之有窦，无异门户洞开，易使外邪侵入；或气血瘀滞逆于腠理，则因营气不从，郁而化热，有如闭门留邪，以致瘀热为毒或出现局部红、肿、热、痛等症状。若皮肉破损引起破伤风，可导致肝风内动，出现张口困难、牙关紧闭、角弓反张和抽搐等症状；若损伤日久，营卫运行滞涩，则筋肉得不到气血濡养，导致肢体麻木不仁、挛缩畸形。

2. 伤筋 凡跌打损伤，筋每首当其冲，受伤机会最多。如扭伤、挫伤等，可致筋肉损伤，局部肿痛、青紫，关节屈伸不利。骨折脱位时，筋亦往往首先受伤。所以，在治疗骨折、脱位时都应考虑筋伤的因素。慢性劳损，亦可导致筋的损伤，如"久行伤筋"。临床上筋伤机会甚多，其证候表现、病理变化复杂多端，如筋急、筋缓、筋缩、筋挛、筋痿、筋结、筋惕等，宜细审察之。

3. 伤骨 在骨伤科疾患中所见的"伤骨"病证，包括骨折、脱位，多因直接暴力或间接暴力所引起。损骨能伤筋，伤筋亦能损骨，因脉络受损，气滞血瘀，为肿为痛。所以治疗伤骨时，必须行气消瘀以纠正气滞血瘀的病理变化。伤筋损骨还可危及肝肾精气。《备急千金要方》说："肾应骨，骨与肾合"；"肝应筋，筋与肝合"。肝肾精气充足，可促使肢体骨骼强壮有力。因此，伤后如能注意调补肝肾，充分发挥精生骨髓的作用，就能促进筋骨修复。

（二）脏腑经络病机

脏腑是化生气血，通调经络，营养皮肉筋骨，主持人体生命活动的主要器官。《素问·五脏别论》中说："五脏者，藏精气而不泻也"；"六腑者，传化物而不藏"。脏的功能是化生和贮藏精气，腑的功能是腐熟水谷、传化糟粕、排泄水液。

经络是运行全身气血，联络脏腑肢节，沟通上下内外，调节体内各部分功能活动的通路，包括十二经脉、奇经八脉、十五别络，以及经别、经筋等。每一经脉都连接着内在的脏或腑，同时脏腑又存在相互表里的关系，所以在疾病的发生和传变上亦可以由于经络的联系而相互影响。

脏腑病机是探讨疾病发生发展过程中脏腑功能活动失调的病理变化机制。外伤后势必造成脏腑生理功能紊乱，并出现一系列病理变化。

1. 肝、肾 五脏随其不同功能而各有所主。"肝主筋"、"肾主骨"的理论亦广泛地运用在伤科辨证治疗上，损伤与肝、肾的关系十分密切。

肝主筋。《素问·五藏生成》说："肝之合筋也，其荣爪也。"《素问·六节藏象论》说："其华在爪，其充在筋。"这些条文都说明肝主筋，主关节运动。"肝主筋"也就是认为全身筋肉的运动与肝有密切关系。肝血充盈才能养筋，筋得其所养，才能运动有力而灵活。肝血不足，血不养筋，则出现手足拘挛、肢体麻木、屈伸不利等症。

肾主骨，主生髓。《灵枢·本神》说："肾藏精。"《素问·宣明五气》说："肾主骨。"《素问·六节藏象论》说："肾者……其充在骨。"《素问·阴阳应象大论》说："肾生骨髓"，"在体为骨"。都是说明肾主骨生髓，骨是支持人体的支架。

2. 脾、胃 脾为仓廪，主消化吸收。《素问·灵兰秘典论》说："脾胃者，仓廪之官，五味出焉。"说明胃主受纳、脾主运化。运化是指把水谷化为精微，并将精微物质转输至全身的生理功能。它对于气血的生成和维持正常活动所必需的营养起着重要的作用，故称为气血生化之源。此外，脾还具有统摄血液防止逸出脉外的功能。它对损伤后的修复起着重要的作用。

脾主肌肉四肢。《素问·痿论》说："脾主身之肌肉。"《灵枢·本神》说："脾气虚则四肢不用。"全身的肌肉都要依靠脾胃所运化的水谷精微营养，一般人如果营养好则肌肉壮实，四肢活动有力，即使受伤也容易痊愈；反之，若肌肉瘦削，四肢疲惫，软弱无力，则伤后不易恢复。所以损伤以后要注意调理脾胃的功能。胃气强，则五脏俱盛。脾胃运化功能正常，则消化吸收功能旺盛，水谷精微得以生气化血，气血充足，输布全身，损伤也容易恢复。如果脾胃运化失常，则化源不足，无以滋养脏腑筋骨。胃气弱则五脏俱衰，必然影响气血的生化和筋骨损伤的修复。所以有"胃气一败，百药难施"的说法。这正是脾主肌肉，主四肢，四肢皆禀气于胃的道理。

3. 心、肺 心主血，肺主气。气血的周流不息，输布全身，还有赖于心肺功能的健全。心肺调和，则气血得以正常循环输布，才能发挥煦濡的作用，而筋骨损伤才能得到痊愈。肺主一身之气，如果肺的功能受损，不但会影响呼吸功能，而且也会影响气的生成，从而导致全身性的气虚，出现体倦无力、气短、自汗等症状。血液的正常运行，不仅需要心气的推动，而且赖于血液的充盈，气为血之帅，而又依附于血。因此损伤后出血过多、血液不足而心血虚损时，心气也会随之不足，出现心悸、胸闷、眩晕等症。

（三）气血津液病机

损伤与气血的关系十分密切，当人体受到外力伤害后，常导致气血运行紊乱而产生一系列的病理改变。

1. 伤气 因用力过度、跌仆闪挫或击撞胸部等因素，导致人体气机运行失常，脏腑、器官、组织发生病变，即可出现"气"的功能失常及相应的病理现象。轻者可表现为气滞、气虚，严重者可出现气闭、气脱等表现。

（1）气滞 气本无形，郁则气聚，聚则似有形而实无质，故其特点为外无肿形，痛无定处，自觉疼痛范围较广，体表无明确压痛点。气机不通之处，即伤病之所在，常出现胀闷疼痛。气滞多见于胸胁进伤或挫伤，出现胸胁胀痛，呼吸、咳嗽时均可牵制作痛等。

（2）气闭 它指气机壅塞不通，常为损伤严重而骤然导致气血错乱，气为血壅，气闭不宜。其主要证候为出现一时性的晕厥、不省人事、窒息、烦躁妄动、四肢抽搐或昏睡困顿等，常见于严重损伤的患者。

（3）气虚 在某些慢性损伤患者、严重损伤后期、体质虚弱和老年患者等均可出现。主要证候是伤痛绵绵不休、疲倦乏力、语声低微、气短、自汗、脉细软无力等，其基本症状是疲倦乏力和脉细软无力。

（4）气脱 严重损伤可造成正气衰竭，气不内守而外脱，是气虚最严重的表现。如损伤引起大出血，造成气随血脱。多突然昏迷或醒后又昏迷、呼吸浅促、面色苍白、四肢厥冷、二便失禁、脉微弱等症候。常发生于开放性损伤失血过多、头部外伤等严重损伤。

2. 伤血 由于跌打挤压、挫撞以及各种机械冲击等伤及血脉，以致出血或瘀血停积。损伤后血的功能失常可出现各种病理现象，主要有血瘀、血热、血虚和血脱。

（1）血瘀 血有形，形伤肿，瘀血阻滞，经脉不通，不通则痛，故疼痛是血瘀最突出的症状。血瘀出现局部肿胀、疼痛，如针刺刀割、痛点固定不移，伤处肿胀青紫，面色晦暗、唇舌青紫，脉细或涩等。在伤科疾患中，气滞血瘀常常同时并见，临床上多见气血两伤，肿痛并见，或伤气偏重，或伤血偏重，出现先痛后肿或先肿后痛等表现。

（2）血热 损伤后积瘀化热或肝火炽盛、血分有热均可引起血热。临床可见发热、口渴、心烦、舌红绛、脉数等证候，严重者可出现高热昏迷。积瘀化热，邪毒感染，尚可致局部血肉腐败，酝酿液化成脓。若血热妄行，则可见出血不止等。

（3）血虚 血虚往往由于失血过多，或瘀血不去，新血不生，或筋骨严重损伤，累及肝肾，肝血肾精不充所致。主要表现为面色不华或萎黄、头晕、目眩、心悸、手足发麻、心烦失眠、爪甲色淡、唇舌淡白、脉细无力。在伤科疾患中还可表现为局部损伤处久延不愈，甚至血虚筋挛、皮肤干燥、头发枯焦，或关节缺少血液滋养而僵硬、活动不利。血虚患者，往往同时可出现气虚证候。气血俱虚则表现为损伤局部愈合缓慢，功能长期不能恢复等。

（4）血脱 在创伤严重失血时，往往会出现四肢厥冷、大汗淋漓、烦躁不安、甚至晕厥等虚脱症状。气的宁谧温煦需血的濡养，失血过多时，气浮越于外而耗散、脱亡，出现气随血脱、血脱气散的虚脱证候。

3.津液 津液是人体内一切正常水液的总称，主要是指体液而言。清而稀薄者称为"津"，浊而浓稠者称为"液"。"津"布散于肌表，以渗透润泽皮肉、筋骨之间，有温养充润的作用。"液"流注、浸润于关节、脑髓之间，以滑利关节，濡养脑髓和骨髓，同时也有润泽肌肤的功能。津液损伤而致血瘀时，由于积瘀生热，热邪灼伤津液，可使津液出现一时性消耗过多，出现口渴、咽燥、大便干结、小便短少、舌苔黄而干燥等症。由于重伤久病，常能严重耗伤阴液，除了出现较重的伤津证候外，还可见全身情况差、舌色红绛而干燥、舌体瘦瘪、舌苔光剥、口干而不欲饮等症。

津液与气有密切的关系，损伤而致津液亏损时，气亦随之受损。津液大量丢失，甚至可导致"气随液脱"。而气虚不能固摄，又可致津液损伤。损伤后如果有关脏腑的气机失调，必然会影响"三焦气化"，妨碍津液的正常运行而导致病变。

（杨 锋）

扫码"练一练"

第二章 诊断与检查

▶ 要点导航

    1.掌握：损伤的症状体征及各部位的特殊检查方法。

    2.熟悉：四诊方法的基本内容，骨病的症状体征，肢体、关节活动范围和肌力的测量，理学检查主要用途、常用手法，X线常用的检查方法、异常表现及CT、MRI在中西医骨伤科临床的应用。

    3.了解：骨矿物密度测定的各种方法，活体组织检查及肌电图检查。

    骨伤科疾病的诊断，是通过望、闻、问、切四诊，结合影像学和实验室检查，将所收集的临床资料作为依据，按病因、部位、伤势等进行分类，并以脏腑、经络、气血、津液、皮肉筋骨等理论为基础，根据他们的内在联系，加以综合分析而作出判断。在临床运用时，既要求有整体观念，重视全面的检查，还要注意结合骨伤科的特点，进行细致的局部检查及临床资料收集，才能全面而系统地了解病情，做出正确判断。

第一节 损伤与骨病的症状、体征

一、损伤的症状、体征

    人体遭受外力作用而发生损伤后，由于气血、营卫、皮肉、筋骨、经络、脏腑及津液的病理变化，因而出现损伤局部和全身一系列症状体征，这些临床表现对于诊断伤患及了解其发展过程与预后等均有重要的价值。

    （一）全身症状、体征

    轻微损伤一般无全身症状、体征。严重损伤之后，由于气滞血瘀，往往有神疲纳呆、夜寐不安、便秘、形羸消瘦、舌紫暗或有瘀斑、脉浮弦等全身症状；若瘀血停聚，积瘀化热，常有口渴、口苦、心烦、便秘、尿赤、烦躁不安等表现，脉浮数或弦紧，舌质红，苔黄厚腻；严重损伤者可出现面色苍白、肢体厥冷、出冷汗、口渴、尿量减少、血压下降、脉搏微细或消失、烦躁或神情淡漠等休克表现。

    （二）局部症状、体征

    1.一般症状、体征

    （1）疼痛   伤后患处出现不同程度的疼痛。伤气者其痛多无定处，且范围较广，无明显压痛点。伤血者肿痛部位固定，压痛明显。

    （2）肿胀青紫   伤后患处出现肿胀。若出血较多，透过破裂的肌膜与深筋膜，溢于

扫码"学一学"

皮下，即成瘀斑。瘀血经久不散，变为宿伤。严重肿胀时还可出现张力性水疱。

（3）功能障碍　损伤后气血阻滞引起的剧烈疼痛，肌肉反射性痉挛以及组织器官的损害，可引起肢体或躯干发生不同程度的功能障碍。伤在上肢则手臂活动受限，伤在下肢则步履无力，伤在腰背则俯仰受阻，伤在关节则屈伸不利，伤在颅脑则神明失守，伤在胸胁则心悸气急，伤在肚腹则纳呆胀满。

疼痛、肿胀青紫及功能障碍是损伤普遍存在的一般症状。由于气血是相辅相成、互相依存的，故临床多有气血两伤、痛肿并见表现。

2. 特殊体征

（1）畸形　发生骨折或脱位时，由于暴力作用以及肌肉、韧带的牵拉，常使骨折端或关节头移位，出现肢体形状改变，产生特殊畸形。

（2）骨擦感　骨折后，由于骨断端相互触碰或摩擦而产生，一般在检查骨折局部时，通过手触摸可感觉到。

（3）异常活动　受伤前不能活动的骨干部位，在骨折后出现屈伸旋转等非正常活动。

（4）关节盂空虚　原来位于关节盂的骨端脱出，致使关节盂空虚，关节头处于异常位置，这是脱位的特征。

（5）弹性固定　脱位后，关节周围的肌肉痉挛收缩，可将脱位后的骨端固定在特殊的位置上。对该关节进行被动活动时，仍可轻微活动，但有弹性阻力。被动活动停止后，脱位的骨端又恢复原来的特殊位置。这种情况称为弹性固定。

二、骨病的症状、体征

骨骼、关节及其周围筋肉的疾病，称为骨病。骨病不仅产生局部病损与功能障碍，而且可能影响整个机体的形态与功能。因此，骨病也可出现一系列全身与局部的症状和体征。

（一）全身症状、体征

骨痈疽发病时可出现寒战高热、出汗、烦躁不安、口渴、脉数、舌红、苔黄腻等全身症状；脓肿溃破后体温逐渐下降，全身症状减轻。骨痨发病时表现骨蒸潮热、盗汗、口燥咽干、舌红少苔或无苔、脉沉细数等阴虚火旺的症状；后期呈慢性消耗性病容、倦怠无力、舌淡苔白、脉濡细等气血两虚的症状。痹证可兼有发热、恶风、口渴、烦闷不安等全身症状。痿证多表现为面色无华、食欲不振、肢体痿软无力、舌苔薄白或少苔、脉细等症状。恶性骨肿瘤晚期可出现精神萎靡、食欲不振、消瘦、贫血等恶病质症状。先天性骨关节畸形、良性骨肿瘤、筋挛、骨关节退行性疾病等，对整个机体影响较小，故全身症状通常不明显。

（二）局部症状、体征

1. 一般症状、体征

（1）疼痛　不同类型或病程的骨病引起的疼痛表现各异。行痹表现为游走性关节疼痛；痛痹者疼痛较剧，痛有定处，得热痛减，遇寒痛增；着痹者关节酸痛、重着，痛有定处；热痹者患部灼痛，得冷稍舒，痛不可触；骨痈疽发病时疼痛彻骨，痛如锥刺，脓溃后疼痛减轻；骨痨初起时患部仅酸痛隐隐，继而疼痛加重，尤其夜间或活动时较明显；骨质疏松症往往全身酸痛；恶性骨肿瘤后期呈持续性剧痛，夜间加重，止痛剂不能奏效。

（2）肿胀　骨痈疽、骨痨等患处常出现肿胀。骨痈疽者局部红肿；骨痨局部肿而不红；各种痹证关节部位常肿胀。

（3）功能障碍　骨关节疾患常引起肢体功能障碍。关节本身疾患往往主动和被动运动均有障碍；神经系统疾患可引起肌肉瘫痪，不能主动运动，而被动运动一般良好。

2. 特殊体征

（1）畸形　骨关节疾患，可出现典型的畸形。如脊柱结核后期常发生后凸畸形；类风湿关节炎可发生腕关节尺偏畸形、手指鹅颈畸形等；强直性脊柱炎可引起圆背畸形；特发性脊柱侧凸症可出现脊柱侧凸畸形；先天性肢体缺如、并指、多指、巨指、马蹄足等均有明显手足畸形。

（2）肌肉萎缩　肌肉萎缩是痿证最主要的临床表现。小儿麻痹后遗症出现受累肢体肌肉萎缩；多发性神经炎表现两侧手足下垂与肌肉萎缩；进行性肌萎缩症出现四肢对称近端肌萎缩；肌萎缩性侧索硬化症呈双前臂广泛萎缩，伴肌束颤动等。

（3）筋肉挛缩　身体某群筋肉持久性挛缩，可引起关节畸形与活动功能障碍。如前臂缺血性肌挛缩，呈爪形手；掌腱膜挛缩症发生屈指挛缩畸形；髂胫束挛缩症呈屈髋、外展、外旋挛缩畸形等。

（4）肿块　骨肿瘤、痛风性关节炎、骨突部骨软骨病等，局部可触及肿块。骨肿瘤形成的肿块固定不移，质较硬。

（5）疮口与窦道　骨痈疽的局部脓肿破溃后，疮口流脓，初多稠厚，渐转稀薄，有时夹杂小块死骨排出，疮口周围皮肤红肿；慢性附骨疽反复发作者，有时可出现数个窦道，疮口凹陷，边缘常有少量肉芽组织形成；骨痨的寒性脓肿可沿软组织间隙向下流注，出现在远离病灶处；寒性脓肿破溃后，即形成窦道，日久不愈，疮口凹陷、苍白，周围皮色紫暗，开始时可流出大量稀脓，如豆腐花样腐败物，之后则流出稀薄脓水，或夹有碎小死骨。

第二节　问　诊

问诊是骨伤科疾病诊断的一个非常重要的环节，在四诊中占有重要地位。通过问诊可以更多更全面地把握患者的发病情况，更准确地辨证论治，从而提高疗效，缩短疗程，减少损伤后遗症。

（一）一般情况

了解患者的一般情况，如详细询问患者姓名、性别、年龄、职业、婚姻、民族、籍贯、住址、就诊日期及病历陈述者（患者本人、家属或亲朋等），并建立完整的病案记录，以利于查阅、联系和随访。

（二）发病情况

1. 主诉　主诉是促使患者前来就医的主要原因，即患者主要症状、发病部位及发生时间，可以提示病变的性质。骨伤科患者的主诉有疼痛、肿胀、功能障碍、畸形及挛缩等。记录主诉应简明扼要。

2. 发病过程　应详细询问患者的发病情况和变化的急缓，受伤的过程，有无昏厥，昏厥持续的时间，醒后有无再昏迷，经过何种方法治疗，效果如何，目前症状情况怎样，是否减轻或加重等。生活损伤一般较轻，工业损伤、农业损伤、交通事故伤或战伤往往比较严重，常为复合性创伤或严重的挤压伤等。应尽可能问清受伤的原因，如跌仆、闪挫、扭伤、坠堕等，询问打击物的大小、重量和硬度，暴力的性质、方向和强度，以及损伤时患者所处的体位、情绪等，如伤者因高空作业坠落，足跟先着地，则损伤可能发生在足跟、脊柱或颅底；平地摔倒者，则应问清着地的姿势，如肢体处于屈曲位还是伸直位，何处先着地；若伤时正与人争论，情绪激昂或愤怒，则在遭受打击后不仅有外伤，还可兼有七情内伤。

3. 伤情　问损伤的部位和各种症状，包括创口情况。

（1）疼痛　详细询问疼痛的起始时间、部位、性质、程度。应问清患者是剧痛、酸痛还是麻木；疼痛是持续性还是间歇性；麻木的范围是在扩大还是缩小；痛点固定不移或游走，有无放射痛，放射到何处；服止痛药后能否减轻；各种不同的动作（负重、咳嗽、喷嚏等）对疼痛有无影响；与气候变化有无关系；劳累、休息及昼夜对疼痛程度有无影响等。

（2）肿胀　应询问肿胀出现的时间、部位、范围、程度。如系增生性肿物，应了解是先有肿物还是先有疼痛，以及肿物出现的时间和增长速度等。

（3）肢体功能障碍　如有功能障碍，应问明是受伤后立即发生的，还是受伤后一段时间才发生的。骨折或脱位后，功能大都立即发生障碍或丧失，骨病则往往是得病后经过一段时间才影响到肢体的功能。如果病情许可，应在询问的同时，由患者以动作显示其肢体的功能。

（4）畸形　应询问畸形发生的时间及演变过程。外伤引起的肢体畸形，可在伤后立即出现，亦可经过若干年后才出现。与生俱来或无外伤史者应考虑为先天性畸形或发育畸形。

（5）创口　应询问创口形成的时间、污染情况、处理经过、出血情况，以及是否使用过破伤风抗毒血清等。

（三）全身情况

1. 问寒热　恶寒与发热是骨伤科临床上的常见症状。除指体温的高低外，还有患者的主观感觉。要询问寒热的程度和时间的关系，恶寒与发热是单独出现抑或并见。感染性疾病，恶寒与发热常并见；损伤初期发热多为血瘀化热，中后期发热可能为邪毒感染，或虚损发热；骨关节结核有午后潮热；恶性骨肿瘤晚期可有持续性发热；颅脑损伤可引起高热抽搐等。

2. 问汗　问汗液的排泄情况，可了解脏腑气血津液的状况。严重损伤或严重感染，可出现四肢厥冷、汗出如油的险象；邪毒感染可出现大热大汗；自汗常见于损伤初期或手术后；盗汗常见于慢性骨关节疾病、阴疽等病。

3. 问饮食　应询问、食欲、食量、味觉、饮水情况等。对腹部损伤应询问其发生于饱食后或空腹时，以估计胃肠破裂后腹腔污染程度。食欲不振或食后饱胀，是胃纳呆滞的表现，多因伤后血瘀化热导致脾虚胃热，或长期卧床体质虚弱所致。口苦者为肝胆湿热；口淡者多为脾虚不运；口腻者属湿阻中焦；口中有酸腐味者为食滞不化。

4. 问二便　伤后便秘或大便燥结，为瘀血内留。老年患者伤后可因阴液不足，失于濡润而致便秘。大便溏薄为阳气不足，或伤后机体失调。对脊柱、骨盆、腹部损伤者尤应注意询问二便的次数、量和颜色。

5. 问睡眠　伤后久不能睡，或彻夜不寐，多见于严重创伤，心烦内热。昏沉而嗜睡，呼之即醒，闭眼又睡，多属气衰神疲；昏睡不醒或醒后再度昏睡，不省人事，为颅内损伤。

（四）其他情况

1. 过去史　应自出生起详细追询，按发病的年月顺序记录。对过去的疾病可能与目前的损伤有关的内容，应记录主要的病情经过，当时的诊断、治疗情况，以及有无合并症或后遗症。例如，对先天性斜颈、新生儿臂丛神经损伤，要了解有无难产或产伤史；对骨关节结核要了解有无肺结核史。

2. **个人史**　应询问患者从事的职业或工种的年限，劳动的性质、条件和常处体位，以及个人嗜好等。对妇女要询问月经、妊娠、哺乳史等。

3. **家族史**　询问家族内成员的健康状况。如已死亡，则应追询其死亡原因、年龄，以及有无可能影响后代的疾病。这对骨肿瘤、先天性畸形的诊断尤有参考价值。

第三节　望　诊

对骨伤科患者进行诊治时，应该首先通过望诊来进行全面观察。骨伤科的望诊，除了对全身的神色、形态、舌象及分泌物等做全面的观察检查外，对损伤局部及其邻近部位必须特别认真察看。要求暴露足够的范围，一般采用与健肢对比，进行功能活动的动态观察。通过望全身、望损伤局部、望舌质舌苔等方面，以初步确定损伤的部位、性质和轻重。

一、望全身

（一）望神色

首先通过察看神态面色的变化来判断损伤轻重、病情缓急。如精神爽朗、面色润泽者，正气未伤；若面容憔悴、神气委顿、色泽晦暗者，正气已伤，病情较重。对重伤患者要观察其神志是否清醒。若神志昏迷、神昏谵语、目暗睛迷、瞳孔缩小或散大、面色苍白、形羸色败、呼吸微弱或喘急异常，多属危候。

（二）望形态

望形态可了解损伤部位和病情轻重。形态发生改变多见于骨折、关节脱位以及严重筋伤。如下肢骨折时，患者多不能直立行走；肩、肘关节脱位时，多用健侧手扶持患侧前臂；颞颌关节脱位时，多用手托住下颌；腰部急性扭伤，身体多向患侧倾斜，且用手支撑腰部行走。

二、望局部

（一）望畸形

伤处畸形往往标志有骨折或脱位存在，因此可通过观察肢体标志线或标志点的异常改变，进行判断。关节脱位后，原关节处出现凹陷，而在其附近出现隆起，同时患肢可有长短粗细等变化，如肩关节前脱位有方肩畸形。四肢完全性骨折因重叠移位而出现不同程度的增粗和缩短，在骨折处出现高凸或凹陷等。股骨颈和股骨转子间骨折，多有典型的患肢缩短与外旋畸形，桡骨远端骨折可有"餐叉"样畸形等。

（二）望肿胀、瘀斑

损伤后因气滞血凝，多伴有肿胀、瘀斑，故需要观察其肿胀、瘀斑的程度以及色泽的变化。肿胀较重而肤色青紫者，为新伤；肿胀较轻而青紫带黄者多为陈伤。

（三）望创口

对开放性损伤，须注意创口的大小、深浅，创口边缘是否整齐、是否被污染及有异物、色泽鲜红还是紫暗，以及出血情况等。如已感染，应注意流脓是否通畅，脓液的颜色及稀稠等情况。

（四）望肢体功能

肢体功能活动，对了解骨关节损伤有重要意义。除观察上肢能否上举、下肢能否行走外，还应进一步检查关节能否进行屈伸旋转等活动。为了明确障碍出现的情况，除嘱其主动活动外，往往与摸法、量诊、运动检查结合进行，并通过与健肢对比观察以测定其主动与被动活动情况。

三、望舌

观察舌质及舌苔，虽然不能直接判断损伤部位及性质，但心开窍于舌，舌又为脾胃之外候，它与各脏腑均有密切联系，能反映人体气血的盛衰、津液的盈亏、病邪的性质、病情的进退、病位的深浅以及伤后机体的变化。因此望舌是辨证的重要部分。

舌质和舌苔都可以诊察人体内部的寒热、虚实等变化，舌质以反映气血的变化为重点；舌苔以反映脾胃的变化为重点。观察舌苔的变化，还可鉴别疾病属表属里，属寒属热，所以察舌质和舌苔可以相互印证。

（一）察舌质

正常舌质为淡红色。舌色淡白为气血虚弱或阳气不足而伴有寒象。舌色红绛为热证，或为阴虚。舌色鲜红，深于正常，称为舌红，进一步发展而成为深红者称为绛。两者均主有热，但绛者热势更甚，多见于里热实证、感染发热和较大创伤后。舌色青紫，为伤后气血运行不畅，瘀血凝聚。舌体局部紫斑表示瘀血程度较轻，或属局部瘀血。全舌青紫表示全身血行不畅或血瘀程度较重。青紫而滑润，表示阴寒血凝，为阳气不能温运血液所致。绛紫而干表示热邪深重，津伤血滞。

（二）望舌苔

薄白而润滑为正常舌苔，或为外伤复感风寒，初起在表，病邪未盛，正气未伤；舌苔过少或无苔表示脾胃虚弱；厚白而滑为损伤伴有寒湿或寒痰等兼证；厚白而腻为湿浊，薄白而干燥为寒邪化热，津液不足；厚白而干燥表示湿邪化燥；白如积粉可见于创伤感染、热毒内蕴之证。

黄苔一般主热证，在创伤感染、瘀血化热时多见。脏腑为邪热侵扰，皆能使白苔转黄，尤其是脾胃有热。薄黄而干为热邪伤津，黄腻为湿热，老黄为实热积聚，淡黄薄润表示湿重热轻，黄白相间表示由寒化热，由表入里。白、黄、灰黑色泽变化标志着人体内部寒热以及病邪发生变化。若由黄色转为灰黑苔，表示病邪较盛，多见于严重创伤感染伴有高热或津液干涸。

舌苔的厚薄与邪气的盛衰呈正相关。舌苔厚腻为湿浊内盛，舌苔愈厚则邪愈重。根据舌苔的消长和转化，可监测病情的发展趋势。由薄增厚为病进，由厚减薄为病退。但舌红光剥无苔则属胃气虚或阴液伤，老年人股骨颈骨折后多见此舌象。

第四节 闻 诊

闻诊是从听病人的语言、呻吟、呼吸、咳嗽的声音，以及嗅呕吐物、伤口、二便或其他排泄物的气味等方面获得临床资料。骨伤科的闻诊须注意以下几点。

1. 听骨擦音 骨擦音是骨折的主要体征之一。重叠移位的骨折，当摆动或触摸骨折的肢体时，两断端互相摩擦可发生响声或摩擦感，称骨擦音。注意听骨擦音，不仅可以帮助辨明是否存在骨折，而且还可进一步分析骨折的稳定程度。骨骺分离的骨擦音与骨折的性质相同，但较柔和。骨擦音出现处即为骨折处。骨擦音经治疗后消失，表示骨折已接续。但应注意，骨擦音多数是触诊检查时感觉到的，不宜主动去寻找骨擦音，以免增加病人的痛苦和损伤。

2. 听骨传导音 主要用于检查长骨骨折，检查时将听诊器置于伤肢近端的适当部位，或放在伤肢近端的骨突起处，用手指或叩诊锤轻轻叩击远端骨突起部，可听到骨传导音。骨传导音减弱或消失说明骨的连续性遭到破坏。但应注意与健侧对比，检查时伤肢不附有外固定物，并与健侧位置对称，叩诊时用力大小相同。

3. 听入臼声 大关节脱位在整复成功时，常能听到"格得"关节入臼声。当复位听到此响声时，表示复位成功应立刻停止拔伸牵引力，避免肌肉、韧带、关节囊等软组织被过度拔伸而损伤。

4. 听筋的响声 部分筋伤或关节病在检查时可有特殊的摩擦音或弹响声，最常见的有以下几种。

（1）关节摩擦音 医者一手放在关节上，另一手移动关节远端的肢体，可检查出关节摩擦音，或有摩擦感。关节活动时，一些慢性或亚急性关节疾患可出现柔和的关节摩擦音；骨性关节炎可出现粗糙的关节摩擦音。

（2）肌腱弹响声与捻发音 拇屈肌与指屈肌腱狭窄性腱鞘炎患者在作伸屈手指的检查时可听到弹响声，多由于肌腱通过肥厚之腱鞘产生，所以又把这种狭窄性腱鞘炎称为弹响指或扳机指。肌腱周围炎在检查时常听到如握雪时发出的一种声音，即"捻发音"。好发于前臂的伸肌群、大腿的股四头肌和小腿的跟腱部。

（3）关节弹响声 膝关节半月板损伤或关节内有游离体时，在进行膝关节屈伸旋转活动时，可发生较清脆的弹响声。

5. 听啼哭声 用于辨别小儿的伤患部位。小儿不能够准确表达病情，家属有时也不能提供可靠的病史资料。检查患儿时，当检查到某一部位，小儿啼哭或哭声加剧，则提示该处可能是损伤或病变的部位。

6. 听创伤皮下气肿的捻发音 创伤后发现皮下组织有大片不相称的弥漫性肿起时，应检查有无皮下气肿。检查时手指分开，轻轻揉按患部，当皮下组织中有气体存在时，可感到一种特殊的捻发音或捻发感。肋骨骨折后，若断端刺破肺壁，皮下组织可能形成皮下气肿；开放骨折合并气性坏疽时也可能出现皮下气肿。

7. 闻气味 除闻二便气味外，主要是闻局部分泌物的气味。如伤口分泌物有恶臭，多为湿热或热毒；带有腥味，多属虚寒。

第五节 切 诊

骨伤科切诊包括切脉和切扪筋、骨、关节，切脉又称脉诊，切扪筋骨关节又称摸法或摸诊。

一、脉诊

（一）损伤常见的脉象

1. **浮脉** 轻按应指即得，重按之后反觉脉搏的搏动力量稍减而不空，举之泛泛而有余。在新伤瘀肿、疼痛剧烈或兼有表证时多见之。大出血及长期慢性劳损患者，出现浮脉时说明正气不足，虚象严重。

2. **沉脉** 轻按不应，重按始得。一般沉脉主病在里，内伤气血、腰脊损伤疼痛时多见。

3. **迟脉** 脉搏至数缓慢，每息脉来不足四至。一般迟脉主寒、主阳虚，在伤筋挛缩、瘀血凝滞等证常见。迟而无力者，多见于损伤后期气血不足，复感寒邪。

4. **数脉** 每息脉来超过五至。数而有力，多为实热；虚数无力者多属虚热。在损伤发热时多见之。浮数热在表，沉数热在里。

5. **滑脉** 往来流利，如珠走盘，应指圆滑，充实而有力，主痰饮、食滞。在胸部挫伤血实气壅时及妊娠期多见。

6. **涩脉** 指脉形不流利，细而迟，往来艰涩，如轻刀刮竹，主气滞、血瘀、精血不足。损伤血亏津少不能濡润经络的虚证、气滞血瘀的实证多见之。

《四诊抉微》载："滑伯仁曰，提纲之要，不出浮沉迟数滑涩之六脉。夫所谓不出于六者，亦为其足统表里阴阳虚实，冷热风寒湿燥，脏腑血气之病也。"故有以上述六脉为纲的说法。

7. **弦脉** 脉来端直以长，如按琴弦，主诸痛，主肝胆疾病，阴虚阳亢。在胸胁部损伤以及各种损伤剧烈疼痛时多见之，还常见于伴有肝胆疾患、动脉硬化、高血压等证的损伤患者。弦而有力者称为紧脉，多见于外感寒盛之腰痛。

8. **濡脉** 与弦脉相对，浮而细软，脉气无力以动，气血两虚时多见。

9. **洪脉** 脉形如波涛汹涌，来盛去衰，浮大有力，应指脉形宽，大起大落。主热证、伤后邪毒内蕴、热邪炽盛，或伤后血瘀化热时多见。

10. **细脉** 脉细如线，多见于虚损患者，以阴血虚为主，亦见于气虚或久病体弱患者。

11. **芤脉** 浮大中空，为失血之脉，多见于损伤出血过多时。

12. **结、代脉** 间歇脉的统称。脉来缓慢而时一止，止无定数为结脉；脉来动而终止，不能自还，良久复动，止有定数为代脉。在损伤疼痛剧烈，脉气不衔接时多见。

（二）损伤脉诊纲要

清·钱秀昌《伤科补要·脉诀》阐述损伤脉诊要领，归纳如下：① 闭合性损伤瘀血停积或阻滞，脉宜洪大，坚强而实者为顺证。开放性损伤失血之证，脉不应洪大，或呈芤脉，或为缓小，亦属脉证相符的顺脉。反之，如蓄血之证脉见缓小，失血之证脉见洪大，是脉证不相符的逆脉，往往病情复杂比较难治。② 脉大而数或浮紧而弦者，往往伴有外邪。③

沉脉、伏脉为气滞或寒邪凝滞。沉滑而紧者，为痰瘀凝滞。④乍疏乍数，时快时缓，脉律不齐者，重伤时应注意发生其他传变。⑤六脉（左右手寸、关、尺）模糊不清者，预后难测，即使伤病较轻，亦应严密观察其变化；和缓有神者，伤虽危重，但一般预后较佳。⑥严重损伤，疼痛剧烈，偶尔出现结、代脉，系痛甚或情绪紧张所致，并非恶候。但如频繁出现，则应注意。

二、摸诊

摸诊又称摸法。通过医者的手对损伤局部进行认真触摸，以了解损伤的性质、程度，判断有无骨折、脱位，以及移位方向等。依靠长期临床实践积累的经验，运用摸法，亦能对许多骨伤科疾患做出比较正确的诊断。

（一）主要用途

1. 摸压痛 根据压痛的部位、范围、程度来鉴别损伤的性质种类，直接压痛可能是局部有骨折或伤筋，而间接压痛（如纵轴叩击痛）常提示骨折的存在。

2. 摸畸形 当发现有畸形时，结合触摸体表骨突变化，可以了解骨折或脱位的性质、移位方向等情况。

3. 摸肤温 根据局部皮肤冷热的程度，可以了解患肢血运情况。摸肤温时一般用手背测试并与对侧比较。

4. 摸异常活动 在肢体没有关节处出现了类似关节的活动，或关节原来不能活动的方向出现了活动即为异常活动，多见于骨折和韧带断裂。检查骨折病人时，不要主动寻找异常活动，以免增加患者的痛苦和加重局部组织的损伤。

5. 摸弹性固定 脱位的关节常保持在特殊的畸形位置，在摸诊时手中有弹力感。这是关节脱位特征之一。

6. 摸肿块 首先应区别肿块的解剖层次，是在骨骼还是在肌腱、肌肉等组织中，是骨性的或囊性的，其次触摸其大小、形状、硬度，边界是否清楚，推之是否可以移动及表面光滑度。

（二）常用手法

1. 触摸法 以拇指或拇、食、中三指置于伤处，稍加按压之力，细细触摸。范围从远端开始，逐渐移向伤处，用力大小视部位而定。触摸时仔细体验指下感觉，古人有"手摸心会"的要领。通过触摸可了解损伤和病变的确切部位，皮肤温度、软硬度有无改变，有无波动征等。

2. 挤压法 用手掌或手指挤压患处上下、左右、前后，根据力的传导作用来诊断骨骼是否折断。此法有助于鉴别是骨折还是挫伤。但检查骨肿瘤或感染患者，不宜在局部过多或过于用力挤压。

3. 叩击法 以掌根或拳头对肢体远端纵向叩击，通过所产生的冲击力来检查有无骨折的一种方法。如检查股骨、胫腓骨骨折，可采用叩击足跟的方法。检查脊椎损伤时可采用叩击头顶的方法。检查四肢骨折是否愈合，亦常采用纵向叩击法。

4. 旋转法 用手握住伤肢下端，作轻轻的旋转动作，以观察伤处有无疼痛、活动障碍及特殊的响声。旋转法常与屈伸关节的手法配合应用。

5. 屈伸法 用一只手握关节部，另一手握伤肢远端，作缓慢的屈伸活动。若关节部出现剧痛，说明有骨与关节损伤。关节内骨折者，可出现骨摩擦音。

6. 摇晃法 用一只手握于伤处，另一手握伤肢远端，作轻轻的摇摆晃动，结合问诊与望诊，根据患部疼痛的性质、异常活动、摩擦音的有无，判断是否有骨与关节损伤。

第六节 量 诊

量诊包括肢体测量、关节活动范围测量和肌力测量三大部分。测量可直接在人体进行，也可在 X 光片上进行。对伤肢诊查时，可用软尺测量其长短、粗细，量角器测量关节活动角度大小等，并与健侧作比较。通过测量进行对比分析，能使辨证既准确又具体。

一、肢体测量

肢体测量包括长度、周径和力线测量三个部分。肢体测量常用比拟法和尺量法。比拟法是将肢体放在对称位置上进行左右比较。尺量法是用直尺或软尺直接测量。比拟法准确度不如尺量法，临床多用于小儿。

（一）肢体长度测量

测量时应将肢体置于对称的位置上，以恒定的骨性突起作为测量的标志，并作好记号，然后用软尺测量两标志点间的距离。如有肢体挛缩而不能伸直时，可分段测量。测量中发现肢体长于或短于健侧，均为异常。四肢长度测量方法如下。

1. 上肢长度 从肩峰至桡骨茎突尖（或中指尖）。

2. 上臂长度 肩峰至肱骨外上髁。

3. 前臂长度 肱骨外上髁至桡骨茎突，或尺骨鹰嘴至尺骨茎突。

4. 下肢长度 髂前上棘至内踝下缘，或脐至内踝下缘（骨盆骨折或髋部病变时使用）。

5. 大腿长度 髂前上棘至膝关节内缘。

6. 小腿长度 膝关节内缘至内踝，或腓骨头至外踝下缘。

（二）肢体周径测量

两肢体取相应的同一水平测量。测量肿胀时取最肿处，测量肌萎缩时取肌腹部。如下肢常在髌上 10~15cm 处测量大腿周径，在小腿最粗处测定小腿周径等。通过肢体周径的测量，可了解其肿胀程度或有无肌肉萎缩等。肢体周径变化可见如下几种情况。

1. 粗于健侧 较健侧显著增粗并有畸形者，多属骨折、关节脱位。如无畸形而量之较健侧粗者，多系伤筋、肿胀等。

2. 细于健侧 多为陈伤误治或有神经疾患而致筋肉萎缩。

（三）力线测量

力线是躯干或肢体的重力线。从功能的角度讲，下肢重要的功能是负重和运动。运动和负重相辅相成，骨骼是负重的基础，肌肉是运动的动力，关节是运动的枢纽，其他的软组织是负重和运动的稳定结构。双下肢借助骨盆与躯体相连，身体的重量通过骨盆传达到下肢。从人体正面观察，大腿呈外上斜向内下，小腿呈垂直状。因此，经股骨下传的重力方向也有顺应大腿外形的趋势，而经膝关节和小腿的重力方向则是垂直的。

在生理状态下，下肢的力线一般是由髋关节中点至膝关节中点、再至踝关节中点。在临床实际测量中，常以骨骼突起作为标志进行测量，即下肢的力线是从髂前上棘至踝关节保持中立位的第1、2趾蹼之间，该线正常应经过髌骨中点。如果该线位于髌骨内侧即为膝内翻畸形，该线位于髌骨外侧即为膝外翻畸形。

正常上肢力线从肱骨头中心到桡骨头，再到尺骨头。与下肢情况不同，上肢力线与上臂纵轴相一致，与前臂形成一个7°左右的夹角，即生理性外翻角，临床又叫提携角或携带角。通常女性外翻角度大于男性，最大可达20°，男性一般小于10°（图2-1）。

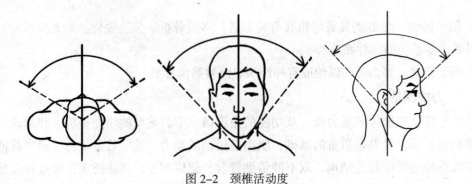

图2-1 下肢、上肢力线

（四）量诊注意事项

测量前应注意有无先天、后天畸形，防止混淆。患肢与健肢须放在完全对称的位置上，如患肢在外展位，健肢必须放在同样角度的外展位。定点要准确，可在起点及止点做好标记，软尺要拉紧。

二、关节活动范围测量

1. **中立位0°法** 先确定每一关节的中立位为0°，如肘关节完全伸直时定为0°，完全屈曲时可成140°。中立位0°法，已成为关节活动度测量的通用办法。

2. **邻肢夹角法** 以两个相邻肢体所构成的夹角计算。如肘关节完全伸直时定为180°，完全屈曲时可成40°，那么关节活动范围是140°（180°~40°）。

测量时可用特制的量角器来测量关节活动范围，并以角度记录其屈伸旋转的度数，与健侧进行对比。测量包括主动活动范围测量和被动活动范围测量。测量关节活动度时应将量角器的轴心对准关节的中心，量角器的两臂对准肢体的轴线，然后记载量角器所示的角度，与健肢的相应关节比较。目前临床应用的记录方法多为中立位0°法。对难以精确测量角度的部位，关节活动功能可用测量长度的方法以记录各骨的相对移动范围。例如，颈椎前屈活动可测量下颏至胸骨柄的距离，腰椎前屈测量下垂的中指尖与地面的距离等。正常人体关节活动范围如下图：

颈椎：面部向前，双眼平视。前屈、后伸35°~45° 左右侧屈45° 左右旋转60°~80°（图2-2）。

图2-2 颈椎活动度

腰椎：腰伸直自然体位。前屈 90°，后伸 30°，左右侧屈 20°~30°，左右旋转 30°（图 2-3）。

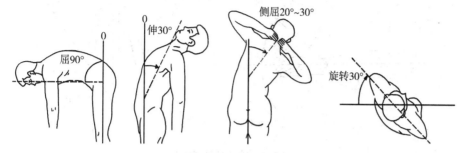

图 2-3 腰椎活动度

肩关节：上臂下垂，前臂指向前方。前屈 90°，后伸 45° 内旋 80°，外旋 30° 外展 90°，内收 20°~40° 上举 90°（图 2-4）。

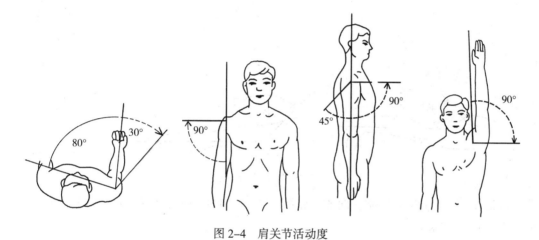

图 2-4 肩关节活动度

肘关节：前臂伸直，掌心向前。屈曲 140°，过伸 0°~10°，旋前 80°~90°，旋后 80°~90°（图 2-5）。

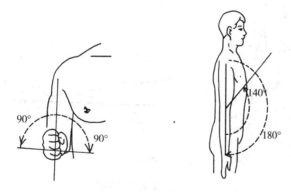

图 2-5 肘关节活动度

腕关节：手与前臂成直线，手掌向下。背伸 35°~60°，掌屈 50°~60° 桡偏 25°~30°，尺偏 30°~40° 旋前及旋后均为 80°~90°（图 2-6）。

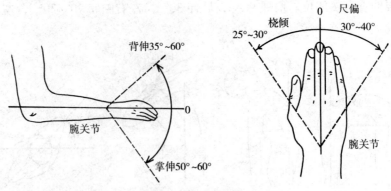

图 2-6　腕关节活动度

　　髋关节：髋关节伸直，髌骨向前。屈曲 145°，后伸 40°，内旋和外旋均为 40°~50°（屈曲膝关节），外展 30°~45°，内收 20°~30°（图 2-7）。

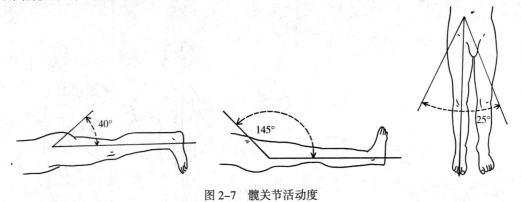

图 2-7　髋关节活动度

　　膝关节：膝关节伸直，髌骨向前。屈曲 145°，过伸 15°，内旋 10°，外旋 20°（屈曲膝关节）（图 2-8）。

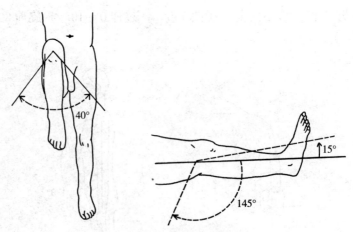

图 2-8　膝关节活动度

　　踝关节：足外缘与小腿呈 90°。内翻 30°，外翻 30°~35°，无内翻或外翻状态下背伸 20°~30°，跖屈 40°~50°（图 2-9）。

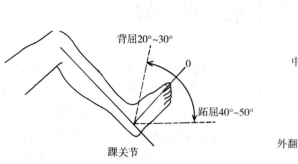

图 2-9 踝关节活动度

三、肌力测量

（一）肌力检查内容

1.**肌容量** 观察肢体外形有无肌肉萎缩、挛缩、畸形。测量肢围（周径）时，应根据病人具体情况，规定测量的部位。如测量肿胀时取最肿处，测量肌萎缩时取肌腹部。

2.**肌张力** 在静止状态时肌肉保持一定的紧张度称为肌张力。检查时，嘱病人肢体放松，亦可用手轻捏病人的肌肉以体验其软硬度。如肌肉松软，称为肌张力减弱；反之，肌肉紧张，称为肌张力增强。

（二）肌力测定标准

指肌肉主动运动时的力量、幅度和速度。检查方法及测定标准如下。

1.**肌力检查方法** 肌力检查可以测定肌肉的发育情况和用于神经损伤的诊断，对判断神经、肌肉疾患的预后和疗效也有一定价值。在作肌力检查时，要耐心指导患者，分别做各种能表达被检查肌肉（或肌群）作用的动作，必要时检查者可先做示范动作。

怀疑肌力降低时，根据需要进行肌力测定。测定方法不外抗阻运动和自主运动，检查时先自主运动，后抗阻力运动，应两侧对比，观察和触摸肌肉、肌腱，了解收缩情况。

2.**肌力测定标准** 通常采用 Code 标准，可分为以下 6 级。

（1）0 级 肌肉无收缩（完全瘫痪）。

（2）Ⅰ级 肌肉有轻微收缩，但不能够移动关节（接近完全瘫痪）。

（3）Ⅱ级 肌肉收缩可带动关节水平方向运动，但不能对抗地心吸引力（重度瘫痪）。

（4）Ⅲ级 能抗地心引力移动关节，但不能抵抗阻力（轻度瘫痪）。

（5）Ⅳ级 能抗地心引力运动肢体，且能抵抗一定强度的阻力（接近正常）。

（6）Ⅴ级 能抵抗强大的阻力运动肢体（正常）。

（杨　锋）

扫码"学一学"

第七节 理学检查

骨伤科理学检查是为了发现客观体征，用以诊断有无骨折、脱位、筋伤等病变，以及病变部位、性质、轻重程度、缓急和有无合并症的一类诊断方法。只有认真、细致地进行检查，才能避免误诊、漏诊。对于症状复杂而且诊断困难者，不仅需要全面系统的检查，还需定期、多次、反复的检查。特别是神经功能的检查，更应如此，以避免延误治疗。

骨伤科理学检查要有整体观念，不可只注意局部或一个肢体，除了病情简单的病例外，都应在全身检查的基础上，根据骨与关节损伤和疾病情况，结合诊断和治疗的需要，选择不同的检查方法。

一、脊柱检查

1. **分离试验** 患者坐位，检查者一手托患者颏部，另一手托枕部，然后逐渐向上牵引头部，若患者感到颈部和上肢疼痛减轻，即为阳性。多提示神经根型颈椎病。

2. **颈椎间孔挤压试验** 患者坐位，检查者双手手指互相嵌夹相扣，以手掌面压迫患者头顶部，两侧前臂置于两侧保护，可同时向患侧或健侧屈曲颈椎，也可以前屈或后伸，若患者感到颈部或上肢疼痛加重，即为阳性。多提示神经根型颈椎病或颈椎间盘突出症。

3. **头部叩击试验** 又称"铁砧"试验。患者坐位，检查者以一手平置于患者头部，掌心接触头项，另一手握拳叩击放置于头顶部的手背，若患者感到颈部不适、疼痛或上肢疼痛、麻木，即为阳性。多提示颈椎病。

4. **臂丛神经牵拉试验** 患者坐位，头轻度屈曲，检查者立于患者被检一侧，一手推头部向对侧，同时另一手握住该侧腕部作对抗牵引，如果患者感到出现放射痛、麻木或是症状加重，即为阳性。多见于神经根型颈椎病。

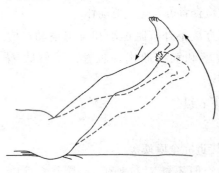

图 2-10 直腿抬高（加强）试验

5. **直腿抬高试验** 患者仰卧位，双下肢伸直并拢，检查者用一手握住被检查下肢踝部，一手扶膝保持伸直位，进行直腿抬高，正常者可以抬高至 70°~90° 无不适；若小于以上角度患者就感下肢有放射痛、麻木者或者不适感加重，即为阳性，提示腰部神经根受压（图 2-10）。

6. **直腿抬高加强试验** 直腿抬高试验检查阳性者，若将患肢直腿抬高到最大不产生疼痛的高度，检查者用一手固定下肢保持膝关节伸直，另一手背伸患者踝关节，症状加重者为直腿抬高加强试验阳性。可用于鉴别是神经受压还是由于髂胫束、腘肌或膝关节后关节囊紧张所造成的抬腿疼痛（图 2-10）。

7. **拾物试验** 让站立的患儿拾起地上物品，正常患者可以两膝微屈，弯腰拾物；若腰部有病变，则以腰部挺直、双髋和膝关节屈曲的姿势去拾地上的物品，即为阳性。见于脊柱前屈功能障碍或脊柱结核等。

8. **仰卧挺腹试验** 患者仰卧位，双手放在腹部或身体两侧，以头枕部和双足跟为着力点，将腹部及骨盆用力向上抬起，若患者感觉腰痛及患肢放射性疼痛或疼痛加剧，即为阳性。也可以让患者保持挺腹姿势，先深吸气后用力鼓气，若出现放射性下肢痛即为阳性。或者是在仰卧挺腹姿势下，用力咳嗽，若出现传导性下肢痛即为阳性。多提示硬膜囊或是神经根受压。

9. **背伸试验**　患者站立位，让患者腰部尽量背伸，如有后背疼痛为阳性。说明患者腰肌、关节突关节、椎板、黄韧带、棘突、棘上韧带或棘间韧带有病变，或有腰椎椎管狭窄症。

二、肩部检查

1. **搭肩试验**　又称为肩内收试验。患者坐位或站立位，肘关节屈曲，将手搭于对侧肩部，如果手能够搭到对侧肩部，且肘部能贴近胸壁即为正常。如果手能够搭于对侧肩部，但肘部不能贴近胸壁；或者肘部能贴近胸壁，但手不能够搭于对侧肩部；或者手搭肩、肘部贴近胸壁均不能完成，即为阳性，提示肩关节脱位（图 2-11）。

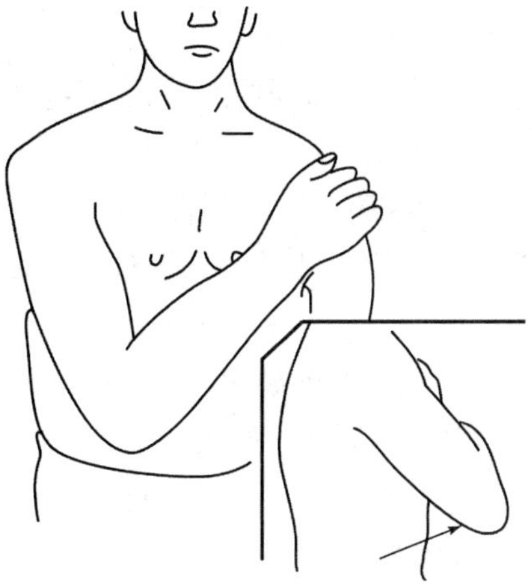

2. **肱二头肌抗阻力试验**　患者坐位，屈肘 90°，检查者一手扶住患者肘部，一手扶住腕部，嘱患者抗阻力屈肘、外展、外旋前臂，如果肱骨结节间沟处出现疼痛为阳性。提示肱二头肌肌腱滑脱或肱二头肌长头肌腱炎。

图 2-11　搭肩试验

3. **直尺试验**　以直尺贴上臂外侧，正常时为直尺靠近肱骨大结节，不能触及肩峰，若直尺能触及肩峰，即为阳性。提示肩关节脱位或三角肌萎缩。

4. **疼痛弧试验**　嘱患者肩外展或被动外展上肢，当肩外展到 60°~120° 范围时，肩部出现疼痛，即为阳性。提示肩袖病变，最常见于冈上肌腱炎。

5. **冈上肌腱断裂试验**　嘱患者肩外展，当外展到 30°~60° 时，可以看到患侧三角肌明显收缩，但不能外展上举上肢，越用力越耸肩。若被动外展患肢超过 60°，则患者又能主动上举上肢，这一特定区的外展障碍即为阳性。提示冈上肌腱断裂。

三、肘部检查

腕伸肌紧张试验　嘱患者屈腕屈指，检查者将手压于各指的背侧作对抗，再嘱患者抗阻力伸指及背伸腕关节，如出现肱骨外上髁疼痛即为阳性。提示肱骨外上髁炎。

四、腕和手部检查

1. **握拳试验**　又称为尺偏试验。嘱患者作拇指内收，并屈曲各指，在紧握拳后向尺侧倾斜，若桡骨茎突部出现疼痛，即为阳性。提示桡骨茎突腱鞘炎。

2. **腕三角软骨挤压试验**　患者坐位，检查者一手握住患者前臂下端，另一手握住手部，用力将手腕极度掌屈、掌心向下并向尺侧倾斜，用力施压并屈伸，如果在尺侧出现疼痛加重，即为阳性。提示有腕三角软骨损伤。

3. **指浅屈肌试验**　将患者的手指固定于伸直位，然后嘱患者屈曲需检查手指的近端指间关节，如果近端指间关节屈曲正常，则表明指浅屈肌腱功能正常；若不能屈曲，提示指浅屈肌腱有损伤。

4. 指深屈肌试验　将患者掌指关节和近端指间关节固定在伸直位，然后让患者屈曲远端指间关节。如果远端指间关节能够正常屈曲，则表明指深屈肌腱功能正常；若不能屈曲，提示指深屈肌腱有损伤。

五、骨盆检查

1. 骨盆挤压试验　患者仰卧位，检查者双手分别于髂嵴两侧同时向中线挤压骨盆；或患者侧卧位，检查者用手挤压上方的髂嵴，如果出现疼痛，即为阳性。提示疼痛部位有骨折或者是骶髂关节病变。

2. 骨盆分离试验　患者仰卧位，检查者双手分别置于两侧髂前上棘前面，两手同时向外下方推压，如果出现疼痛，即为阳性。提示疼痛处有骨折或者是骶髂关节病变。

3. 斜扳试验　患者侧卧位，下面腿伸直，上面腿屈髋、屈膝各 90°，检查者一手将肩部推向背侧，另一手扶膝部将骨盆推向腹侧，并内收内旋该侧髋关节，若出现骶髂关节疼痛，即为阳性。提示该侧骶髂关节或下腰部有病变。

4. 髋外展外旋试验　又称"4"字试验、骶髂关节分离试验。患者仰卧位，被检查一侧下肢膝关节屈曲，髋关节屈曲、外展、外旋，将外踝放在另一侧膝关节上，使双下肢呈"4"字形。检查者一手放在屈曲的膝关节内侧，另一手放在对侧髂前上棘前面，然后两手向下按压，如被检查侧骶髂关节处出现疼痛即为阳性。提示骶髂关节病变。

六、髋部检查

1. 髋关节承重功能试验　又称臀中肌试验，判断臀中肌肌力的一种方法。检查时让患者单腿站立，并保持身体直立，当一侧肢体离开地面时，正常情况下负重一侧的臀中肌立即收缩，而对侧的骨盆抬起，表明负重一侧的臀中肌功能正常，本试验为阴性。如果不负重一侧的骨盆下降，即为阳性。提示臀中肌无力或功能不全。

2. 髋关节屈曲挛缩试验　患者仰卧位，腰部放平，嘱患者分别将两腿伸直，注意腿伸直过程中，腰部是否离开床面，向上挺起。如果一侧腿伸直时，腰部挺起，即为阳性。另一种方法是一侧腿完全伸直，另一侧腿屈膝、屈髋，使大腿贴近腹壁，腰部下降贴近床面，伸直一侧的腿自动离开床面，向上抬起，亦为阳性。提示髋关节屈曲挛缩。

3. 髋关节过伸试验　又称腰大肌挛缩试验。患者俯卧位，屈膝 90°，检查者一手握踝部，将下肢提起，使髋关节过伸，若骨盆亦随之抬起，即为阳性。提示腰大肌脓肿、髋关节早期结核或髋关节强直。

4. "望远镜"试验　患儿仰卧位，髋、膝关节伸直，一助手固定骨盆，检查者一手置于大转子部，另一手持小腿或膝部将大腿抬高约 30°，并上推下拉股骨干，若股骨头可以上下活动，即为阳性。提示先天性髋关节脱位。

5. 蛙式试验　患儿仰卧位，使双膝双髋屈曲 90°，并使患儿双髋做外展、外旋呈蛙式位，双下肢外侧可以接触到检查床面为正常。若一侧或两侧下肢的外侧不能接触到床面，即为阳性。提示有髋关节外旋受限，多见于先天性髋关节脱位。

6. 下肢短缩试验　患者仰卧位，两腿屈髋屈膝并拢，两足并齐，放于床面，观察两膝的高度，如两膝等高为正常。若一侧膝部低于对侧，即为阳性。提示髋关节后脱位，股骨、胫骨短缩，先天性髋关节脱位等。

7. 梨状肌紧张试验　患者仰卧位，伸直患肢，做内收内旋动作，若有坐骨神经放射痛，再迅速外展、外旋患肢，若疼痛立刻缓解，即为阳性。提示梨状肌综合征。

七、膝部检查

1. **浮髌试验**　患者仰卧位，下肢伸直，检查者一手压在髌上囊部，另一手拇、中指固定髌骨内、外缘，示指向下按压髌骨，若感到髌骨用力时下沉，放松时浮起，即为阳性（图 2-12）。提示膝关节关节腔内积液。

2. **回旋挤压试验**　又称为回旋研磨试验。患者仰卧位，使患侧髋关节和膝关节充分屈曲。检查内侧半月板时，检查者一手握膝部，

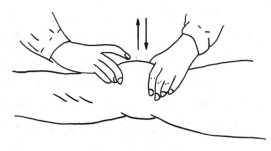

图 2-12　浮髌试验

另一手握踝部使小腿充分外旋、外展位同时伸直膝关节，在伸直过程中，出现膝关节内侧有弹响和疼痛，即为阳性；检查外侧半月板时，在使小腿充分内收、内旋位伸直膝关节时，出现膝关节外侧有弹响和疼痛，即为阳性。提示膝关节内侧或外侧半月板有损伤。

3. **挤压研磨试验**　患者俯卧位，膝关节屈曲 90°，检查者一手固定腘窝部，另一手握住患者足跟部，向下压足，同时旋转小腿，如有疼痛，即为阳性。提示半月板损伤或是膝关节关节软骨损伤。

4. **抽屉试验**　又称为前后运动试验、推拉试验。患者坐位或仰卧位，双膝屈曲 90°，检查者一手固定踝部，另一手推拉小腿上段；或者检查者坐住患者足部，双手推拉小腿上段，如能明显拉向前方 >10mm，即为前抽屉试验阳性，提示前交叉韧带损伤；若能推向后方 >10mm，即为后抽屉试验阳性，提示后交叉韧带损伤；若前后均能推拉 >10mm，即为前后抽屉试验阳性，提示前后交叉韧带损伤（图 2-13）。

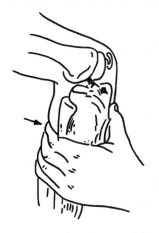
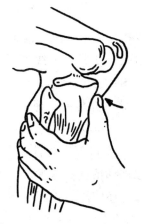
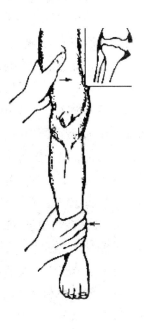

图 2-13　抽屉试验

5. **侧方挤压试验**　又称为膝关节分离试验、侧向运动试验。患者仰卧位，伸膝，检查者用一只手握踝部，另一手扶膝部用力使膝关节外展或内收，若果出现疼痛或异常活动，即为阳性。提示膝关节内侧或是外侧副韧带损伤（图 2-14）。

6. **髌骨研磨试验**　嘱患者主动伸屈膝关节，髌骨与股骨髁间凹摩擦发出摩擦音及疼痛，即为阳性。提示髌骨关节病变。

图 2-14　侧方挤压试验

八、踝部检查

1. 踝关节背伸试验 患者仰卧位，如果屈曲膝关节时踝关节能背伸，膝关节伸直时，踝关节不能背伸，说明腓肠肌挛缩。若伸膝或屈膝时，踝关节均不能背伸，说明比目鱼肌挛缩。该试验用于鉴别腓肠肌与比目鱼肌挛缩。

2. 跖骨头挤压试验 检查者一手握患足跟部，另一手横行挤压5个跖骨头，若前足出现放射样疼痛，即为阳性。提示扁平足、莫顿（Morton）病等。

3. 捏小腿三头肌试验 患者俯卧位，足自然垂于床边，检查者用力挤捏患者小腿三头肌，正常情况下可以引起足部跖曲，若足部不能跖曲，即为阳性。提示跟腱断裂。

第八节　影像检查

影像学检查是骨伤科必要的首选诊查方法，在骨、关节与软组织疾病的诊断、治疗及预后随访中具有重要的价值。常用的检查方法有X线检查、CT、MRI、放射性核素检查等。各种检查方法均有其优势与限度，应当合理正确选择。

一、常用检查方法

（一）X线检查

X线检查主要用于骨折、脱位、骨感染、骨肿瘤等的诊断，还可用于金属异物的定位检查。常用X线检查包括X线透视、X线平片摄影、X线造影检查等，以X线平片摄影为主。

1. X线平片摄影 X线平片摄影的对比度、清晰度较好，能观察病变侵犯的部位、骨折、骨质破坏、骨质增生、软组织改变等。X线平片摄影的投照体位主要包括：正位（含前后位和后前位）、侧位、斜位、轴位、前屈位、后伸位、应力位、切线位等。合理选择投照体位，才能够满足临床需要，获得充足的影像信息。其中颈椎投照根据病情可以选用：正侧位、双斜位、前屈位、后伸位、开口位；胸腰椎可以选用：正侧位、双斜位、前屈位、后伸位；四肢关节多采用正侧位；手足部、肋骨多采用正斜位；跟骨、髌骨多采用侧位、轴位。在选择投照体位时，应根据病情选择常规投照体位外，同时选择补充投照体位，如关节应力位、负重位等进行投照。还应注意投照范围大小应包括全部所需检查的部位，最好能够包括上下关节，否则至少应包括上下关节其中之一。除此之外，两侧对称的骨关节，其中一侧病变较轻或X线平片上改变不够明显时，应在同一技术条件下拍摄对侧对照。

2. X线造影检查 X线造影检查是将密度高于或低于组织器官的造影剂引入该组织器官，产生对比显影的一种检查方法，X线造影检查主要包括：

（1）关节造影　关节造影是将造影剂注入关节后再进行X线检查的一种方法。造影常用水溶性碘制剂和空气。关节造影检查可以发现半月板病变、关节韧带损伤、软骨病变和滑膜病变，以及关节内游离体和腘窝囊肿。关节造影对化脓性关节炎、关节感染和关节损伤并发骨折者禁用。

（2）椎管造影　椎管造影是利用造影剂或空气注入蛛网膜下腔或硬膜外腔后拍摄X线

片显示椎管内病变的一种方法。适用于脊髓肿瘤（髓内或髓外）、椎间盘突出、蛛网膜粘连和椎管狭窄等疾病的诊断。正常椎管造影片上，造影剂呈条带状，到达顶点后集合成柱状，腰椎间盘突出时，造影片上出现充盈缺损或影像变淡，呈面纱状或珠帘状。椎间盘突出完全梗阻椎管时，造影剂停滞在一个平面。神经根充血水肿时，出现丝条状马尾神经影。椎管肿瘤表现为充盈缺损。

（3）数字减影血管造影（DSA）　DSA 是将造影剂注入血管，通过 X 线照射，利用计算机去掉骨骼与软组织只保留血管影像的一种方法，分为动脉造影和静脉造影两种。动脉造影适用于骨与软组织肿瘤、闭塞性动脉疾病、动脉瘤、动静脉瘘、动脉损伤以及血管重建术后的疗效观察。静脉造影用于寻找静脉阻塞的原因和部位，了解静脉曲张的范围及交通情况。

（二）CT 检查

CT 是电子计算机体层摄影的英文简称。CT 图像为断面图像，没有重叠，具有较高的密度分辨力和空间分辨力。CT 检查方法包括普通平扫及增强扫描，多层螺旋 CT（MSCT）的图像后处理技术有矢状面、冠状面等多平面任意重组、三维成像等，可以很好显示头颅、脊柱、骨盆等复杂部位的结构，甚至可以提取体内内固定物影像进行重建，指导手术及评估手术效果。CT 动脉造影（CTA）可以无创、高清晰、高对比显示动脉病变。

CT 检查可以用于诊断头部、脊柱、髋、骨盆和肩胛骨的骨折、椎间盘病变与椎管狭窄、软组织病变、先天性及发育异常性疾病等，在明确病变的部位与范围、细微隐匿性病变的诊断中优于 X 线平片检查。在 CT 引导下进行骨与软组织活检穿刺，可以明显提高诊断准确性，可以诊断骨关节外伤后伴发的胸腔、腹腔、盆腔内病变。

（三）磁共振成像

磁共振成像（MRI）是利用原子核在磁场中受到特定的射频脉冲时所发出的电信号而成像。人体各组织中所含质子的密度不同，产生核磁共振时所接收到的信号强度也就不同，弛豫时间也不同，在不同时间所测得的不同组织信号强度也不同，从而能产生不同灰阶的图谱。由于图中显示的是质子在不同组织和不同化学环境的分布密度，从而可以分辨不同组织和器官的生理及病理变化。

人体正常 MRI 图像表现骨皮质为低信号影，髓腔呈高信号影，松质骨呈高低混合信号影，骨小梁显示为条带状低信号影，骺线也呈条带状低信号影，关节软骨呈中等强度信号影，关节囊显示为低信号影，韧带显示为低信号影，肌肉呈中等信号影，骨髓和脂肪呈高信号影，神经呈中等信号影。

MRI 在骨关节检查中适用于以下方面：

（1）脊柱和脊髓的病变　如脊髓空洞症、椎间盘病变、脊髓外伤、脊柱结核等。

（2）骨肿瘤　核磁共振可以准确地显示病变的范围、软组织受累程度、髓腔内的病变范围，与相邻组织的关系等。

（3）软组织肿瘤　核磁共振可以确定肿瘤的边界，与周围组织的毗邻关系，确定部分病变组织学性质，如血管瘤、脂肪瘤、硬纤维瘤等。

（4）软组织与关节创伤　核磁共振可以显示关节内的复杂结构和关节内外的病灶，确定软骨，韧带、肌腱的损伤情况等。

（5）骨病变和骨髓病变的早期诊断 如股骨头缺血性坏死的诊断。

MRI 检查不宜用于安装心脏起搏器、体内有金属异物（如内固定物、假牙等）、肢体不自主抽动、精神分裂症等患者。对骨折、软组织钙化等病变显示不及 CT。

（四）放射性核素检查

放射性核素检查是将能够被骨组织浓聚的放射性核素或其标记化合物注入人体，通过仪器探测，使骨骼显像的一种技术。它不仅能显示骨骼的形态，而且也可显示局部骨骼的代谢和血液供应状况的异常，表现为局部放射性核素聚集异常，可以较早地发现骨骼疾病，其对骨肿瘤特别是骨转移性癌有早期诊断价值。

二、影像资料阅读方法

影像资料的阅读，要按照一定顺序进行，才能够全面的观察，既能了解宏观的改变，也能注意到细微的变化；除观察主要结构外，还要观察次要部位；同时关注骨骼与软组织，重视二者之间的关联。其观察顺序为软组织、骨骼形态、骨质情况、其他结构，其中骨质情况包括骨膜形态，是否有骨膜反应、骨膜增生，骨皮质密度是否有改变、边缘是否光滑、连续性有无改变，骨松质中骨小梁排列是否整齐，数量有无改变，有无骨质硬化及骨质疏松；其他结构还应注意儿童骨骺线是否正常，有无籽骨、副骨，有无变异；关节部位应当注意关节间隙是否改变，关节面是否光滑，关节滑膜囊及韧带有无钙化，关节腔内有无异物等。

三、X 线片主要异常表现

1. **骨折** X 线表现为骨皮质或骨小梁的连续性、完整性遭到破坏，可以见到密度减低的骨折线、移位的骨块等。注意部分嵌插型、压缩型骨折骨折线不清晰或反而密度增高。

2. **脱位** X 线表现为互相构成关节的干骺端或骨端位置发生改变，可以表现为半脱位或者全脱位。

3. **骨质改变** 骨质改变主要包括骨质疏松、骨质破坏、骨质软化、骨质硬化、骨膜增生等表现。骨质疏松 X 线表现为骨密度减低，骨小梁数目减少变细，小梁间隙变宽，清晰可见；骨干皮质变薄分层，髓腔增宽。骨质破坏 X 线表现为局部的骨质密度减低，骨皮质与骨小梁模糊以至消失，形成骨质缺损。骨质软化 X 线表现为骨密度减低，骨小梁和骨皮质边缘模糊。骨质硬化 X 线表现为骨小梁增多增粗，间隙变小甚至消失，髓腔变窄；骨干皮质增厚，轮廓增粗。骨膜增生 X 线表现为靠近骨皮质的外面有局限性或大范围的层状、带状、放射状或不规则的密度增高影。在恶性肿瘤患者，长骨干骺端常可见三角形或袖口状阴影，称为 Codman 三角。

4. **软组织改变** 软组织影像除正常外，常有以下病理表现：软组织肿胀、软组织钙化、异物、窦道或瘘管、软组织内气体。软组织肿胀 X 线表现为病变部位的密度略高于正常组织。炎症、水肿的边缘模糊；肿瘤及脓肿的边缘清晰。软组织钙化 X 线表现可见由于血管、淋巴管、脓肿、寄生虫、肿瘤、软骨等钙化所形成各种不同程度的密度增高影。异物影像表现为轮廓清晰的高密度影。窦道或瘘管 X 线表现为不规则、与表面相通或不通的低密度的影像。软组织内气体则见于气胸、感染等疾病，可见皮下、肌肉间隙、肌肉内泡沫样影像。

第九节　其他检查

一、活体组织检查

活体组织检查简称活检，是采取活体组织，通过显微镜进行病理组织形态检查的方法。对肿瘤或者不能确定其病变性质的疾病，可以考虑活检。活检的常用方法有：钳取活检，穿刺抽吸活检，切取活检。切片方法分冰冻切片和石蜡切片活检。活检应当注意：①活检标本采取是否恰当，直接关系到诊断的准确性。取材部位要准确，取材数量要足够，否则将无法准确诊断；②取材后标本要妥善固定，可以选用10％福尔马林或95％酒精等固定；③冰冻切片活检不能脱钙，术中只能切取病变的软组织，而不应取骨和钙化组织；④活检穿刺应选在正常皮肤处进针，避开溃疡、感染和肿瘤破坏处；⑤穿刺术中要严格无菌操作。

二、肌电图检查

肌肉收缩时会产生动作电位，动作电位可以通过肌纤维经组织的导电作用反映至皮肤表面，利用皮肤放置的电极或将针电极直接刺入肌肉内，就可以记录到肌肉活动时产生的动作电位，输入到肌电描记仪可以显示一定波形，即为肌电图。正常肌电图针电极插入肌肉或移动电极的瞬间产生插入电位；肌肉完全松弛后，不出现肌电位，肌电位上呈一条直线，称电静息。肌肉收缩时出现波型为双相、三相或峰型。异常肌电图插入电位异常，可以产生纤颤电位、束颤电位、群发电位、巨大电位等。可以应用于下运动神经元疾病、周围神经损伤等疾病的诊断、定位等。

三、骨矿物密度测定

骨矿物密度（BMD）测定，简称骨密度测定，是诊断骨质疏松症以及了解骨质疏松情况的有效检查方法。骨密度测定能够测量出人体各部位的骨矿物质含量，早期诊断骨质疏松症，预测骨质疏松症骨折发生的危险程度，判断骨质疏松症的治疗效果以及了解因其他原因导致的骨质疏松程度。有许多方法能测得早期的骨质疏松，这些方法都是通过检测某一特定区域内 BMD 的降低情况，进行诊断，目前骨密度测定方法主要有 X 线片测定、单光子骨密度测定（SPA）、双光子骨密度测定（DPA）、单能 X 线骨密度测定（SEXA）、双能 X 线骨密度测定（DEXA）、定量 CT 检查（QCT）以及超声测定等多种。其中较常用的是：

（一）X 线片测定

利用 X 线片观察脊柱椎体、股骨近端、桡骨远端等部位的骨密度、形状；骨小梁的数量、形态及分布；骨皮质的厚薄，可以对骨质疏松进行诊断。同时参照分度标准，可以达到分度的目的，常用分度标准方法有：股骨颈骨小梁分度法、跟骨骨小梁分度法、椎体小梁分度法，骨皮质厚度测量法等。其中骨质疏松在脊柱 X 线片上的主要表现为：椎体密度降低，横行骨小梁减少或消失，纵行骨小梁稀疏，椎体与椎间盘之间密度差减小，椎体边缘可以呈扁平状、楔形、鱼腰状或呈现双凹征。

（二）单能X线骨密度测定（SEXA）

单能X线骨密度测定原理与单光子X线骨密度测定相同，但是由于利用X线作为射线源，因此可以避免因放射性同位素衰变产生的不稳定性，可以提高检测的精度。

（三）双能X线骨密度测量仪（DEXA）

双能X线骨密度测量是利用高能和低能两种X线通过被检部位后不同的衰减分布来计算骨密度的一种方法。其具有测量时间短，扫描图像清晰，准确率高的特点。是一种较为先进的诊断方法。

（四）定量CT检查（QCT）

QCT可以精确选择测定特定部位的骨密度，能分别评估皮质骨和松质骨的骨密度，测量结果准确性较高，是一种普遍应用的骨密度检测方法。其方法是对腰椎椎体进行扫描，然后接着采用同一参数对密度高低不同的腰椎椎体模型进行扫描。扫描完成后将各椎体及模型测量的数据输入到电脑中，由软件自动分析处理后与正常人群的骨密度进行比较得出结论。

（赵文韬）

扫码"练一练"

第三章 治疗方法

扫码"学一学"

> **要点导航**
>
> 1.掌握：常用正骨手法操作，夹板及石膏固定技术，皮肤及骨牵引方法。
> 2.熟悉：各种理筋手法，手术方法，内服药物三期辨证，伤科各部位练功法。
> 3.了解：外用药物的剂型、使用方法，微创技术、支具在骨伤科疾病中的应用。

第一节 手法治疗

手法是医生通过以手为主的各种操作，作用于患者各种病变部位，以达到治病疗伤、强健身体的一种外治法。手法具有运用方便、收效快、疗效好、合并症少等优点。是我国劳动人民在长期与疾病斗争中不断积累和丰富起来的经验总结，是祖国医学中的一颗明珠，深受广大人民群众的喜爱。手法治疗在临床上应用广泛，如关节脱位及各种软组织损伤，已成为骨伤科重要治疗方法之一。骨伤科手法可分为正骨手法与理筋手法两大类。

一、骨伤治疗手法

骨伤治疗手法即正骨手法，亦称整骨手法、接骨手法，主要用于骨科复位。中医正骨手法历史悠久，源远流长。唐代蔺道人《仙授理伤续断秘方》将唐代以前的各种手法归纳总结为正骨五法，清代吴谦《医宗金鉴·正骨心法要旨》将正骨手法总结为摸、接、端、提、推、拿、按、摩八法。后人经过对古代文献的研究整理，总结出比较系统完整的具体的新正骨八法。

（一）手摸心会

扫码"看一看"

手摸心会是施行手法的前提，特别是对骨折、脱位，医者必须在头脑中形成一个患处内部的立体形象，也就是要做到"知其体相，识其部位，一旦临证，机触于外，巧生于内，手随心转，法从手出……法之所施，患者不知其苦"（《医宗金鉴·正骨心法要旨·手法总论》）。唐代蔺道人《仙授理伤续断秘方》所谓的"相度损处"，即是手摸心会。骨折整复前后，必须在患处详细触摸，先轻后重，由浅及深，从远到近，两头相对，才能了解骨折移位情况或整复结果。

（二）拔伸牵引

拔伸牵引是正骨手法中的重要步骤，主要是用于克服肌肉拮抗力，矫正患肢短缩移位，恢复肢体长度。按照"欲合先离，离而复合"的原则，开始牵引时，肢体先保持在原来的位置，沿肢体纵轴，由远近骨折段做对抗牵引，然后再按照正骨步骤改变肢体方向，持续牵引。拔伸牵引是骨折整复的基本手法，可为下一步捺正、端提等手法创造条件，且在捺正、端提时仍维持一定的拔伸力，直至骨折整复结束固定后方松开（图3-1）。

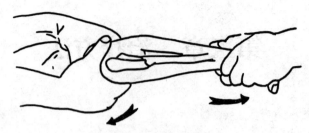

图 3-1 拔伸牵引

拔伸牵引时，牵引力的大小以患者肌肉强度为依据，要轻重适宜，持续稳定。幼年、老年及女性患者，牵引力不能太大；青壮年男性患者，肌肉发达者牵引力应加大。在手的力量不足时，配合软布带牵引复位。如股骨干骨折时，因大腿肌肉丰厚，有时用手牵引结合软布带牵引仍不能复位或复位后夹板固定不牢固，因肌肉收缩而重新移位时，可配合持续骨牵引法，以补手法牵引之不足。

牵引之所以成为正骨重要手法，就在于它能够克服患者肌肉的收缩力。但如果牵引不当，可导致断端分离。长时间的牵引断端分离，肌肉失去弹性，可致骨折愈合时间延长或骨折不愈合等并发症，应予警惕。

（三）旋转屈伸

应用旋转、屈伸与外展、内收等方法矫正骨折端间的旋转及成角移位。接近躯体近侧的骨折段位置不易改变，而远侧骨折段因已失去连续性，则容易移动。在牵引下，将骨折的远端或旋转或屈伸，使其与近侧骨折段恢复至正常轴线上，才能矫正成角畸形，也易于克服重叠移位。如伸直型肱骨髁上骨折，需在拔伸牵引手法下屈曲，而屈曲型则需伸直（图 3-2）。

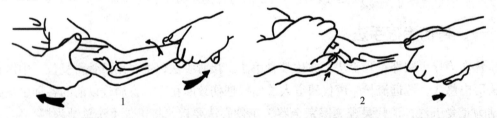

图 3-2 旋转屈伸

多轴性关节，如肩、髋关节附近的骨折，一般在三个平面上（矢状面、冠状面及水平面）移位，复位时需改变多个方向，才能将骨折复位。如肱骨外科颈内收型骨折复位时，牵引方向先在内收、内旋位，而后外展位，再前屈上举过头，最后内旋扣紧骨折面，再将上举的肢体缓慢放下，如此才能矫正骨折断端嵌插、重叠、向外向前成角及旋转移位。总之，骨折断端最常见的四种移位，重叠、旋转、成角及侧方移位经常是同时发生的，所以在拔伸牵引下，为矫正旋转及成角移位而必须应用旋转屈伸或外展内收手法。

（四）提按端挤

提按端挤，又称为端提挤按或端提捺正，用于有侧方移位的骨折。侧方移位可分为前后侧移位和内外侧移位。重叠、旋转及成角移位矫正后，侧方移位就成为骨折的主要畸形。对侧方移位应以手指直接用力，作用于骨折断端按捺平正。前后侧移位应以提按为主。内外侧移位用端挤手法（图 3-3）。

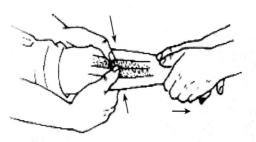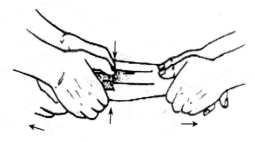

图 3-3 提按端挤

操作时，术者用一手固定骨折近端，另一手握住骨折远端，或上下提按，或左右端挤。凹陷者予以端提，突起者予以挤按，也就是要求"陷者复起，突者复平"。但在操作时，手指用力要适当，方向要正确，部位要对准，着力点要稳固。术者手指与患者皮肤要紧密接触，通过皮下组织直接用力于骨折端，切忌在皮肤上来回摩擦而损伤皮肤。

（五）夹挤分骨

夹挤分骨又称挤捏分骨，用于矫正两骨并列骨位的骨折，如尺桡骨双骨折及胫腓骨、掌骨、趾骨骨折等。骨折端因受骨膜或骨间肌的牵拉而呈相互靠拢的侧方移位。整复骨折时，可用两手拇指及食、中、无名三指由骨折部的掌背侧对向夹挤两骨间隙，使骨间膜紧张，使靠拢的骨折端分开（图 3-4）。

（六）折顶回旋

折顶回旋即折顶和回旋两种手法。

1. 折顶　折顶手法又称成角折顶，用于矫正肌肉较丰厚部位的横断或锯齿形骨折，重叠移位较多，单用拔伸牵引不能达到完全矫正重叠移位时。术者用拇指并列挤压骨折突起的一端，以两手其余四指重叠环抱骨折下陷的一端，在牵引下两拇指用力挤按突出的骨折端，并使骨折处的原有成角加大，依靠拇指感觉，估计骨折端的皮质已相互接近后，骤然用环抱的四指将远骨折端的折角伸直，进行反折，同时拇指继续推按突出的骨折端，这样较容易矫正重叠移位畸形（图 3-5）。用力大小依原来重叠移位多少而定。用力方向可正可斜，单纯前后方向重叠移位者正位成角折顶，同时有侧方移位者斜向折顶。本法不仅有助于矫正重叠移位，亦可以矫正侧方移位，多用于前臂骨折。用此法时应注意折角不宜太大，折角方向应避开重要神经、血管，并注意骨折端勿刺穿皮肤。

2. 回旋　回旋手法实际上与旋转手法相似，有人将其合称为旋转回绕法，适用于矫正背向移位的斜行骨折、螺旋形骨折或骨折端有软组织嵌入的骨折。有肌肉组织嵌入的横断骨折需加重牵引，使两骨折段分离，嵌入的肌肉可自行解脱。放松牵引，术者两手分别握住远近骨折段，按原来骨折移位方向逆向回旋，使断端相对，从断端骨擦音来判断嵌入的软组织是否完全解脱。背向移位的斜形骨折，虽大力牵引也不能使断端分离，因此必须根据受伤的力学原理，判断背向移位的径路，以骨折移位的相反方向施行旋转法（图 3-6）。操作时必须谨慎，两骨折端需相互紧贴，以免软组织损伤。若感觉有软组织阻挡，应改变方向，使背对背的骨折断端变成面对面再整复其他移位。

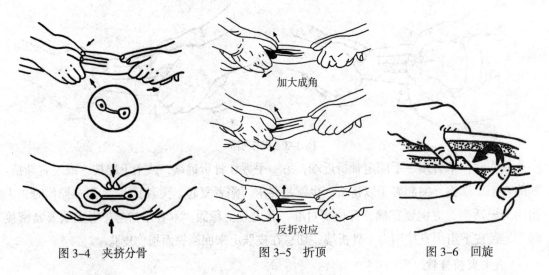

图 3-4　夹挤分骨　　　　　图 3-5　折顶　　　　　图 3-6　回旋

（七）摇摆触碰

摇摆手法用于横断骨折、锯齿形骨折。经过上述手法，一般骨折即可复位，但横断或锯齿形骨折的断端间可能仍有裂隙。为使骨折面紧密接触，复位后位置相对更加稳定，术者可用两手固定骨折部，由助手在维持牵引下沿左右或上下方向轻轻摇摆骨折远端，待骨折断端的骨擦音逐渐变小或消失后，骨折断端就紧密吻合了。触碰手法用于需使骨折部紧密嵌插者。横行骨折发生在干骺端时，骨折整复夹板固定后，可用一手固定骨折部的夹板，另一手轻轻叩击骨折的远端，使骨折断端紧密嵌插（图 3-7）。

（八）按摩推拿

本法用于骨折复位后，主要是理顺骨折周围的软组织，使扭转曲折的肌肉、肌腱随着骨折复位而舒展通达，尤其对关节附近的骨折更为重要。操作时手法要轻柔，按照肌肉、肌腱的走行方向由上而下将骨捋顺，起到舒筋散瘀的作用。

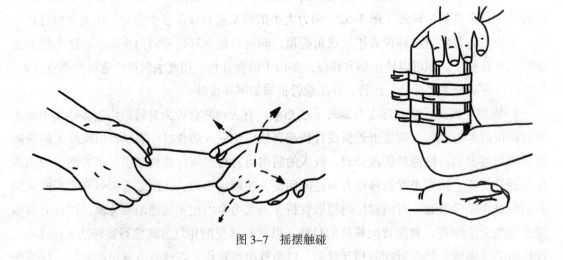

图 3-7　摇摆触碰

二、筋伤治疗手法

筋伤治疗手法即理筋手法，由按摩推拿手法组成。按摩推拿手法很丰富，是中医学的重要组成部分。它是医者运动各种手法器械在体表进行机械力的运动，而到达预防治疗疾病和促进康复目的的一种治疗方法。推拿疗法以阴阳五行、脏腑经络、卫气营血等理论为基础，依据四诊八纲、辨证论治，运用不同手法，通经络、平阴阳、和营卫、理气血、调理脏腑而治病。

伤科理筋手法，种类十分丰富。常用的有十六种：推拿按摩、揉擦滚搓、理分点弹、摇扳抖拍。按手法作用力的性质，可分为摩擦类、按压类、牵拉类、复合类四种。按手法作用力作用于治疗部位组织的方式，可分为舒筋手法和运筋手法两类。舒筋手法，指手法的作用力直接作用于治疗部位组织的手法，如按压类、摩擦类、复合类手法等。运筋手法，其手法作用力通过关节活动，间接作用于治疗部位组织，如牵拉类的摇法、扳法、抖法。

（一）摩擦类手法

1. 摩法

（1）定义　以食中环指末节指腹、或食中环小指指腹，或掌面附着于治疗部位上，通过腕关节的收展回旋，带动着力部位作缓慢的环形抚摩，称为摩法（图3-8）。

（2）作用　温养皮部，宁心安神。

（3）临床运用　①新伤初期，瘀肿疼痛，摩伤处。②阳虚体质，肢体畏寒，摩，命门、肾俞、关节。③心神失调，失眠、多梦、易惊，摩印堂、摩额、摩大椎。④胁肋伤，胸胁疼痛、满胀，摩胁肋、摩日月、期门、大仓穴。⑤伤后腹满，摩胃脘、摩腹。

图3-8　摩法

2. 推法

（1）定义　以拇指或其余四指指腹，或大鱼际着力，沿治疗部位体表，作单方向的直线推动，称为推法（图3-9）。

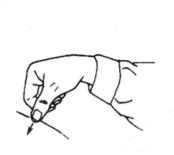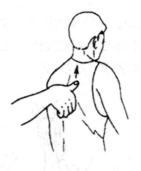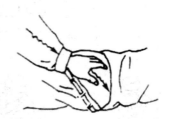

图3-9　拇指推法

（2）作用　疏理皮部，活络散邪。

（3）临床运用　①推经络，在躯干或四肢，沿经络走行作顺向或逆向的推法，可产生补、泻作用，以调节经气的盛衰。②推穴位，多用于头面、颈项，胸腹等表浅部位。③推瘀肿，新伤瘀肿，在瘀肿表面及邻近作由近向远的推法。

3. 擦法

（1）定义　以侧掌或虚掌着力，在治疗部位做来回地直线摩擦（图3-10）。

（2）作用　温运表阳，散寒通络。

（3）临床运用　①风寒腰痛，擦膀胱经、督脉经，能温阳散寒，行气止痛。此法亦可用于风寒感冒的治疗。②肢体冷痛，多为寒滞经脉所致，可沿病变肢体的阳经作擦法。下肢冷痛，擦膀胱经、胆经、胃经。伤肢冷痛，擦大肠经、小肠经、三焦经。③阳虚腰痛，擦腰骶，温养肾阳，散寒止痛。④肢体麻木，沿麻木肢体前、后、内、外各侧做擦法。⑤胁肋胀痛，沿肋间隙作擦法。

4. 搓法

（1）定义　以双手一定部位着力，在治疗部位做方向相反的相对用力搓动（图3-11）。

（2）作用　温养筋脉，散寒通络。

（3）临床运用　①慢性劳损如腰肌劳损，可搓两侧腰肌。②骨关节炎、退行性骨关节病，如膝关节退行性关节炎，可搓髌骨，髌尖或髌骨两侧。③关节肢体冷痛：如肩关节周围炎，搓肩前、肩后。

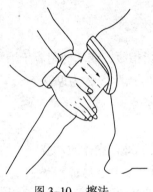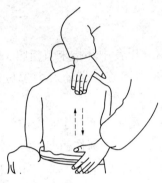

图3-10　擦法　　　　　　　　　　图3-11　搓法

（二）按压类手法

1. 按法

（1）定义　以拇指或掌根、小鱼际等着力，深压治疗部位，持续用力，按而留之，称为按法（图3-12）。

（2）作用　通经活络，行气止痛。

（3）临床运用　按法刺激作用较强，是治疗筋伤的主要手法之一，多在陈伤劳损伴筋强或深部筋伤时用之。亦可与揉法结合运用，组成按揉复合手法。临床可应用于经脉气滞、脏腑气滞、气滞作痛、关节僵凝、肢体困重、筋结筋强等。

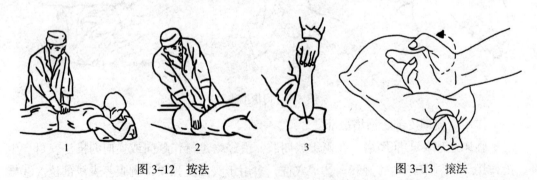

图3-12　按法　　　　　　　　　　图3-13　㨾法

2. 㨾法

（1）定义　以小鱼际或手背三、四、五掌指关节着力，通过前臂的旋转和腕关节的屈伸，带动着力部位作来回转动的手法（图3-13）。

（2）作用　活血养筋，舒筋活络。

（3）临床运用　㨾法是骨伤理筋手法中作用最强，应用最广，使用最多的一种手法。急性筋伤，㨾法能消除伤处组织的痉挛。慢性筋伤，㨾法虽然不能直接松解粘连组织，但通过手法疗效的积累，其活血养筋、舒筋活络的作用有逐步松解粘连的效果。慢性骨关节炎，运用㨰法的活血养筋，有保健和治疗的作用。

3. 点穴

（1）定义　以拇指或中指叠指在治疗部位或穴位上深压点穴，称为点穴（图 3-14）。

（2）作用　行气通经，以痛定痛。

（3）临床运用　点穴有类似针刺的作用，故运用十分广泛。无论寒热虚实，根据辨证，选取相应的穴位，皆可采用点穴治疗。

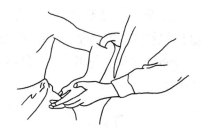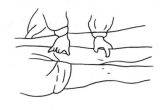

图 3-14　点穴

4. 拍击法

（1）定义　以虚拳拍打或指端、掌根、侧掌叩击治疗部位，前者称拍法，后者称击法（图 3-15）。

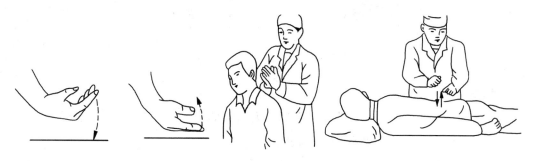

图 3-15　拍击法

（2）作用　振奋阳气，舒筋活络。

（3）临床运用　①寒邪束表，指击头部，指击颈椎棘突。②风寒腰痛，掌拍腰背、腰骶、肾俞。③寒滞经脉，沿经脉循行使用击法。上肢用指端击，颈、肩、腰、背用掌根击，下肢用侧掌击。④肢体麻木，沿麻木肢体各侧作击法。

（三）复合类手法

1. 弹筋

（1）定义　以拇指和示指或示中环指一起，拿住治疗部位组织，向上提起，再放松让其弹回，称为弹筋（图 3-16）。

（2）作用　行气散寒，活络解痉。

（3）临床运用　①寒滞筋脉，寒邪筋伤，疼痛拘急，可弹伤处之筋。②肌肉痉挛，急性筋伤，肌肉痉挛，可弹该处之筋。③气滞作痛，可弹胀痛之筋。

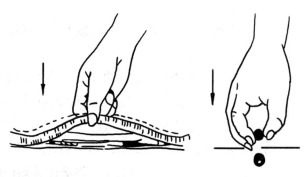

图 3-16　弹筋法

④关节冷痛,可弹关节周围之筋。如肩关节,可弹上方的斜方肌,腋前的胸大肌、腋后的背阔肌。

2. 拿法

(1)定义 拇指和食、中指或拇指和其余四指相对呈拿持状,以指腹着力于一定部位或穴位,连续进行一紧一松的拿捏,称为拿法(图3-17)。

(2)作用 通经活络、解痉镇痛。

(3)临床运用 ①经络不通,筋结后如有经络不通,症见疼痛、麻木,可沿经络循行作拿法。如上肢拿大肠、小肠经,下肢拿膀胱经、胆经。②肌肉痉挛,凡肌肉痉挛作痛,可用拿法,如颈、肩、背、腰及四肢各处。③组织粘连,筋伤粘连,使用拿法,其牵拉效应有一定的松解粘连作用。④对称穴位,对称分布的穴位,使用拿法,健侧患侧同治,有协同治疗的作用,如拿攒竹、太阳、风池、肾俞等。

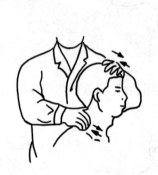
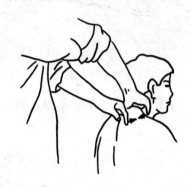

图3-17 拿法

3. 揉法

(1)定义 用指端螺纹面或掌根、侧掌、大鱼际部分,着力于一定部位或穴位上,作顺时针或逆时针方向的回旋揉动,称为揉法。

(2)作用 调和气血,温养筋脉。

(3)临床运用 叠指揉多用于穴位或筋结、痛点处;并指揉多用于颈、肩、上肢;掌根揉多用于背、腰、下肢;大鱼际揉及侧掌揉多用于头面、胸胁。临床上,揉法主要用于新伤瘀肿、肌肉痉挛、瘢痕粘连、气血失调、脏腑虚寒等。

4. 分筋

(1)定义 以指端螺纹面着力,保持深度的压力,在治疗部位作由近向远或由中心向侧方的皮下滑动,称为分筋。

(2)作用 舒筋解挛,缓解粘连。

(3)临床运用 主要运用于组织痉挛、瘢痕粘连、关节粘连等

5. 理筋

(1)定义 以拇指指腹、或食中环指指腹,或掌根鱼际部紧贴在治疗部位上,保持深度按压力,顺筋的方向,由近端向远端缓慢滑动,反复进行,称为理筋。

(2)作用 舒筋活络,行气活血。

(3)临床运用 ①新伤瘀肿,沿瘀肿处远、近端肢体各侧作理筋,多用拇指或并指理筋。②关节粘连,自粘连部位近端,沿肢体各侧作理筋。③肢体麻木,按麻木部位经络分

布，由近至远做理筋。④肢体冷痛，自冷痛部位近端，沿肢体各侧作理筋。

（四）牵拉类手法

1. 摇法

（1）定义 用一手固定关节近端肢体，另一手握住关节远端肢体，以关节为轴，使肢体作被动的回旋环转动作，称为摇法。常用摇法有：①颈项部摇法，以一手扶住患者头顶，另一手托住下颏，做左右旋转摇动。作该手法时，术者肩略呈固定状，仅肘部作交替伸屈动作，方能避免用力过猛，造成损伤。②肩关节摇法，用一手扶住患者肩部，另一手托住肘部、作环转摇动（图 3-18）。③腰部摇法，患者坐位，术者站于患者后侧，以两腿夹住患者一下肢，双手分别扶住肩腋部，用力作左右旋转摇动。

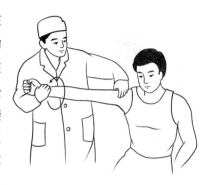

图 3-18 肩关节摇法

④髋关节摇法，患者仰卧，使患肢呈屈膝屈髋位，术者一手托住患者足跟，另一手扶住膝部，两手配合用力，使患髋呈顺、反时针方向作环转摇动。

（2）作用 整复筋位，松解粘连。

（3）临床运用 主要运用于筋膜嵌顿如落枕或腰扭伤时、滑膜嵌顿如脊柱小关节或幼儿髋关节滑膜嵌顿、肌肉痉挛及关节粘连等。

2. 扳法

（1）定义 以一手扶住关节近端，另一手握住关节远端，扳动关节，称为扳法。常用扳法有：①颈部斜扳法，又称"端颈"。患者坐位，颈部处于中立位。术者站于患者体侧，一手托住下颏部，另手扶住头部后侧，使下颏转向术者。旋转至最大限度时，术者两手同时用力，作相反方向的扳动，称为颈部扳法。②腰部后伸扳法，患者侧卧，被扳下肢在上，并屈膝，医者一手握住足后跟，另手压住腰部，握足后跟手向后拉，压腰部手向前推，推法同时进行，反复数次。或患者俯卧，医者膝顶患腰，双手握踝向上提拉，扳动腰部（图 3-19）。③腰部斜扳法，患者侧卧，接触床面的下肢伸直，另下肢屈曲。术者位于患者前或后方，一手扶住患者肩前部，另一手扶住髂前上棘后方，两手同时向相反方向用力，使腰部脊柱旋转。当旋转到最大幅度时，用力按压，如听得"嗒嗒"响声，即表示斜扳成功。然后嘱患者交换侧卧方向，仍按上法，斜扳另一侧腰部。

（2）作用 松解粘连，整复筋位。

（3）临床运用 主要运用于急性筋伤，或组织痉挛，以及关节粘连皆可采用扳法。

3. 抖法

（1）定义 以双手握住治疗部位肢体远端，微用力牵引并作连续的小幅度上下颤动，使治疗部位产生牵拉松动感，称为抖法（图 3-20）。

（2）作用 舒筋活络，滑利关节。

（3）临床运用 多用于上肢部，常作为治疗结束的方法，如肩关节周围炎，治疗结束时抖患肩。

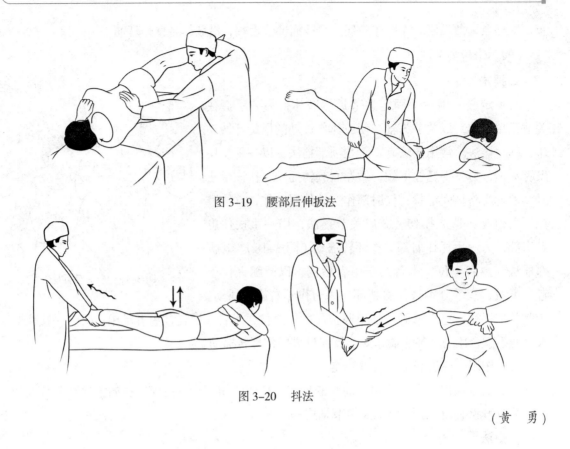

图 3-19　腰部后伸扳法

图 3-20　抖法

（黄　勇）

第二节　夹板、石膏与支具固定

扫码"学一学"

一、夹板固定

骨折复位后选用不同的材料，如柳木板、竹板、杉树皮、纸板等，根据肢体的形态加以塑形，制成适用于各部位的夹板，并用扎带扎缚，以固定垫配合保持复位后的位置，这种固定方法称为夹板固定。夹板固定是从肢体功能出发，通过扎带对夹板的约束力，固定垫对骨折端防止或矫正成角畸形和侧方移位的效应力，并充分利用肢体肌肉的收缩活动时所产生的内在动力，克服移位因素，使骨折断端复位后保持稳定。因此，夹板固定是治疗骨折的良好固定方法之一。

（一）夹板固定的作用机制

1. 扎带、夹板、压垫的外部作用力　扎带的约束力是局部外固定力的来源，这种作用力通过夹板、压垫和软组织传导到骨折段或骨折端，以对抗骨折发生再移位。如三垫固定的挤压杠杆力可防止骨折发生成角移位。二垫的固定挤压剪切力可防止骨折发生侧方移位。合并持续骨牵引能防止骨折端发生重叠移位。

2. 肌肉收缩的内在动力　骨折经整复后，夹板只固定骨折的局部和一个关节，一般不超上下关节，这样既有利于关节屈伸及早期进行功能活动，又不妨碍肌肉纵向收缩活动，使两骨折端产生纵向挤压力，加强骨折端紧密接触，增加稳定性。另一方面，由于肌肉收缩时体积膨大，肢体的周径随之增大，肢体的膨胀力可对压垫、夹板产生一定的挤压作用力，与此同时，骨折端亦承受了由夹板、压垫产生同样大小的反作用力，从而也加强了骨折断端的稳定性，并起到了矫正骨折端残余移位的作用。当肌肉舒展放松时，肢体周径恢复原状，夹板也恢复到原来的松紧度。因此，按照骨折不同类型和移位情况，在相应的位置放置恰当压力垫，并保持扎带适当的松紧度，可把肌肉收缩不利因素转化为对骨折愈合的有利因素。但肌肉收缩活动必须在医护人员的指导下进行，否则可引起骨折再移位。为此，必须根据骨折类型、部位、病程的不同阶段和患者不同年龄等进行不同方式的练功活动。

3. 伤肢置于与移位倾向相反的位置　肢体骨折后的移位，可由暴力作用的方向、肌肉牵拉和远端肢体的重力等因素引起。即使骨折复位后，这种移位倾向仍然存在，因此应将肢体置于逆损伤机制方向的位置，防止骨折再移位。

（二）夹板固定的适应证和禁忌证

1. 适应证

（1）四肢闭合性骨折（包括关节内及近关节内经手法整复成功者）。股骨干骨折因肌肉发达收缩力大，须配合持续牵引。

（2）四肢开放性骨折，创面小或经处理闭合伤口者。

（3）陈旧性四肢骨折运用手法整复成功者。

2. 禁忌证

（1）较严重的开放骨折。

（2）难以整复的关节内骨折，如胫骨髁间棘骨折等。

（3）难以固定的骨折，如髌骨、股骨颈、骨盆骨折等。

（4）肿胀严重伴有水疱者。

（5）伤肢远端脉搏微弱，末梢血液循环较差，或伴有动脉、静脉损伤者。

（三）夹板的材料与制作要求

夹板的材料应具备以下性能：可塑性、韧性、弹性、吸附性和通透性，质地宜轻，能被 X 线穿透。常用的夹板材料有杉树皮、柳木板、竹板、厚纸板、胶合板、金属铝板、塑料板等。

夹板长度应视骨折的部位不同而异，分不超关节固定和超关节固定两种，前者适用于骨干骨折，夹板的长度等于或接近骨折段肢体的长度，以不妨碍关节活动为度；超关节固定适用于关节内或近关节处骨折，其夹板通常超出关节处 2~3cm，以能捆住扎带为度。夹板固定一般为4~5块，总宽度相当于所需要固定肢体周径的4/5 或 5/6 左右。每块夹板间要有一定的间隙。

（四）固定垫

固定垫又称压垫，一般安放在夹板与皮肤之间。利用固定垫所产生的压力或杠杆力，作用于骨折部，以维持骨折断端在复位后的良好位置。固定垫可选用毛头纸、棉花、棉毡等材料制作。固定垫的形态、厚薄、大小应根据骨折的部位、类型、移位情况而定。压垫安放的位置必须准确，否则会起相反作用，使骨折端发生再移位。

固定垫种类很多，常用的固定垫有以下几种（图 3-21）。

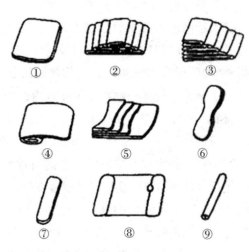

①平垫；②塔形垫；③梯形垫；④高低垫；⑤抱骨垫；⑥葫芦垫；⑦横垫；⑧合骨垫；⑨分骨垫

图 3-21　固定垫

使用固定垫时，应根据骨折的类型、移位情况，在适当的位置放置固定垫。常用的固定垫放置法有：一垫固定法、两垫固定法及三垫固定法。

一垫固定法主要压迫骨折部位，二垫固定法用于有侧方移位的骨折（图3-22a），三垫固定法用于有成角畸形的骨折（图3-22b）。

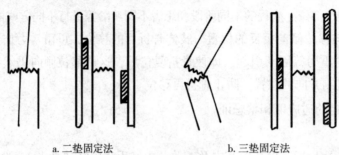

a. 二垫固定法   b. 三垫固定法

图3-22　固定垫使用方法

（五）扎带

扎带的约束力是夹板外固定力的来源，扎带的松紧度要适宜。过松则固定力不够，过紧则引起肢体肿胀，压伤皮肤，重者则发生肢体缺血坏死。捆扎后要求能提起扎带不费力地在夹板上面上下移动1cm，经临床测定为800g/cm^{2}左右，此松紧度较为适宜。

（六）夹板固定的应用

根据骨折的部位、类型，按照患者肢体的长短、粗细等情况，选择合适的夹板及压垫，并将固定所需用的其他器材均准备齐全。

整复完毕后，在助手维持牵引下，在骨折部敷好消肿药或用消肿药浸出液湿透纱块，再将所需的压垫安放于适当的位置，用胶布贴牢；将棉垫或棉纸包裹于伤处，再将夹板置于外层，按照各部位骨折的具体要求，依次安放选好的夹板，板的两端勿超过棉垫。用四条布带捆绑夹板，先捆中间两道，近侧端一道留在最后，然后再调整中间两道捆绑布带，两端扎带距板端1~1.5cm为宜，防止滑脱。固定完毕后，如需附长板加固者，可置于夹板的外层，以绷带包缠，如需持续牵引者，按牵引方法处理。

（七）夹板固定后的护理

（1）搬运病人时，要注意防止因肢体重力而致骨折重新移位。

（2）抬高患肢并观察肢端血运。特别是固定后1~4天内更应注意观察肢端皮肤颜色、温度、感觉及肿胀程度。如发现肢端肿胀、疼痛、温度下降、颜色紫暗、麻木、伸屈活动障碍并伴剧痛者，应及时处理。切勿误认是骨折引起的疼痛，否则有发生缺血坏死之危险。

（3）调整布带。一般在复位4日内，因复位的继发损伤，夹板内压力有上升趋势，应每日将布带放松一点，保持1cm左右的上下移动度，以后夹板内压力日渐下降，布带会变松，应每日捆紧一点。2周后肿胀消退，夹板内压力即趋平稳。

（4）防止骨突皮肤受压，注意询问骨骼突出处有无灼痛感，如患者持续疼痛，则应解除夹板进行检查，以防止压迫性溃疡发生。

（5）复位后不稳定的骨折，最初1周，在有条件时可透视两次或拍X线片复查。如骨折有变位或固定垫及夹板有移位，应及时调整。

（6）定期进行X线检查，了解骨折是否再次发生移位，特别是在2周以内要经常检查，2周后X线检查位置良好，骨折部已有纤维粘连而不致变位者，可在助手牵引下去除药膏，重新固定。每周门诊复查一次，直至骨折临床愈合。

（7）及时指导病人进行功能活动，并将固定后的注意事项及练功方法向患者及家属交代清楚，取得患者的合作，方能取得良好的治疗效果。

（八）解除夹板固定的日期

夹板固定时间的长短，应根据骨折临床愈合的具体情况而定。达到骨折临床愈合标准，即可解除夹板固定。

二、石膏固定

医用石膏系脱水硫酸钙（$CaSO_4 \cdot H_2O$），是由天然结晶石膏（$CaSO_4 \cdot 2H_2O$）煅制而成。将天然石膏捣碎，碾成细末，加热至 100~200℃，使其失去水分，即成白色粉状，变为熟石膏。使用时石膏粉吸水后又变成结晶石膏而凝固，凝固的时间随温度和石膏的纯度而异，在 40~42℃温水中，约 10~20 分钟即凝固。石膏中加少许盐可缩短凝固时间。石膏凝固后体积膨胀 1/500，故使用石膏管型不宜过紧。石膏干燥一般需要 24~72 小时。

（一）石膏固定的目的及适用情况

（1）维持整复后的位置。

（2）防止邻近关节活动时可以移动断端的骨折发生移位。

（3）一侧断端容易发生无菌坏死者，宜予固定。

（4）宜负重以刺激骨折愈合者，如长骨骨折之延迟连接，应予固定。

（5）战伤中便于转运，并防止骨折移位。

（6）限于条件，无法采用其他方法治疗者。

（二）石膏绷带的用法

使用时将石膏绷带卷或石膏片平放在 40℃左右的温水桶内，待气泡出净后取出，以手握其两端，横向挤去多余水分，即可使用。

（三）石膏绷带内的衬垫

包扎石膏前必须先放好衬垫，常用的衬垫有棉纸、棉垫、棉花等。根据衬垫的多少，可分为有衬垫石膏和无衬垫石膏。有衬垫石膏衬垫较多，即将整个肢体先用棉花或棉纸自上而下全部包好，有垫石膏，患者较为舒适，但固定效果略差，多用在手术后作固定用。无垫石膏，也需在骨突处放置衬垫，其他部位不放。无垫石膏固定效果较好，比较服贴切实。但骨折后因肢体肿胀，容易影响血液循环或压伤皮肤。

（四）石膏绷带操作步骤

1.体位　将患肢置于功能位（或特殊要求体位）。如患者无法持久维持这一体位，则需有相应器具，如牵引架、石膏床等，或有专人扶持。

2.保护骨隆突部位　放上棉花或棉纸。

3.制作石膏条　在包扎石膏绷带时，先做石膏条，放在肢体一定的部位，加强石膏绷带某些部分的强度。其方法是在桌面上或平板上，按所需要的长度和宽度，往返折叠 6~8 层，每层石膏绷带间必须抹平（图 3-23）。也可不用石膏条，在包扎过程中，可在石膏容易折断处或需加强部，按肢体的纵轴方向，往返折叠数层，以加强石膏的坚固性。

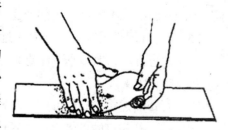

图 3-23　制作石膏条

4. **石膏托的应用**　将石膏托置于需要固定的部位，在关节处为避免石膏皱褶，可将其横向剪开一半或1/3，呈重叠状，而后迅速用手掌将石膏托抹平，使其紧贴皮肤。对单纯石膏托固定者，按体形加以塑形。此时，内层先用石膏绷带包扎，外层则用干纱布绷带包扎。包扎时一般先在肢体近端缠绕两层，然后再一圈压一圈地依序达肢体的远端。对需双石膏托固定者，依前法再做一石膏托，置于前者相对的部位。纱布绷带缠绕二者之外。另外，根据需要还可以上管型石膏，固定范围及肢体位置与石膏托相同，但注意下肢管型石膏固定时，足背部不应超出跖趾关节，膝关节应在约15°微屈位。

5. **包扎石膏的基本方法**　环绕包扎时，一般由肢体的近端向远端缠绕，且以滚动方式进行，切不可拉紧绷带，以免造成肢体血液循环障碍。在缠绕的过程中，必须保持石膏绷带的平整，切勿形成皱褶，尤其在第一、二层更应注意。由于肢体的上下粗细不等，当需向上或向下移动绷带时，要提起绷带的松弛部并向肢体的后方折叠（图3-24），不可翻转绷带（图3-25）。使每层石膏紧密贴合，勿留空隙。整个石膏的厚度，以不致折裂为原则，一般应为8~12层。最后将石膏绷带表面抹光，并按肢体的外形或骨折复位的要求加以塑形。对超过固定范围部分和影响关节活动的部分（不需固定关节），应加以修削。边缘处如石膏嵌压过紧，可将内层石膏托起，并适当切开。对髋人字石膏、蛙式石膏，应在会阴部留有较大空隙。最后用色笔在石膏显著位置标记诊断及日期。有创面者应将创面的位置标明，以备开窗。

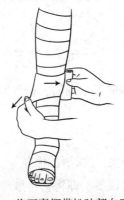 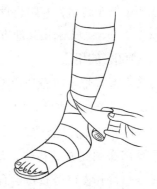

图3-24　将石膏绷带松弛部向后方折叠　　　图3-25　错误的包扎法

（五）石膏固定注意事项

（1）纱布垫和粘膏条尽可能都要纵行放置，禁用环形绷带包扎及贴环形粘膏条，以避免肢体血运受阻，发生血循环障碍。

（2）肢体或关节必须固定在功能位或所需要的特殊位置。

（3）在石膏未干时，扶持肢体时尽量用手掌，忌用手指，否则会形成压迹凹陷。

（4）包扎石膏绷带不宜过紧，也不要过松，过紧可造成压迫性皮肤溃疡及缺血性肌挛缩、神经麻痹或肢体坏死；过松则起不到应用的固定作用。

（5）四肢石膏固定应将指（趾）远端外露，以便于观察末梢血运。

（6）注意冷暖，寒冷季节注意外露肢体保温，炎热季节，对包扎大型石膏病人，要注意通风，防止中暑。

（7）石膏固定完毕后，可用彩色铅笔在石膏管型上注明上石膏和去石膏日期，以及其他注意事项。有伤口的可将伤口位置标明，或将开窗位置画好，同时可将骨折部位画在石膏管上。

（六）石膏固定后的护理

（1）抬高已上好石膏的肢体，以减少或避免肢体肿胀。

（2）注意患者血运，经常观察指、趾皮肤的颜色和温度，并与健侧比较。如发现指、趾发绀、苍白、温度降低，则应将石膏立即剪开进行处理。

（3）经常检查指、趾的运动能力及皮肤感觉，以免神经受压或血运障碍。

（4）注意局部压迫症状，即局部持续性疼痛，如时间过久则可引起皮肤坏死和溃疡。发现后应及时开窗减压或更换石膏。

（5）石膏管或石膏托凝固后，必须使其快干。

三、支具固定

支具固定是一种置于身体外部，限制身体的某项运动，辅助治疗或直接治疗的一种外固定工具。支具可以用来矫正和防治畸形、维持复位、支撑肢体、辅助肢体完成功能活动、限制不必要的肢体活动、缓解局部症状等。支具作为一种重要的临床治疗手段，其重要性逐渐得到重视。

医用外固定支具由高分子泡沫板、塑料板或复合功能布套、塑料支架、尼龙粘扣、线带和柳钉等材料制成。按人体骨骼特征设计成形，便于固定脱卸，按使用材料不同分为高分子型医用外固定支具、塑料型医用外固定支具等等。有外伤或轻度过敏时，不可直接使用，应在患处加垫纱布或医用棉纸。

（一）支具的分类

1.支具按照功能来分类

（1）固定支具　可以用来固定患肢，稳定骨折移位，维持复位；限制肢体局部活动等。

（2）功能支具　可以用来协助肢体运动；缓解局部症状等。

（3）活动支具　可以限制肢体在有限范围或是固定范围内活动，以减少过度活动或者不必要活动导致的损伤。

2.支具按照加工特点来分类

（1）固定支具　适用于大多数患者，如踝套、腰围、颈托等。

（2）可调支具　部分功能可以根据患者情况调整。如上肢外展架、可调膝关节支具等。

（二）支具的应用

支具可以根据不同功用，应用于以下情况。

1.不完全骨折、无移位的稳定骨折的固定　使用支具可以起到固定作用，同时由于舒适、轻便、美观等优于石膏固定等，更利于患者接受固定。

2.肌腱、韧带、软组织损伤后的固定　如踝部韧带损伤、手部肌腱断裂术后、膝关节前后交叉韧带术后使用支具，减轻肌腱或者韧带张力。

3.畸形矫正　如先天性脊柱侧凸矫形、发育性髋关节脱位、膝内外翻矫形、肘外翻矫形等，使用支具进行畸形矫正，具有调节方便、佩戴舒适等优点。

4.辅助肢体完成正常功能　如利用助行器、功能鞋、矫形鞋垫等完成正常行走功能。

（李盛华）

第三节 牵引疗法

牵引疗法是指利用牵引装置，通过悬垂的重锤重量为牵引力，身体重量为反牵引力相互作用以达到缓解肌肉紧张、复位骨折、脱位，预防和矫正软组织挛缩，以及某些疾病术前组织松解和术后制动的一种治疗方法。

牵引疗法以牵引方式的不同分为皮肤牵引、骨牵引及布托牵引，临床可以根据患者疾病特点、体质差异、年龄大小选用合适的牵引方法。牵引重量、力线应当根据实际情况随时调整。

一、皮肤牵引

皮肤牵引，又称皮牵引，是指利用胶布或者牵引套通过皮肤使牵引力到达患处，使患肢复位、固定的方法。其操作简单、无创、使用方便，但是由于皮肤本身所能承受力量有限，其适应范围有一定的局限性。

1. **适应证** 骨折或者脱位不需要强力牵引或不适于骨骼牵引、布托牵引的患者，如小儿股骨干骨折、老年股骨粗隆间骨折、肱骨髁上骨折等。

2. **禁忌证** 皮肤对胶布过敏者；皮肤有损伤或炎症者；肢体有血循环障碍者；骨折脱位移位严重需要强力牵引者。

3. **所需材料** 医用宽胶布、牵引绳、扩张板、牵引重锤、牵引架等。

4. **牵引方法**（图3-26）

（1）按肢体粗细和长度，将医用宽胶布剪成相应宽度（一般与扩张板宽度相一致），其长度为稍长于骨折线以下肢体长度与扩张板长度两倍之和。

（2）将扩张板贴于胶布中央，并在扩张板中央孔处将胶布钻孔，穿入牵引绳，于板之内侧面打结，注意防止牵引绳滑脱。

（3）术者将胶布两端分成三等分或两等分撕成叉状，其分叉长度为一侧胶布长的1/3~1/2，撕开附着在胶布表面的纱布，注意要防止胶布粘接在一起，保持胶布平整。

（4）骨突处放置纱布或棉纸保护，将胶布端平整地贴于肢体内外侧，并使扩张板与肢体远端保持两横指左右的距离，注意要保证扩张板处于水平位置。

（5）将胶布平整地固定于肢体上，用绷带缠绕，固定牢固。注意松紧适度，以免影响肢体血运或松动。

（6）将肢体置于牵引架上，根据骨折对位要求调整滑车的位置及牵引方向。

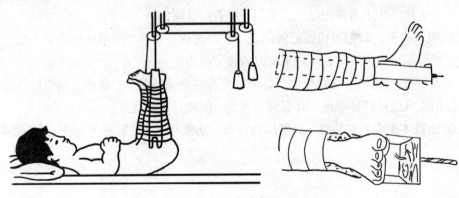

图3-26 皮肤牵引

（7）腘窝及跟腱处应垫棉垫，防止压迫性溃疡。

（8）根据骨折类型、移位程度及肌肉发达情况选择适宜的牵引重量，安装牵引重锤，重量不能超过 5kg。

5. 注意事项

（1）检查牵引重量、力线是否合适。

（2）注意有无局部皮肤损伤。

（3）注意胶布和绷带是否脱落。

（4）检查患肢血运及趾（指）活动情况。

二、骨牵引

骨牵引又称为直接牵引，是指利用钢针或牵引钳穿过骨质，使牵引力直接通过骨骼而抵达损伤部位，并起到复位、固定的作用。骨牵引可以承受较大的牵引重量，有效地克服肌肉紧张。牵引后便于加强患肢功能锻炼，防止关节僵直、肌肉萎缩，促进骨折愈合。但是因为骨牵引属于有创操作，在操作过程中如果消毒不严格或护理不当，容易导致针眼处感染，穿针部位不当或者用力不当可能损伤关节囊或神经血管，操作时用力不当可能导致局部骨折，儿童采用骨牵引可能损伤骨骺等。

1. 适应证

（1）需要较强力量牵引的骨折、脱位。

（2）不稳定性骨折、开放性骨折。

（3）骨盆骨折、髋臼骨折及髋关节中心脱位。

（4）无法实施皮肤牵引的短小管状骨骨折，如掌骨、指（趾）骨骨折。

（5）手术前准备，如人工股骨头置换术。

（6）关节挛缩畸形者。

（7）其他需要牵引治疗而又不适于皮肤牵引者。

2. 禁忌证

（1）牵引处有炎症或开放创伤污染严重者。

（2）牵引局部骨骼有病变及严重骨质疏松者。

（3）牵引局部需要切开复位者。

3. 所需材料　牵引针、牵引绳、牵引弓、手摇钻、牵引重锤、牵引架、局麻药物等。

4. 牵引方法　骨牵引按照牵引部位可以分为：颅骨牵引、尺骨鹰嘴牵引、股骨髁上牵引、胫骨结节牵引、跟骨牵引、肋骨牵引等。

（1）颅骨牵引

1）适应证：颈椎骨折脱位。

2）操作方法：患者首先剃光头发，用肥皂及清水洗净，擦干，仰卧位，然后确定钻孔位置，钻孔位置可以用以下方法确定：在头顶正中划一前后矢状线，再以两侧外耳孔为标记，经头顶划一额状线，两线在头顶相交为中点，张开颅骨牵引弓两臂，使两臂的钉齿落于距中点两侧等距离的额状线上，该处即为颅骨钻孔部位；另一方法是由两侧眉弓外缘向颅顶画两条平行的矢状线，两线与上述额状线相交的左右两点，即为钻孔的位置。常规消毒铺巾，穿刺点局部浸润麻醉后，用尖刀在两点处各作一长约 1cm 小切口，深达骨膜，用带安全隔板的钻头在颅骨表面斜向内侧约 45° 角，以手摇钻钻穿颅骨外板（成人约 4mm，儿童为 3mm）。注意防止穿过颅骨内板伤及脑组织。然后将牵引弓两钉齿插入骨孔内，拧紧牵引弓螺丝钮，使牵引弓钉齿固定牢固，缝合切口并用酒精纱布覆盖伤口。牵引弓上系牵引绳并通过牵引架滑车，抬高患者头侧床脚进行牵引（图3-27）。牵引重量一般第1~2颈椎用4kg，以后每下一椎体增加1kg。复位后其维持牵引重量一般为3~4kg。为了防止牵引弓滑脱，应当于开始牵引后的第1~2天，每天将牵引弓的螺丝旋紧一扣。

（2）尺骨鹰嘴牵引

1）适应证：难以复位或肿胀严重的肱骨髁上骨折和髁间骨折、粉碎型肱骨下端骨折、移位严重的肱骨干大斜形骨折或开放性骨折。

2）操作方法：患者仰卧位，屈肘90°，前臂中立位，然后确定穿针位置，穿针位置在尺骨鹰嘴下2cm、尺骨嵴旁开一横指处。常规皮肤消毒铺巾，穿刺点局部浸润麻醉后，将克氏针自内向外刺入直达骨骼，注意避开尺神经，然后转动手摇钻，将克氏针垂直钻入并穿出对侧皮肤，使两侧外露克氏针长短相等，酒精纱布覆盖针眼处，安装牵引弓、牵引锤后进行牵引。儿童患者可用大号巾钳代替克氏针直接牵引（图3-28）。牵引重量一般为2~4kg。

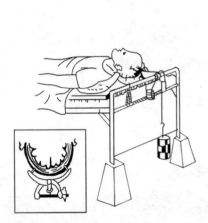
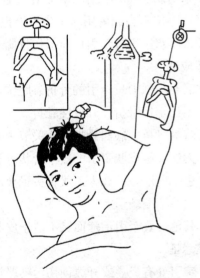

图3-27　颅骨牵引　　　　　　　图3-28　尺骨鹰嘴牵引

（3）股骨髁上牵引

1）适应证：股骨干骨折、粗隆间骨折、髋关节脱位、骶髂关节脱位、骨盆骨折向上移位、髋关节手术前需要松解粘连者。

2）操作方法：患者仰卧位，伤肢置于牵引架上，伸直或膝关节屈曲40°，然后确定穿针位置，穿针位置在内收肌结节上2cm处；或者是自髌骨上缘画一横线，再由腓骨小头前缘向上画一垂线，此两线之交点相对应的内侧点，常规消毒铺巾，穿刺点局部浸润麻醉后，从内向外将克氏针穿入皮肤，以免损伤神经和血管，直达骨质，穿针的方向应与股骨纵轴成直角，将克氏针垂直钻入并穿出对侧皮肤，当穿过对侧皮肤时，以手指压迫针眼处周围皮肤，以方便穿出克氏针，使两侧克氏针长度相等，酒精纱布覆盖针孔，安装牵引弓、牵引锤后进行牵引（图3-29）。牵引重量一般为体重的1/6~1/8，维持重量为3~5kg。

（4）胫骨结节牵引

1）适应证：股骨干骨折、伸直型股骨髁上骨折等。

2）操作方法：患者仰卧位，将患肢置于牵引架上，然后确定穿针位置，穿针位置在胫骨结节向后 1.25cm，在此点平面稍向远侧部位。常规消毒铺巾，穿刺点局部浸润麻醉后，由外侧向内侧进针，以免伤及腓总神经，克氏针穿出皮肤后，使两侧克氏针长度相等，酒精纱布覆盖针孔，安装牵引弓、牵引锤后进行牵引（图 3-30 ）。牵引重量为 7~8kg，维持重量为 3~5kg。

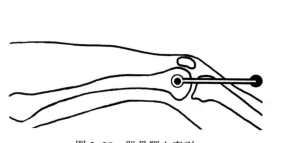

图 3-29　股骨髁上牵引　　　　　图 3-30　胫骨结节牵引

（5）跟骨牵引

1）适应证：胫骨髁部骨折、胫腓骨不稳定性骨折、踝部粉碎性骨折、跟骨骨折向后上移位、膝关节屈曲挛缩畸形等。

2）操作方法：患者仰卧位，将伤肢置于牵引架上，助手一手握住前足，一手握住小腿下段，维持踝关节中立位，然后确定穿针位置，内踝尖与足跟后下缘连线的中点为穿针部位；或者内踝顶点下 3cm 处，再向后画 3cm 长的垂线，其顶点即是穿针处。常规消毒铺巾，穿刺点局部浸润麻醉后，以手摇钻将克氏针由内向外侧钻入，注意穿针的方向，胫腓骨骨折时，针与踝关节面呈 15°，即进针处低，出针处高，有利于恢复胫骨的正常生理弧度。克氏针穿出皮肤后，使两侧克氏针长度相等，酒精纱布覆盖针孔，安装牵引弓、牵引锤后进行牵引（图 3-31）。牵引重量为 3~5kg。

（6）肋骨牵引

1）适应证：多根多处肋骨骨折造成浮动胸壁，出现反常呼吸。

2）操作方法：患者仰卧位，常规消毒铺巾，选择浮动胸壁中央的一根肋骨，局部浸润麻醉后，用无菌巾钳经肋骨上下缘穿过骨质将肋骨夹住，巾钳一端用牵引绳系紧，牵引绳穿过牵引架，安装牵引锤后进行滑动牵引（图 3-32）。牵引重量一般为 2~3kg。

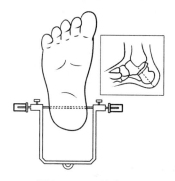

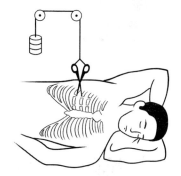

图 3-31　跟骨牵引　　　　　图 3-32　肋骨牵引图

5. 注意事项

（1）牵引装置安置完毕后应将牵引针两端多余部分剪去，妥善包裹两端，以防止误伤。

（2）牵引过程中注意患者体位，及时调整牵引力线，防止因阻挡导致的牵引失效。

（3）注意检查针眼处有无发生感染，定期进行针眼处换药，或者定期向针孔处滴 75%

酒精。如果出现感染又无法控制，应将牵引针拔出。

（4）注意牵引针有无将骨质或皮肤拉豁，防止牵引针在局部左右滑动。如果出现以上情况，应及时调整或重新更换牵引。

（5）指导患者及时、正确进行牵引下的功能锻炼。

（6）注意肢体有无压迫性溃疡，定时观察伤肢血运、感觉功能等，定期复查 X 线片，了解复位情况、骨折愈合及移位情况。

三、布托牵引

布托牵引是指利用各种材料制成的各形兜托，托住患部，再用牵引绳通过滑轮连接兜托和重锤进行牵引的一种方法。其操作简单、使用方便。

1. 所需材料 牵引床、牵引绳、布托等。

2. 常用布托牵引方法 根据布托形状及牵引部位不同，临床常用的布托牵引方法有以下几种。

（1）颌枕带牵引

1）适应证：无截瘫的颈椎骨折脱位、颈椎间盘突出症及颈椎病等。

2）操作方法：颌枕带一侧牵引在枕后，一侧牵引在颌下，两带之间再以横带固定，以防牵引带滑脱，布带两端以金属横梁撑开提起，并系牵引绳通过滑轮连接重量砝码或者利用牵引床牵引（图 3-33），牵引重量为 3~5kg。牵引重量及前后两根牵引带之间拉力不宜过大，否则影响张口进食，压迫产生溃疡，甚至压迫颈部血管及气管，引起缺血或是窒息。

（2）骨盆牵引带牵引

1）适应证：腰椎间盘突出症、神经根受压、腰椎小关节紊乱症等。

2）操作方法：用两条牵引带，一条固定胸部，并在头侧固定，一条骨盆带固定骨盆，以两根牵引绳分别系于骨盆牵引带两侧扣眼，通过床尾滑轮进行牵引（图 3-34）。一侧牵引重量为 5~15kg。

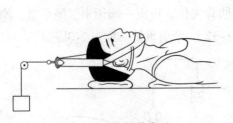
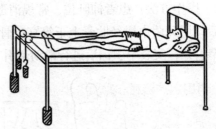

图 3-33　颌枕带牵引　　　　　　图 3-34　骨盆牵引带牵引

（赵文韬）

第四节　骨科常用手术方法

扫码"学一学"

一、内固定术

内固定是在骨折复位后，用内固定物维持骨折复位的一种方法。临床有两种置入方法：

一是切开后置入固定物；二是闭合复位，在X线透视下将内固定物植入固定骨折。内固定是治疗骨折的方法之一，但对该项技术的运用需掌握严格的适应证。

1. 适应证

（1）手法难以复位或虽能复位但不能维持准确位置的骨折。

（2）有移位的关节内骨折。

（3）闭合复位难以维持固定的撕脱骨折。

（4）多发性骨折。

（5）开放性骨折。

（6）骨折合并神经、血管损伤。

（7）不能耐受长期卧床或长期制动的病人。

2. 禁忌证

（1）骨折伴活动性感染者。

（2）局部软组织条件差者。

（3）骨质严重疏松难以把持内固定物者。

（4）全身情况较差，不能耐受手术者。

3. 内固定物的材料要求　用于人体内的内固定物，必须能与人体组织相容，能抗酸抗碱，而且不起电解作用，必须是无磁性，在相当长的时间内有一定的机械强度，不老化，不因长时间使用而发生疲劳性折断等。常用的内固定材料，有镍钼不锈钢、钴合金钢、钛合金钢、钴铬钼合金钢等，以后两种材料较好。但必须设计合理，制作精细，否则亦会发生弯曲折断，产生骨折再移位，甚至发生迟缓愈合和不愈合。

在选择内固定材料时还须注意，同一部位使用的接骨板和螺丝钉，必须由同一种成分的合金钢制成的，否则发生电位差而形成电解腐蚀。内固定物光洁度要求很高，如表面粗糙或有损坏，也可形成微电池，而起电解腐蚀作用。内固定物不宜临时折弯，将其变形，否则将损坏钢材内部结构。因此手术者必须知道内固定物原材料的性能，用过的钢板、螺丝钉等不能再使用。手术过程中要保护内固定物，不要损伤表面的光洁度和内部结构等。

4. 内固定的器材和种类　根据手术部位的不同，所采用的内固定术式也不同，需准备相应的内固定器材。常用的有不锈钢丝、钢板、螺丝钉、克氏针、斯氏针及各种类型髓内钉等。还须准备手术所用的特殊器械，如手摇钻或电钻、螺丝刀及固定器、持钉器、持骨器、骨撬等。

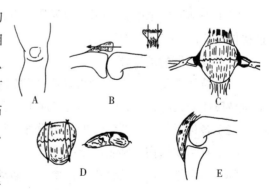

图3-35　克氏针＋钢丝固定髌骨骨折

常用的内固定种类有克氏针内固定、钢丝内固定、螺丝钉内固定、钢板螺丝钉内固定、髓内钉内固定等（图3-35~图3-37）。

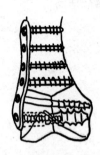
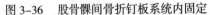
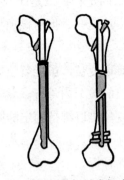

图 3-36　股骨髁间骨折钉板系统内固定　　　　图 3-37　股骨干骨折髓内钉内固定

二、外固定器固定术

应用骨圆针或螺纹针穿入骨折远近两端骨干上，外用固定器使骨折复位并固定，称为外固定器固定。

1. 外固定器的类型

（1）单边架　在骨折的一侧上下端各穿一组钢针，穿过两层骨皮质，但不穿越对侧的软组织（图 3-38）。

（2）双边架　钢针穿过对侧软组织，肢体两侧外露钢针，通过连接杆加以固定。

（3）三角形架　将穿针设在两个或多个平面上，以增加其稳定性。

（4）半圆形架　外固定器呈半圆形，安装在肢体一侧，既能固定又起复位作用。

（5）环形架　外固定器呈环形，把肢体完全环绕。

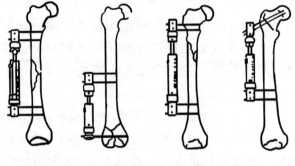

图 3-38　单侧多功能外固定支架

（6）梯形架　外固定器呈梯形，用于骨盆骨折。

（7）平衡固定牵引架　用一枚斯氏针穿过股骨髁上，在大腿根部套一固定圈，内外侧连接伸缩杆，治疗股骨干骨折。

2. 外固定器的适应证

（1）肢体严重的开放性骨折伴广泛的软组织损伤，需行血管、神经、皮肤修复者；或需维持肢体的长度，控制骨感染的二期植骨者，如小腿开放性骨折等。

（2）各种不稳定型新鲜骨折，如股骨、胫骨、髌骨、肱骨、尺桡骨骨折等。

（3）软组织损伤、肿胀严重的骨折。

（4）多发性骨折以及骨折后需要多次搬动的患者。

（5）长管骨骨折畸形愈合、延迟愈合或不愈合，手术后亦可使用外固定器。

（6）关节融合术、畸形矫正术均可用外固定器加压固定。

（7）下肢短缩需要延长者。

3. 操作方法　各种固定器因结构不同，故其操作方法亦各异。但基本可分为四步，即麻醉消毒、定位穿钉、整复骨折、固定包扎。

4. 注意事项 外固定器术后适当给抗生素，防止感染发生。开放性骨折要按常规治疗方法进行。针眼皮肤的护理是极其重要的，术后第二天即应更换敷料，清洁皮肤，每天 2 次用 75% 酒精滴于针眼处。鼓励病员术后主动和被动活动骨折远近端的关节，防止肌肉萎缩和关节僵硬。并且随时 X 线检查了解骨折端对位对线情况、骨痂生长和骨折愈合情况。

当 X 线片显示骨折线模糊、有骨痂时，可将延长调节器的锁纽放松并鼓励病员逐渐用患肢负重，当有临床愈合征象、X 线片显示连续性骨痂时可拆除外固定器。

三、人工关节置换术

随着生物材料学及关节生物力学的进展，由 40 年代开始人工关节的研究工作迅速开展。随着人工髋关节取得成功，其他关节人工假体相继出现，几乎全身的活动关节均可行人工关节置换。目前应用效果较好，得以较广泛应用的是人工髋关节及膝关节。

（一）人工髋关节置换

1. 适应证 人工髋关节置换术适用于患髋关节疾病而引起慢性不适和显著功能障碍的患者，包括如下。

（1）原发性或继发性髋关节骨关节炎。

（2）股骨头缺血性坏死。

（3）类风湿性关节炎累及髋关节。

（4）强直性脊柱炎累及髋关节。

（5）髋部创伤骨折的老龄患者。

（6）骨关节肿瘤。

（7）血友病性关节炎等多种疾患。

此外，应综合考虑患者的年龄、对活动量的需求、职业情况以及对手术的期望等。

2. 禁忌证

（1）绝对禁忌证 包括髋关节或其他任何部位的活动性感染以及患者同时患有可能显著增加后遗症发生危险或死亡率的疾病等。

（2）相对禁忌证 对于其他如神经源性疾患、骨折破坏快速的任何病变、髋关节周围肌力不佳或同时合并有其他脏器疾患等患者，可视为人工髋关节置换术的相对禁忌证，行人工髋关节置换术时应慎重，须术前对手术可行性进行充分评估。

3. 手术方式

（1）髋关节表面置换 表面置换只是更换病变髋关节表面软骨和部分软骨下骨。它的优势是：①无需切除股骨头、颈，最大限度地保留骨质，保留关节的自然形态、力学特性及稳定性；②其不带股骨柄，不破坏股骨髓腔，出血少、异物少、感染低；③大直径股骨头、髋臼假体组合，术后脱位相对较少；④远期若失败，可改行全髋关节置换。

（2）人工股骨头置换 人工股骨头置换（图 3-39）有固定式人工股骨头、组合式人工股骨头和双动式人工股骨头之分，适用于病期较短、股骨头已塌陷，但髋关节未发生继发性骨关节炎者。对于髋臼无明显病变，年龄较大，无骨质疏松，生存年限不长，翻修概率低者，可考虑此手术。

（3）人工全髋置换术　全髋关节置换术目前已成为临床常用的治疗方式之一（图3-40）。分为骨水泥型全髋关节假体置换与非骨水泥型全髋关节假体置换。后者要求假体与骨组织完全匹配，假体表面设计成多孔状或喷涂羟基磷灰石，有利于骨组织长入孔隙内，达到生物学固定的目的，故又称生物型假体。

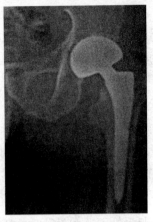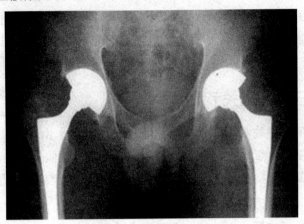

图 3-39　人工股骨头置换术　　　　　　图 3-40　全髋关节置换术

（二）人工膝关节置换

1. 适应证　人工膝关节置换术主要适用于因严重膝关节炎而引起疼痛的患者，此类患者可能伴有膝关节的畸形、不稳以及日常生活活动的严重障碍等，经保守治疗无效或效果不显著。临床上适应证主要包括以下内容。

（1）膝关节各种炎性关节炎，如骨关节炎、类风湿性关节炎、强直性脊柱炎膝关节病变、血友病性关节炎等。

（2）膝关节创伤性关节炎。

（3）静息状态的感染性关节炎。

（4）部分老年患者的髌股关节炎。

（5）原发性或继发性骨软骨坏死性疾患等。

2. 禁忌证

（1）全身或局部存在任何活动性感染。

（2）伸膝装置不连续或严重功能丧失等。

此外，对于年轻、手术耐受力差、精神异常、无痛的膝关节融合、Charcot 关节炎等以及术前存在其他可能对手术预后有不良影响因素的患者，可被视为相对禁忌证，应慎行人工膝关节置换术。

3. 手术方式　膝关节假体类型较多，有单髁全髁型人工膝关节假体（图 3-41）、铰链式人工膝关节假体等。以会应用较广泛。

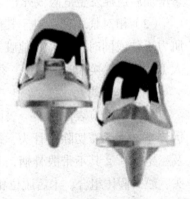

图 3-41　全髁型人工膝关节假体

四、关节镜

关节镜的历史是内镜发展史的一部分，现代关节镜是从膀胱镜演变而来的。原则上，任何关节内的病变，都是关节镜的手术适应证。除了有皮肤感染和关节骨性强直外，如果怀疑关节内有病变存在，就可以考虑做关节镜的诊断性检查。然后根据关节镜诊断的结果，决定病变的处理是在关节镜下完成或切开关节手术。关节局部的皮肤感染，可经关节镜带入关节。关节骨性强直时，关节没有屈伸活动，没有关节间隙，关节镜无法置入，手术是无法施行的。

目前可以在关节镜下完成的关节手术如下。

（一）急性关节损伤

（1）创伤性血肿　除年龄过大或过小者外。

（2）交叉韧带损伤　进行修补或加强。

（3）半月板周围损伤　缝合术或成形术。

（4）骨软骨骨折　除去关节软骨碎片。

（5）胫骨平台骨折　在关节镜监视下复位和螺丝钉固定。

（二）机械性紊乱或结构性紊乱

（1）半月板损伤　部分切除、成形、修补。

（2）盘状半月板损伤　部分切除成形术。

（3）交叉韧带损伤　关节镜下韧带重建。

（4）游离体　摘除。

（三）关节疼痛

（1）髌骨轴线不正、半脱位　需行髌外侧支持带松解术和内侧支持带紧缩术。

（2）滑膜皱襞综合征　皱襞切除或松解。

（3）髌骨软骨软化症　清理和软骨成型术。

（4）退行性半月板病变　部分切除。

（5）关节内粘连带　松解或切除。

（四）关节炎

（1）骨性关节炎　关节面修整，清理软骨碎块及退变破裂的半月板，骨赘切除，钻孔和滑膜切除和关节冲洗。

（2）类风湿关节炎　诊断和滑膜切除。

（3）晶体性滑膜炎　清理关节内积集的晶体。

（4）化脓性关节炎　关节内清理坏死物质，二管冲洗吸引方法治疗。

（5）慢性关节炎　色素绒毛结节性滑膜炎、滑膜软骨瘤病、血友病性关节炎、牛皮癣性关节炎及滑膜结核均可行滑膜切除，按二管冲洗吸引方法治疗。

五、微创手术

与传统骨科手术标准相比，微创手术要求最小的侵袭和最小的生理干扰达到最佳手术疗效。微创技术是一个广义的概念，它有着比单用内镜、腔镜、介入、小切口、显微外科、定向引导等更为广泛的内涵。近年来，随着医学高新技术的飞速发展，特别是内镜、腔镜、介入技术的问世，以及医生经验的成熟和配套器械的完善，极大地促进了这一新型术式在临床的应用，取得了很好的临床效果。目前微创技术在骨科的发展主要集中在经皮微创技术、经皮内镜辅助下的微创技术、计算机辅助的微创技术、介入技术介导的微创技术及显微技术等方面。

（一）微创技术在脊柱外科中的应用

1. 脊柱内镜技术 通过 X 线透视实现靶向穿刺，在内镜系统的辅助下对神经或脊髓减压的脊柱微创手术。主要有经皮椎间孔镜技术 (PELD) 和显微内镜下椎间盘摘除术 (MED)，目前脊柱内窥镜技术除了广泛地应用于各种脊柱退变疾患下的减压治疗，专家学者还在尝试镜下减压联合椎间融合治疗。

2. 脊柱介入治疗技术 20 世纪 60 年代 Smith 首先报道的经皮穿刺腰椎间盘髓核化学溶解术，是脊柱介入微创外科技术发展的一个里程碑。之后不断有新的微创介入治疗技术用于腰椎间盘突出症的治疗，如经皮激光椎间盘汽化术、射频消融髓核成形术等。而经皮椎体成形术（PVP）和经皮椎体后凸成形术 (PKP)，是目前治疗胸腰椎压缩性骨折尤其是老年骨质疏松性骨折的主要手术方式。

3. 脊柱经皮内固定技术 该技术不需要大范围剥离椎旁肌肉组织，对脊柱的稳定性破坏小，逐渐成为微创脊柱固定手术的基本治疗手段之一，应用前景广阔。用于胸腰椎骨折、腰椎滑脱和腰椎节段性不稳定治疗，一定程度上弥补了开放手术肌肉软组织损伤较大的不足。

4. 通道辅助技术 该技术基本原理是通过最小的组织损伤途径，用特殊管道或撑开系统建立工作通道行减压融合，以最大限度减少对肌肉组织的剥离及软组织损伤达到微创效果。可分为可扩张通道技术和固定通道技术，可扩张通道横向及纵向均可撑开，并配有光源，手术视野得到扩大，灵活性较大，可辅助完成单节段甚至双节段的减压固定融合手术。固定通道可直视下操作或显微镜下操作，目前可用于减压或减压固定融合。

（二）微创技术在四肢骨折治疗中的应用

近年来，采用微创技术治疗四肢骨折已渐成为一种趋势。进行骨折治疗从原来强调坚强内固定达到一期愈合，逐步转变为保护骨折局部血运的生物学固定以达到二期骨愈合的观点，即生物的、合理的接骨术的观点。对长管状骨骨折的治疗，也由传统的解剖复位坚强固定转变为以维持长骨正常长度、不出现成角及旋转畸形、注意保护骨折局部血供的间接复位后相对稳定的微创固定。为进一步提高肢体创伤治疗的临床疗效，促进骨折愈合，加速关节功能的恢复，微创技术与理论得到推广与普及，更多的骨科医师在治疗长管状骨骨折时倾向于采用闭合复位、交锁髓内钉和经皮钢板等微创技术，以达到生物学固定的要求，不再主张直接复位和坚强内固定。

随着新技术的不断涌现，如 3D 打印、计算机导航、机器人等技术，将使骨科微创技术更加精准化、数字化，智能化，有望推动一场骨科微创技术新的革命。

（李盛华）

第五节　药物治疗

骨伤科疾病的药物治疗是骨伤科重要的治疗手段。用药应遵循中医基本理论，以辨证施治为指导，结合整体与局部之间的关系、筋骨并重、内外兼治等原则。药物治疗按照药物的使用方法可以分为内治法和外治法两种。

扫码"学一学"

一、内治法

内治法首先根据八纲辨证的原则，辅以气血、脏腑、经络、营卫辨证，按照损伤的新旧、体质的虚实、病情的轻重缓急来辨证施治。对于损伤，同时应结合损伤的病变规律，结合病人全身情况，分早、中、晚三期辨证用药。

（一）早期治疗

损伤早期指损伤后1~2周的时间。疾病多以局部气滞血瘀，疼痛肿胀为主，治疗需活血化瘀、消肿止痛，治法当以"下"或"消"为主，在具体运用时，分攻下逐瘀和行气消瘀两法，损伤早期实证患者瘀血内蓄，腹部胀痛、大便不通、舌红苔黄、脉数，选用攻下逐瘀法治疗，方用大成汤、桃核承气汤等；对于损伤后有局部气滞血瘀，肿胀疼痛，无里实热证，或是因为年老、体虚等原因不宜攻下者，则选用行气消瘀法治疗，方用桃红四物汤、血府逐瘀汤等。如果瘀血久积不散，或者郁而化热，或者兼见外感邪毒、邪毒入侵，均可迫血妄行，治疗则应以"清法"清热凉血，方用五味消毒饮、普济消毒饮、小蓟饮子等。如果出现气闭昏厥或瘀血攻心等证，则治以"开法"活血开窍，方用苏合香丸、夺命丹等。

（二）中期治疗

损伤中期指损伤后3~6周的时间。损伤经过1~2周的治疗，肿胀疼痛缓解，气滞血瘀程度减轻，该期用药除继续活血化瘀外，同时应当重视养血通络，接骨续筋，治以和营止痛、接骨续筋、舒经活络，方用和营止痛汤、七厘散、舒筋活血汤等。

（三）后期治疗

损伤后期，瘀血基本祛除，骨折、筋伤开始愈合，但是筋骨愈合程度并不完全接近正常，坚强程度不足，同时因外伤打击导致气血虚弱，筋肉萎缩，肢体乏力，关节僵硬，治疗应当以补益肝肾，疏通经络为主，治以补益肝肾法、温通经络法、补养气血法等，方用健步虎潜丸、麻桂温经汤、八珍汤或十全大补汤等。

（四）损伤部位的辨证治疗

不同损伤虽治则相同，但由于受伤的部位不同，针对不同部位施以药物可以对治疗起到更好的效果，具体的药物应用，明代异远真人在《跌损妙方·用药歌》中记录："归尾兼生地，槟榔赤芍宜。四味堪为主，加减任迁移。乳香并没药，骨碎以补之。头上加羌活，防风白芷随。胸中加枳壳，枳实又云皮。腕下用桔梗，菖蒲厚朴治。背上用乌药，灵仙妙可施。两手要续断，五加连桂枝。两胁柴胡进，胆草紫荆医。大茴与故纸，杜仲入腰支。小茴与木香，肚痛不须疑。大便若阻隔，大黄枳实推。小便如闭塞，车前木通提。假使实见肿，泽兰效最奇。倘然伤一腿，牛膝木瓜知。全身有丹方，饮酒贵满卮。苎烧存性，桃仁何累累。红花少不得，血竭也难离。此方真是好，编成一首诗。庸流不肯传，无乃心有私。"该歌诀介绍了损伤常用部位引经药和随证加减药物，方便临床使用。

（五）内治药物注意事项

（1）攻下逐瘀法属于下法，药效峻猛，应当慎重使用。行气消瘀法则妊娠妇女、月经期间不宜使用，

（2）要注意活血化瘀药物不可过量，以免过度损耗气血。

（3）补益药物使用同时可以选用一些健脾和胃的药物，以助水谷精微运化。温通经络

的药物性多辛燥，易耗损阴血，故应适当配合滋阴养血药物使用，素体阴虚患者，使用更应慎重。

二、外治法

外治法主要是指外用药使用，即将不同的剂型的外用药物用于受伤的局部。其外治理论和用药原则与内治法相同，应根据不同疾病、患者来辨证施治。外用药按使用方法的不同，可分为敷贴药（药散、药膏、膏药）、搽擦药、熏洗药、热熨药等。

（一）敷贴药

敷贴药治疗是指将药物直接敷贴于病变局部治疗疾病的一种方法，其中又主要包括药散、药膏、膏药三种剂型。其组方可以是固定处方，用于一种或者多种证型的疾病治疗，同时也可以随证加减，灵活使用。

药散是指将药研成细末，混合均匀后装瓶备用。用时直接撒于伤处或者加开水、醋、蜂蜜等调成糊状，直接贴于患处，或是掺于膏药、药膏中使用。常用散剂止血药如云南白药、桃花散等，祛腐拔毒药如红升丹、白降丹等，生肌药如生肌八宝丹等。

药膏是指中药通过加工制作成膏状物，直接或是摊于纱布、棉纸等材料表面，敷于患处的一种剂型，其具有活血化瘀、温经通络、接骨续筋、清热解毒、生肌拔脓等功用，常用药物有定痛膏、黄金万红膏、接骨续筋膏、象皮膏、生肌玉红膏等。

膏药是用中药制成硬膏后摊于棉纸或者面布上备用，用时用火烤软后敷贴与患处，使用方便，功效确切，亦为常用的剂型之一。《肘后备急方》中就有膏药制作方法的记载，近年来由于中药剂型改进，此类药物大多制成市售成品，其功效大多具有活血化瘀、祛风除湿、通络止痛等功效，常用产品如云南白药膏、狗皮膏、伤湿止痛膏、消痛贴膏等。

（二）搽擦药

搽擦药是指直接涂搽于患处或是配合治疗手法作用于局部的一类药物，根据加工方法不同，主要分为酒剂和油剂两类。

酒剂是用药与白酒、醋浸等制成，也有单用酒泡加工炮制的酒剂，又称为药酒或酊剂，具有活血止痛、舒筋活络、追风祛寒等作用，常用药物有云南白药酊、正骨水等。

油剂是用油把药物熬煎去渣后制成油剂，或是加工过程中用醋收膏制成油膏，具有活血化瘀、温经通络等功效，常用药物有红花油、打万花油、活络油等。

（三）熏洗药

熏洗药是需要将药物放入锅或盆中加水煮沸后用热气熏蒸患处的一类药物，水温合适时，则可以泡洗患处，具有舒筋通络、活血止痛、疏导腠理等功效，常用方剂有海桐皮汤、舒筋活血方、骨科外洗方等。

（四）热熨药

热熨法是一种将药物加热后，用布等包裹，直接放于患处，热熨局部的一种方法，其药物称为热熨药，药物中可以加入醋、生姜等同时加热，具有温经祛寒、行气活血、通络止痛等功效。目前市场上有可以自发热的成品出售。常用药物有坎离砂、中国灸等。

（五）外治药物使用注意事项

（1）外治药物同样需要根据病情辨证施治，合理选择药物。

（2）外治药物使用过程中要注意观察局部皮肤变化情况，注意有无接触性皮炎、张力性水泡、皮肤感染等情况发生，一旦发生，应当及时停用药物，同时给予相应处理。

（3）要定时更换药物，定期复查病情，据病情调整药物。

（4）对于感染伤口、开放伤口、局部血运较差、局部感觉异常的患者，应禁用或慎用外用药，尤其是自制药物。

（赵文韬）

第六节　练功疗法

扫码"学一学"

练功疗法又称功能锻炼，古称导引，它是通过自身运动防治疾病、增进健康、促进肢体功能恢复的一种疗法。

临床实践证明，伤肢关节活动与全身功能锻炼对损伤部位有推动气血流通和加速祛瘀生新的作用，可改善血液与淋巴液循环，促进血肿、水肿的吸收和消散，加速骨折愈合，使关节、筋络得到濡养，防止筋肉萎缩、关节僵硬、骨质疏松，有利于功能恢复。目前练功疗法在伤科临床中已普遍应用，并被列为骨折及颈、肩、腰、腿等部位筋伤治疗的基本方法之一。

一、练功疗法分类

1. 按照锻炼的部位分类

（1）局部锻炼　如肩关节受伤，练习耸肩、上肢前后摆动、握拳等；下肢损伤，练习踝关节背伸、跖屈，以及股四头肌舒缩活动、膝关节伸屈活动等。

（2）全身锻炼　全身功能锻炼不但可以防病治病，而且还能弥补方药之不及，促使患者迅速恢复劳动能力。

2. 按有无辅助器械分类

（1）器械锻炼　采用器械进行锻炼，主要是加强伤肢力量，辅助伤肢关节运动功能恢复，弥补徒手不足，一般常用蹬车、手拉滑车、握搓胡桃、铁球等。

（2）徒手锻炼　不应用任何器械，依靠自身机体作练功活动，这种方法锻炼方便，随时可用，简单有效。损伤初期患者不能站立时，多采用卧位练习，损伤后期多采用立位练功。内伤练功以气功呼吸为主，运动肢体为辅；外伤练功则以运动肢体为主，以气功呼吸为辅。

二、练功疗法作用

1. 活血化瘀、消肿定痛　由于损伤后瘀血凝滞，络道不通而导致疼痛肿胀。局部锻炼与全身锻炼有促进血液循环、活血化瘀的作用，通则不痛，可达到消肿定痛的目的。

2. 濡养筋络、滑利关节　损伤后期及肌筋劳损，局部气血不充，筋失所养，酸痛麻木。练功后血行通畅，化瘀生新，舒筋活络，筋络得到濡养，关节滑利，伸屈自如。

3. 促进骨折愈合　功能锻炼后既能活血化瘀，又能生新；既能改善气血之道不得宣通的状态，又有利于续骨。在夹板固定下功能锻炼，不仅能保持良好的骨位，而且还可使骨折的轻度残余移位逐渐得到矫正，使骨折愈合与功能恢复同时并进，缩短疗程。

4. 防治筋肉萎缩　骨折或者较严重筋伤可导致肢体废用，所以对骨折、扭伤、劳损及韧带不完全断裂，都应积极进行适当的功能锻炼，使筋伤修复快，愈合坚，功能好，减轻或防止筋肉萎缩。

5. 避免关节粘连和骨质疏松　关节粘连、僵硬强直以及骨质疏松的原因是多方面的，但其主要的原因是患肢长期的固定和缺乏活动锻炼，所以积极、合理地进行功能锻炼，可以促使气血通畅，避免关节粘连、僵硬强直和骨质疏松，是保护关节功能的有效措施。

6. 扶正祛邪促进功能恢复　局部损伤可致全身气血虚损、营卫不固和脏腑不和，风寒湿外邪乘虚侵袭。通过练功能扶正祛邪，调节机体功能，促使气血充盈，肝血肾精旺盛，筋骨强劲，关节滑利，有利于损伤和整个机体的全面恢复。

三、练功注意事项

1. 练功活动以恢复肢体的固有生理功能为中心　上肢的各项活动要以增加手的握力和前臂旋转功能，肘部屈伸功能为中心。下肢以增强其负重步行能力为中心。

2. 动作要领　正确指导患者练功，是取得良好疗效的一个重要关键。主要将练功的目的、意义及必要性对患者进行解释，使患者乐于接受，充分发挥其主观能动性，加强其练功的信心和耐心，从而自觉地进行积极的锻炼。上肢练功的主要目的是恢复手的功能，凡上肢各部位损伤，均应注意手部各指间关节、指掌关节的早期练功活动。下肢练功的主要目的是恢复负重和行走功能，保持各关节的稳定性。在肢体的活动中，尤其需要依靠强大而有力的臀大肌、股四头肌和小腿三头肌，才能保持正常的行走。

3. 练功活动一定要循序渐进　随着骨折部稳定程度的增长，活动范围应由小渐大，次数由少到多，锻炼时间由短到长。但不能让病人感到疲劳，不能在骨折部发生疼痛。

4. 练功是在不影响骨折部固定的条件下，为了骨折的迅速愈合而进行的　根据每个骨折的具体情况，有利于骨折愈合的活动，应鼓励病人坚持锻炼；不利于骨折愈合的活动，则应严加防止。

5. 随访　定期复查不仅可以了解患者病情和功能恢复的快慢，还可随时调整练功内容和运动量，修订锻炼计划。

6. 其他注意事项

（1）练功时应思想集中，全神贯注，动作缓而慢。

（2）练功次数，一般每日2~3次。

（3）练功过程中，对骨折、筋伤患者，可配合热敷、熏洗、搽擦外用药水、理疗等方法。

（4）练功过程中，要顺应四时气候的变化，注意保暖。

四、全身各部位练功法

1. 颈项部练功法　可坐位或站立。站时双足分开与肩同宽，双手叉腰进行深呼吸并做以下动作。

（1）前屈后伸　吸气时颈部尽量前屈，使下颌接近胸骨柄上缘，呼气时颈部后伸至最大限度，反复6~8次（图3-42）。

（2）左右侧屈 吸气时头向左屈，呼气时头部还原正中位；吸气时头向右屈，呼气时头还原，左右交替，反复6~8次（图3-43）。

（3）左右旋转 深吸气时头向左转，呼气时头部还原正中位；深吸气时头向右转，呼气时头部还原正中位，左右交替，反复6~8次（图3-44）。

（4）前伸后缩 吸气时头部保持正中位，呼气时头部尽量向前伸，还原时深吸气，且头部稍用劲后缩。注意身体保持端正，不得前后晃动，反复伸缩6~8次（图3-45）。

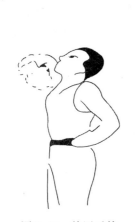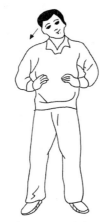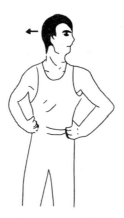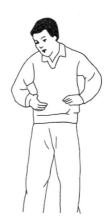

图3-42 前屈后伸　　图3-43 左右侧屈　　图3-44 左右旋转　　图3-45 前伸后缩

2. 腰背部练功法

（1）前屈后伸 双足分开与肩同宽站立，双下肢保持伸直，双手叉腰，腰部做前屈、后伸活动，反复6~8次，活动时应尽量放松腰肌。

（2）左右侧屈 双足分开与肩同宽站立，双上肢下垂伸直，腰部做左侧屈，左手顺左下肢外侧尽量往下，还原。然后以同样姿势做右侧屈，反复6~8次。

（3）左右回旋 双足分开与肩同宽站立，双手叉腰，腰部做顺时针及逆时针方向旋转各1次，然后由慢到快、由小到大地顺逆交替回旋6~8次（图3-46）。

（4）五点支撑 仰卧位，双侧屈肘、屈膝，以头、双足、双肘五点作支撑，双掌托腰用力把腰拱起，反复多次（图3-47）。

（5）飞燕点水 俯卧位，双上肢靠身旁伸直，把头、肩并带动双上肢向后上方抬起；或双下肢直腿向后上抬高；进而两个动作合并同时进行成飞燕状，反复多次（图3-48）。

3. 肩肘部练功法

（1）前伸后屈 双足分开与肩同宽站立，双手握拳放在腰间，用力将一上肢向前上方伸直，用力收回，左右交替，反复多次（图3-49）。

（2）内外运旋 双足分开与肩同宽站立，左手叉腰，右伸直平举并旋前，利用前臂来回划半圆圈做肩关节内旋和外旋活动，两臂交替，反复多次（图3-50）。

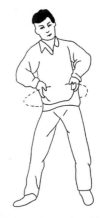

图3-46 左右回旋

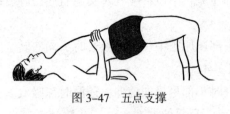

图 3-47　五点支撑　　　　　　　　　　　图 3-48　飞燕点水

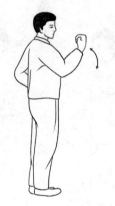
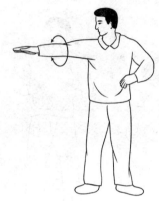

图 3-49　前伸后屈　　　　　　　　　　　图 3-50　内外运旋

（3）叉手托上　双足分开与肩同宽站立，两手手指交叉，两肘伸直，掌心向前，健肢用力帮助患臂左右摆动，同时逐渐向上举起，以患处不太疼痛为度。亦可双手手指交叉于背后，掌心向上，健肢用力帮助患臂做左右或上下摆动，以患处不太疼痛为度（图 3-51）。

（4）手指爬墙　双足分开与肩同宽站立，正面及侧身向墙壁，用患侧手指沿墙徐徐向上爬行，使上肢高举到最大限度，然后再沿墙归回原处，重复多次（图 3-52）。

（5）肘部伸屈　坐位，患肘放在桌面的枕头上，手握拳，用力徐徐屈肘、伸肘，反复多次。

（6）手拉滑车　安装滑车装置，患者在滑车下，坐位或站立，两手持绳之两端，以健肢带动患肢，徐徐来回拉动绳子，反复多次（图 3-53）。

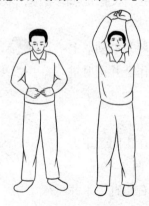
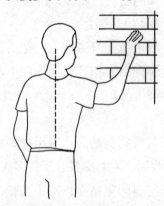
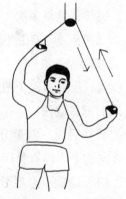

图 3-51　叉手托上图　　　　图 3-52　手指爬墙图　　　　图 3-53　手拉滑车

4. 前臂腕手部练功法

（1）前臂旋转　将上臂贴于胸侧、屈肘 90°，手握棒，使前臂做旋前旋后活动，反复多次。

（2）抓空握拳　将五指用力张开，再用力抓紧握拳，反复多次。

（3）背伸掌屈　用力握拳，做腕背伸、掌屈活动，反复多次。

（4）手滚圆球　手握两个圆球，手指活动，使圆球滚动或变换两球位置，反复多次。

5. 下肢练功法

（1）举屈蹬腿　仰卧，把下肢直腿徐徐举起，然后尽量屈髋屈膝背伸踝，再向前上方伸腿蹬出，如是反复多次（图3-54）。

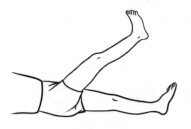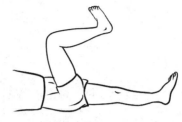

图 3-54　举屈蹬腿

（2）股肌舒缩　又称股四头肌舒缩活动。患者卧位，膝部伸直，作股四头肌收缩与放松练习，当股四头肌用力收缩时，髌骨向上提拉，股四头肌放松时，髌骨恢复原位，反复多次。

（3）旋转摇膝　两足并拢站立，两膝稍屈曲成半蹲状，两手分别放在膝上，膝关节作顺、逆时针方向旋转活动，由伸直到屈曲，又由屈曲到伸直，反复多次（图3-55）。

（4）踝部伸屈：卧位、坐位均可，足部背伸至最大限度，然后跖屈到最大限度。反复多次。

（5）足踝旋转　卧位、坐位均可，足按顺、逆时针方向旋转，互相交替、反复多次。

（6）足蹬滚木　坐位、患足蹬踏圆棒，作前后滚动，使膝及踝关节作伸屈活动，反复多次（图3-56）。

（7）蹬车活动　坐在一特制的练功车上，用足练习踏车，使下肢肌肉及各个关节均得到锻炼，反复多次（图3-57）。

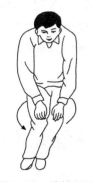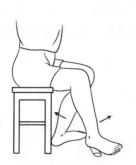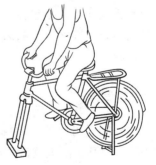

图 3-55　旋转摇膝　　图 3-56　足蹬滚木　　图 3-57　蹬车活动

（李盛华）

扫码"练一练"

第四章　骨伤急救

第一节　急救技术

扫码"学一学"

急救是指当意外伤害的发生在短时间内对被伤害者的生命造成危害时，抢救者利用现场所有的人力、物力为伤者采取的及时有效的初步救治。自然灾害、生产或交通事故以及战争发生时，都可能在短时间内出现大批伤员，需要及时地进行抢救。

急救目的是抢救生命，降低死亡率及伤残率，避免继发性损伤，防止伤口污染，减少痛苦，创造运送条件，尽快将伤员转运到邻近的医疗机构，以便能使伤员获得及时而妥善的治疗。

急救的原则是先抢后救，先重后轻，先急后缓，先近后远，连续监护，救治同步。

急救的步骤是先止血、包扎，然后妥善固定，并采用正确的搬运方法及时转送。同时应保持伤员的呼吸道通畅，及时救治心跳、呼吸骤停及创伤昏迷等危急重症，积极防治休克等各种并发症。

一、现场急救

危重病人，随时可出现生命危险，如在现场能进行及时而必要的抢救，就能在保证伤员生命的条件下送往医院继续诊断和治疗。其主要措施有：

（一）保持呼吸道通畅

保持呼吸道的通畅是最关键的条件，在受伤现场要尽快及时清除伤员口腔、鼻内及咽喉部的异物、血块、分泌物等，解除呼吸道阻塞，如发现舌后坠造成呼吸道阻塞时，应立即插入口咽通气管或鼻咽通气管通气，有条件时可作气管内插管或气管切开。注意将在不加重损伤情况下病人置于侧卧位。

（二）止血

当伴有大血管损伤时，出血量大，十分凶险，处理不及时或不当，就会发生出血性休克及心跳骤停而危及生命。正确有效使用止血带，可减少四肢创伤后出血，挽救伤员的生命。急救常用的止血方法有：

1.**一般止血法**　比较小的创伤出血，用生理盐水冲洗局部后，覆盖无菌纱布，用绷带加压包扎。

2. 指压止血法　为止血的暂时应急措施。在出血的大血管的近心端，找到搏动的血管，用手指或手掌把血管压在邻近的骨骼上，紧急时可隔着衣服压迫，使之止血。但这种方法主要用于四肢及头面部的大出血急救，为一时性的紧急措施，不宜长时间使用，应尽快换用其他有效的止血方法，或转送到医院进行治疗。

3. 加压包扎止血法　这是最常用的有效的止血方法，适用于全身各部位的静脉和大多数的动脉出血。其操作方法：先用无菌或干净布类覆盖伤口，外加消毒或干净纱布垫，再用绷带进行加压包扎。加压包扎时松紧要合适，既要止血，又不能阻断血运。最好在伤肢抬高情况下进行包扎。注意观察出血和肢体远侧血液循环情况，并迅速送至有条件的医院作进一步处理。

4. 填塞止血法　用无菌纱布1~2层贴于伤口，再向内填塞纱布块，或直接用消毒急救包、棉垫填塞伤口外用绷带进行加压包扎。松紧以达到止血为度。待出血停止时，再更换填塞的纱布。

5. 止血带止血法　当四肢大血管出血用加压包扎法无效时应用。但止血带缚上后，伤肢会疼痛不适，时间长还会导致肢体缺血性坏死而致残，甚至危及生命。所以用止血带时要特别慎重，要严格掌握使用方法和注意事项。常用的止血带有橡皮管（条）与气压止血带两种。

（1）止血带缚扎操作方法　上肢缚于上臂上1/3处，下肢缚于大腿中上1/3处，前臂和小腿禁用。扎止血带部位先用1~2层软敷料垫好，上止血带时先将患肢抬高，尽量使静脉血回流。若用橡皮管止血，则用手握住橡皮管一端，拉长另一端缠绕肢体两圈，以不出血为度，在肢体外侧打结固定。借止血带的弹性对血管压迫达到止血目的（图4-1）。用气压止血带，缚上后充气直至达到有效止血。

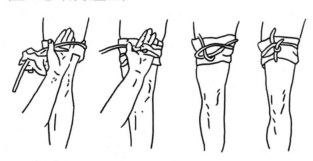

图4-1　止血带止血法

（2）注意事项　①止血带的松紧，以出血停止、远端无血管搏动为度。②要标明上止血带的时间，扎止血带的时间应越短越好。如需延长，应每隔1小时放松一次，待肢体组织有新鲜血液渗出后，再重新扎上，若出血停止则不必重复使用。扎缚之前用无菌辅料压住伤口以免过多渗血。③解除止血带之前，要做好清创的准备，以便迅速彻底地止血。④对失血较多者应输液、输血以补充血总量，防止休克和酸中毒等并发症的发生。⑤严重挤压伤和远端肢体严重缺血者，要忌用或慎用止血带。⑥在抢救现场，若缺乏止血器材，可用三角巾、绷带和布条等代替止血带临时止血。

6. 钳夹止血法　如有可能，在伤口内用止血钳夹住出血的大血管断端，连同止血钳一起包扎在伤口内，迅速转送。但要注意切不可盲目钳夹，以免伤及邻近神经和组织，影响组织的修复。

7. 血管结扎法　无修复条件而需长途运送者，可做初步清创后结扎血管断端，缝合皮肤，不上止血带迅速转送。此法可减少感染机会，防止出血和避免长时间使用止血带的不良后果。

另外，还有用止血散（云南白药、如意金刀散等）、止血粉、止血纱布和止血海棉，加纱布或绷带包扎伤口止血等，均可根据具体情况选用。

（三）包扎

妥善而及时的包扎，不仅能压迫止血、保护创口、减少污染、固定骨折断端的夹板和创面敷料，而且可以减轻疼痛和出血，防止休克的发生，有利于搬运和转送。包扎时动作要轻柔、迅速、准确，敷料要严密包住伤口，松紧适宜。包扎完毕应检查肢体远端血循环是否正常，若完全阻断，应予放松，重新包扎。对伤口表面的明显异物可以取掉，一般伤口可用消毒纱布或清洁毛巾、布类等覆盖创面，外用绷带或布条等包扎。常用的包扎方法、器材有以下几种。

1.绷带包扎法 最常用的一种伤口包扎法，其取材、携带方便，方法容易掌握。

（1）环形包扎法 环绕肢体数圈包扎，每圈需重叠，用于胸腹和四肢等处小伤口及固定敷料（图4-2）。

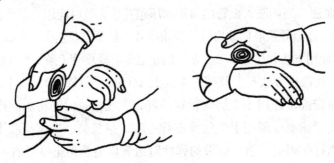

图4-2 环形包扎法

（2）螺旋形包扎法 先环绕肢体三圈，固定始端再斜向上环绕，每圈压住前圈的1/2~2/3。用于肢体周径变化不大的部位，如上臂和足部等。

（3）螺旋反折包扎法 先环绕肢体数圈以固定始端，再斜旋向上环绕，每圈反折一次，压住前圈的1/2~2/3。此法用于肢体周径不等的部位，如前臂和小腿等（图4-3）。

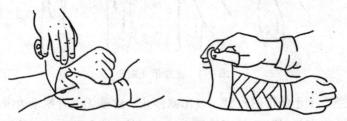

图4-3 螺旋反折包扎法

（4）"8"字环形包扎法 先环绕肢体远端数圈以固定始端，再跨越关节一圈向上，一圈向下，每圈在中间和前圈交叉成"8"字形，此法用于关节部位的包扎（图4-4）。

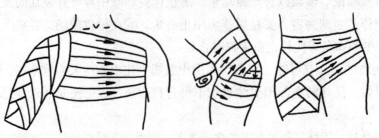

图4-4 "8"字环形包扎法

2. 三角巾包扎法 三角巾包扎应用灵活，包扎面积大，效果好，操作快，适用于头面胸腹四肢等。使用时要求三角巾边要固定，角要拉紧，中心舒展，敷料贴体。

3. 多头带包扎法 此方多用于头面部较小的创面和胸、腹部的包扎。操作时，先将多头带中心对准覆盖好敷料的伤口，然后将两边的各个头分别拉向对侧打结。

4. 急救包包扎法 此方法多用于头胸部开放性损伤。使用时拆开急救包，将包中备有的无菌敷料和压垫对准伤口盖住，再用三角巾包扎法将带系好。

5. 就地取材包扎法 在无包扎器材的急救现场，可就地取材，用衣服、帽子、毛巾及书包等物进行包扎。

（四）固定

在现场救护中，对疑有骨折、脱位、肢体挤压伤和严重软组织损伤的患者必须作可靠的临时固定，以防止骨折断端或脱位肢体再移位造成新的损伤，同时也能减轻患者伤处的疼痛，预防休克的发生，为向医院运送创造良好条件。

临时固定的范围应包括骨折处上下两个关节、脱位的关节和严重损伤的肢体，对开放性骨折须按救护顺序先止血、包扎，后固定骨折断端。固定使用的器材常为木夹板、绷带、三角巾等，若无此条件应就地取材，可采用木棍、木扳、树枝、雨伞、腰带、衣服、书卷等代替。若现场无物可取，可将伤员受伤的上肢固定于胸壁，下肢固定于对侧健肢（图4-5、图4-6）。固定夹板的长度与宽度应与肢体相称。固定物与肢体之间应加衬垫，以避免不适或压伤皮肤。四肢骨折固定时，应将指（趾）尖露出，以便观察末梢血运。若出现苍白、肿胀、青紫、发凉、麻木、疼痛时表明血液循环不良，应重新松开固定，以免伤肢缺血坏死。

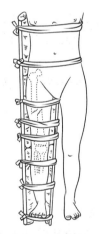
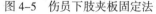
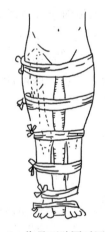

图4-5 伤员下肢夹板固定法　　图4-6 伤员下肢同时固定法

二、搬运与转送

伤员经止血、包扎、固定等处理后，根据伤势轻重将伤员迅速搬运和转送到救护中心或医院进行治疗。其运送先后次序应是先转运危及生命者，然后转运开放性损伤和多发性骨折者，最后转运轻伤员。

搬运的方式多种多样，上肢损伤者应鼓励自己行走，下肢损伤者固定后再搬运。对疑有脊柱骨折的病人，在搬动时尽可能不变动原来的位置和减少不必要的活动，以免引起或加重脊髓损伤，禁止一人拖肩一人抬腿搬动病人或一人背送病人的错误做法。正确的搬运应由 3 人采用平卧式搬运法。如人员不够时可采用滚动式搬运法。如采用软担架则宜取俯卧位，以保持脊柱的平直，禁止弯腰。对颈椎损伤的病人，应由一人负责牵引头部，以保持头颈部与躯干长轴的一致，搬运时应同其他三人协同动作，将病人搬上或搬下担架。在担架上病人的头颈部两侧应用砂袋或卷叠的衣服等物垫好固定，防止在搬运中发生头颈部左右旋转或弯曲活动（图 4-7）。对骨盆骨折的病人，除应用多头带或绷带包扎骨盆部外，臀部两侧亦应用软垫或衣服等物垫好，并用布带将身体捆在担架上，以避免震动和减少疼痛（图 4-8）。对已经捆扎止血带的病人，一般应在 1 小时放松止血带一次。运送时要力求平稳、舒适、迅速、不倾斜、少震动、搬动轻柔。运送途中应携带必要的急救药品和氧气等，并密切观察伤员的神志、呼吸、瞳孔、脉搏、血压等变化。

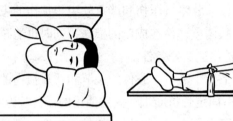

图 4-7　伤员搬运中头颈固定法　　　　图 4-8　伤员搬运中身体固定法

第二节　创伤性休克

扫码"学一学"

创伤性休克的发生是因为机体遭受严重创伤，导致出血与体液渗出使有效循环量锐减，激发疼痛与神经 – 内分泌系统反应，影响心血管功能，引起组织器官血流灌注不足、微循环衰竭、细胞代谢紊乱及器官功能损害为特征的全身反应综合征。临床以血压下降，脉搏细速、表情淡漠、面色苍白、肢冷汗出、呼吸短促、尿少等为主要特征。属中医"气脱"、"血脱"或"亡阴""亡阳"的范畴。

【病因病理】

一、病因

1. 失血　创伤导致出血引起血流灌注不足。正常成人每公斤体重平均存血 75ml，总血量为 4500~5000ml。引起休克的失血量因年龄、性别、健康状况和失血的速度而有所不同。失血量达到总血量的 20%~30% 时，由于大量失血，有效循环血量减少，微循环灌注不足，全身组织和器官的氧代谢障碍，即发生轻度休克。当失血量达到总血量的 30%~50% 为中度休克，当失血量达到总血量的 50%~70% 时，为重度休克。

2. 神经内分泌功能紊乱　严重创伤和伴随发生的症状，如疼痛、恐惧、焦虑与寒冷等，都将对中枢神经产生不良刺激，当这些刺激强烈而持续时，可扩散到皮层下中枢而影响神经内分泌功能，导致反射性血管舒缩功能紊乱，组织缺血、缺氧末梢循环障碍而发生休克。

3. 组织破坏　严重的挤压伤，可导致局部组织缺血和组织细胞坏死。当压力解除后，由于局部毛细血管破裂和通透性增高，可导致大量出血、血浆渗出和组织水肿，有效循环血量下降，局部组织缺血。同时由于组织水肿，影响局部血液循环，使细胞氧代谢障碍加重，加速了组织细胞坏死的进程，组织细胞坏死后，释放出大量的酸性代谢产物和钾、磷等物质，引起酸碱平衡和水电解质的紊乱，导致休克的发生或加重休克的程度。

二、病理

休克病理过程可分为休克代偿期、休克失代偿期（代偿衰竭期）和休克晚期（严重期）3 个阶段。如休克不能及时纠正，常可产生弥散性血管内凝血（DIC）现象，使微循环衰竭更加严重，预后甚差。

【诊断】

一、病史

创伤性休克都有明显和较严重的外伤史，如撞击、高处坠落、机器绞伤、重物打击、挤压和火器伤等。

二、临床表现

1. 症状

（1）神志变化　早期多表现为烦躁不安，呼吸浅快，随病情发展，休克的中、晚期可出现表情淡漠、反应迟钝甚至昏迷。

（2）皮肤　口唇皮肤苍白或发绀。

2. 体征

（1）脉搏　脉细而快，按压稍重即消失，脉率为 100~120 次/分以上。

（2）血压　在休克代偿期，血压波动不大，随着休克加重，势必出现血压降低。血压开始降低时主要表现为收缩压降低，舒张压升高，脉压差减小，脉搏增快。

（3）呼吸　休克患者常有呼吸困难和发绀。

（4）尿量　是反映内脏血液灌注量的一个重要标志，尿量减少是休克早期的征象。若每小时尿量少于 25ml，常提示肾脏血液灌注量不足，有休克存在。

（5）中心静脉压（CVP）　当出现休克与血容量不足时，中心静脉压可降低。

（6）甲皱微循环　显微装置下观察甲皱处毛细血管变化，可发现血流变慢、血色变紫，血管床模糊，严重时可出现红细胞凝集，血流不均，最后可见血管内微血栓形成。

三、实验室及其他检查

1. 实验室检查

（1）血红蛋白和红细胞压积测定　两项指标升高，常提示血液浓缩，血容量不足。动态观察这两项指标的变化，以指导补充液体的种类和数量。

（2）尿常规、比重和酸碱度测定　可反应肾脏功能情况，必要时可进一步做二氧化碳结合力及非蛋白氮的测定。

（3）电解质测定　可发现钾钠和其他电解质紊乱情况，由于细胞损伤累及胞膜，可出现高钾、低钠血症。

（4）血小板计数、凝血酶原时间和纤维蛋白原含量测定　如三项全部异常则说明休克可能已进入弥散性血管内凝血阶段。

（5）血儿茶酚胺和乳酸浓度测定　休克时其浓度均可升高，指标越高，预后不佳。

（6）血气分析　动脉血氧分压降低至 30mmHg（3.99Kpa）时，组织进入无氧状态。另外动脉血二氧化碳分压、静脉血气和 PH 值得测定与动脉血相对照，可表明组织对氧的利用情况。

（7）炎症因子　TNFIV、IL-1、IL-6、CRP 等炎症因子是反映创伤后炎症反应程度的敏感指标。

2. 心电图　休克时常因心肌缺氧而导致心律失常，严重缺氧时可出现局灶性心肌梗死，常表现为 QRS 波异常，T 波倒置。

四、中医辨证分型

1. 气脱　面色苍白，口唇发绀，汗出肢冷，胸闷气憋，呼吸微弱，舌质淡，脉虚细或结代无力。

2. 血脱　头晕眼花，面色苍白，四肢厥冷，心悸，唇干，舌质淡白，脉细数无力或芤脉。

3. 亡阴　烦躁，口渴唇燥，汗少而黏，呼吸气粗，舌质红干，脉虚细数无力。

4. 亡阳　四肢厥冷，汗出如珠，呼吸微弱，舌质淡润，脉细欲绝。

【治疗】

创伤性休克救治本着先重后轻，先急后缓的原则，解除危及生命的因素，积极抢救生命与消除不利因素的影响，补充血容量与调整机体生命功能，防治创伤及其并发症，纠正水、电解质和酸碱平衡的紊乱。采取中西医结合的综合措施，采用损伤控制性复苏的策略，可提高救治创伤性休克的成功率。

1. 止血　对于严重创伤应注意尽快止血，防止血容量继续丢失，对于有明确大血管损伤者应给予及时处理，能找到血管者可对次要血管结扎，重要血管给予暂时血管夹止血，待进入手术室进一步处理。

2. 止痛　对于疼痛严重者，在仔细体查排除内脏出血的同时，应及时给予止痛治疗，如伤肢的固定，止痛药物的应用等。

3. 补充血容量　及时恢复有效血容量，补充血容量是治疗休克的基本措施。对于严重休克者，最易发生的错误是输血量及输液量不足，不及时和速度不够快，因此速度和时间是十分重要的，重度休克时可在 30 分钟内输 2000ml 左右的液体以扩容，随后输入血浆增量剂以加速恢复组织灌注，然后根据需要输入全血或血浆。

4. 血管收缩药物的应用　常用的有血管收缩药异丙肾上腺素、肾上腺素、阿拉明、去甲肾上腺素等，但休克早期不宜使用血管收缩药，此时微血管处于痉挛状态，会使微循环更加淤滞，进一步加重休克。而在血压下降伴有明显冠状动脉血流不足，且不能及时补充血容量时，可适量短期应用，以保证心、脑、肾的血供，然后尽快补充血容量，休克晚期也不宜应用，应在补足血容量的同时应用血管舒张剂如酚妥拉明、多巴胺、多巴酚胺等。

5. 纠正酸中毒　休克的无氧代谢极易导致酸中毒，因此碱性药物的应用是抗休克的重要措施之一。

6. 损伤控制性手术　对于出现低体温、酸中毒及凝血功能障碍的"致死三联征"患者，或者合并重度失血性休克、持续出血及凝血病征象的严重创伤患者，可以实施损伤控制手术，有利于控制伤情恶化，获得复苏时间。

7. 中医辨证施治　气脱宜补气固脱，急用独参汤；血脱补血益气固脱，用当归补血汤加减；亡阴宜益气养阴，用生脉饮加减；亡阳宜温阳固脱，用四逆汤和参附汤加减。

8. 针灸　针刺选用涌泉、足三里、血海、人中为主穴，兼选太冲、百会穴。灸法选择大墩、隐白、三阴交、百会、神阙、气海、关元等穴。

9. 其他治疗　患者平卧保持安静，避免过多搬动，注意保温和防暑。保持呼吸道通畅，消除口鼻咽部异物。清醒患者鼓励咳痰，排除呼吸道分泌物。昏迷患者头应偏向一侧，并用舌钳将舌牵出口外。根据具体情况，可适当使用激素和能量合剂。

第三节　筋膜间隔区综合征

扫码"学一学"

筋膜间隔区综合征又称为骨筋膜室综合征、筋膜间室综合征，是肢体创伤后导致筋膜间隔内的肌肉神经因急性严重缺血、缺氧而发生的进行性缺血坏死。因各种原因造成的筋膜间隔区内组织压升高致使血管受压、血液循环障碍，肌肉和神经组织血供不足，甚至缺血坏死，最后产生一系列症状体征，统称为筋膜间隔区综合征。

【病因病理】

一、病因

1. 肢体外部受压　肢体骨折脱位后，石膏、夹板、胶布、绷带等固定包扎过紧过久；车祸，房屋或矿井倒塌，肢体被重物挤压；昏迷或麻醉时，肢体长时间受自身体重压迫等，均可使筋膜间隔区容积变小，引起局部组织缺血而发生筋膜间隔综合征。

2. 肢体内部组织肿胀　闭合性骨折严重移位或形成巨大血肿，肢体严重挫伤，毒蛇或虫兽伤害，针刺或药物注射，剧烈体育运动或长途步行，均可使肢体内组织肿胀，导致筋膜间隔区内压力升高。

3. 血管受损　肢体的主要血管损伤、痉挛、梗塞和血栓形成等致使远端筋膜间隔区内的组织缺血、渗出、水肿，间隔区内组织压升高而发生间隔区综合征。

二、病理

由于筋膜间隔区内血循环障碍，肌肉因缺血、缺氧而产生类组胺物质，从而使毛细血管扩张，通透性增加，大量血浆和液体渗入组织间隙，形成水肿，使肌内压更为增高，形成间室内缺血－水肿之间的恶性循环（图4-9），最后导致肌肉坏死，神经麻痹，即产生"痹而不仁"的症状。通常缺血30分钟，即发生神经功能异常；完全缺血4-12小时后，则肢体发生永久性功能障碍，出现感觉异常、肌肉挛缩与运动丧失等表现。

筋膜间隔区综合征的病理变化若局限于肢体部分组织，经修复后遗留肌肉挛缩（volkmann 挛缩）和神经功能障碍，则对全身影响不大。如病变发生于几个筋膜间隔区或肌肉丰富的区域，大量肌肉组织坏死，致肌红蛋白、钾、磷、镁离子与酸性代谢产物等有害物质大量释放，将引起急性肾衰，则发展成挤压综合征。

三、中医病机

跌打坠落、辗轧挫撞等各种外伤致骨折筋伤，脉络受损，引起血液运行不畅，淤积凝滞；或血溢脉外，离经之血停积于皮下、肌肤腠理之中。气血运行受阻或脉道凝滞，血行不通，致局部缺血，血不荣筋；恶血留滞，血瘀则气滞，瘀滞不散，郁久而化热，瘀热内盛，亦可致筋肉腐败。正如《杂病源流犀烛·跌仆闪挫源流》所指出："夫至气滞血瘀，则伤肿作痛，诸变百出。虽受跌闪挫者，为一身之皮肉筋骨，而气既滞，血既瘀，其损伤之患，必由外侵内，而经络脏腑并之俱伤。"

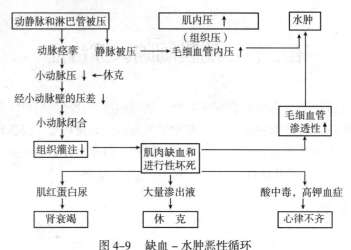

图 4-9　缺血 – 水肿恶性循环

【诊断】

一、病史

患者有肢体骨折脱位或严重的软组织损伤病史。

二、临床表现

1. 症状

（1）全身症状　发热，口渴，心烦，脉搏增快，血压下降等。

（2）局部症状　①疼痛。初以疼痛、麻木与异样感为主，疼痛为伤肢深部广泛而剧烈的进行性灼痛。晚期，因神经功能丧失，则无疼痛，一般患者很少主诉麻木和异样感，而剧痛可认为本病最早和唯一的主诉，应引起高度重视。②肤色改变。早期皮肤略红，皮温稍高。后期肢体末端可呈苍白或发绀，有时出现大理石样花斑纹。③肿胀。早期不显著，但局部压痛重，可感到局部组织张力增高。④感觉异常。受累区域出现感觉过敏或迟钝，晚期感觉丧失。⑤肌力变化。早期患肢肌力减弱，进而功能逐渐消失，被动屈伸可引起受累肌肉剧痛。⑥因动脉血压较高，故绝大多数伤者的患肢远端脉搏可扪及，毛细血管充盈时间仍正常。

2. 体征　肿胀、压痛及肌肉被动牵拉痛是此病的重要体征。肢体肿胀是最早的体征，在前臂、小腿等处，由于有较坚韧的筋膜包绕，肿胀不甚严重，但皮肤肿胀明显，常有水疱。肌腹处明显压痛是筋膜间隔区内肌肉缺血的重要体征。于肢体末端被动牵拉该肌，如

前臂掌侧筋膜间隔区综合征时，被动牵拉伸直手指，则引起屈指肌的严重疼痛。

为了加深印象，有些学者把本病症状体征归纳为五"P"症：①由疼痛转为无痛（painless）；②苍白（pallor）或发绀，大理石花纹等；③感觉异常（paresthesia）；④肌肉瘫痪（paralysis）；⑤无脉（pulselessness）。其中①和③最重要，为早期的主要体征与症状。若5个"P"都出现，则治疗为时已晚。

三、实验室及其他检查

1. 实验室检查 当筋膜间隔区内肌肉发生坏死时，白细胞总数和分类均升高，血沉加快。严重时尿中有肌红蛋白，电解质紊乱，出现高钾血症、低钠血症等。

2. 组织压力检查 正常前臂筋膜间隔区组织压为9mmHg（1.197kPa），小腿15mmHg（1.1995kPa）。如组织压超过20~30mmHg者，即须严密观察其变化。当舒张压与组织压的压差为10~20mmHg时，必须紧急彻底切开深筋膜，以充分减压。

3. 影像学检查 超声多普勒检查血循环是否受阻，可供临床诊断参考。

四、中医辨证分型

1. 瘀滞经络 损伤早期，血溢脉外，瘀积不散，阻滞经络，气血不能循环分布，受累部位筋肉失养，故患肢肿胀灼痛，压痛明显，屈伸无力，皮肤麻木，舌质青紫，脉紧涩。

2. 肝肾亏虚 损伤后期，病久耗气伤血，肝肾亏虚。肝主筋，肝不荣筋，筋肉拘挛萎缩。肾主骨，肾亏则骨髓失充，骨质疏松，关节僵硬，舌质淡，脉沉细。

【鉴别诊断】

筋膜间隔区综合征需与四肢软组织损伤、周围神经损伤、血管损伤相鉴别。

	局部张力	运动障碍	感觉障碍	局部温度	间隔压力测定
筋膜间隔区综合征	大	明显	早期无	高	增高
四肢软组织损伤	不大	多轻微	多无	稍高	正常
周围神经损伤	不大	明显	明显	正常	正常
血管损伤	不大	多轻微	多无或不明显	动脉损伤温度下降，静脉损伤温度稍升高	正常

【治疗】

筋膜间隔区综合征的治疗原则是早诊早治，减压彻底，减少伤残率，避免并发症。

1. 改善血循环 解除所有外固定（夹板或石膏等）及其敷料，去除肢体压迫因素，对疑有筋膜间隔区综合征的肢体，应将患肢放置于水平位，不可将患肢抬高，避免缺血加重，促使本病形成。

2. 脱水消肿 地塞米松10~20mg及山莨菪碱20mg。静脉滴注。1~2次/天；20%甘露醇250ml，快速静脉滴注，2~3次/天。

3. 防治感染 根据病情需要，选用抗菌药物预防或治疗肢体感染，有创口者可用破伤风抗毒素（TAT）皮试后1500U，肌肉注射。

4. 手术治疗 骨筋膜间隔区综合征一经确诊，最有效的办法是立即将所有的间隔区全长切开，解除间隔区内高压，打断缺血－水肿恶性循环链，促进静脉淋巴回流，加大动静脉的压差，恢复动脉的血运，让组织重新获得血供，消除缺血状态。在时间上，越早效果越好，越晚效果则越差，如果肌肉完全坏死，肌挛缩将无法避免。彻底解压后，局部血液循环应迅速改善。若无改善，则可能是间隔区外主干动静脉有损伤，应扩大范围仔细检查，防止漏诊失治。

（1）切开位置　通常沿肢体纵轴方向做切口，深部筋膜切口应与皮肤切口一致或略长，以便充分减压。上臂和前臂均在旁侧做切口，手部在背侧做切口，大腿应在外侧切开，小腿应在前外侧或后内侧切开。必要时可在前臂掌背侧与小腿内外侧同时切开减压。

（2）切口范围　应切开每一个受累的筋膜间隔区，否则达不到减压的目的。小腿切开减压时，可将腓骨上 2/3 切除，以便将小腿四个筋膜间隔区充分打开。

（3）切开后的处理与注意事项　①尽量彻底清除坏死组织，消灭感染病灶。暂不缝合切口，以便更换敷料时密切观察组织的存活情况，或采用负压封闭引流（VSD），可早期闭合创口并降低感染率。如切口不大，可待其自行愈合或二期缝合；若创面较大，可植皮覆盖。②切口不可加压包扎，避免再度阻断血循环。③切口创面可用凡士林纱布、生理盐水纱布或生肌橡皮膏加珍珠粉换药。④严格无菌操作，预防破伤风与气性坏疽。⑤注意观察伤口分泌物的颜色，必要时可将分泌物送细菌培养和药敏试验，以便选用适合的抗生素。

5. **中医治疗**　瘀滞经络者，治宜活血化瘀，疏经通络，方用圣愈汤加减；肝肾亏虚者，补益肝肾，强筋壮骨，方用健步虎潜丸加减。若无创口可外涂舒筋止痛水、伤痛一喷灵、跌打万花油等。

第四节　挤压综合征

扫码"学一学"

挤压综合征是指四肢或躯干肌肉丰富的部位，遭受重物长时间挤压或躯体自压而造成肌肉组织缺血性坏死，解除压迫后，出现的以肢体肿胀、肌红蛋白血症、肌红蛋白尿、高血钾及急性肾衰竭为特点的临床综合征。以往该综合征的死亡率极高，可达 50 % 以上。近年来，由于对急性肾衰竭不断深入研究，以及人工肾等透析方法的有效应用，其死亡率明显下降。

【病因病理】

一、病因

肢体或躯干肌肉受到重物挤压的原因多见于房屋倒塌、工程塌方、交通事故等意外伤害，战时或发生强烈地震等严重自然灾害时可成批出现。此外，偶见于昏迷与手术的患者，肢体长时间被自身体重压迫而致。

二、病理

1. **肌肉缺血坏死**　挤压综合征的肌肉病理变化与筋膜间隔区综合征相似。患部肌肉组织遭受较长时间的压迫，在解除外界压力后，局部血液循环重建，但由于肌肉受压缺血产生的类组胺物质可使毛细血管通透性增加，从而引起肌肉发生缺血性水肿，肌内压上升，肌肉血循环发生障碍，形成缺血 - 水肿恶性循环，最后使肌肉神经发生缺血性坏死。

2. 肾功能障碍　由于肌肉缺血坏死，大量血浆渗出，造成低血容量性休克，肾血流量减少，休克和严重损伤诱发应激反应释放亲血管活性物质，使肾脏微血管发生强而持久的痉挛收缩致肾小管缺血，甚至坏死。肌肉坏死产生大量肌红蛋白、肌酸、肌酐、钾、磷和镁离子等有害的代谢物质，同时肌肉缺血缺氧和酸中毒可使钾离子从细胞内大量逸出，导致血钾浓度迅速升高。外部压力解除后，有害的代谢物质进入体内血液循环，加重了创伤后机体的全身反应。在酸中毒和酸性尿状态下，大量的有害代谢物质沉积于肾小管，引起阻塞，使尿液更加减少甚至尿闭，加速了急性肾衰竭的发生。

三、中医病机

中医学称之为"压迮伤"。隋代巢元方《诸病源候论·压迮坠堕内损候》指出。"此为人卒被重物压迮连，或从高坠下，致吐下血，此伤五内故也。"清·胡廷光《伤科汇纂·压迮伤》载："压迮伤，意外所迫致也、或屋倒墙塌，或木断石落，压著手足，骨必折断，压迮身躯，人必昏迷。"认为挤压伤导致恶血内留、内动脏腑并引起人体内部气血、经络、脏腑功能紊乱。

【诊断】

一、病史

有长时间肢体及躯干受重物挤压的受伤史，详细了解受伤原因与方式、受压部位、范围与肿胀时间，伤后症状及诊治经过等。注意伤后有无"红棕色""深褐色"或"茶色"尿及尿量情况，若每日少于400ml为少尿，少于100ml为无尿。

二、临床表现

1. 症状

（1）全身症状　①休克。少数患者早期可能不出现休克，或者休克期短暂未被发现。大多数患者由于挤压伤剧痛的刺激，组织广泛的破坏，血浆大量的渗出，而迅速产生休克，且不断加重。②神志不清，呼吸深大，烦躁口渴，恶心等。

（2）局部症状　伤处疼痛与肿胀，皮下瘀血，皮肤有压痕，皮肤张力增加，受压处及周围皮肤有水疱。伤肢远端血循环障碍，伤肢肌肉与神经功能障碍，如主动与被动活动及牵拉时出现疼痛，应考虑为筋膜间隔区内肌群受累的表现。后期出现少尿、无尿或肌红蛋白尿等急性肾损伤表现。

2、体征　外力解除后，伤肢迅速肿胀，远端皮肤苍白，皮肤有压迹，呈"豆腐干"状，血管不充盈，远端动脉搏动消失，肢体运动及感觉障碍。

三、实验室及其他检查

实验室检查提示有代谢性酸中毒、高钾血症、肌红蛋白血症、肌红蛋白尿与肾功能损害。休克纠正后首次排尿呈褐色或棕红色，为酸性，尿量少，比重高，内含红细胞、血红蛋白、肌红蛋白、白蛋白、肌酸、肌酐和色素颗粒管型等。血红蛋白、红细胞计数与红细胞压积检查可估计失血、血浆成分丢失、贫血或少尿期水潴留的程度。血小板与出凝血时间检查可提示机体出凝血机制、纤溶机制的异常。天门冬氨酸氨基转移酶、肌酸激酶的检查，以及测定肌肉缺血坏死所释放的酶，可了解肌肉坏死程度。天门冬氨酸氨基转移酶（CK）>10000U/L，即有诊断价值。

四、中医辨证分型

1. 经脉瘀阻 伤后血溢脉外，肢体肿胀，皮肤青紫，恶血内留，阻滞气机，腹中满胀，尿少黄赤，大便不通，舌红有瘀斑，苔黄腻，脉弦紧数。此型多见于发病初期。

2. 气阴两虚 患者长时间无尿或少尿，加之外伤、发热、纳差、致气阴两虚。出现气短、乏力、面色白、舌质红、无苔或少苔和脉虚细等一系列表现。

【治疗】

早期诊断，积极救治，早期切开减压与防治肾衰。凡伤员重压1小时以上，虽外表伤势不严重，也应按挤压综合征处理，并密切观察变化，及时治疗。

1. 现场急救处理

（1）医护人员迅速进入现场，抓紧一切时间，尽早地解除重物对伤员的压迫，减少本综合征发生的机会。

（2）伤肢制动，减少坏死组织分解产物的吸收与减轻疼痛，强调活动的危险性，尽量减少伤肢活动。

（3）伤肢用凉水降温或裸露在凉爽的空气中。禁止按摩与热敷，防止组织缺氧的加重。

（4）不要抬高伤肢，避免降低其局部血压，影响血液循环。

（5）伤肢有开放性伤口和活动性出血者应止血包扎，但避免使用加压包扎法和止血带（有大血管断裂时例外）。

（6）凡受压伤员一律饮用碱性饮料，用8g碳酸氢钠溶于1000ml水中，再加适量糖与食盐饮用，碱化尿液，避免肌红蛋白与酸性尿液作用后在肾小管中沉积。对不能进食者，可用5%碳酸氢钠150ml静脉点滴。

2. 伤肢处理

（1）在挤压综合征，由于截肢并不能降低其发病率和死亡率，因而不应做为伤肢早期处理的常规措施，通常仅适用于：①肢体受严重的长时间的挤压伤后，患肢无血运或有严重血运障碍并发生肢体坏死，估计即使能保留肢体也确无功能者。②由于患肢的毒素吸收所致的全身中毒症状，经过减张等处置并不能缓解，且有逐渐加重的趋势，将截肢作为一个挽救生命的措施。③伤肢合并有特异性感染（如气性坏疽）。

（2）早期切开减张术：①适应证有明确致伤原因、尿潜血或肌红蛋白试验阳性，不论受伤时间长短，不论伤肢远端有无脉搏，凡有1个以上肌肉间隔区受累，局部有明显肿胀，张力高或局部有水疱发生，有相应肢体运动感觉障碍者。②切开范围。应当切开每一个受累的骨筋膜室，从上到下充分暴露肌肉，因此皮肤切口也应与筋膜一致，通常沿肢体纵轴方向切开减压。③切开后处理。发现有坏死肌肉组织，必须彻底切除，不可姑息。否则将容易造成继发感染，往往需要再次手术治疗，不利于伤肢创口的愈合，若坏死肌肉范围广，一次切除对机体损伤过大，可分期切除，切开术后用敷料包扎，不可加压，或可采用灸压封闭引流（VSD）。若切口不大，伤肢肿胀消退后，多能自行痊愈，若伤口过大，而局部又无感染者，可以缝合伤口，内置引流条。不能自行愈合时，应植皮或皮瓣转移以封闭创面。

3. 急性肾衰竭的治疗　急性肾衰竭的诊断一旦成立，就应严格按照下列原则处理。

（1）水和电解质紊乱的处理　①水中毒的防治。严重创伤者应进行中心静脉压监测，防止液体输入过多。每日补水量 = 不显性失水量 + 可见失水量 – 内生水量。不显性失水量成人常温每日 600~800ml。②高血钾症的防治。彻底清除坏死组织和血肿、纠正酸中毒、预防和控制感染、供给足够的热量、降低体内蛋白分解的速度。也可缓慢滴注 10% 葡萄糖酸钙 30~50ml 或 5% 氯化钙 50ml，但在使用洋地黄时禁用。

（2）酸中毒的处理　二氧化碳结合力低于 15mmlo/L 时，应使用碱性药物，常用 5% 碳酸氢钠。

（3）营养和饮食　对肾衰竭患者，过去往往采取限制蛋白质摄入以减轻氮质血症。但近年来多主张对症状轻者适当补蛋白质，以减少内源性蛋白分解的增加而产生的营养不足，进而对创伤的愈合、免疫功能及体力康复产生不利影响。

（4）抗生素的使用　在急性肾衰竭患者，感染是致死的主要原因之一。常用的抗生素中，有些是由肾脏排泄的，也有的对肾脏有毒性。因此，使用时要选择既有效，对肾脏毒性又小的品种。

（5）透析疗法　有条件的医院作腹膜透析和血透析（即人工肾）。腹膜透析操作简单，对大多数患者亦能收到良好效果。

4. 中医治疗

（1）经脉淤阻　治宜化淤通窍。方用桃仁四物汤合皂角通关散加减。

（2）气阴两虚　治宜益气养阴。方用生脉饮合补中益气汤加减。

（熊　屹）

扫码"练一练"

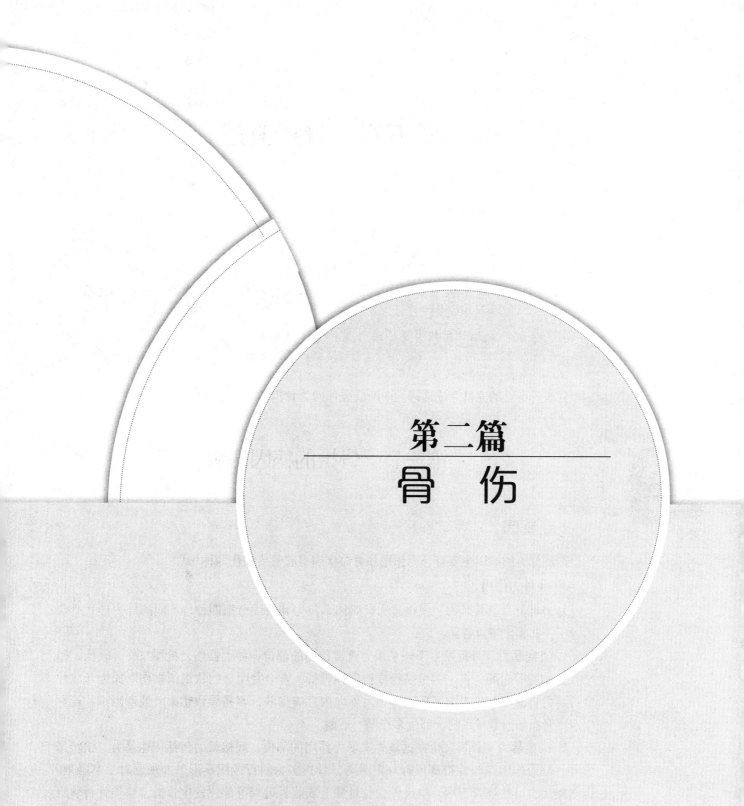

第二篇
骨 伤

第五章　骨折概述

要点导航

1.掌握：骨折的病因病机、诊断及治疗原则。

2.熟悉：骨折的定义、分类、并发症、影响骨折愈合的因素及骨折畸形愈合、延迟愈合、不愈合的概念。

3.了解：儿童骨骺损伤及处理原则和骨折愈合的过程。

骨或骨小梁的完整性或连续性中断或破坏即为骨折。

第一节　骨折的病因病机

扫码"学一学"

一、病因

造成骨折的原因主要有外力作用和骨骼疾病引起骨质损伤两种。

（一）外力作用

外力可分为直接暴力、间接暴力、肌肉牵拉力和持续劳损四种。不同的外力形式所致的骨折，其临床特点各异。

1.直接暴力　骨折发生于外来暴力直接作用的部位，如火器伤、机器绞伤、轧伤、碰撞打击伤所引起的骨折，多呈横行或粉碎性骨折，常合并明显的软组织损伤。如为开放性骨折，骨折断端与外界交通形式多为由外向内穿破皮肤，容易导致感染。处理困难。若发生双骨骨折如前臂或小腿，部位多在同一平面。

2.间接暴力　骨折发生在远离外来暴力作用的部位。间接暴力包括传达暴力、扭转暴力等。暴力作用点与骨折部位有一定距离，骨折多为斜行或螺旋形。如跌倒时手掌触地，因间接暴力可在桡骨下端、桡尺骨、肱骨髁上或肱骨近端等部位发生骨折，这类骨折软组织损伤相对较轻，但是如合并复合伤时容易误诊。如为开放骨折，骨折断端与外界交通形式多为由内向外穿破皮肤，感染率较低。若发生在前臂或小腿，则两骨骨折的部位多不在同一个平面。

3.肌肉牵拉力　肌肉牵拉暴力是指急剧而不协调的肌肉收缩所引起的肌肉附着处骨块的撕脱。这类骨折的好发部位为髌骨、尺骨鹰嘴、肱骨内上髁、肱骨大结节、胫骨结节、第五跖骨基底部、髂前上棘等处。此时常合并或伴发局部韧带损伤。

4.持续劳损（累积性力）　长期反复的震动或循环往复的疲劳运动，可使骨内应力集中积累，造成慢性损伤性骨折。如新兵长途强行军可导致第二跖骨颈或腓骨下端骨折，操纵机器震动过久可致尺骨下端骨折，这种骨折多无移位或移位不多，但愈合较慢。

（二）病理

由于骨骼本身存在某种影响其结构完整性及坚固性的病理因素，在并不足以引起正常骨骼骨折的轻微外力作用下而发生的骨折谓之病理性骨折，常见于脆骨病、甲状旁腺功能亢进、骨髓炎、骨囊肿、骨肿瘤、**转移性肿瘤侵犯骨骼**及骨质疏松等。

骨折的发生，还可由于年龄、健康状况、解剖部位、结构，受伤姿势、骨骼是否存在原发病变等内在因素的差异，而产生各种不同类型的损伤。骨质的密质部和松质部交接处，静止段和活动段交接处是骨折的好发部位。同一形式的致伤暴力，因年龄不同而伤情各异，也常由于受到暴力影响时肢体状态及反应的差异而出现不同的结果。例如，同是跌倒时手掌撑地致伤，暴力沿肢体向上传导，老年人因肝肾不足、筋骨脆弱，易在较疏松的桡骨下端、肱骨外科颈处发生骨折；儿童则因骨膜较厚，骨骼中的胶质较多而易发生青枝骨折或裂纹骨折或出现肱骨髁上骨折等。不同的致伤暴力常又有相同的受伤机制。例如，屈曲型脊椎压缩骨折可因从高处坠下，足跟着地时由于身体向前屈而引起，亦可因建筑物倒塌，重物自头压下或击中背部而发生，但两者都具备同一内在因素，即脊柱处于过度强力屈曲位。因此，致伤外力是外因，而受伤机制则是外因和内因的综合作用。

二、骨折的移位

骨折后两断端的相对位置发生改变称为移位。移位的程度和方向，既与暴力的大小、方向、作用点及搬运情况等外在因素有关，又与肢体远侧端的重力、肌肉附着点及其收缩牵拉力等内在因素有关。骨折移位方式有下列五种。

1. **成角移位** 两骨折段的轴线交叉成角，以角顶的方向描述成角的方向。一般有向前、向后、向外或向内等成角。

2. **侧方移位** 两骨折端相对移向侧方，四肢按骨折远端的移位方向称为向前、向后、向内或向外侧方移位。脊柱则以上位椎体移位的方向来分。

3. **短缩移位** 两骨折断端互相重叠或嵌插而致骨的长度缩短。

4. **分离移位** 两骨折端互相分离，使肢体的长度增加，分离移位多由肢体的重力或牵引造成。有时也因受伤时的暴力所致。

5. **旋转移位** 骨折断端绕骨的纵轴而旋转。旋转移位可使相邻关节的运动平面发生改变，使其功能活动发生严重障碍。

骨折的移位，可以单一存在，但常同时合并存在。

第二节　骨折的分类

扫码"学一学"

临床上常常需要对骨折所表现出的不同状态及机体的反应进行描述，这就是骨折的分类。对骨折进行分类，是决定治疗方法和掌握其发展变化规律的重要环节。常见的分类方法有以下几种。

一、根据骨折处是否与外界相通分类

1.闭合骨折 骨折处皮肤或黏膜未破裂，或虽有破裂，但骨折断端与外界不相通。

2.开放骨折 骨折处皮肤或黏膜破裂，骨折端通过破裂处与外界相通。某些闭合骨折的断端已经穿破肌肉和深筋膜，对皮肤造成直接压迫而引起坏死和剥离，称为潜在性开放骨折。有些开放骨折易被误为闭合骨折，如耻骨骨折合并尿道损伤、骶尾骨骨折合并直肠损伤等。

二、根据骨折的稳定程度分类

1.稳定骨折 复位后经适当外固定不易发生再移位者，如裂纹骨折、青枝骨折、嵌插骨折等，它的特点是治疗容易，预后好，畸形愈合、延迟愈合或不愈合等合并症较少。

2.不稳定骨折 复位后易于发生再移位的骨折，如斜形、螺旋、多段、粉碎骨折。此类骨折复位固定相对比较困难，预后一般比稳定骨折差。

三、根据骨折的损伤程度分类

1.单纯性骨折 无并发重要血管、神经、肌腱或脏器损伤者。

2.复杂性骨折 并发重要血管、神经、肌腱或脏器损伤者。

3.不完全骨折 骨小梁的连续性仅有部分中断，此类骨折多无移位。

4.完全骨折 骨小梁的连续性完全中断，管状骨骨折后形成远近两个或两个以上的骨折段，此类骨折多发生移位。

四、根据骨折线的形状分类

1.横断骨折 骨折线与骨干纵轴接近垂直。

2.斜形骨折 骨折线与骨干纵轴相交成锐角的骨折。

3.螺旋骨折 骨折线呈螺旋形。

4.粉碎骨折 骨碎裂成三块以上或骨折线为两条以上者称粉碎骨折。骨折线呈"Y"形或"T"形时，又称"Y"形或"T"形骨折。

5.嵌插骨折 发生在干骺端松质骨和密质骨交界处，密质骨嵌插在松质骨内。常发生在股骨颈和肱骨外科颈等处。

6.压缩骨折 松质骨因压缩而变形，如椎体和跟骨骨折。

7.裂纹骨折 骨折间隙呈裂纹或线状，常见于颅骨、肩胛骨、掌骨骨折。

8.青枝骨折 多见于儿童，仅有部分骨质和骨膜被拉长、皱褶或破裂，骨折处有成角、弯曲畸形，与青嫩的树枝被折断时的情形相似。

9.骨骺分离 发生在骺板部位，使骨骺与骨干分离，常见于儿童和青少年。

五、根据骨折后的时间分类

1.新鲜骨折 骨折端的血肿未完全吸收，尚未形成纤维骨痂包裹者称为新鲜骨折，一般在伤后2~3周内（小儿根据年龄有时仅仅1周）的骨干骨折属于此类。

2.陈旧骨折 骨折断端间已有纤维组织或骨痂包裹者称陈旧骨折，多属伤后2~3周后的骨折。

六、根据受伤前骨质是否正常分类

1. 外伤性骨折 骨质结构正常，因外力作用而产生骨折者。

2. 病理性骨折 骨质原已有病变（如骨质疏松症、骨结核、骨肿瘤），经轻微外力而产生骨折者。

七、特殊骨折分类

1. AO 分型 1978 年，Muller 等人提出了长管状骨骨折的综合分类系统，即所谓"AO分型"。此分类的基本原则是将各长骨的各个解剖部位以数字表示，每个部分按骨折位置分为 3 类，每类按骨折形态复杂性又分为 3 组及其亚型，越靠后的类 / 组 / 亚型，如 C/C3/C3.3，骨折的治疗越困难，预后愈差。这种分类方法在提示预后和指导手术治疗方面有一定的优势，被国内外众多专家所采用。

2. 按人名分类 如胫骨平台骨折 Schatzker 分型等（详见胫骨平台骨折）。

第三节 骨折的诊断

骨折的诊断是治疗的先导。为了防止只顾骨折局部，不顾患者全身；只顾浅表损伤，不顾深部创伤；只顾一处损伤，而忽略多处复杂损伤等现象，必须对患者的受伤史、全身情况、局部情况进行全面的了解、分析、综合，做必要的理化检查，通过辨证得出及时、准确、全面的诊断，以防漏诊、误诊。

一、病史

询问病史对指导检查、及时诊断、迅速作出治疗方案是十分重要的。在询问时需注意以下问题。

1. 暴力的大小、方向和作用部位 借以判断可能受伤的部位、程度以及是否合并其他损伤。

2. 受伤的时间 受伤距就诊的时间对于判断伤情有重要意义，充分了解受伤时间，才能做到及时抢救，正确评估预后。对开放伤口暴露的时间必须问清，以决定是否缝合伤口及扩创的范围。从受伤时间以及肢体肿胀的程度可以估计出血量。断肢的时间长短对能否再植成活有极重要的影响。另外，对于骨盆骨折等有并发症的复杂骨折，了解受伤与进食、排尿的时间关系，在判断脏器损伤方面有较重要的参考价值。

3. 了解伤后的全身情况及变化 有无昏迷、呕吐、呼吸困难或腹痛等。以了解有无合并颅脑或胸腹部损伤。

4. 伤后肢体的功能情况 对不能活动或感觉障碍的肢体，应了解现场急救情况、转送方式和伤情变化，对截瘫病人及昏迷的伤员尤应注意。

5. 伤后处理 如上止血带种类及时间，肢体是否恰当制动，曾否注射止痛剂、破伤风抗毒素，以及创口的包扎。

6. 既往重要疾患 如心脏病、高血压、糖尿病、出血性疾患、肿瘤、结核、癫痫、内分泌疾患等。

7.陈旧性损伤　应询问既往治疗方法、肢体固定情况、功能锻炼情况、有否感染、以及患者存在的困难和要求。

二、临床表现

（一）全身情况

一般无并发症的单纯性骨折，全身症状不甚明显或不严重，只是由于局部有瘀血停聚，积而化热，体温略高，兼或有口干、心烦、尿赤便燥、失眠多梦、脉浮数或弦紧、舌质红、苔黄厚腻等。

严重的创伤和骨折可发生休克，多见于股骨、脊椎、骨盆等骨折及大关节脱位。外伤所引起的休克，多因失血（隐形失血）、剧痛、精神遭受严重刺激和重要器官如心、肺、肝、脑的功能障碍所致。

（二）局部情况

1.一般症状

（1）疼痛和压痛　骨折后，由于骨断筋伤，脉络受损，恶血留内，气血凝滞，阻塞经络，不通则痛，故常出现不同程度的疼痛、压痛和纵轴叩击痛等。除有脊髓损伤造成截瘫或感觉神经丧失功能的疾病，骨折处均有不同程度的疼痛及压痛，其特点为环形压痛。在移动患肢时疼痛加剧。当患肢经妥善固定后，疼痛可以减轻并渐至消失。在触摸时，骨折处有局限性压痛，借此可以准确判定骨折的部位及范围。尤其对不完全性骨折和嵌入骨折，局限性压痛对诊断更有意义。

（2）局部肿胀、瘀斑和皮肤擦破伤　骨折后，由于脉络受伤，筋骨折断，骨髓、骨膜和周围软组织损伤，血管破裂出血，离经之血外溢肌肤，组织水肿，损伤部可出现肿胀。一周内水肿达到最高峰。在张力最大时，局部皮肤可发亮，并可产生张力性水疱。当骨折部的瘀血溢到皮下，会出现皮肤瘀斑。血肿沿撕裂的肌膜和筋膜向皮下组织松弛部扩散，在数日之后，由于血红蛋白分解，使皮肤变色，形成青紫或青黄色的瘀斑。

（3）功能障碍　骨折后，肢体出现功能障碍。其原因是多方面的，包括：剧烈疼痛，肌肉反射性痉挛；肌肉失去附着或失去骨骼的杠杆作用；神经、血管、肌肉、肌腱等组织的破坏等。这几种原因可部分存在，亦可同时出现。个别骨折，如儿童的青枝骨折和成人的嵌入性骨折，可无明显运动功能丧失。

2.骨折的特征

（1）畸形　骨折后，因暴力、肌肉收缩、肢体重量等可使骨折端发生不同程度和不同方向的移位，如短缩、成角、侧方移位、旋转、隆起、凹陷等畸形。某些骨折往往有特定的畸形，如桡骨下端骨折向背侧、向桡侧移位时（伸直型骨折）呈餐叉样畸形或刺刀样畸形。

（2）异常活动　骨干部无嵌入的完全性骨折，可出现似关节一样的可动性，这是由于骨的连续性丧失后所呈现的。

（3）骨擦音　骨折端互相摩擦、碰撞所发出的粗糙声音或感觉。这种症状，往往在局部检查时，用手触摸骨折处而可感觉到。由于骨膜上的神经十分丰富，骨摩擦时会给病人增加痛苦并加重损伤，所以不应为检查有无骨擦音而随意活动患肢。

畸形、异常活动和骨擦音是骨折的三大特有体征，具有确切的诊断价值。一般说来，外伤后这三大症状，只要有一种出现，在排除关节脱位、肌腱损伤或其他病变引起的肢体畸形时，在临床上便可以确诊骨折。

三、影像学检查

X线、CT、MRI等检查是骨折诊断的重要手段之一。它不仅能对骨折存在与否加以确认，而且还能显示骨折类型、移位方向、骨折端形状等局部变化，尤其在X线检查时应注意以下几方面。

（1）X线照片必须能清楚地显示出软组织和骨质的界线。X线透视比较方便、及时，且可以在应力下发现裂纹骨折。可以作为初筛，明确诊断还需要摄片。

（2）对骨折或关节脱位患者或不易确诊的病例，均应摄受损部位正侧位片。必要时摄健侧进行对比。对特殊部位的骨折，如颈椎齿状突骨折、髋臼后上缘骨折等还应酌拍开口位或其他特殊角度的照片。

（3）拍摄范围。四肢骨干，应至少包括上下一个关节。前臂及小腿骨折，往往两条骨的骨折线不在同一平面，最好拍骨的全长，以免漏诊。

（4）必须与临床检查相结合，以便作出正确诊断。有些骨折，如腕舟骨骨折、跖骨疲劳骨折、股骨颈无移位骨折等，当时X线照片可能显示不出骨折线，两周后再行X线摄片检查，由于断端骨质吸收，便可见到明显的裂纹，或摄CT、MRI等进一步明确诊断。

（5）儿童四肢靠近骨骺的损伤，有时不易确定有无骨折及移位，需拍摄健侧肢体相应部位的照片，以资对照。

（6）在手法整复时，有时需要采用短暂X线透视，以检查骨折复位情况。但必须严格实行防护措施，避免在射线下长时间的徒手整复，以防止接受X线过多，引起放射性损伤。

（王琦）

第四节　骨折的治疗

扫码"学一学"

一、骨折治疗原则

骨折治疗全过程应贯彻固定与活动统一（动静结合），骨与软组织并重（筋骨并重）、局部与整体兼顾（内外兼治）、医疗措施与患者的主观能动性密切结合（医患合作）的治疗原则。在继承中医经典理论和前人经验的基础上，结合现代自然科学（如生物力学和放射诊断学等）知识，辨证施治，处理好骨折治疗中复位、固定、内外用药、练功的关系，尽可能做到骨折复位不增加局部软组织损伤，固定骨折不妨碍有利于骨折愈合的肢体活动，以促进全身气血运行，增加新陈代谢，促进骨折的愈合，使受伤肢体最大限度地恢复功能。

二、骨折的复位

复位是将移位的骨折段恢复正常或近乎正常的解剖关系，重建骨骼的支架作用。复位的方法有两类，即闭合复位和切开复位。闭合复位又可分为手法复位和持续牵引。持续牵引既有复位作用，又有固定作用。

（一）手法复位

应用手法使骨折复位，称手法复位。绝大多数骨折都可用手法复位取得满意的效果。手法复位的要求是及时、稳妥、准确、轻巧而不增加损伤，力争一次手法整复成功。

1. 复位原则 骨折复位应掌握远端对近端的复位原则，即以"子求母"。一般认为复位时移动远折断（子骨）去凑合近折断（母骨）为顺，反之为逆。手法复位前，先了解骨折畸形及移位情况，并结合影像学资料，做好复位准备。施行手法时，宜先轻后重，从近到远。由于骨折后周围肌肉痉挛收缩阻碍复位，因此应先将患肢放在肌肉相对松弛的位置，顺势牵引，再按整复要求，改变牵引方向及力度，以利于成功复位。

2. 复位标准

（1）对位与对线 ①对位，指骨折远近端的接触面。②对线，指骨折远近端在纵轴上的关系。

（2）解剖复位 骨折之畸形和移位完全纠正，恢复了骨的正常解剖关系，对位和对线完全良好时，称为解剖复位。解剖复位可使骨折端稳定，便于早期练功，骨折愈合快，功能恢复好。对所有骨折都应争取达到解剖复位。

（3）功能复位 骨折复位虽尽了最大努力，某种移位仍未完全纠正，但骨折在此位置愈合后，对肢体功能无明显妨碍者，称为功能复位。对不能达到解剖复位者，应力争达到功能复位。功能复位的要求根据患者的年龄、职业和骨折部位的不同而有所区别。例如，治疗老年人骨折，首要任务是保存其生命，对骨折复位要求较低。然而，对于年轻的舞蹈演员、体育运动员，骨折的功能复位则要求很高，骨折复位不良则影响其功能。关节内骨折，对位要求也较高。功能复位的标准是：①对位。长骨干骨折对位至少应达1/3以上，干骺端骨折对位至少应达3/4左右。②对线。骨折部位的旋转移位必须完全矫正。成角移位若与关节活动方向一致，日后可在骨痂改造塑形期有一定的矫正和适应，但成人不宜超过10°，儿童不宜超过15°。成角若与关节活动方向垂直，日后不能矫正和适应，故必须完全复位。膝关节的关节面应与地面平行，否则关节内、外两侧在负重时所受压力不均，日后可以继发创伤性关节炎，引起疼痛及关节畸形。上肢骨折在不同部位，要求亦不同，肱骨干骨折一定程度成角对功能影响不大；前臂双骨折若有成角畸形将影响前臂旋转功能。③长度。儿童处于生长发育时期，下肢骨折缩短2cm以内，若无骨骺损伤，可在生长发育过程中自行矫正。成人则要求缩短移位不超过1cm。

3. 复位的时机 全身、局部情况允许，应尽早整复，伤后1~4小时内整复，局部瘀肿较轻，肌肉未发生明显痉挛，复位操作容易，最适宜复位。伤后4~6小时，瘀血未凝固变硬，复位效果亦佳。如伤后1~2天，或更晚一些，软组织肿胀不严重，又无其他并发症，仍可采用手法复位，也能收到较好效果。

伤肢肿胀明显，可暂不复位，先作临时固定或持续牵引，同时抬高患肢，内服化瘀消肿药物，待肿胀消退后再整复。伤肢有张力性水疱和血疱时，应进行无菌抽吸处理，待水疱、血疱好转后再行整复。儿童骨折愈合快，应尽早整复，不应等待肿胀全消或水疱、血疱痊愈，否则，时间一久，将有新骨产生。特殊情况下如有血管或神经受压时，只要患者全身情况允许，应立即整复。

患者有休克、昏迷、内脏和中枢神经损失时，不应立即整复骨折，应先抢救患者生命，待全身情况稳定后再进行复位。

4. 复位前准备

（1）麻醉选择　骨折复位应采用麻醉止痛，便于复位操作。麻醉特别是全麻前，对全身情况应有足够估计。临床上肢骨折可选用臂丛神经阻滞麻醉，下肢骨折可选用硬膜外麻醉或坐骨神经阻滞麻醉。局部麻醉是较安全实用的麻醉方法，常用于新鲜闭合性骨折的复位。局部麻醉时，无菌操作必须严格，以防骨折部感染。在骨折局部皮肤上先作少量皮内注射，将注射针逐步刺入深处，当注射针进入骨折部的血肿后，可抽出暗红色的陈旧血液，然后缓慢注入麻醉剂。四肢骨折用 1% 利多卡因注射液 5~10ml。麻醉剂注入血肿后，即可均匀地分布于骨折部。裂缝骨折无明显血肿时，可在骨折部四周浸润。通常在注射后 10 分钟，即可产生麻醉作用。对简单骨折，完全有把握在极短时间内获得满意复位者，也可以不用麻醉。

（2）术者和助手的准备　骨折复位是集体的协调操作，往往在瞬间完成，复位前术者和助手应了解骨折的部位、类型、移位方向和患者全身情况，以及据此制定骨折整复手法、整复步骤、整复要点，以及相互间的配合。并准备固定器械，包括夹板、压垫、石膏、绷带、扎带、托板、钢丝架及外用药物等。

5. 复位基本手法　复位基本手法有拔伸、旋转、折顶、回旋、端提、捺正、分骨、合骨、屈伸、纵压等（详见总论）。

复位后应检查复位效果，通过观察肢体外形，触摸骨折处的轮廓与健侧对比，并测量肢体长度，即可了解大致情况，若进一步确定复位效果，应在妥善固定后进行 X 线透视或摄片检查。整复骨折不宜在 X 线直接透视下操作，否则日久将对术者造成损害。

（二）切开复位

指切开骨折部的软组织，暴露骨折段，在直视下将骨折复位。随着中西医结合的深入发展，切开复位成为骨折治疗的一种重要方法。手法整复难以奏效时，以及治疗和护理不便的多发骨折、陈旧性骨折畸形愈合等时，应采用切开复位。

切开复位有不少缺点，包括：损伤软组织和骨膜，骨折愈合缓慢；局部抵抗力降低，如无菌操作不当，则会引起感染；技术操作不当，有误伤重要血管、神经的可能等。因此临床中应严格掌握切开复位的适应证。骨折切开复位术除应掌握一般的外科技术、无菌术外，还应重点掌握手术入路和内固定方法。前者指选用正确且尽可能简单的入路显露骨折部，后者则指选用合适而可靠的内固定方式固定骨折断端。

三、骨折的固定

固定是治疗骨折的一种重要手段，复位后，固定起到主导作用和决定性作用。已复位的骨折必须持续地固定在良好的位置，防止再移位，直至骨折愈合为止。目前常用的固定方法分外固定和内固定两类。外固定有夹板、石膏绷带、持续牵引和外固定架等，内固定如钢板、螺丝钉、髓内钉、钢丝、克氏针等。

四、功能锻炼

功能锻炼亦称练功，是骨折治疗的重要组成部分，骨折功能锻炼的主要目的是通过肌肉收缩和关节活动，加速全身和局部的气血循环，化瘀消肿，濡养筋骨关节，增加骨折断端垂直压应力，促进骨折愈合；防止肌肉萎缩、骨质疏松、肌腱韧带挛缩、关节僵硬等并发症，尽快恢复肌肉、关节功能。

练功活动的原则是：①根据骨折的不同部位、类型和稳定程度，选择适当的练功方法，并在医护人员的指导下进行。②练功活动要早，在伤肢和全身情况允许的情况下，在骨折整复固定后即开始，并随骨折愈合的进程而循序渐进，逐步加大活动量，将练功活动贯穿于整个治疗过程中。③以主动活动为主，被动活动为辅，禁忌任何粗暴的被动活动。④做到练功活动不影响固定效果，防止发生骨折移位，同时在有效固定下，尽可能地做合理的练功活动，把对骨折治疗有利的因素全部发挥出来，使骨折愈合与功能恢复齐头并进。⑤充分发挥患者的主观能动性，坚持正确的练功活动，做到医疗措施和病人的主观能动性相结合。

（一）骨折早期

伤后 1~2 周内，患肢局部肿胀、疼痛，容易再发生移位，筋骨正处于修复阶段。此期练功的目的是消瘀退肿，加强气血循环，方法是使患肢肌肉做舒缩活动，但骨折部上下关节则不活动或轻微活动。例如前臂骨折时，可做抓空握拳及手指伸屈活动，上臂仅做肌肉舒缩活动，而腕、肘关节不活动。下肢骨折时可做股四头肌舒缩及踝部伸屈活动等。健肢及身体其他各部关节也应进行练功活动，卧床患者还须加强深呼吸练习并结合自我按摩等。练功时以健肢带动患肢，次数由少到多，时间由短到长，活动幅度由小到大，以患处不痛为原则，切忌任何粗暴的被动活动。

（二）骨折中期

2 周以后患肢肿胀基本消退，局部疼痛逐渐消失，瘀未尽去，新骨始生，骨折部日趋稳定。此期练功的目的是加强去瘀生新、和营续骨能力，防止局部筋肉萎缩、关节僵硬以及全身的并发症。练功活动的形式除继续进行患肢肌肉的舒缩活动外，并在医务人员的帮助下逐步活动骨折部上下关节。动作应缓慢，活动范围应由小到大，至接近临床愈合时应增加活动次数，加大运动幅度和力量。例如股骨干骨折，在夹板固定及持续牵引的情况下，可进行撑臂抬臀，举屈蹬腿，伸屈髋、膝等活动；胸腰椎骨折做飞燕点水、五点支撑等活动。

（三）骨折后期

骨折已临床愈合，夹缚固定已解除，但筋骨未坚，肢体功能未完全恢复。此期练功的目的是尽快恢复患肢关节功能和肌力，达到筋骨强劲、关节滑利。练功的方法常取坐位、立位，以加强伤肢各关节的活动为重点，如上肢着重各种动作的练习，下肢着重于行走负重训练。在练习期间可同时进行热熨、熏洗等。部分患者功能恢复有困难时，或已有关节僵硬者可配合按摩推拿手法，以协助达到活血舒筋活络之目的。

五、药物治疗

药物内服与外用药物是治疗骨折的两个重要方法。古代伤科学家积累了不少秘方、验方，都各有特长，但总是以"跌打损伤，皆瘀血在内而不散也，血不活则瘀不能去，瘀不去则折不能续"和"瘀去、新生、骨合"作为理论指导的。内服和外用药物，对纠正因损伤而引起的脏腑、经络、气血功能紊乱，促进骨折的愈合均有良好作用。

（一）内服药

1. 初期　由于筋骨脉络的损伤，血离经脉，瘀积不散，气血凝滞，经络受阻，故宜活血化瘀、消肿止痛为主，可选用活血止痛汤、和营止痛汤、新伤续断汤、复元活血汤、夺命丹、八厘散、肢伤一方等药，如有伤口者多吞服玉真散。如损伤较重，瘀血较多，应防其瘀血流注脏腑而出现昏沉不醒等症，可用大成汤通利之。

2. 中期　肿胀逐渐消退，疼痛明显减轻，但瘀肿虽消而未尽，骨尚未连接，故治宜接骨续筋为主，可选用新伤续断汤、续骨活血汤、桃红四物汤、接骨丹、接骨紫金丹等，接骨药有自然铜、血竭、䗪虫、骨碎补、续断等。

3. 后期 一般已有骨痂生长，治宜壮筋骨、养气血、补肝肾为主，可选用壮筋养血汤、生血补髓汤、六味地黄汤、八珍汤、健步虎潜丸和续断紫金丹等。骨折后期，尚应适当注意补益脾胃，可用健脾养胃汤、补中益气汤、归脾丸等加减。

（二）外用药

1. 初期 以活血化瘀、消肿止痛类的药膏为主，如消瘀止痛药膏、双柏散、定痛膏、紫荆皮散。红肿热痛时可外敷清营退肿膏、金黄膏。

2. 中期 以接骨续筋类药膏为主，如接骨续筋药膏、外敷接骨散、驳骨散、碎骨丹等。

3. 后期 骨折已接续，可用舒筋活络类膏药外贴，如万应膏、损伤风湿膏、坚骨壮筋膏、金不换膏、跌打膏、伸筋散等。骨折后期，关节附近的骨折，为防止关节强直、筋脉拘挛，可外用熏洗、熨药及伤药水揉擦，配合练功活动，达到活血散瘀、舒筋活络、迅速恢复功能的目的。一般常用的熏洗及熨药方有海桐皮汤、舒筋活血洗方、上肢损伤洗方、下肢损伤洗方等，常用的伤药水有伤筋药水、活血酒等。

第五节 骨折的并发症

扫码"学一学"

人体受暴力打击时，除发生骨折外，还可能出现各种全身或局部的并发症，这些并发症往往影响骨折的处理和预后。严重的并发症对人体的危害，远远超过骨折本身，有的在短时间内危及生命，必须立即处理。有的需和骨折同时处理，有的需骨折愈合后处理。

一、早期并发症

（一）外伤性休克

骨折和软组织损伤，通常伴随一定量的失血。多发骨折、出血多的骨折（如骨盆骨折、股骨干骨折）或骨折合并内脏损伤（如肝、脾破裂）时，出血量很大，多合并休克。肢体的严重挤压伤既可造成血液和血浆严重丢失，又能产生许多毒性物质，加快休克的进程。休克的临床表现是面色苍白、四肢厥冷、出汗、指端发绀、反应迟钝或烦躁不安、脉细虚数、血压下降甚至不能测出。因可能在短时间内危及病人生命，宜及时抢救。

（二）感染

开放性骨折污染严重者，若清创不及时，或清创不彻底，均可引起化脓性感染，严重者导致骨髓炎、败血症。若发生厌氧性感染如破伤风、气性坏疽，后果更为严重。因此，对于开放性骨折应尽早彻底清创，术后给予广谱抗生素治疗并注射破伤风抗毒血清。

（三）内脏损伤

1. 肺损伤 肋骨骨折，移位的骨折端可损伤肺实质或肋间血管，引起血胸或闭合性气胸、开放性气胸、张力性气胸、血气胸。

2. 肝、脾破裂 暴力打击胸胁下部时，除可造成肋骨骨折外，还可引起肝或脾破裂，特别是有脾肿大时更易破裂，形成严重的内出血和休克。

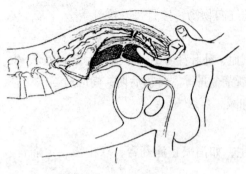

图 5-1　肛门指检

3. 膀胱、尿道、直肠损伤　骨盆骨折时特别是耻骨与坐骨支同时断裂时，容易导致后尿道断裂。因膀胱三角区收缩，断裂的尿道近端向后移位，血液与尿液聚积于耻骨后腹膜外直肠膀胱间隙。患者排尿困难，尿道口滴血，严重者发生急性尿潴留，膀胱高度充盈，如试行导尿，仅流出少许血液或血性尿液，但膀胱仍然充盈。耻骨及坐骨骨折时，如果膀胱处于充盈状态，可被移位的骨折端刺破，发生尿外渗。患者下腹部有明显压痛及尿液浸润性包块，导尿时可有尿液流出，但局部包块不消失。骶尾骨骨折可能刺破直肠，而致下腹部疼痛，肛门指检时可能有血染指套（图 5-1）。

（四）重要动脉损伤

多见于开放性骨折、火器伤骨折和移位较大的闭合性骨折。如伸直型肱骨髁上骨折的近端伤及肱动脉（图 5-2），股骨髁上骨折伤及腘动脉，肱骨外科颈骨折伤及腋动脉，胫骨上段骨折伤及胫前或胫后动脉。动脉损伤有下列几种情况。

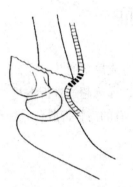

图 5-2　伸直型肱骨髁上骨折损伤肱动脉

1. 开放性骨折合并动脉破裂则鲜血从伤口喷射流出　在紧急情况下，可用止血带止血，每隔一小时松解一次。同时应尽量争取时间，尽快输血，清创探查，酌情结扎或吻合血管。

2. 闭合性骨折，骨折端刺破动脉，形成局部血肿，并进行性的肿胀，按之发硬　肢体远端发凉、麻木、苍白或发绀，动脉搏动消失或减弱，其处理同开放性动脉损伤。该类动脉损伤，后期可形成假性动脉瘤，若动、静脉同时被刺破，可形成动静脉瘘。

3. 由于骨折压迫或刺伤血管，虽然连续性未破坏，但其内膜有不同程度的挫伤或破裂，可引起血栓形成或主要分支痉挛，表现为远端严重缺血　应及时进行封闭或神经阻滞麻醉，保温观察，不见缓解者需手术探查。

（五）脊髓损伤

较严重的脊椎骨折脱位，可并发脊髓挫伤或断裂，而发生损伤平面以下的截瘫。脊椎损伤多发生在颈段和胸腰段（图 5-3）。

（六）周围神经损伤

早期的神经损伤可因神经受牵拉，或骨折端压迫、挫击、刺戳等所致。如肱骨干骨折可并发桡神经损伤，肱骨髁上骨折可并发正中神经损伤，腓骨颈骨折可并发腓总神经损伤等。神经损伤后，受累的肢体即可发生感觉障碍、运动障

图 5-3　脊柱骨折脱位时损伤脊髓

碍，后期出现神经营养障碍等。诊断和处理骨折时，应仔细检查肢体远端的感觉和运动是否正常，一般对闭合性骨折脱位并发神经损伤者，须及时将骨折脱位整复，但不要使用暴

力，以免加重对神经的损伤。一般的神经挫伤多能在 3~6 个月内自行恢复，若不恢复者，宜行探查术。对开放性骨折合并神经损伤者，宜在术中一并探查。晚期的神经损伤较少见，可因固定压迫、骨痂包裹，或肢体畸形牵拉所致。治疗方法可用神经松解术、神经移位术、截骨矫正畸形术等，并配合针灸、药物治疗。

（七）筋膜间隔区综合征

各种原因造成筋膜间隔区内组织压力升高致血管受压、血循环障碍、肌肉和神经组织血供不足，甚至缺血坏死，最后产生的一系列症状、体征，统称筋膜间隔区综合征。上肢多见于肱骨髁上骨折或尺桡骨双骨折，下肢多见于股骨髁上骨折或胫腓骨骨折。严重者可导致缺血性肌挛缩的发生，形成特有的畸形——爪形手、爪形足，可造成严重的残疾（图 5-4）。

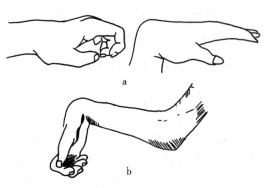

a.较轻的缺血性肌挛缩畸形　b.严重的缺血性肌挛缩畸形

图 5-4　缺血性肌挛缩畸形

（八）脂肪栓塞

是少见而严重的骨折并发症，近年来随着复杂损伤的增多而发病率有所增加。成人骨干骨折后，若髓腔内血肿张力过大，骨髓脂肪侵入血流，形成脂肪栓塞而堵塞血管，可以引起肺脂肪栓塞、脑脂肪栓塞等。无症状表现或症状轻微者常被忽略，临床表现明显者，症状危急，死亡率高。常有多样表现，如突然死亡、休克、昏迷、急性肺水肿或出现类似肺炎的现象。体格检查常可发现病人的胸壁和结膜下有出血点，血液气体分析动脉氧分压下降及肺 X 线片"暴风雪"样改变。为防止这类严重的并发症，必须妥善固定伤肢，合理治疗骨折，并注意纠正全身水电解质失衡状况。

二、后期并发症

（一）坠积性肺炎

下肢和脊柱骨折，须较长时间的卧床，因痰涎积聚，咳出困难，可导致小气管阻塞和肺部坠积性充血，肺功能减弱，引起呼吸系统感染。老年患者多见，常因此而危及生命。故患者在卧床期间应多作深呼吸，或主动咳嗽帮助排痰，并注意练功活动，在不影响骨折治疗的情况下，做起坐和床上锻炼。

（二）压疮

长期卧床不能翻身的患者（如严重损伤昏迷、外伤性截瘫等），某些骨突部（如骶尾、后枕和足跟等处）受压，可致局部循环障碍，组织坏死，形成溃疡，经久不愈。故应加强护理，早作预防。对压疮好发部位要保持清洁、干燥，给予定时翻身、按摩，或在局部加棉垫、毡垫或空气垫圈等，以减少压迫。

（三）尿道感染和结石

脊椎骨折合并截瘫者，若排尿功能障碍，须长期留置导尿管，容易引起逆行性尿路感染，发生膀胱炎、肾盂肾炎等，故要在无菌条件下，定期更换导尿管和冲洗膀胱。长期卧床患者，骨骼脱钙，致大量钙盐从肾脏排出，如患者活动少，饮水少，则排尿不畅，容易形成尿路结石。故应鼓励患者多饮水，保持小便通畅。

（四）损伤性骨化（骨化性肌炎）

关节部位骨折或脱位，可引起骨膜被剥离，形成骨膜下血肿。反复施行粗暴的整复手法和被动活动，将使血肿扩散并渗入被破坏的肌纤维之间。血肿机化后，通过附近骨膜化骨的诱导，逐渐变成软骨，然后再钙化、骨化，形成骨化性肌炎从而影响关节活动。临床以肘关节损伤容易并发，在X线照片上可见到骨化阴影。

（五）创伤性关节炎

关节内骨折整复不良或错位愈合，骨干骨折成角畸形愈合，以致关节面不平整或关节面承重不平衡，长期的磨损使关节软骨面损伤、退变而产生创伤性关节炎。

（六）关节僵硬

受伤肢体长期广泛的外固定，若不注意功能锻炼，可产生肌腱挛缩，关节囊和周围软组织纤维粘连，而致关节活动障碍。因此，对关节内骨折并有较多积血时，须尽量抽净。外固定的范围和时间要恰到好处，在不影响骨折愈合的前提下，应行早期的练功活动。对骨折愈合后已形成关节僵硬者，常需长期熏洗、按摩、自主锻炼等，方能逐步恢复。

（七）缺血性骨坏死

骨折发生后，骨折段的血液供应受损时，可产生缺血性坏死。常见的有股骨颈骨折并发股骨头坏死，腕舟状骨腰部骨折并发近侧段坏死，距骨骨折或脱位并发距骨体坏死等。

（八）迟发性畸形

少年儿童的骨折，若骨骺损伤，可影响该骨关节的生长发育，出现生长阻滞或逐渐出现肢体畸形（常需若干年）。如肱骨外髁骨折出现的肘外翻畸形，肱骨髁上骨折出现的肘内翻畸形，均属迟发性畸形。

在治疗骨折时，对并发症应以预防为主，如果已经出现则应及时诊断和妥善治疗。

（桑晓文）

扫码"学一学"

第六节　骨折愈合、延迟愈合和不愈合

一、骨折愈合

（一）骨折愈合过程

骨折愈合的过程就是"瘀去、新生、骨合"的过程。一般可分为血肿机化期、原始骨痂形成期和骨痂改造塑形期。这三个时期是相互交织进行的，不能截然分开。

1. 血肿机化期　一般在骨折后2~3周内完成。骨折处血肿机化，由肉芽组织逐渐演变成纤维结缔组织，将骨折断端初步连接。此期属纤维连接，若发现骨折对位对线不良，尚可采用手法整复、调整外固定或牵引方向加以矫正。

2. 原始骨痂形成期　骨折后4~8周完成。骨内膜和骨外膜的成骨细胞增生，在骨折端内、外形成的骨组织逐渐骨化，形成新骨，称为膜内化骨。随新骨的不断增多，紧贴骨皮质内、外面逐渐向骨折端生长，彼此会合形成梭形，称为内骨痂和外骨痂。骨折断端及髓腔内的纤维组织亦逐渐转化为软骨组织，并随软骨细胞的增生、钙化而骨化，称为软骨内化骨，而在骨折处形成环状骨痂和髓腔内骨痂。两部分骨痂会合后，这些原始骨痂不断钙化而逐渐加强，当其达到足以抵抗肌收缩及成角、剪力和旋转力时，则骨折已达到临床愈合。此时 X 线片上可见骨折处周围有梭形骨痂阴影，但骨折线仍隐约可见。

3. 骨痂改造塑形期 一般约需8~12周。原始骨痂中新生骨小梁逐渐增加，排列整齐，骨折断端经死骨清除和新骨形成的爬行替代而复活，骨折部位形成骨性连接。骨小梁根据负重力线的需要，应力轴线上的骨痂不断得到加强，应力轴线以外的骨痂逐渐被清除，并且骨髓腔重新沟通，恢复骨的正常结构。

（二）影响骨折愈合的因素

1. 全身因素

（1）年龄 骨折愈合速度与年龄关系密切。婴幼儿生长发育迅速，骨折愈合较快。例如新生儿股骨干骨折半月左右即可愈合，成人需要2~3个月，老年人则时间更长。

（2）健康状况 身体强壮，气血旺盛，骨折则愈合较快；慢性消耗性疾病，气血虚弱，则骨折愈合迟缓。

2. 局部因素

（1）断端的接触面积 斜形和螺旋形骨折，断端接触面积大，则愈合较快，横行骨折断端接触面积小，则愈合较慢。整复后对位良好者愈合快，对位不良者愈合慢。骨折断端若有肌肉、肌腱、韧带或骨膜嵌入，则骨折难以愈合甚至不愈合。

（2）断端的血液供应 这是决定骨折愈合快慢的重要因素。血供良好的松质骨部骨折愈合较快，而血供不良的部位骨折则愈合速度较慢，甚至发生延迟连接、不连接或缺血性骨坏死（图5-5）。例如，胫骨干下1/3的血供主要依靠由上1/3进入髓腔的滋养动脉，故下1/3骨折后，滋养动脉断裂后，远端血供较差，愈合迟缓。股骨头的血供主要来自关节囊和圆韧带的血管，故股骨头下部骨折后，血供较差，就有缺血性骨坏死的可能。

腕掌骨的营养血管由掌侧结节处和背侧中央部进入胺部骨折后，近端的血供较慢，愈合迟缓。

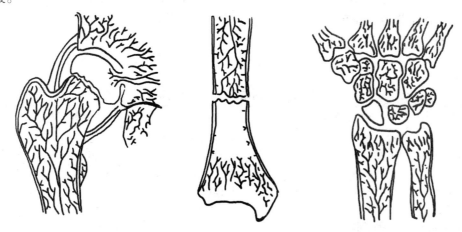

图5-5 血循环不佳，易发生延迟连接、不连接或无菌性坏死

（3）损伤的程度 有大块骨缺损的骨折、一骨有数段的骨折或软组织损伤严重、断端形成巨大血肿者，骨折的愈合速度就较慢。骨痂的形成，主要来自骨内膜和骨外膜，故骨膜的完整性对骨折愈合有较大的影响，骨膜损伤严重者，愈合也较困难。

（4）感染的影响 感染可以引起局部长期充血、组织破坏、脓液和代谢产物的堆积，则影响骨折愈合。

（5）固定和运动 固定可以维持骨折端整复后的位置，防止软组织再受伤和血肿再扩大，保证修复顺利进行。但固定太过使局部血运不佳，骨代谢减退，骨质疏松，肌肉萎缩，对愈合不利。如果能在保证骨折不再移位的条件下，进行适当的功能锻炼，促进局部血液循环，则骨折可以加速愈合。

3. 应避免的因素

（1）反复多次或粗暴的手法整复　损伤局部软组织和骨外膜，不利于骨折愈合。

（2）切开复位　软组织损伤过重，骨膜剥离广泛，破坏了局部血液供应，影响了骨折的愈合。

（3）过度牵引　可造成骨折段分离移位，并可因血管变细或痉挛，造成血液循环障碍，致骨折延迟愈合或不愈合。

（4）固定不牢靠　固定不牢固，骨折处仍有剪力或旋转力存在，干扰骨痂生长，不利于骨折愈合。

（5）不适当的锻炼　过早或不适当的功能锻炼，可干扰骨折固定，影响骨折愈合。

（三）骨折愈合标准

掌握骨折的临床愈合和骨性愈合的标准，有利于确定外固定的时间、练功计划和辨证用药。

1. 骨折的临床愈合标准

（1）局部无压痛，无纵向叩击痛。

（2）局部无异常活动。

（3）X线照片显示骨折线模糊，有连续性骨痂通过骨折线。

（4）功能测定：在解除外固定情况下，上肢能平举1kg达1分钟，下肢能连续徒手步行3分钟，并不少于30步。

（5）连续观察2周骨折处不变形，则观察的第一天即为临床愈合日期。

（2）、（4）两项的测定必须慎重，以不发生变形或再骨折为原则。

2. 骨折的骨性愈合标准

（1）具备临床愈合标准的条件。

（2）X线照片显示骨小梁通过骨折线。

成人常见骨折临床愈合时间参考表

骨折名称	愈合时间（周）	骨折名称	愈合时间（周）
锁骨骨折	4~6	股骨颈骨折	12~24
肱骨外科颈骨折	4~6	股骨粗隆间骨折	7~10
肱骨干骨折	4~8	股骨干骨折	8~12
肱骨髁上骨折	3~6	小儿股骨干骨折	3~5
尺、桡骨干骨折	6~8	髌骨骨折	4~6
桡骨远端骨折	3~6	胫腓骨干骨折	7~10
腕舟骨骨折	＞10	踝部骨折	4~6
掌、指骨骨折	3~4	跖骨骨折	4~6

二、骨折延迟愈合

骨折延迟愈合是指骨折经过治疗，超过通常愈合所需要的时间，骨折断端仍未出现骨折连接，且患处仍有疼痛、压痛、纵轴叩击痛、异常活动现象。X线片上显示骨折端所产生的骨痂较少，骨质轻度脱钙，骨折线仍明显，骨折断端无硬化现象。但骨痂仍有继续生长的能力，只要找出发生的原因，去除不合理因素，作针对性的治疗，骨折仍可愈合。

三、骨折不愈合

骨折不愈合是指骨折经过治疗，超过通常愈合时间，再度延长治疗时间，仍不能骨性愈合，称骨折不愈合或骨不连接。X 线片显示骨折断端互相分离，骨痂稀少，骨折线清晰可见，两断端萎缩光滑，骨髓腔封闭，骨端硬化等。临床上常认为骨折端硬化和髓腔闭塞是骨折不愈合的先兆，骨折处有假关节活动。

四、骨折畸形愈合

骨折畸形愈合是指骨折愈合后未达到功能复位的要求，存在成角、旋转、重叠或短缩畸形者。对畸形较轻，年龄在 13 岁以下的患者，除旋转及严重的成角畸形外，常能在发育过程中自行矫正，不必处理。如畸形严重，下肢短缩超过 2cm，成角超过 15°，旋转超过 30° 影响肢体功能者，不论年龄大小，均应及早进行治疗。

第七节　开放性骨折

扫码"学一学"

开放性骨折即骨折部位皮肤或黏膜破裂，骨折与外界相通。它可由直接暴力作用使骨折部软组织破裂，肌肉挫伤所致。亦可因间接暴力，由骨折端自内向外刺破肌肉和皮肤引起。开放性骨折根据软组织污染而致感染的危险及损伤的轻重，可分为三度：一度，皮肤由骨折端自内向外刺破，软组织损伤轻；二度，皮肤破裂或挫伤，皮下组织与肌肉有中度损伤；三度，广泛的皮肤、皮下组织与肌肉严重损伤，常合并血管、神经损伤。

一、处理原则

开放性骨折的处理原则是及时正确地处理创口，不给污染伤面的细菌在组织内繁殖的机会，尽可能地防止感染，力争将开放性骨折转化为闭合性骨折。

二、一般处理

立即给予足量有效抗生素，注射破伤风抗毒素血清（TAT）。将病人从急诊室直接送至手术室，在适当的麻醉下，以消毒纱布盖好伤口，剃除伤口周围毛发，彻底清洗患肢和伤口周围健康组织上的污垢。戴无菌手套，清洗用的刷子和肥皂水均应消毒无菌。清洗先从伤口周围开始，逐步超越上、下关节，用无菌毛刷及肥皂水刷洗 2~3 次，每次刷洗后用自来水或生理盐水冲洗干净，更换毛刷后再进行下一次刷洗。刷洗时不要让肥皂水流入伤口内，以免加重污染。伤口内一般不用刷洗，如果污染较重，可用无菌纱布或软毛刷轻柔的进行清洗，然后用生理盐水彻底冲洗干净。再用 3% 双氧水及生理盐水交替冲洗伤口。最后用无菌纱布擦干皮肤，然后用碘伏常规消毒、铺单，显露出手术部位，进行清创术。

三、伤口的处理

对于伤后 6~8 小时内的伤口，应进行彻底清创，消灭污染，清除异物，切除坏死和失去活力的组织，使之变成清洁的伤口。为了辨别健康与坏死组织，清创时应避免使用止血带，有急性出血者先临时止血。清创时由内而外，由浅及深，逐层将污染的伤面、挫灭失活的组织彻底清除，不可姑息，尽量将皮下脂肪清除。关闭伤口时皮肤缝合不能过紧，如果皮肤缺损，伤口不能直接缝合，应选用减张切口、局部转移皮瓣、带血管蒂岛状皮瓣或游离皮瓣等方法消灭伤口。

受伤时间超过 8 小时者，应根据受伤部位、伤口情况决定是否清创缝合。如伤口污染较轻，组织损伤不重，伤部在血运较丰富的头皮、颜面、肩颈等部位，可考虑清创缝合。超过 12 小时者，除面、唇部伤口外，一般不做清创缝合。超过 24 小时者不宜行清创，仅用纱布包扎敞开的伤口，石膏或牵引固定制动，应用足量有效抗生素控制感染，可延期缝合或植皮消灭伤口。

四、骨折和血管神经的处理

1.**骨折复位固定** 伤后 6~8 小时以内，彻底清创后，根据骨折的类型选择适当的内固定。固定方法应以最简单、最快捷为宜，必要时术后可适当加用外固定。若骨折稳定，复位后不易再移位者，亦可不作内固定，而单纯选用外固定。三度开放性骨折及二度开放性骨折清创时间超过伤后 6~8 小时者，不宜应用内固定，可选用外固定器固定，减少感染发生。

2.**血管修复** 如血管已断裂，但不影响血液供应，可不予吻合。如果血管部分断裂，裂口不大者，可直接缝合。如为重要血管损伤，清创后要将两断端切至内膜完整处，在无张力下进行吻合。如血管缺损较多，可行自体静脉移植。

3.**神经修复** 神经断裂无功能影响，可不予处理。如为神经干损伤，争取在彻底清创后一期修复。若神经有部分缺损，可将临近的关节屈曲或将骨折断端做适当的截除，行神经外膜及束膜缝合。如神经受牵扯，挫裂而伤口损伤界限不清楚者，可用有色丝线标记固定，留待二期处理。

第八节 骨骺损伤

扫码"学一学"

骨骺损伤是指涉及骨骺生长板（简称骺板）的损伤，是小儿和青少年骨骼发育停止以前的一种特殊损伤。损伤除通过骺板外，同时涉及骨骺和干骺端，由于骨骺是骨长度增长发育的中心，部分骨骺损伤可引起骨骺早闭而影响骨骼发育，导致肢体短缩和关节畸形。骨骺损伤和成人骨折及儿童四肢骨干骨折有显著的不同，如果套用成人骨折的治疗原则，可能发生治疗失误导致永久性病废。

一、骨骺和骺板的解剖生理特点

1.**解剖生理** 骨的关节端由关节软骨、骨骺、未闭合的软骨板—骺板和干骺端组成。关节软骨是未成熟的透明软骨，它的营养由关节滑液供应，骨与软骨交界处的软骨下骺板成为血运的屏障。出生后胎儿长骨骨端，先后在其中央出现次级骨化中心即骨骺，产生骨组织，逐渐向四周扩展，一端永远保留软骨，即上述关节软骨。介于骨骺与干骺端之间的软骨叫骺板。骺板软骨在很长一段时间内仍保持增殖能力，使软骨不断增生，软骨同时退变后骨化，不仅使骺板软骨保持一定厚度，而且骨化的过程使骨干不断增长。青春期后，骺板软骨失去增殖能力，完全骨化，形成骺线残存，从此，长骨即停止生长。骺板结构根据组织学和功能特征可分为3层：生长层、成熟层和转化层（图5-6）。生长层与骨的纵向和横向发育有关。开始，软骨细胞很小，但血管丰富，提供未分化细胞，细胞生长缓慢，逐渐软骨细胞分裂增殖，细胞的纵向与横向均变大，沿骨长轴排列成柱状生长，将生长层分为静止区和柱状区。柱状细胞区占据骺板厚度的一半。进入到成熟层，软骨细胞肥大失去增殖能力，本层的细胞基质变薄，软骨基质发生钙化，该层分为肥大区和钙化区。最后一层为软骨细胞转化层。对成熟软骨细胞的结局有两种不同学说。一种看法，软骨基质的钙化，使软骨细胞缺乏营养退化死亡，但该层有血管长入，为骨化提供必要的成骨细胞。另一种看法是软骨细胞转变为成骨细胞，成骨细胞包绕在残留的钙化软骨基质周围产生骨组织，形成骨小梁。该层分为血管长入区和骨化区。在干骺端这种骨小梁叫原始骨小梁，存留短暂，陆续被破骨细胞破坏吸收，新的骨小梁形成，经过塑形而逐渐成熟。成骨过程由次级骨化中心逐渐向骨干两端扩张，使骨不断加长，但次级骨化中心的扩展又依靠骨干两端软骨细胞不断增生和成熟。

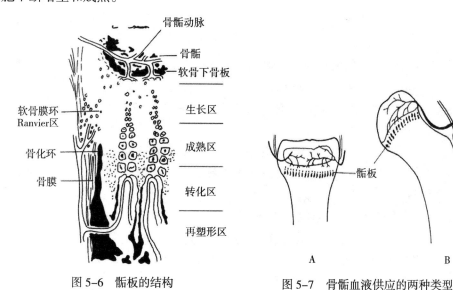

图 5-6　骺板的结构

图 5-7　骨骺血液供应的两种类型

2. 骨骺的血液供应　血管进入骨骺有两种方式，一种是骨骺的侧面有软组织覆盖，血管在远离骺板的部位通过软组织直接进入骨骺，而且进入的血管往往是数条。此种情况在骨骺分离时，血管不易损伤（图5-7 A）。另一种是整个骨骺在关节内，为关节软骨所覆盖，血管通过紧贴骺板边缘的关节软骨入骨骺（图5-7 B）。股骨头骨骺，肱骨内、外髁骨骺和桡骨头骨骺属于此种类型，即所谓关节内骨骺。这种血供方式一旦骨骺分离，血管常遭损伤，容易引起骨骺和骺板缺血性坏死。

3. 骺板的血液供应　骺板的血液供应分两组：一组由骨骺动脉的分支穿过骺板进入增殖细胞层，为软骨发育提供营养，所以，骨骺血供障碍，直接影响骺板生发细胞的增殖能力。骺板的另一组血供来源于干骺动脉和滋养动脉，其终末支进入骺板的软骨内骨化层。此组血管如出现问题则软骨基质不能钙化，肥大细胞堆积不能成骨。

二、骨骺损伤的分型

骨骺损伤最常用的分型方法是 Salter-Harris 的分类方法，依据损伤机制将骨骺损伤分为 6 种类型（图 5-8）。

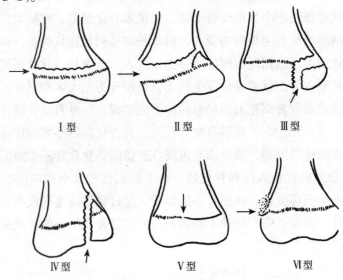

I 型　　　　　　　II 型　　　　　　　III 型

IV 型　　　　　　　V 型　　　　　　　VI 型

图 5-8　骨骺损伤类型

1. I 型　骨折线通过骺板软骨成熟区的肥大细胞层，此层软骨强度最弱，新生儿肱骨两端全骺分离、感染或佝偻病继发的病理性骨骺分离多属此型损伤。此类损伤多由剪力和撕脱力造成，由于其周围骨膜完整，骨骺板的生长细胞仍保留在骨骺上，所以预后很好，如桡骨远端骨骺分离。

2. II 型　这是骨骺损伤中最常见的类型。骨折线主要通过骺板软骨肥大细胞层，到达骺板边缘之前折向干骺端，分离的骨骺侧带有三角形干骺端骨片，即骨骺分离加干骺端部分骨折，三角形骨片可大可小，该侧骨膜完整，而对侧骨膜已经撕裂。损伤机制由剪切力加上弯矩造成。肱骨近端骨骺分离多属此型。

3. III 型　为关节内骨折，骨折线从关节面开始通过骨骺进入骺板软骨生长区与成熟区，然后 90° 转弯沿骺板肥大细胞层直达骺板边缘，即关节内骨折加骨骺分离。这种损伤不常见，由关节内切剪力引起，通常出现在胫骨远端。

4. IV 型　亦为关节内骨折，骨折线开始于关节面，经骨骺、骺板全层和干骺端三部分，即关节内骨折加骺板和干骺端骨折。此型骨折不稳定，往往血供受到影响，致使骨骺的发育亦受到影响，肱骨内、外髁骨折和内踝骨折多属此型损伤。

5. V 型　由于强大的垂直挤压暴力，使骺板的软骨细胞压缩而严重破坏。损伤没有明显移位，X 线检查常无阳性发现，早期诊断困难，若与健侧对比可能发现骺板厚度减小。由于软骨生长层细胞严重破坏和来自骨骺的营养血管广泛损伤，常导致骺板生长功能丧失，提前闭合，导致骨生长发育畸形。好发于膝部和踝部骨骺。

6. VI 型　此为骺板软骨膜环或 Ranvier 软骨膜沟损伤，常见于踝部被草坪除草机损伤或股骨髁部韧带撕脱骨折，X 线检查显示骺板边缘骨折或缺损，骨折常涉及邻近骨骺和干骺端，处理不当局部容易形成骨桥，继发畸形。

三、治疗原则

对于 I、II 型损伤主要为闭合复位，仅个别不稳定骨折或因软组织嵌入断端而致复位失败者需要手术治疗。儿童骨骼塑形能力强，不必强求解剖复位，随着生长发育大多数能自发矫正。Ⅲ、Ⅳ型损伤为关节内骨折，要求恢复关节面平整和骺板对位，常需手术治疗。原始移位较轻的Ⅲ型损伤可试行手法复位，骨折稳定则不手术。Ⅴ型损伤早期诊断困难，对可疑病例应局部制动 3~4 周，患肢免负重 1~2 个月。

1.**复位方法** 复位手法要轻柔，忌用暴力挤压骺板复位，以免造成医源性骺板损伤，闭合复位应在充分麻醉下进行，使肌肉完全放松，重叠骨端得以充分牵开，使骨骺端在"不接触"的状态下得到整复。

2.**复位时机** 整复骨折越早越好，时间拖延会增加复位困难。对Ⅰ、Ⅱ型损伤超过 7~10 天者不宜强行手法复位，以免引起明显的生长停滞，最好让其畸形愈合，留待日后截骨矫形更为可取。超过两周以上的陈旧骨折，即使切开复位也有损伤骺板危险，因此Ⅰ、Ⅱ型损伤尽量二期手术矫形，Ⅲ、Ⅳ型损伤为达到解剖复位和关节面平整，延迟开放复位也应实施。

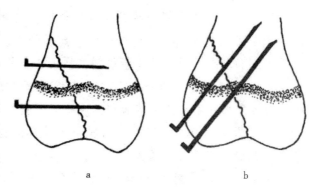

图 5-9 克氏针内固定避免通过骺板

a.正确固定；b.错误固定

3.**固定方法** 切开复位不要剥离骺板周缘的软骨膜，以免损伤 Ranvier 区软骨细胞及血运，禁用器械撬压骺板复位。内固定用克氏针为宜，尽量垂直骺板插入，切莫横向穿过骺板（图 5-9）。螺丝钉只能用于固定干骺端或体积较大的二次骨化中心，不应穿过骺板，否则取钉后局部腔隙可形成骨桥，遏制局部骨增长。骨愈合后应尽早取出内固定物。

4.**固定与功能锻炼统一** 骨骺损伤愈合很快，只需同一骨骼骨干愈合时间的一半左右。但骨痂在生物力学上是可塑形的，儿童好动，如果允许活动就可能变形。一般来说Ⅰ、Ⅱ、Ⅲ型损伤愈合较快，约 3~4 周，Ⅳ型骨折不稳定，容易延缓愈合或不愈合，须拍 X 线片证实骨折愈合才能去除固定。上肢在骨愈合后即开始全面功能锻炼，下肢应先练习关节活动，负重适当延后。

5.**长期随访** 对于骨骺损伤，在损伤后的 1~2 年内必须密切随访，以后每半年或一年检查一次，直到骨骼趋于成熟。因为许多生长紊乱不到青春快速生长期，并不表现出来。必须告诫患儿家属此预后可能导致骨骼生长障碍，并强调长期随访的重要性。

（晁建虎）

扫码"练一练"

第六章 四肢及躯干骨骨折

扫码"学一学"

要点导航

1. 掌握：锁骨骨折、肱骨外科颈骨折、肱骨髁上骨折、前臂双骨折、桡骨远端骨折、股骨颈骨折、股骨干骨折、髌骨骨折、胫腓骨干骨折、肋骨骨折、胸腰椎骨折脱位和骨盆骨折的骨折机制，临床特点及辨证施治方法。

2. 熟悉：肱骨干骨折、肱骨内上髁骨折、尺骨上1/3骨折并桡骨小头脱位、桡骨1/3骨折并下尺桡关节脱位、腕舟骨骨折、股骨粗隆间骨折、股骨髁上骨折、跟骨骨折及距骨骨折、颈椎骨折脱位的骨折机制，气血胸、骨盆骨折并发症发生机制临床特点及辨证施治方法。

3. 了解：尺骨鹰嘴骨折、桡骨头颈部骨折、股骨髁部骨折、胫骨平台骨折、距骨骨折脱位的机制，常见类型的临床特点及辨证施治方法。

第一节 上肢骨折

锁骨骨折

锁骨骨折是临床常见骨折之一，多发生儿童及青壮年。

锁骨细长弯曲，位置表浅，呈"S"形。内侧半弯凸向前，外侧半弯凸向后。内端与胸骨相联构成关节，外侧与肩峰相联构成肩锁关节，横架于胸骨和肩峰之间，是肩胛带与躯干唯一联系支架。内侧段有胸锁乳突肌附着，外侧段有三角肌和斜方肌附着，中1/3下方有臂丛神经和锁骨下血管走行。

【病因病机】

一、病因

锁骨位置表浅，易发生骨折，间接暴力和直接暴力均可造成锁骨骨折，间接暴力造成骨折多见。

二、病机

间接暴力致伤，滑跌时手、肘或肩部着地，冲击力经肱骨头或肩关节传递至锁骨，转化为弯曲或压缩载荷，并常在锁骨中1/3处形成应力集中，引起骨折。骨折以短斜形为常见。暴力强大时，可引起粉碎骨折，

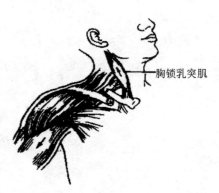

图6-1 锁骨骨折移位方式

向下方移位的碎片有引起锁骨下血管或神经损伤的危险。锁骨中 1/3 骨折者骨折近端受胸锁乳突肌牵拉，向后上移位，远端受三角肌、胸大肌及上肢重量牵拉，向前下移位（图 6-1）。

直接暴力较少见，可从锁骨前方或上方作用于锁骨，直接暴力造成骨折因着力点不同而异，多引起锁骨外 1/3 横行或粉碎型骨折。

婴幼儿因骨质柔韧，锁骨骨折多为青枝骨折，容易形成向上成角移位。

三、分型

1. **按骨折程度**　可分为青枝骨折和完全骨折，青枝骨折多见于幼儿，而完全骨折成人或儿童都可发生，骨折可位于锁骨各段，以横行、短斜形骨折多见，粉碎形骨折较少见。

2. **按骨折部位**

（1）中 1/3 骨折　最常见，多由间接暴力引起。

（2）外 1/3 骨折　较少见，多由直接暴力引起。

（3）内 1/3 骨折　少见，移位与中 1/3 骨折相似。

【诊断】

一、病史

患者有肩肘部摔伤或直接暴力外伤史。

二、临床表现

患侧锁骨部疼痛，活动受限。伤肩下沉并向前内倾斜，上臂贴胸不敢活动，健手托扶患侧肘部，以减轻上肢重量牵拉引起疼痛。幼儿多为青枝骨折，皮下脂肪丰满，畸形不明显，因不能自述疼痛位置，只有啼哭表现，但病儿头多向患侧偏斜，颌部转向健侧。小儿常不能准确叙述痛点和受伤经过，而易漏诊。

检查可见局部肿胀，锁骨上、下窝变浅或消失，甚至有皮下瘀斑，骨折处异常隆起。患肩下垂并向前内倾斜，骨折处压痛明显，完全骨折者可于皮下摸到移位的骨折端，有异常活动和骨擦感者，患侧上肢外展和上举活动受限。重叠移位者，从肩外侧至前中线的距离不等长，患侧较健侧可短 1~2cm。

合并锁骨下血管损伤时，患侧上肢桡动脉的搏动减弱或消失．患肢血液循环障碍；合并臂丛神经损伤者，患肢麻木，感觉及反射均减弱或消失。

三、影像学及其他检查

拍锁骨正位 X 线片可以明确诊断骨折的位置和类型，骨折情况复杂的可以配合锁骨及肩关节 CT 扫描。

【鉴别诊断】

锁骨外 1/3 骨折与肩锁关节脱位均有肩外侧肿胀、疼痛，两者须加以鉴别。肩锁关节脱位者用力将锁骨外端向下按之可复位，松手后可隆起。X 线片可见锁骨外端上移，关节间隙变宽，喙突与锁骨之间距离增大。

【治疗】

一、非手术治疗

（一）治疗方案

（1）儿童无移位骨折或青枝骨折，三角巾悬吊患肢2~3周。

（2）儿童有轻度移位或成角较大的骨折，行肩后伸位牵引，后"∞"字绷带固定3~4周。

（3）成人锁骨移位骨折，手法复位后，后"∞"字绷带或双圈固定4~6周。整复时切忌反复推按，不必强求解剖对位，粉碎型骨折尤须注意，以防发生意外。

（4）锁骨骨折愈合后留有畸形者，无碍上肢功能及外观，不需手术治疗。

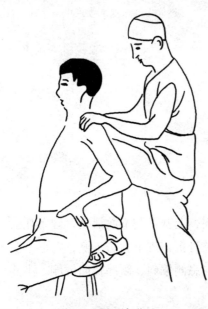

图6-2 膝顶复位法

（二）整复固定

1.整复方法

（1）膝顶复位法 患者坐凳上，挺胸抬头，双手叉腰，拇指向前，助手在背后一足蹬于凳缘上，将膝部顶住患者背部正中，双手握其两肩外侧向背后徐徐拔伸，使患者挺胸，肩部后伸，以矫正骨折端重叠移位。术者立于患者前方，以两手拇、食、中指分别捏住骨折近、远端，用提按手法矫正侧方移位（图6-2）。

（2）外侧牵引复位法 令患者坐凳上，一助手立于健侧，双手绕患侧腋下抱住其身，术者以一手握患侧上肢，提至与肩平，并向后上方拔伸牵引，另一手拇、食、中指捏住骨折端，用捺正手法使之复位，再将患肢徐徐放下。亦可由另一助手向后上方牵引患侧上肢，术者以两手拇、食、中指捺正复位。

2.固定方法

（1）后"∞"字绷带固定 骨折整复后，局部用高低垫、大平垫固定，双侧腋下用大棉垫保护，再用宽绷带从伤肩经上背部绕向对侧腋下至健侧肩前部，并返回背部，绕过伤肢腋下至肩部，如此反复包扎至牢固，然后用宽胶布沿上述径路固定一遍，以增强作用（图6-3）。

（2）双圈固定法 骨折近端用高低垫、大平垫固定后，用两个棉圈套于双肩部，在棉圈的前后方用布带捆扎固定，前方稍松，后方要紧。患侧棉圈的前面要压住骨折近端。双圈的前方用1条布带固定，防止圈滑动；后方用2条布带固定，保持肩背伸。前方的布带拉住患侧圈前面，压紧骨折近端，斜向下止于健侧圈下部。后方的布带尽量靠下方固定，以增强固定力量（图6-4）。

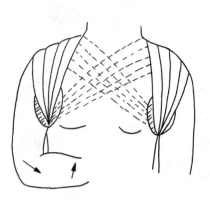
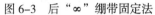
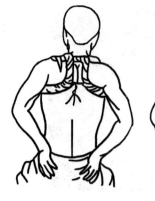
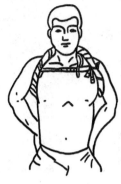

图 6-3　后"∞"绷带固定法　　　　　　　图 6-4　双圈固定法

二、手术治疗

（一）适应证

锁骨骨折合并神经、血管压迫症状或损伤者；骨折畸形愈合影响功能或骨折不愈合者；因其他原因或要求解剖复位者，可切开复位内固定。

（二）手术及固定方式的选择

患者仰卧位，伤侧肩部颈丛神经阻滞麻醉或局麻。沿锁骨走行做斜行或弧形切口，切开皮肤和皮下组织，显露骨折断端及其他损伤组织，进行复位内固定及功能重建。临床常用的内固定的形式如下。

1. 髓内针内固定　髓内针固定具有操作简便、费用低廉和二次去除容易等优点。不足之处固定不甚坚强，钢针易于松动脱出而致内固定失败。

2. 接骨板内固定　使用重建及解剖接骨板固定具有复位精确、固定可靠、允许早期功能锻炼等优点，目前已经成为锁骨骨折的主要内固定手段（图 6-5 至图 6-8）。

3. 记忆合金接骨器内固定　记忆合金具有的独特"记忆"功能，使其在明显的塑性形变后，经过加温，可以恢复到它变形前的原始形状。利用这一特性设计的记忆合金接骨器具有可靠的固定强度以及持续自加压功能，能为骨折愈合提供良好的力学条件。

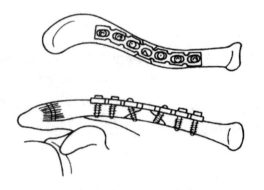
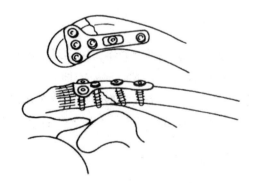

图 6-5　锁骨重建接骨板　　　　　　　图 6-6　锁骨远端解剖接骨板

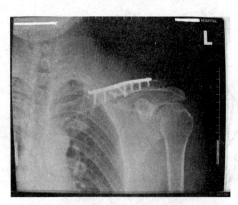
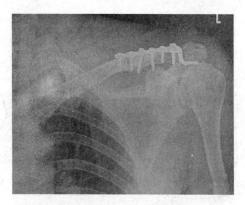

图 6-7　锁骨中段骨折接骨板内固定　　　　　图 6-8　锁骨远端钩形接骨板

三、药物治疗

锁骨骨折，可按骨折三期辨证用药原则，辨证施治，灵活选用方药。

四、功能锻炼

骨折复位后即可做手指、腕、肘关节屈伸活动和用力握拳活动，以促进气血运行，防止和减轻上肢的肿胀。中期可做肩部的后伸运动，必要时配合按摩。对于老年人应鼓励其积极进行功能锻炼，预防肩周炎的发生。

肱骨外科颈骨折

肱骨外科颈骨折是常见的肱骨近端骨折，老年多见，女性发病率高。肱骨外科颈位于解剖颈下 2~3cm，相当于大、小结节下缘与肱骨干的交界处，是松质骨和密质骨交界处，是解剖上的薄弱处，常易发生骨折。而肱骨解剖颈很短，骨折较罕见。紧靠肱骨外科颈内侧有腋神经向后进入三角肌内，臂丛神经、腋动静脉通过腋窝，严重移位骨折时可合并神经血管损伤。

【病因病机】

一、病因

肱骨外科颈骨折以老年人较多见，亦可发生于儿童与成人。发病原因多为间接暴力所致，多因跌倒时手掌或肘部先着地，传达暴力所引起，若上臂在外展位则为外展型骨折，若上臂在内收位则为内收型骨折。由于年龄不同，组织结构发生不同性质的变化。因此不同年龄虽遭受相同的外力，却可产生种类完全不同的损伤。

二、病机

间接暴力致伤，暴力沿前臂、肱骨干传递至肱骨近端时，可转化为两种载荷，即压缩或弯曲载荷。受伤时，如患肩处于中立位，则主要转化为压缩载荷，引起嵌插骨折；如患肩处于外展或内收时，则主要转化为弯曲载荷，骨折多有成角及一侧皮质挤压嵌插，而当一种载荷过于强大或者同时有两种以上载荷共同作用时则可能形成粉碎性骨折或骨折脱位。

三、分型

临床常分为以下五种类型。

1. 裂纹骨折　直接暴力造成肱骨外科颈骨折与大结节粉碎骨折，均为骨膜下损伤，故骨折无明显移位。

2. 嵌插骨折　受到来自远端较小的传达暴力所致，骨折近端和远端相互嵌插，由于近端为松质骨，多数情况下为远端插入近段髓腔甚至肱骨头内。

3. 外展型骨折　受外展传达暴力所致。断端外侧嵌插而内侧分离，多向前、内侧突起成角。有时远端向内侧移位，常伴有肱骨大结节撕脱骨折（图6-9a）。

4. 内收型骨折　受内收传达暴力所致。断端外侧分离而内侧嵌插，向外侧突起成角（图6-9b）。

5. 肱骨外科颈骨折合并肩关节脱位　受外展外旋传达暴力所致。若暴力继续作用于肱骨头，可引起前下方脱位，有时肱骨头受喙突、肩盂或关节囊的阻滞得不到整复，关节面向内下，骨折面向外上，位于远端的内侧。临床较少见，若处理不当，常容易造成患肢严重的功能障碍（图6-9c）。

肱骨外科颈骨折是接近关节的骨折，周围肌肉比较发达，肩关节的关节囊和韧带比较松弛，骨折后容易发生软组织粘连，或结节间沟不平滑。中年以上患者，易并发肱二头肌长头肌腱炎、冈上肌腱炎或肩关节周围炎。

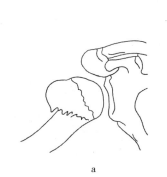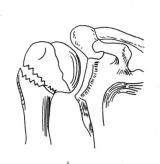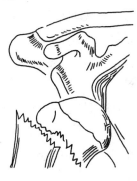

a　　　　　　　　　　b　　　　　　　　　　c

图6-9　肱骨外科颈骨折分型

a.外展型骨折；b.内收型骨折；c.骨折脱位

【诊断】

一、病史

多有肩部摔伤病史，以间接暴力者为多，跌倒时前臂或肘部着地，地面的反作用力作用于肩部引起骨折，也有摔倒后肩部直接着地，多为粉碎性骨折。

二、临床表现

伤后肩部疼痛，肿胀，患肢不能抬举，有纵轴叩击痛，大结节撕脱时可出现不同程度的外展受限或无力，上臂内侧或前臂，甚则患侧腋下，可见瘀斑。肩关节周围有明显压痛。移位骨折可出现畸形、骨擦音和异常活动。合并肩关节脱位者，肩峰下凹陷，腋下可扪及肱骨头，弹性固定不典型，搭肩试验为阴性。合并神经、血管损伤者可出现肢体远端麻木、无力，肢体苍白、冰冷，桡动脉搏动减弱或消失等。

三、影像学及其他检查

X线检查可以明确骨折的诊断及分型，对于复杂型骨折必要时行 CT 三维重建，对于明确骨折的程度、移位以及制定治疗方案具有指导意义。

【鉴别诊断】

	肱骨外科颈骨折	肩关节脱位
肩外形	正常	方肩
肘腕贴胸试验	阴性（能同时贴胸）	阳性（不能同时贴胸）
肱骨头位置	正常	移位

【治疗】

一、非手术治疗

无移位骨折以及移位情况不复杂的骨折均主张保守治疗，可给予单纯固定或行手法复位后实施有效固定。无移位的稳定骨折可用多头带或肩袖带固定 1~2 周待组织反应消退后开始活动，但早期要密切观察避免骨折块移位。年轻患者要求大结节骨块移位应小于 5mm，而年龄大于 60 岁者 1cm 以内的移位也可以接受。无明显移位的外科颈骨折，通常佩带三角巾 2~3 周后，主动活动肩关节。

1. 手法整复

（1）外展型骨折　移位明显的肱骨外科颈骨折在局麻下行手法整复，超肩关节夹板固定。病人坐位，助手沿外展方向牵引，肩部有反牵引。术者两拇指抓住骨折近段外侧，其余四指环抱骨折远段内侧，待重叠完全矫正后采取牵拉、端挤手法，助手将病人肘关节内收（图 6-10）。

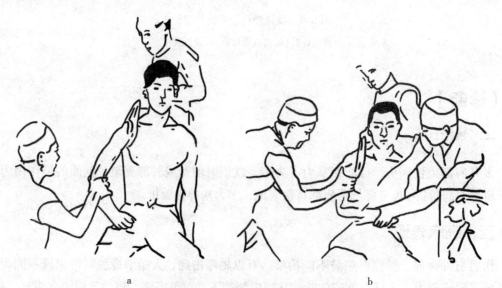

a　　　　　　　　　　　　　　b

图 6-10　外展型骨折复位法
a. 外展型骨折外展牵引；b. 外展型骨折复位法

如果有向前成角畸形，可用前屈上举过顶法矫正（图 6-11）。

（2）内收型骨折 治疗原则与外展型相同，手法及固定形式相反（图 6-12）。

2.固定方法 复位后先放置大头垫，外展型置腋窝部，内收型置肱骨内上髁处，再分别放置外侧及前后方的超肩关节固定夹板，前后侧板近端用宽胶布拉紧，外侧板近端用宽胶布拉紧固定在前述胶布上。或在前、后、外侧板近端 2cm 处钻孔，穿过布带，将前后侧板布带收紧固定，再将外侧板布带收紧固定在前后侧板布带上。固定范围：前、后、外侧夹板超肩关节固定。固定时间，儿童 2~3 周，成人 4~5 周。固定后定期检查夹板松紧度，防止夹板压迫腋窝部血管神经和夹板位置移动。或用石膏固定于贴胸位 3 周，固定后强调早期功能锻炼（图 6-13、图 6-14）。

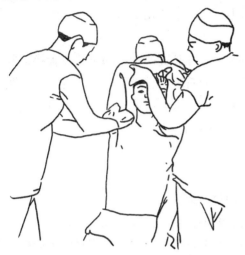 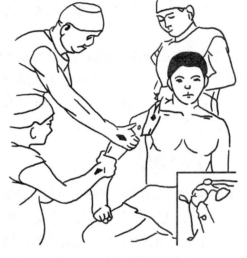

图 6-11 矫正前成角过顶法　　　　图 6-12 内收型骨折复位法

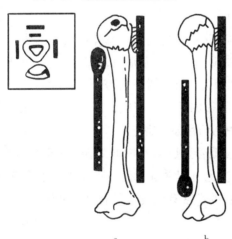 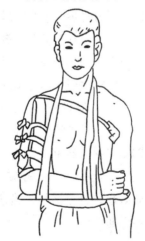

图 6-13 大头垫的放置　　　　图 6-14 肱骨近端夹板固定
a.外展型；b.内收型

二、手术治疗

1.适应证 手术治疗主要用于年轻人，凡手法复位不成功，大结节骨折移位大于5mm，骨干移位大于 2cm，或成角移位超过 40 度者，或骨折后 3~4 周未经复位，仍有明显移位的青壮年，应采用手术复位。肩袖附着于大小结节，与肩关节周围肌肉共同维护肩关节动力稳定及避免肩峰下撞击，故要求将大小结节尽量解剖复位并固定。

2. 手术及固定方式的选择

（1）经皮复位固定　对于一些不稳定的肱骨外科颈骨折如移位明显的外科颈骨折大结节骨折、可应用经皮复位内固定。采用闭合穿克氏针撬拨复位后空心钉、外固定支架固定。

（2）切开复位内固定　对于复杂骨折及骨折脱位整复失败者可行切开复位内固定，采用较多的有钢板内固定，克氏针张力带内固定和拉力螺钉内固定等方法。①钢板内固定。所用钢板包括"T"型钢板，三叶草钢板，1/3管型钢板，支撑钢板和解剖型钢板等。三叶草钢板和肱骨近端解剖型钢板，尤其是锁定钢板应用较多。主要用于粉碎骨折等。术中需小心保护肩袖和肱骨头血供。②张力带内固定。应用最为广泛，具有诸多优点，如固定力度大，可早期活动，术中暴露少，医源性损伤小。这一方法几乎适用于所有的肱骨外科颈骨折。

（3）肩关节置换术　包括半关节置换（即人工肱骨头置换术）和全关节置换，肱骨外科颈骨折主要采用人工肱骨头置换术，适用于严重的粉碎型骨折的老年患者，因其肱骨头坏死可能极大。假体包括骨水泥型和非骨水泥型。非骨水泥假体比较适合于较为年轻的骨质较好的患者，骨水泥型比较适合于骨质疏松的老年患者。

三、药物治疗

1. 内治法　青壮年骨折病人可按照骨折三期辨证施治。

（1）早期　以活血化瘀，利气止痛为主。内服和营定痛汤或苏七散。

（2）中期　用养血通络，接骨续损药物，以促进骨折愈合。可选用舒筋定痛散、四物汤、八珍汤之类酌加骨碎补、续断、自然铜、血竭、桃仁、红花、马钱子之类。接骨片、伤科接骨片等对骨折的愈合有较好的促进作用。

（3）后期　以壮筋益髓、疏利关节为主，可因健步虎潜丸、六味地黄丸之类。

老年患者因肝肾已虚，复遇外伤，经脉受损，气血不循常道，症候复杂，表现为虚实夹杂或本虚标实之证，治疗上应当补虚与泻实兼备，合理辨证施治。

2. 外治法　肱骨外科颈骨折多伴有局部明显的肿胀和瘀斑，甚至出现瘀盛生热之象，可在急性期给予外敷清营凉血、散瘀消肿的中药药膏如消瘀止痛膏、清营退肿膏、双柏散。损伤中期则以接骨续筋类药膏为主，如接骨续筋膏。后期为防止关节强直、筋脉拘挛可用舒筋活络类药物为主，如万应膏、伸筋散等。也可用熏洗、伤药水揉擦，配合练功活动，达到活血散瘀，舒筋活络，迅速恢复功能的目的，常有熏洗方药有骨科外洗一方、骨科外洗二方等洗剂外用。

四、功能锻炼

复位固定后即可开始作握拳及腕、肘关节的伸屈活动。仰卧时，患侧上肢下面垫枕，以避免患肩前屈或后伸。2周后，肩部可做轻微的功能锻炼，如耸肩，小幅度的外展、内收、前屈肩部等。

肱骨干骨折

肱骨干骨折是指肱骨外科颈以下1~2cm至肱骨髁上2cm之间的骨折，30岁以下成人较多见，骨折多发生于肱骨干中段，下段次之，上段最少。肱骨干上部粗，中 1/3 细，下 1/3 扁平。肱骨干中段后侧有桡神经紧贴骨干走行，故中下 1/3 骨折易合并桡神经损伤。

【病因病机】

一、病因

直接暴力和间接暴力均可致病，但以间接暴力多见。

二、病机

1. **直接暴力** 如打击伤、挤压伤等，常造成中上段骨折，多为横行或粉碎型骨折，有时发生多段骨折或开放性骨折。

2. **传达暴力** 跌倒时手或肘部触地，外力经尺骨鹰嘴传递至肱骨滑车，形成偏离肱骨中轴的偏心载荷，与躯干向前或向后倾倒的应力构成扭转载荷，在肱骨干下 1/3 的扁平部形成应力集中，引起斜形或螺旋形骨折。

3. **扭转暴力** 投掷手榴弹或掰手腕时用力不当，肌肉强烈收缩，使肱骨干受到扭转载荷而发生骨折，常为螺旋形骨折，多位于肱骨干中下 1/3 交界处。

三、分型

1. **上 1/3 骨折** 骨折线在三角肌止点以上。远端受三角肌牵拉向外上移位，近端受胸大肌、背阔肌牵拉向前内移位。

2. **中 1/3 骨折** 骨折线在三角肌止点以下。近端受三角肌和喙肱肌牵拉，向外、向前移位，远端受肱二头肌、肱三头肌牵拉向上移位（图 6-15）。

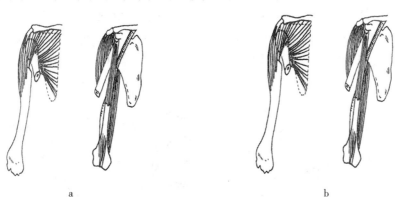

图 6-15 肱骨干骨折的移位

a. 骨折在三角肌止点以上；b. 骨折在三角肌止点以下

3. **下 1/3 骨折** 多为长斜形或螺旋形骨折。因患肢前臂多靠在胸前，可引起远端内旋移位。

【诊断】

一、病史及临床表现

多有明显外伤病史，伤后局部多有明显的肿胀、疼痛和功能障碍。绝大多数骨折有移位，上臂出现短缩或成角畸形，触之有异常活动及骨擦音。

不全骨折或无移位者，主要为局部压痛及功能障碍。完全骨折移位者，症状明显，上臂出现短缩、成角畸形，局部肿胀、疼痛，触之有异常活动及骨擦音。

由于桡神经在桡神经沟内紧贴肱骨中下 1/3 下行，骨折时易损伤此神经引起腕伸肌、指伸总肌及拇长伸肌瘫痪，腕关节背伸无力及相应支配区域的感觉障碍。检查时应注意有无桡神经损伤的表现。骨折合并桡神经损伤者，显示典型的腕下垂和伸拇及伸掌指关节的功能丧失。

二、影像学及其他检查

X 线摄片检查可以进一步明确骨折的位置和类型。如骨折为粉碎型，必要时可以行 CT 扫描及三维重建。合并桡神经损伤者可行神经电生理检查。

【治疗】

一、非手术治疗

1. **手法整复**　肱骨干各型骨折均可在局麻下或臂丛麻醉下行手法整复，根据 X 片移位情况，分析受伤机制，采取复位手法。麻醉后，纵向牵引纠正重叠，推按骨折两断端复位，夹板固定（图 6-16）。亦可长管型石膏固定，但有限制肩肘关节活动、石膏过重造成骨端分离影响骨折愈合之弊端。

2. **固定方法**

（1）夹板固定　肱骨干上 1/3 骨折用超肩关节夹板固定，前、后、外侧夹板超肩关节，用宽胶布将前后侧夹板拉紧固定后，再将外侧板固定于胶布上。中 1/3 骨折用局部夹板固定。下 1/3 骨折用超肘关节夹板固定，内、外、后侧夹板超肘关节，用宽胶布将内外侧夹板拉紧固定后，再将后侧板固定于胶布上。纸压垫放置根据原始移位及成角方向而定。有侧方移位者，采用两点对挤法放置固定垫，即将平垫分别放置于远近折端的移位侧。有成角移位者，采用三点挤压法放置固定垫，即角顶处放一平垫，对侧夹板的远近端各放一平垫。固定后肘关节屈曲 90°，前臂用中立位托板悬吊于胸前（图 6-17）。

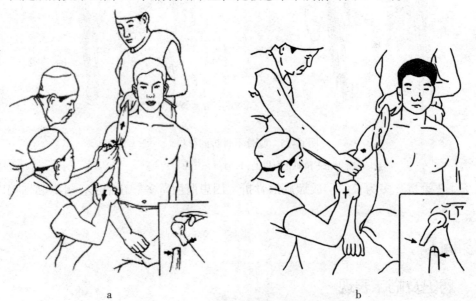

a　　　　　　　　　　b

图 6-16　肱骨干骨折复位法

a. 肱骨干上 1/3 骨折复位法；b. 肱骨干中 1/3 骨折复位法

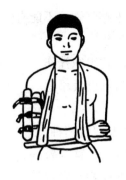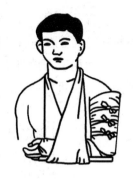

图 6-17　肱骨干骨折夹板固定

a. 中 1/3 骨折夹板固定；b. 下 1/3 骨折夹板固定

（2）夹板加外展架固定　外展架能将伤肢支撑于肩关节外展 90°、肘关节屈曲 90° 的位置，消除骨折远端肢体重力的牵拉，避免断端间发生分离。骨折整复、夹板固定后，将外展架放在患侧，用绷带将外展支架固定于胸廓侧方，再将伤肢置于外展架上，绷带固定肩、肘、腕关节于功能位置。如果骨折端向内成角，外展架要适当内收位放置（图 6-18）。

二、手术治疗

1. **适应证**　骨折合并桡神经损伤，骨折移位明显，桡神经有嵌入骨折断端可能，手法复位可造成神经损伤断裂者应考虑手术治疗。

（1）开放性骨折　伤势轻无神经受损，可彻底清创，关闭伤口，闭合复位外固定，变开放伤为闭合伤。伤情重错位多可彻底清创，探查神经、血管。同时复位固定骨折。

（2）陈旧性肱骨干骨折不愈合　行手术内固定并植骨促进愈合。

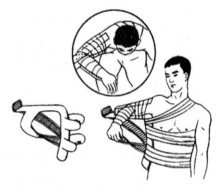

图 6-18　夹板加外展支架固定

2. **手术及固定方式的选择**　手术治疗方法有多种。临床医师应根据自身的经验，器械设备，骨折类型，软组织条件及全身状况，选择对病人最有利的方法施术。

（1）Rush 针固定　Rush 针是一种预成弧形具有一定弹性的针。依据骨折的部位选用长度适宜的针，自鹰嘴窝上方开孔后打入髓腔。一般用两根针，使弧面对骨皮质，两针在髓腔内相互交叉形成张力，固定骨折。适用于肱骨中，下段骨折（图 6-19）。

（2）Kuntscher 固定针　属髓内针的一种，适用于肱骨中上 1/3 骨折。选择适当长度的针自肱骨大结节处打入，经髓腔穿过骨折端达鹰嘴窝上方（图 6-20）。

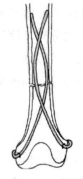

图 6-19　Rush 针固定

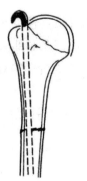

图 6-20　Kuntscher 针固定

以上两种内固定法，操作较易，应用广泛，但不够坚强，不能有效地控制骨折端的旋转及短缩。留于骨外的针尾，可影响肩或肘关节的活动。

（3）外固定架固定　适用于开放骨折伴有广泛的软组织挫伤或烧伤的病例。也适用于无法进行坚强内固定及骨折部已发生感染的病人（图6-21）。

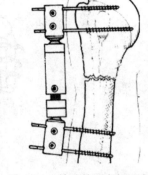

图6-21　单臂外固定架固定

外固定架主要分单臂及双臂两种，少数病例需用三臂外固定架。臂与臂之间可使用环形杆式或直杆式联结以增加架的稳定性。外固定架的并发症包括针道感染、神经血管及肌腱的刺伤、骨折不愈合等。

（4）带锁髓内钉固定　肱骨干带锁髓内钉依靠近端及远端的螺丝钉提供骨折端对位对线的稳定性，防止骨折端短缩及旋转。带锁髓内钉可以顺行打入，即从肱骨大结节进钉经骨折部到肱骨远端。也可逆行打入，即经鹰嘴窝上方3cm处钻孔用丝攻扩髓打入髓内钉，以增加骨皮质与髓内钉的接触面，加强稳定性（图6-22）。

（5）加压钢板内固定　根据肱骨干骨折部位的不同，使用不同形状、不同宽度及厚度的钢板。较宽的钢板用于肱骨中段骨折，上段及下段的骨折使用较窄的钢板及弧形异形钢板。

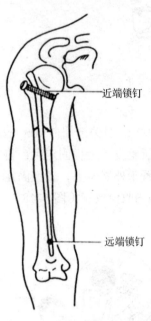

近端锁钉

远端锁钉

图6-22　带锁髓内钉架固定

三、药物治疗

可按骨折三期辨证施治给予中药内服，配合复位后局部外用活血化瘀之中药。初期宜活血祛瘀、消肿止痛，内服可选用和营止痛汤、活血止痛汤、肢伤一方加减，外敷消瘀止痛药膏、双柏散。老年患者则因其气血虚弱，血不荣筋，易致肌肉萎缩，关节不利，故在中后期宜养气血、壮筋骨、补肝肾，还应加用舒筋活络、通利关节的药物，内服可选用接骨丹、生血补髓汤或肢伤三方加减，外敷接骨续筋膏和接骨膏等。解除固定后可选用海桐皮汤、骨科外洗一方、骨科外洗二方熏洗。

四、功能锻炼

骨折固定后，鼓励病人用力握拳，促进前臂肿胀消退。3周后，可在用力握拳下做肘关节的主动伸屈锻炼。

骨折整复后，隔日检查骨传导1次，如发现有分离移位，可用触顶手法使断端紧密接触，并用宽胶布围绕肩部及肘部做环状固定，以防止断端再分离。使用外固定架后应定期行X线检查，及时调整骨折端的对位对线，早期行功能练习，以期获得满意的效果。合并桡神经损伤者，可观察2~3个月，观察期间应进行积极的治疗，如推拿、熏洗、直流电刺激等，无恢复迹象者，可行神经探查术。

肱骨髁上骨折

肱骨髁上骨折，好发于10岁以下儿童，5~8岁尤为多见。

肱骨远端扁而宽，前有冠状窝，后有鹰嘴窝，两窝之间仅有一薄层骨板相隔。肱骨远端与肱骨干长轴形成30°~50°的前倾角，肱骨滑车略低于肱骨小头，当肘关节伸直时呈现10°~15°携带角。肱动脉和正中神经从肱二头肌腱膜下通过，桡神经通过肘窝前外方并分成深浅两支进入前臂。肱骨髁上骨折时，易被刺伤或受挤压而合并血管神经损伤。滑车内嵴与内上髁之间为尺神经沟有尺神经通过。内、外上髁与尺骨鹰嘴在肘关节伸直时三点在一条直线上，屈肘90°时则三点成一等腰三角形，称之为"肘后三角"。常用此骨性标志鉴别肘关节脱位或骨折。肱骨髁上部是密质骨和松质骨交界及移行处，为结构上的薄弱点，在外力作用下肱骨髁上容易形成应力集中而诱发骨折。

【病因病机】

一、病因

多为间接暴力所致，如攀高跌下或奔跑滑跌所引起的骨折。受伤时，因肘关节的位置不同，可造成不同类型的髁上骨折。

二、病机

跌倒时手掌着地，肘关节处于伸直位或半伸直位。地面的反作用力与身体的重力在肱骨髁上处形成弯曲载荷，引起骨折。地面的反作用力推肱骨髁向后方，身体的重力推肱骨干向前方，形成伸直型骨折，占髁上骨折的90%以上。因由前臂传递至肘部的暴力多沿尺骨释放，故骨折远端容易偏向尺侧。伸直型骨折的近段移位严重时，可损伤肘窝的血管或神经。

跌倒时如肘后侧着地，肘关节处于屈曲位，暴力经鹰嘴向上传递，于前倾角处形成弯曲载荷，引起骨折，并推骨折远端向前方，身体的重力推骨折近段向后，形成屈曲型骨折。

三、分型

1. 根据暴力来源及方向 可分为伸直、屈曲和粉碎型三型。

（1）伸直型 最多见，骨折线由前下斜向后上方，骨折远端向后上移位，近端向前下移位，严重时可损伤正中神经和肱动脉。按骨折的侧方移位情况，又可分为尺偏型和桡偏型。其中尺偏型骨折肘内翻发生率高。

（2）屈曲型 较少见，骨折线由后下斜向前上方，骨折远端向前上移位，近端向后下移位。

（3）粉碎型 多见于成年人，此型骨折属肱骨髁间骨折，按骨折线形状可分"T"型和"Y"型骨折（图6-23）。

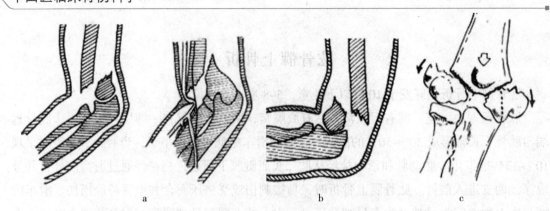

图 6-23　肱骨远端骨折的分型

a.伸直型骨折，近折端前移可伤及正中神经、肱动脉；b.屈曲型骨折；c.粉碎型骨折

2. 按移位情况　分尺偏型和桡偏型。

（1）尺偏型　骨折远端向尺侧移位。骨折暴力来自肱骨髁前外方，骨折时肱骨髁被推向后内方。内侧骨皮质受挤压，产生一定塌陷。前外侧骨膜破裂，内侧骨膜完整。因此复位后远端容易向尺侧再移位。即使达到解剖复位，亦因内侧皮质挤压缺损而会向内偏斜。尺偏型骨折后肘内翻畸形发生率最高。

（2）桡偏型　骨折远端向桡侧移位，与尺偏型相反。骨折断端桡侧骨皮质因压挤而塌陷。外侧骨膜保持连续。尺侧骨膜断裂，此型骨折不完全复位也不会产生严重肘外翻畸形（图 6-24）。

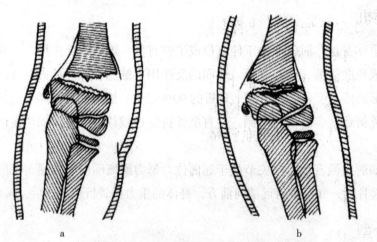

图 6-24　肱骨远端骨折的尺偏型和桡偏型

a.肱骨远端骨折尺偏型；b.肱骨远端骨折桡偏型

【诊断】

一、病史

好发于儿童，有明显摔伤史，摔倒时手掌着地或肘部着地，手掌着地多为伸直型骨折，肘部着地多为屈曲型骨折，以伸直型骨折多见。

二、临床表现

外伤后肘部肿胀，疼痛，功能障碍。肿胀严重者皮肤发亮或有水泡形成，并可出现皮下瘀血斑。无移位骨折在肱骨髁上处有环形压痛。伸直型骨折肘关节呈半屈曲位，肘部向后突出如靴状畸形，在肘窝可扪及突出的骨折近端，可触及骨擦音。

此外，还应注意桡动脉的搏动、腕和手指的感觉、活动、温度、颜色，以便确定是否合并神经或血管损伤。神经损伤表现为该神经支配范围的运动和感觉障碍，以桡神经、正中神经损伤为多见。若肘部严重肿胀，桡动脉搏动消失，患肢剧痛，手部皮肤苍白、发凉、麻木，被动伸指有剧烈疼痛者为肱动脉损伤或受压，处理不当则前臂屈肌发生肌肉坏死，纤维化后形成缺血性肌挛缩。骨折畸形愈合的后遗症以肘内翻为多见，肘外翻少见。粉碎型骨折多后遗肘关节不同程度的屈伸活动功能障碍。

三、影像学及其他检查

肘关节正侧位 X 线片可显示骨折类型和移位方向，伸直型骨折有时伴有远端向前旋转移位，屈曲型骨折远端向前上方及尺侧或桡侧移位。对于粉碎型骨折可行 CT 三维重建以明确骨折移位情况。

【鉴别诊断】

	伸直型肱骨髁上骨折	肘关节后脱位
肘后三角关系	正常	异常
弹性固定	无	有
骨擦音（感）	有	无
异常活动	有	无

【治疗】

一、非手术治疗

无移位骨折可置患肢于屈肘 90° 位，用颈腕带悬吊 2~3 周。有移位骨折行手法复位后夹板固定。手法应在无严重肿胀时进行，并彻底纠正尺侧移位，甚至可矫正过度，形成轻度桡侧移位，有助于减少肘内翻畸形的发生。手法复位困难可行尺骨鹰嘴牵引逐步复位（图 6-25）。

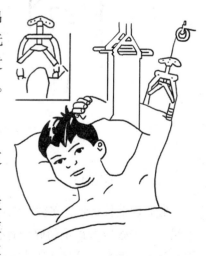

（一）手法整复

肱骨髁上骨折整复手法较多，现将临床上常用的整复手法介绍如下。

患者仰卧，两助手分别握住其上臂和前臂，做顺势拔伸牵引，先纠正前后重叠移位。若远段旋前（或旋后），应首先纠正旋转移位，使前臂旋后（或旋前）。纠正上述移位后，术者两手分别握住远近段，相对挤压，先用端挤手法

图 6-25　尺骨鹰嘴骨牵引

矫正侧方移位，若整复伸直型骨折，则以两拇指从肘后推按远端向前，两手其余四指重叠环抱骨折近段向后提拉，并令助手在牵引下徐徐屈曲肘关节，常可感到骨折复位时的骨擦感。整复屈曲型骨折时，手法与上述相反，应在牵引后将远端向背侧压下，并徐徐伸直肘关节（图 6-26）。

（二）固定方法

伸直型骨折复位后固定肘关节于屈曲 90°~110° 位置 4~6 周。夹板长度应上达三角肌中部水平，内外侧夹板超过肘关节，前侧板下至肘横纹，后侧板远端呈向前弧形弯曲，并嵌有铝钉，使最下一条布带斜跨肘关节缚扎而不致滑脱，为防止骨折块移位并矫正残余移位，伸直型肱骨髁上骨折可在鹰嘴后方加一梯形垫，骨折近端前侧加一平垫，骨折近端外侧及远端内侧分别加塔形垫。夹缚后固定于屈肘 90° 位置 3 周。屈曲型骨折固定于伸肘位 2~3 周，后改功能位固定 2 周。夹板固定后，患肢用三角巾悬吊于胸前（图 6-27）。

如外固定后患肢出现血循环障碍，应立即松解全部外固定进行观察。

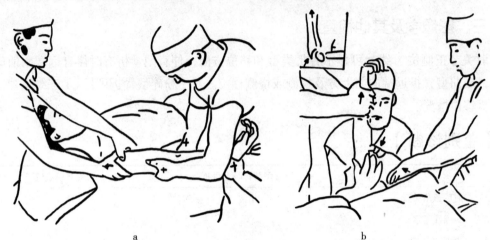

图 6-26　伸直型肱骨髁上骨折的整复手法
a. 先矫正侧方移位；b. 再矫正前后方移位

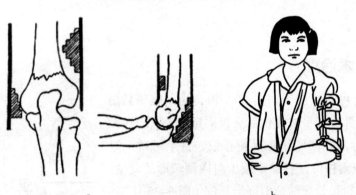

图 6-27　伸直型肱骨髁上骨折的固定方法
a. 放置压垫；b. 夹板及三角巾固定

二、手术治疗

肱骨髁上骨折绝大多数患者可以通过非手术的方法取得良好疗效，一般无需手术治疗，手法复位失败以及严重粉碎型骨折、骨折合并肱动脉损伤、陈旧骨折肘内翻畸形者才考虑手术治疗。手术方式有交叉针内固定、异型接骨板内固定、肘内翻畸形楔形截骨矫形术等。

三、药物治疗

肱骨髁上骨折儿童多见，骨折局部血液供应良好，愈合迅速。早期重在活血祛瘀，消肿止痛，并重用祛瘀、利水、消肿药物。成人骨折按照骨折三期辨证，合并神经损伤者，应加用行气活血、通经活络之品。早期局部水疱较大者可用针头刺破，或将疱内液体抽吸，并用酒精棉球挤压干净，外涂紫药水。解除外固定后可予以舒筋活络洗剂熏洗患肢及关节，以防止关节黏连。

四、功能锻炼

固定后，即可开始患手握拳及腕关节屈伸的功能锻炼。2周后，可去掉三角巾，保留夹板，患肢肩肘关节可行小范围的主动伸屈锻炼。4~6周后解除夹板，进一步活动肘关节及肩关节。

肱骨外髁骨折

肱骨外髁骨折多发生于5~10岁的儿童，比肱骨内髁骨折多见。外髁骨折常包括肱骨外上髁、肱骨小头骨骺及滑车的一部分，偶有单纯肱骨小头骨骺分离者。

【病因病机】

一、病因病机

多由间接暴力引起，受伤时手部着地，暴力传递至肱骨外髁处引起骨折。如肘关节处于过度外展位受伤，则桡骨头可撞击肱骨外髁引起骨折。若肘关节处于内收位受伤，则附着于肱骨外上髁的前臂伸肌群强烈收缩，引起外髁撕脱骨折。

二、分型

根据骨折的病理变化可分为4型。

1. Ⅰ型　无移位骨折型。骨膜未撕裂，X线片可见到干骺端有骨折线。

2. Ⅱ型　侧方移位型。骨块向侧方、前方或后方移位。骨折端间隙增大轻度移位者，骨膜部分撕裂，重度移位者，完全撕裂，复位后骨块不稳定，在固定中可发生再移位。

3. Ⅲ型　旋转移位型。骨折块向侧方、前方或后方移位。并旋转移位。由于局部伸筋膜骨膜完全断裂，加之前臂伸肌的牵拉，故骨折块纵轴向外旋转移位可达90°~180°。在横轴上也可发生向前或向后的不同程度的旋转。肱尺关节无变化。

4. Ⅳ型　骨折脱位型。骨折块可侧方移位、旋转移位，同时肘关节可向桡侧、尺侧及后方脱位。关节囊及侧副韧带撕裂，肘部软组织损伤严重（图6-28）。

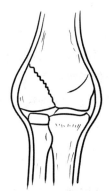 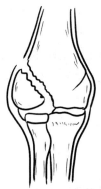 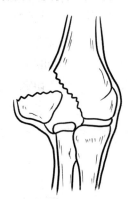 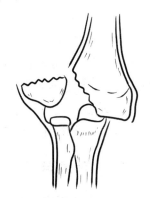

　　Ⅰ型 无移位骨折　　Ⅱ型 侧方移位骨折　　Ⅲ型 旋转移位骨折　　Ⅳ型 骨折脱位型

图6-28　肱骨外髁骨折的分型

【诊断】

一、病史

多见 5~10 岁儿童，有肘部摔伤病史，手掌着地，前臂旋前位受伤，伤后肘外侧疼痛为主。

二、临床表现

肱骨外髁骨折患者，肘关节呈半伸直位，活动功能严重障得，以肘外侧为中心明显肿胀疼痛、局部压痛。骨折块有移位时，可触及突出的骨块及骨擦音。骨折块有翻转移位时，可触及光滑的关节面和粗糙的骨折面。但骨折早期，因肿胀局限，肘关节外形无明显变化。

三、影像学及其他检查

X 线检查时，无移位骨折在肱骨外髁干骺端可显示骨折线，侧方移位骨折可见骨折块外移，翻转移位骨折，肱骨小头骨骺失去正常的外形。正常时，肱骨小头骨骺在 X 线正位片呈三角形，有纵轴翻转移位时，该骨骺变为圆形；在 X 线侧位片上，正常骨骺呈圆形，骨折块翻转移位后改变为三角形。另外，还可见干骺端骨折片位于骨化中心外侧或下面。

【治疗】

肱骨外髁骨折为关节内骨折，要求解剖学复位。若处理不当可以发生骨折不连接或畸形愈合、肱骨小头缺血性坏死、肘外翻畸形、肘关节屈伸功能障碍、创伤性关节炎以及迟发性尺神经炎等。

一、非手术治疗

1. **手法整复**　肱骨外髁翻转移位骨折，需在麻醉下整复，根据骨折块移位情况，选择下述整复方法。

（1）屈肘推挤法　以左侧骨折为例。麻醉后，助手握持患肢上臂固定，术者左手握患肢腕部，肘关节屈曲 45°，前臂旋后位，将肘内翻，加大肘关节外侧间隙，腕背伸以使伸肌群松弛。右手示指或中指扣住骨折块的滑车端，拇指顶住外上髁端，先将骨折块平推向后，再将滑车端推向后内下方，外上髁端推向外上方，以矫正旋转移位，然后拇指将骨折块向内挤压，并将肘关节伸屈、内收、外展，以矫正残余移位。若复位成功，触摸肱骨外髁嵴平整，压住骨折块试验肘关节活动良好，没有响声。

（2）摇晃牵抖法　以左侧骨折为例。麻醉后，患肢外展。助手握持患肢上臂固定，术者右手拇指从肘外侧挤压骨折块，使其向关节间隙移动，其余四指托住患肘；左手握患者腕部，作肘关节的屈伸收展活动与牵抖动作，动作要协调，如出现清脆响声，即提示骨折块复位。

2. **固定方法**　复位后用夹板固定。骨折块移位在肘前以伸肘位固定为宜；骨折块在肘后外侧以屈曲位固定为宜。在外髁部放置纸垫。固定 2~3 周。

二、手术治疗

手法复位不成功者均应切开复位。麻醉下，肘外侧弧形切口，暴露骨折端，矫正翻转移位，用2枚张力螺钉或克氏针交叉固定（图6-29）。术后用石膏托屈肘90°固定。3周后拔针，解除石膏托，练习肘关节活动。术中应注意尽可能保留骨折块上附着的软组织，以免发生骨折块缺血性坏死。

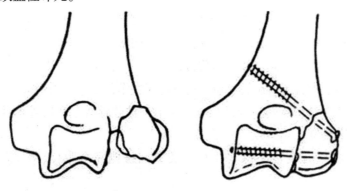

图6-29 肱骨外髁骨折切开复位张力螺钉内固定

三、药物治疗

一般情况，可不必内服药物。如伤处瘀肿严重，可在复位后给予消瘀定痛膏、双柏膏外敷。

四、功能锻炼

复位固定后，可作手指的伸、屈功能锻炼。2周后，可做腕关节的屈伸及前臂旋转锻炼。3周后，做肘关节的伸屈锻炼。

肱骨内上髁骨折

肱骨内上髁是位于肱骨下端内侧的一骨性突起，为前臂屈肌群和旋前圆肌的附着点。内上髁的后方有尺神经沟，尺神经紧贴沟内通过。内上髁骨折时，有可能损伤尺神经。内上髁骨折的患者多为6~17岁的青少年。

【病因病机】

一、病因

直接暴力与间接暴力均可致病，以间接暴力并肌肉牵拉力引起多见。直接暴力较少见，多因直接暴力打击或硬物撞击于肱骨内上髁处而造成骨折。

二、病机

肱骨内上髁骨折多为间接暴力引起，常见于儿童跌倒时，肘部伸直手部着地，或者青少年进行投掷、举重等运动时，外力使肘关节强度外翻，同时前臂屈肌群猛烈收缩，将肱骨内上髁撕脱。间接暴力和肌牵拉暴力，都可造成前臂屈肌群强力收缩而将肱骨内上髁撕脱，肌肉牵拉的力量，还可引起骨折块旋转移位。肘关节负压大时，可将骨折块吸入节腔内。间接暴力强大时，除引起肱骨内上髁骨折外，还可发生肘关节脱位，使骨折块与肘关节一起移向桡侧。

直接暴力造成内上髁骨折后，残余暴力可使骨折块向掌侧或背侧移位，前臂屈肌群的牵拉使骨折块产生旋转移位。

三、分型

根据骨折块移位程度，内上髁骨折可分为以下四型。

1. I型　仅有骨折或骨骺分离，但移位甚微。

2. II型　骨折块有分离或旋转移位，可达肱尺关节线水平，但肘关节正常。

3. III型　骨折块移位旋转，并进入肱尺关节，被肱骨滑车和尺骨半月切迹关节面紧紧夹住，肘关节有半脱位。

4. IV型　骨折块有旋转移位并伴有肘关节向桡侧完全脱位，骨折面朝向滑车（图6-30）。

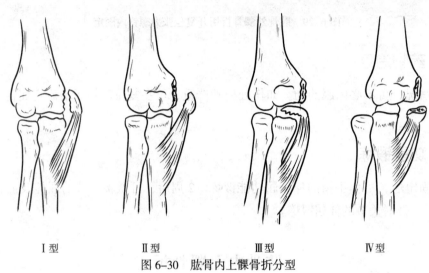

　　I型　　　　　　　II型　　　　　　　III型　　　　　　　IV型

图6-30　肱骨内上髁骨折分型

【诊断】

一、病史

患儿有肘部外伤史，肘关节内侧疼痛明显。

二、临床表现

伤后肘关节呈半屈伸位，肘部内侧肿胀、疼痛，有明显压痛和青紫瘀斑，肘关节伸屈活动功能障碍。有分离移位时，可触及活动的骨折块及骨擦音。肘关节正、侧位X线片可显示骨折类型和移位方向。第III型、IV型骨折应注意检查有无尺神经损伤。尺神经损伤者可出现环指、小指感觉或运动障碍。

三、影像学及其他检查

肘关节正侧位X线照片显示：I型骨折无移位；II型骨折，骨折块旋转移位于90°；III型骨折，折块进入肱尺关节；IV型骨折，折块旋转移位并伴肘关节向桡侧完全脱位。

6岁以下的儿童骨骺尚未出现，X线检查亦可为阴性，只要临床表现符合即可诊断。如儿童超过6岁，而在正位X线看不到内上髁，必要时摄健侧X线片对比。在侧位X线片上，一般看不清内上髁，如能看到则在关节内。必要时行 CT 扫描明确骨折移位情况。

【鉴别诊断】

	肱骨内上髁骨折	肱骨内髁骨折
受伤姿势	肘关节伸直位摔倒，手掌着地	肘部着地
肘后三角关系	异常	多为正常
抗阻力屈腕试验	阳性	阴性 / 阳性

【治疗】

Ⅰ型骨折用夹板加纸压垫固定肘关节于屈曲 90° 位，2 周后去除夹板，锻炼肘关节功能。Ⅱ~Ⅲ型骨折，手法整复，超肘关节夹板固定。Ⅳ型骨折，先整复肘关节脱位，使其转化为Ⅰ型或Ⅱ型骨折后，做相应的处理，应避免转化为Ⅲ型骨折。

一、非手术治疗

1. 手法整复

（1）Ⅱ型骨折　手法整复时，肘屈曲 45°，前臂中立位，术者以拇指、示指固定骨折块，拇指自下方向上方推挤，使骨折块复位。

（2）Ⅲ型骨折　手法整复时，远近端助手拔伸牵引，肘关节伸直，前臂旋后外展位。先强力外翻患肘，使肘关节内侧间隙加大，术者拇指在肘关节内侧触及骨折块边缘后，再嘱助手骤然强力背伸患肢手指及腕关节，利用前臂屈肌紧张，将关节间隙内的骨折块拉出。必要时，可提拿屈肌群起点部，促使骨折块从关节间隙弹出，再按Ⅱ型骨折进行手法整复。

（3）Ⅳ型骨折　手法整复时，患肘关节伸直、前臂旋后位，助手分别握住患肢远、近端，强力内收前臂，使肘关节内侧间隙变窄，防止骨折块嵌入关节腔内。术者一手推挤肱骨下端向外，另手推挤尺、桡骨上端向内，将骨折块推挤出关节，同时整复肘关节侧方脱位。随着关节脱位的复位，骨折块亦同时得到复位，仍有移位者，可在持续牵引下屈曲肘关节至 90°，再按Ⅱ型骨折进行整复。

2. 固定方法　可给予夹板超肘关节固定或石膏托外固定。肘关节屈曲 90°，前臂中立位，三角巾悬吊上肢于胸前。固定要点：外侧板置塔形垫，内侧板用半月形合骨垫，缺口朝向后上方，压住骨折块，使其不再向前下方移位。固定时间 3~4 周。

二、手术治疗

对于Ⅰ、Ⅱ型骨折多采取非手术疗法，而对于Ⅲ、Ⅳ型骨折如存在神经损伤、关节脱位失稳等状况则需手术治疗。取肘关节内侧切口显露内上髁，整复骨折块，最后用两枚克氏针或螺钉等固定骨折。

三、药物治疗

药物治疗以骨折三期辨证为主。早期重在活血化瘀、消肿止痛，中后期以接骨续损、强健筋骨为主。肿胀严重者可给予外用消肿定痛膏。

四、功能锻炼

骨折复位后早期应适当控制患肢屈腕及握拳活动，避免屈肌牵拉骨折块，引起移位。第1周只做手指轻微活动，1周后逐渐加大手部活动力度。2周后逐渐开始做肘关节屈伸活动。Ⅳ型骨折容易遗留肘关节功能障碍，应及时配合推拿治疗及功能锻炼。

桡骨头骨折

桡骨头骨折包括桡骨头、颈部骨折和骨骺分离，约占全身骨折的0.79%。桡骨头骨折发病率较高，若不及时处理，后期可影响前臂旋转功能或引起创伤性关节炎。

桡骨头近端关节面呈浅凹状，与肱骨小头构成肱桡关节。桡骨头周围的环状关节面与尺骨的桡骨切迹相接触，构成尺桡上关节。环状韧带围绕桡骨小头的环状关节面，附着于尺骨的桡骨切迹前后缘。桡骨头和桡骨颈的近段位于关节内；桡骨颈远段和桡骨粗隆位于关节囊外。桡骨头骨骺出现于5~7岁，15岁时骨骺线闭合。

【病因病机】

一、病因病机

桡骨头骨折多由间接暴力引起。跌倒时，肘伸直位前臂旋前位，手掌触地，暴力由桡骨下端向上传达，使桡骨头冲击肱骨小头，产生反作用力，使桡骨头受挤压而骨折。肘关节在伸直位支持躯干重力时，容易发生过度外翻，桡骨头外侧缘受到冲撞力较大，发生塌陷性骨折，甚至外侧关节面的一半被撞掉而下移。此种损伤机制常合并肱骨小头损伤及内侧副韧带损伤，或合并肘关节后外侧脱位。直接暴力造成的桡骨头骨折很少见。

桡骨头骨折后，若暴力继续作用，桡骨远侧骨折端可向上移位至肱骨下端关节面的下方，使肘关节强力外翻，加重前臂和肘关节的损害，可造成：①肱骨小头关节软骨的损伤。②由于肘关节过度外翻，肘内侧副韧带、肘内侧关节囊和前臂屈肌、旋前圆肌的起点可被撕裂，甚至可发生肱骨内上髁撕脱骨折和尺神经损伤。③更严重则可发生前臂骨间膜撕裂、下尺桡关节脱位和尺骨骨折。④严重暴力尚可发生肘关节向后脱位或半脱位。

二、分型

根据骨折的形态可分为六型。

1. Ⅰ型　裂纹骨折。骨折无移位或移位小于1mm。

2. Ⅱ型　嵌插骨折。骨折线位于桡骨颈，骨折块多无移位。

3. Ⅲ型　桡骨头骨骺分离或桡骨颈骨折。骨折线未波及桡骨头关节面，桡骨头向外侧移位，关节面向外倾斜，呈歪戴帽状。

4. Ⅳ型　劈裂骨折。桡骨头外侧缘纵行骨折，骨折块占关节的1/3~1/2，常向外下方移位。

5. Ⅴ型　塌陷骨折。桡骨头关节面被挤压而塌陷。

6. Ⅵ型　粉碎骨折。桡骨头粉碎，关节面平整遭破坏（图6-31）。

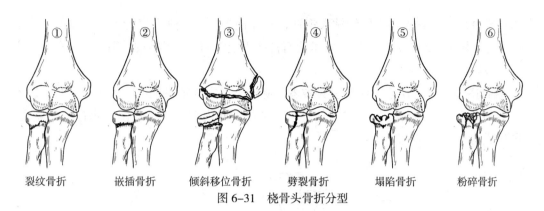

①	②	③	④	⑤	⑥
裂纹骨折	嵌插骨折	倾斜移位骨折	劈裂骨折	塌陷骨折	粉碎骨折

图 6-31 桡骨头骨折分型

【诊断】

一、病史

患者均有肘部外伤史，肘关节桡侧疼痛。

二、临床表现

肘部受伤后，若仅造成单纯的桡骨头的无移位或轻微移位骨折时，临床症状轻，体征少，容易漏诊。但肘外侧桡骨头部常有疼痛，肘关节屈曲运动时疼痛可加剧，前臂旋转运动疼痛更剧烈。桡骨头部位肿胀，肘后外侧凹陷消失或膨出，若关节腔内积血较多时，肘关节可见明显肿胀，尤以肱三头肌腱与鹰嘴相接触部的两侧最明显。桡骨头部压痛剧烈。肘关节的伸屈运动和前臂旋转受限。

三、影像学检查及其他检查

肘关节正、侧位 X 线片可明确骨折类型和移位程度。5 岁以下儿童，桡骨头骨骺尚未出现，应根据临床表现进行诊断。

【治疗】

一、非手术治疗

1. **手法整复** 旋转推挤法 适用于桡骨头骨骺分离、劈裂骨折，塌陷骨折的整复。助手牵引上臂向近侧，术者一手握住前臂向远侧牵引，并于肘关节内收位来回旋转，另一手拇指按压桡骨头，前下外方向后上内方推挤，使其复位。

2. **固定方法** 肘关节屈曲90° 前臂旋前位，桡骨颈处放置哑铃形垫，前臂超肘关节夹板固定3~4周。

二、手术治疗

1. **切开复位内固定术** 对年龄较小不能合作者，采用全麻。对能合作的大龄儿童和成人，采用臂丛麻醉。仰卧位，肘屈曲90°，前臂置于胸前。肘关节后外侧切口。显露骨折并进行复位。注意术中避开和保护桡神经。稳定骨折不需做内固定。若复位很不稳定时，可将肘屈至 90°，从肱骨小头后侧钻入钢针，贯穿桡骨小头，进入桡骨干的髓腔内，或给予螺钉固定（图 6-32）。如为钢针固定术后石膏托固定 3 周，3 周后拔除钢针，逐渐进行主动和被动锻炼。

2. 钢针撬拨法　适用于手法整复失败者。麻醉下，常规消毒铺巾。术者戴手套，以不锈钢针自肘外后下方进针，使针尖顶住骨折块下缘，向内上方撬拨复位。如有 X 线监视，复位更易成功（图 6-33）。

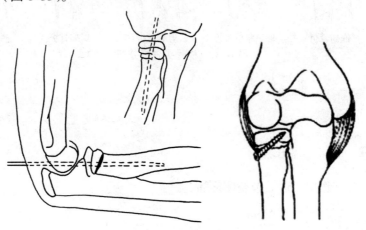

图 6-32　桡骨头骨折的内固定方式

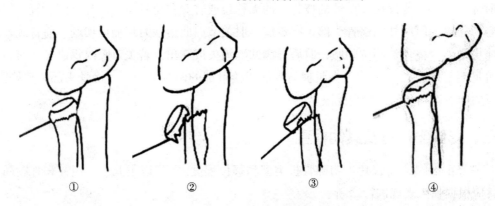

① ② ③ ④

图 6-33　钢针撬拨法

3. 桡骨头切除术　适用于成年人的粉碎性骨折、塌陷性骨折超过周径 1/3 者，嵌插性骨折关节面倾斜度在 30° 以上者。一般 14 岁以下儿童不宜做桡骨头切除术。主张伤后 4~5 天进行切除手术。切除桡骨头 1~1.5cm 左右，必须保留桡骨结节。术后颈腕吊带悬吊患肢，肘关节功能位，2 周后开始活动。

三、药物治疗

一般情况，可不必内服药物。如伤处瘀肿严重，可在复位后给予消瘀定痛膏、双柏膏外敷。

四、功能锻炼

复位固定后，即可做手指、腕关节的屈伸活动。2 周后，可逐步进行肘关节的屈伸活动。

尺骨鹰嘴骨折

尺骨鹰嘴骨折古代称肘骨骨折、鹅鼻骨骨折，多见于成人。

尺骨鹰嘴呈弯月状突起于尺骨近端，鹰嘴突与冠状突之间，构成有一个深凹的关节面，称半月切迹关节面。半月切迹关节面与肱骨滑车构成关节，即肱尺关节。肱尺关节是肘关节的一部分。鹰嘴突和冠状突主要由松质骨构成，是外力经肘部传递的着力点之一。所以，鹰嘴突容易发生骨折。肱三头肌腱附着于鹰嘴后上部。肱骨内上髁的后侧光滑，有一纵行浅沟，称为尺神经沟。尺神经在此沟中走行，尺骨鹰嘴骨折时，可造成沟内尺神经损伤。

【病因病机】

一、病因

尺骨鹰嘴骨折可由间接暴力或直接暴力引起，但以间接暴力所致者为多。

二、病机

1. **传达暴力造成的骨折** 跌倒时，手掌触地，若肘关节突然屈曲，肱三头肌强力收缩，强大的牵拉力将造成鹰嘴的撕脱骨折或肱三头肌腱的撕裂。鹰嘴的撕脱骨折，其近端骨折块受肱三头肌的牵拉，往往发生不同程度的向上移位。骨折线多发生在鹰嘴凹平面，造成关节内骨折。骨折线亦可发生在鹰嘴凹平面以上或以下，造成关节囊外的骨折。

2. **直接暴力造成的骨折** 肘关节在屈曲位跌倒，肘关节后方触地。地面的反作用力作用于尺骨鹰嘴，或棍棒、石块等打击鹰嘴部，均可造成鹰嘴骨折。直接暴力造成的骨折，多系粉碎性骨折。且肱三头肌腱及其周围的软组织尚保持一定的连续性，故鹰嘴突的粉碎性骨折往往移位不大。但常致皮肤损伤，造成开放性骨折，有并发感染的危险。

三、分型

尺骨鹰嘴骨折的分型方法很多，国内常用以下分型方法。

1. **无移位的骨折** 骨折无移位，可包括粉碎、横断或斜行骨折。X线片上显示骨折分离 2mm 以下，肘关节有对抗重力活动，即伸肘功能的完整。

2. **有移位的骨折** 骨折端分离在 3mm 以上，且无对抗重力的伸肘活动。又分为以下几种。

（1）撕脱骨折 多在接受肱三头肌腱止点处发生。骨折块较小。骨折线多为横行。

（2）横行骨折或斜行骨折 斜行骨折的骨折线多从前上走向后下，有利于用螺丝钉固定。

（3）粉碎骨折 多为直接外力所致，有时合并软组织开放伤。

（4）合并肘关节脱位的骨折 肘关节前脱位时多见，骨折线呈横行或短斜行，且多发生在尺骨冠状突水平而伴有明显移位。

【诊断】

一、病史

一般有肘部外伤史，直接暴力和间接暴力均可造成骨折，以间接暴力多见。

二、临床表现

伤后肘关节后部疼痛、肿胀，多呈半屈曲位，常以健侧手掌托住患臂，有时可见皮肤瘀血斑。尺骨鹰嘴部压痛。骨折分离移位时，在骨折部可扪及明显的骨折间隙，有骨异常活动及骨擦音，肘关节主动伸直功能丧失。

三、影像学及其他检查

X线正位片可了解有无合并骨折或脱位，侧位片容易确定有无鹰嘴骨折及骨折的类型。必要时可CT三维重建已明确骨折移位情况。

【治疗】

一、非手术治疗

无移位骨折，如裂纹骨折或老年人粉碎骨折，不必整复，外敷活血化瘀中药，肘关节在伸直位固定。3周后，去除夹板锻炼肘关节伸屈活动。移位骨折，骨折块较大并侵犯关节，应进行手法整复。

1. **整复方法**　先作肘关节穿刺，抽出关节腔内的积血。患者平卧，肘关节伸直于0°位。向骨折部位注入0.5%普鲁卡因10~20ml，10分钟后开始手法整复。术者一手固定前臂，另一手拇、示指将上移的骨折块向远侧推挤，使骨折复位。如为粉碎骨折，可在X线透视下，根据骨折移位情况，对骨折块施以挤压手法，使其复位。在手法整复过程中，可微微做肘关节的伸屈活动，以促使肘关节的关节面整复平滑。

2. **固定方法**　给予前后侧超肘关节夹板固定，固定肘关节于伸直位位置。鹰嘴上方放置合骨垫。3周后解除夹板固定，进行功能锻炼。

二、手术治疗

有移位的横断或斜行骨折，应尽量采用切开复位内固定，手术采用臂丛麻醉，肘后正中纵行切口，以骨折处为中心，上下各延长3~4cm，向切口两侧稍剥离皮下组织，即可显露骨折部位。屈曲肘关节，显露关节腔，清除关节腔内积血和坏死组织，冲洗关节腔。整复骨折后，可选用下述方法固定。

1. **螺丝钉固定**　在鹰嘴近端顶点做一小切口，纵行切开肱三头肌腱，直达鹰嘴骨面，然后用电钻，向骨折远折端打孔，打孔方向与尺骨纵轴成20°，钻通尺骨背侧骨皮质。用测量好的螺丝钉固定。

2. **克氏针加钢丝张力带固定**　尺骨鹰嘴骨折，其骨折线位于鹰嘴的远段，或伴有肘关节前脱位者，单纯用螺丝钉、钢丝或粗丝线固定很不牢固，应以克氏针加钢丝做张力带固定为宜，其抗张力强度明显优于单一固定（图6-34）。

3.解剖型接骨板固定

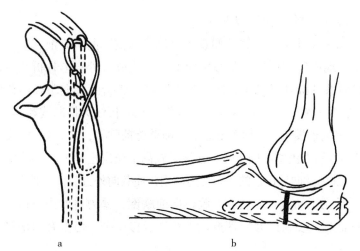

图 6-34 尺骨鹰嘴骨折的内固定方法
a.克氏针加钢丝张力带；b.螺丝钉内固定

三、药物治疗

尺骨鹰嘴骨折以三期辨证治疗进行。早期瘀肿严重者，内服云南白药 0.5g，一日三次，外用消瘀止痛膏。中后期以接骨续损为主，方用接骨散、新伤续断汤等。

四、功能锻炼

骨折复位固定后，即可开始腕、手指关节的伸屈活动。固定 3~4 周后解除外固定进行肘关节适度的屈伸活动。

（谭龙旺）

尺骨干上 1/3 骨折合并桡骨头脱位

尺骨上 1/3 骨折合并桡骨小头脱位又称孟氏骨折。孟氏骨折多发生于青壮年及小儿，直接或间接暴力皆可引起。1914 年意大利外科医生 Monteggia 最早报导了这种类型骨折，故称孟氏骨折。

桡神经在桡骨头附近分为深浅两支，深支穿旋后肌走行于前臂背侧，浅支伴桡动脉走行于掌侧。脱位的桡骨头，可牵拉桡神经造成损伤。

【病因病机】

一、病因病机

直接暴力和间接暴力均可造成尺骨上 1/3 骨折伴桡骨头脱位，但以间接暴力多见。间接或直接暴力致伤时，先造成尺骨上 1/3 骨折，残余暴力的牵拉，可引起环状韧带撕裂和桡骨头脱位。

根据暴力的性质及受伤时肘关节位置的不同，可引起不同形式骨折。

二、分型

根据受伤机制和移位特点可分为四型。

1. 伸直型 多见于儿童。肘关节伸直或过伸位跌倒，前臂旋前，掌心触地，身体重力自肱骨传向下方，地面反作用通过掌心传向上方，造成尺骨斜形骨折。残余暴力转移至桡骨上端，迫使桡骨头冲破坏状韧带，向前外方脱位。骨折断端向掌及向桡侧成角。如为成人，外力直接打击尺骨背侧，可造成伸直型骨折，此时折线为横断或粉碎形。

2. 屈曲型 多见于成年人。肘关节屈曲，前臂旋前跌倒，掌心触地，躯干重力通过肱骨传向后下方，地面作用力由掌心向上传，在尺骨较高部位发生骨折。骨折线呈横断或短斜形，桡骨头由于肘关节屈曲及向后传达的残余暴力作用，使其向外方脱位。骨折向背、桡侧成角。

3. 内收型 常见于幼儿。上肢在内收位向前跌倒，暴力自肘内方传向外方，多在尺骨喙突处发生横断骨折，或纵行劈裂骨折。虽然骨折移位少，但多有向桡侧成角，桡骨头向外侧脱位。

4. 特殊型 较少见。为机器绞轧或重物撞击所引起，先造成尺、桡骨干中上 1/3 骨折，再引尺桡骨头向掌侧脱位（图 6-35）。

【诊断】

一、病史

有肘关节直接或间接暴力外伤史，成年人及儿童均可发生。

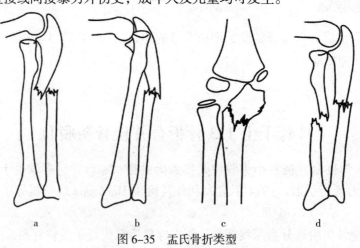

图 6-35 孟氏骨折类型
a. 伸直型；b. 屈曲型；c. 内收型；d. 特殊型

二、临床表现

伤后肘部及前臂肿胀，疼痛，前臂旋转功能及肘关节伸屈功能障碍。移位明显者，可见尺骨成角畸形，在肘关节可扪到脱位的桡骨头。在骨折和脱位处可查得压痛，被动旋转前臂时有锐痛，并可引出骨擦音及假关节活动。检查时应注意腕和手指的感觉及运动功能，以便确定有无合并桡神经损伤。

三、影像学及其他检查

X 线检查正常桡骨头与肱骨小头相对，并且桡骨干纵轴线的延长线通过肱骨小头的中心。因肱骨小头骨骺在 1~2 岁时才出现，所以，对 1 岁以内的患儿，应同时摄健侧 X 线片以便对照。如 X 线片仅见尺骨干上端骨折而无脱位，亦应视做孟氏骨折处理，因桡骨头脱位后可能自动还纳。

【治疗】

一、非手术治疗

1. 手法复位　应用手法治疗新鲜闭合性孟氏骨折是一种有效而简便的治疗措施。尤其小儿肌肉组织较纤弱，韧带和关节囊弹性较大，容易牵引分开，桡骨头也易还纳。尺骨近端无移位或轻度移位者，复位更较容易。根据不同的损伤类型，采用不同的手法操作。

（1）桡骨头脱位合并无移位的尺骨骨折　可不用麻醉。二位助手分别握住患肢上臂和腕部（肘关节的位置依骨折类型而定）进行牵引和对抗牵引。术者以拇指沿桡骨头脱位相反的方向按压并使前臂作旋前旋后动作，桡骨头即可复位。然后轻轻做肘关节伸屈活动，如不再脱位，即表示复位是稳定的。上肢夹板固定，前臂保持中立位或轻度旋后位。

（2）有移位骨折的各型损伤　臂丛或全麻。病人取仰卧位、肩关节外展 90°，肘关节屈曲程度视骨折类型而定。上臂绕以布带向地面悬吊重量做对抗牵引，助手的双手分别握紧伤肢拇指和 2~4 指向上作牵引，然后按各型采用不同手法（图 6-36）。

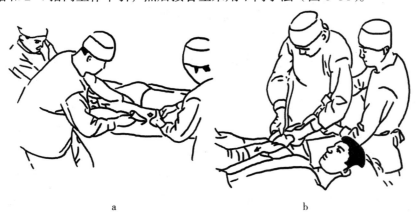

图 6-36　孟氏骨折手法整复
a. 先整复桡骨头脱位；b. 再整复尺骨骨折

1）伸直型　将肘关节屈曲 90°，前臂旋后，术者以拇指自前向后按压桡骨小头，同时将前臂做旋转动作，有时可听到桡骨小头复位声或有复位感。由于牵引和桡骨的支撑作用，尺骨骨折成角移位可同时获得复位。若骨折未能复位，可将肘关节屈曲略 < 90°，在维持桡骨头复位的情况下将尺骨骨折折屈复位。

2）屈曲型　牵引时将肘关节自 90° 略加伸展达 120°~130°，术者拇指向前按压桡骨小头，然后将向后成角的尺骨骨折复位。

3）内收型　牵引方法与前侧型相同。术者拇指加压方向应自外向内。

4）特殊型　牵引后，复位的注意力仍在桡骨小头脱位。然后按尺桡骨双骨折处理。

2. 固定方法

（1）压垫放置　以尺骨骨折平面为中心，于前臂的掌侧与背侧各置一分骨垫。平垫放置于伸直型骨折的掌侧，屈曲型骨折的背侧，以及尺骨尺侧的上、下端。葫芦垫放置于伸直型和特殊型骨折的前外侧、屈曲型骨折的后侧、内收型骨折的外侧，用胶布固定，然后放置长度适宜的夹板，用4道布带扎缚（图6-37）。

（2）固定位置　伸直型、内收型和特殊型骨折固定于肘关节极度屈曲位2~3周，待骨折稳定后，改为肘关节屈曲90°固定2周，屈曲型骨折固定于肘关节伸直位2~3周后，改为肘关节屈曲90°位固定2周。

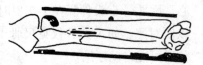

图6-37　孟氏骨折夹板固定方法

二、手术治疗

手术治疗的目的在于矫正尺骨畸形及维持桡骨头稳定性并恢复其功能。

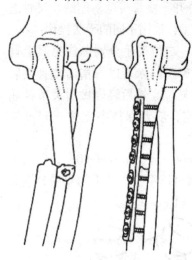

图6-38　孟氏骨折钢板内固定

1. **适应证**　手法复位失败者，多系青壮年；陈旧性损伤，肘关节伸屈功能受限及前臂旋转障碍者。

2. **手术方法**　臂丛麻醉。取肘外后侧切开，自肱骨外髁上方2.0cm，沿肱三头肌外缘至鹰嘴外侧，向远侧沿尺骨背至尺骨上1/3骨折处。剥离肘后肌及尺侧屈腕肌。注意保护近端的桡尺关节处的环状韧带附着处。在剥离肘后肌时，应自尺骨附着点开始，将桡骨头，桡骨近端和尺骨桡侧面加以暴露，防止桡神经深支损伤。观察桡骨头复位的障碍和环状韧带损伤状况。清除关节内血肿，将桡骨头复位，环状韧带修理缝合。然后复位尺骨骨折，如果复位后稳定，可不做内固定，依靠石膏外固定加以维持。如骨折不稳定，则可应用髓内针或钢板内固定（图6-38）。

三、药物治疗

可按骨折三期辨证施治给予中药内服，配合复位后局部外用活血化瘀之中药外用。初期宜活血祛瘀、消肿止痛，内服可选用和营止痛汤、活血止痛汤、肢伤一方加减，外敷消瘀止痛药膏、双柏散；老年患者则因其气血虚弱，血不荣筋，易致肌肉萎缩，关节不利，故在中后期宜养气血、壮筋骨、补肝肾，还应加用舒筋活络、通利关节的药物，内服可选用八珍汤、生血补髓汤加减，外敷接骨续筋膏和接骨膏等。解除固定后可选用海桐皮汤、骨科外洗一方、骨科外洗二方熏洗。

四、功能锻炼

伤后3周内进行手、腕诸关节的屈伸锻炼，以后逐步作肘关节屈伸锻炼。前臂的旋转活动须在X线片显示尺骨骨折线模糊并有连续性骨痂生长时，才开始锻炼。

尺桡骨干双骨折

尺桡骨双骨折多见于青少年。直接暴力、间接暴力（传达或扭转）均可造成，骨折后可出现重叠、成角、旋转及侧方移位，故整复较难。

前臂骨由尺骨、桡骨组成。尺骨上端粗而下端细，是构成肘关节的重要部分。桡骨上端细而下端粗，是构成腕关节的重要部分。正常的尺骨是前臂的轴心，通过桡尺近侧、远侧关节及骨间膜与桡骨相连，桡骨沿尺骨旋转。骨间膜几乎连接桡尺骨的全长，前臂中立位时，两骨干接近平行，骨干间隙最大，骨间膜上下松紧一致，对桡尺骨起稳定作用。因此，在处理桡尺骨干双骨折时，为了保持前臂的旋转功能，应使骨间膜上下松紧一致，并预防骨间膜挛缩，故尽可能在骨折复位后将前臂固定在中立位。

【病因病机】

引起尺桡骨双骨折的暴力形式有以下几种。

1. **直接暴力** 打击、碰撞等直接暴力作用在前臂上，能引起尺桡骨双骨折，其骨折线常在同一水平，骨折多为横行、蝶形或粉碎形，或多段骨折，常合并严重的软组织损伤。

2. **间接暴力** 多因跌倒手掌着地，暴力传导至桡骨，桡骨骨折后，残余暴力沿着骨间膜传至尺骨，引起尺骨骨折，故桡骨折线高，多为横行；尺骨折线低，多为短斜形。儿童多致中 1/3 双骨折，骨折水平常为桡骨高于尺骨。

3. **扭转暴力** 绞压、扭转等高能量致伤，常造成尺桡骨的多段骨折，多为双骨斜形或螺旋形骨折，并易于合并肘关节及肱骨的损伤。软组织损伤严重，常有皮肤挫裂、撕脱，开放骨折多见。肌肉、肌腱常有断裂，也易于合并神经血管损伤（图 6-39）。

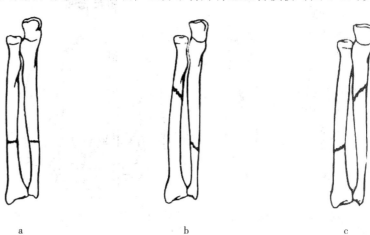

图 6-39 不同暴力造成骨折的不同平面

a. 直接暴力；b. 间接暴力；c. 扭转暴力

儿童可见青枝型骨折，折线位于中下 1/3，同平面，多成角畸形。成人完全性骨折常见骨折线不在同一平面，以横行、短斜行多见，可有侧方、重叠、成角、旋转移位。暴力强大者形成开放性骨折。

【诊断】

有明确外伤史，伤处肿胀、疼痛，前臂旋转功能障碍，局部压痛，可触及骨擦音（感）和异常活动。青枝骨折多有成角畸形。

X 线片可显示骨折部位及移位情况。摄片时应包括肘关节和腕关节，除确定骨折类型和移位方向外，还可确定有无桡尺近侧、远侧关节脱位。

【治疗】

尺桡骨双骨折可发生多种移位，如重叠、成角、旋转及侧方移位等。若治疗不当可发生尺、桡骨交叉愈合，影响旋转功能。因此治疗的目标除了良好的对位、对线以外，特别应注意防止畸形和旋转。

一、非手术治疗

1. 手法整复 宜在臂丛麻醉下整复，病人取仰卧位或坐位。

（1）牵引 桡骨骨折位于上1/3者，旋后位牵引；位于中、下1/3者，中立位牵引，矫正旋转及成角移位。

（2）分骨 双手拇、示指分别置于掌背侧骨间隙，由近至远分骨，重复2~3遍。

（3）折顶 用于横行骨折重叠移位。先成角，再反折，须力点准确，配合默契。

（4）挤按 用双拇指或小鱼际掌根对向挤按，矫正残余侧方移位。

2. 固定方法 可采用分骨垫放置在两骨之间（图6-40），若骨折原有成角畸形，则采用三点加压法。各垫放置妥当后，依次放掌、背、桡、尺侧夹板，缚扎后，伤肢置托板上中立位固定（图6-41），固定时间成人6~8周，儿童3~4周。肿胀严重者石膏托固定，抬高患肢。

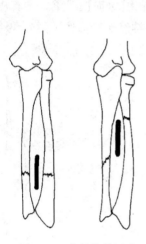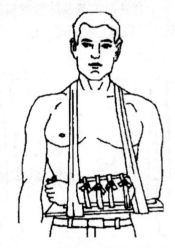

图6-40 分骨垫放置法　　图6-41 尺桡骨双骨折夹板固定

二、手术治疗

适用于：手法复位失败；伤口污染不重的开放性骨折；合并神经、血管、肌腱损伤；同侧肢体有多发性损伤者。行手术治疗，可用加压钢板螺钉固定或髓内钉固定。

三、药物治疗

按骨折三期辨证用药，若尺骨下1/3骨折愈合迟缓时，要着重补益肝肾、壮筋骨以促进其愈合，若后期前臂旋转活动仍有受限者，应加强中药熏洗。

四、功能锻炼

在固定期间，应使前臂维持在中立位，要鼓励和正确指导患者做适当的练功活动。练功活动初期鼓励患者做手指、腕关节屈伸活动及上肢肌肉舒缩活动。中期开始做肩、肘关节活动，但不宜做前臂旋转活动。后期加强锻炼肩肘关节伸屈，解除固定后做前臂旋转活动。

尺、桡骨干单骨折

直接暴力、间接暴力均可造成尺、桡骨干单骨折。多发生于青少年，临床较少见。

单纯桡骨干骨折，青壮年居多。桡骨远端有旋前方肌附着，中段有旋前圆肌附着，近段有旋后肌附着。骨折后由于以上肌肉的牵扯，不同部位的桡骨骨折将出现不同的旋转畸形。单纯尺骨干骨折，多系直接打击所引起。有的西方国家称之为警棍骨折。

【病因病机】

直接暴力、传达暴力均可引起桡骨干骨折，骨折多为横行、短斜行。直接暴力如打击伤，多引起粉碎性骨折，中下 1/3 处常见。间接暴力如跌伤，多引起横行或短斜行骨折，中上 1/3 处易发生。幼儿多为青枝骨折。尺骨骨折线多为横行、蝶形或粉碎性。骨折可为裂纹无移位，亦可发生侧方移位或成角，因有桡骨的支撑，无明显短缩重叠。

成人桡骨干上 1/3 骨折，骨折线位于旋前圆肌止点之上时，由于肱二头肌以及附着于桡骨上 1/3 的旋后肌的牵拉，使骨折近段向后旋转移位；骨折远段因旋前圆肌和旋前方肌的牵拉，向前旋转移位。桡骨干中 1/3 或中下 1/3 骨折，骨折线位于旋前圆肌止点以下时，因肱二头肌与旋后肌的旋后倾向，被旋前圆肌的旋前力量所抵消，骨折近段处于中立位；骨折远段因受旋前方肌的牵拉而向前旋转移位（图 6-42）。

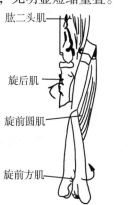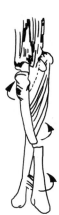

肱二头肌

旋后肌

旋前圆肌

旋前方肌

图 6-42 桡骨干骨折

【诊断】

有明确外伤史，骨折处肿胀、疼痛，前臂旋转功能障碍。伤处压痛，可打得骨擦音（感）。骨折不全时，尚可有旋转功能。表浅骨段，可触及骨折端。

X 线片可明确诊断。但应观察有无桡尺近侧、远侧关节脱位。

【治疗】

一、非手术治疗

1. **手法整复** 单纯桡骨骨折，多可闭合复位，因尺骨保持完好，故整复后有一定的稳定性。病人取仰卧位或坐位，患肘屈曲，先行对抗牵引。上 1/3 骨折，旋后位牵引；中 1/3 骨折，中立位牵引；下 1/3 骨折，旋前位牵引。术者一手固定近端，另手拇示指捏住远折端，向桡背侧提拉分骨，远端助手配合尺偏患腕，可辅助矫正尺侧成角及移位。单纯尺骨骨折，因尺骨全长处于皮下、浅在，闭合复位较易成功。尺骨下 1/4 移位骨折，因旋前方肌的牵拉，可造成远骨折段旋后畸形，整复时将前臂旋前，放松旋前方肌，以利纠正旋后畸形。

2. **固定方法** 超关节固定，方法同尺桡骨干双骨折。前臂中立位，用三角巾悬挂于胸前。

二、手术治疗

手术治疗适用于：手法复位失败或复位后固定困难者；上肢多处骨折骨间膜破裂者；开放性骨折伤后时间不长污染较轻者；骨不连或畸形愈合功能受限者。

桡骨近 1/3 骨折，因局部肌肉丰厚，闭合复位有一定困难，应切开复位钢板内固定。单独尺骨干不稳定性骨折，使用髓内钉或经皮穿入克氏针固定。

药物治疗、功能锻炼同尺桡骨双骨折。

盖氏骨折

桡骨中下 1/3 骨折合并下尺桡关节脱位称盖氏骨折。1934 年 Galeazzi 详细描述了此种损伤，并建议强力牵引拇指整复之。此后即称为盖氏骨折。

【病因病机】

一、病因病机

盖氏骨折骨折可因直接打击桡骨远 1/3 段造成；亦可因跌倒时手掌撑地传达的应力而造成。

直接暴力如机器绞伤或打击伤，造成桡骨下段骨折，远折端移位，引起下尺桡关节脱位，可合并尺骨下段骨折。折线多为短斜行或横行、粉碎型。间接暴力如滑跌时手部着地。若前臂旋前，手掌着地，桡骨远折端多向背桡侧移位（伸直型）；前臂旋后，手背着地，桡骨远折端多向尺掌侧移位（屈曲型）。骨折线多为螺旋形或长斜形（图 6-43）。儿童桡骨下段骨折时，可合并尺骨下端骨骺分离。

二、分型

盖氏骨折的病理变化比较复杂，临床可分为以下三型。

（1）桡骨远端青枝骨折合并尺骨小头骨骺分离　均为儿童。

（2）桡骨远 1/3 骨折，下尺桡关节脱位　骨折可为横行，短斜形，斜形。短缩移位明显，多为跌倒手撑地致伤。临床上以屈曲型多见。此型损伤较重。

（3）桡骨远 1/3 骨折，下尺桡关节脱位，并合并尺骨干骨折或尺骨干之外伤性弯曲　多为机械绞轧伤所致。损伤重，可能造成开放伤口。

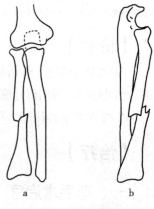

图 6-43　盖氏骨折
a. 正位；b. 侧位

【诊断】

有明确外伤史。前臂及腕部肿胀、疼痛，压痛明显，骨折处向掌侧或背侧成角畸形，有骨擦音，下尺桡关节松弛并有挤压痛。

X 线检查摄片时必须包括腕关节，以观察有无下尺桡关节脱位及尺骨茎突骨折。下尺桡关节间隙变宽（成人超过 2mm，儿童超过 4mm）或桡骨骨折重叠移位、尺骨茎突背侧移位均提示有下尺桡关节脱位。

【治疗】

对桡骨中下 1/3 骨折合并下尺桡关节脱位的治疗，要力求达到解剖复位或接近解剖复位，以防前臂旋转功能丧失。盖氏骨折牵引下复位并不十分困难，但维持闭合复位的位置却颇为困难。

一、非手术治疗

1. 手法复位 患者平卧，肩外展，肘关节屈曲，前臂中立位。两助手对抗牵引 3~5 分钟，纠正重叠移位。术者用左手拇指及食、中二指挤平掌背侧移位；再在患腕尺桡两侧向中心合挤，矫正下尺桡关节分离移位。术者继续一手作分骨，另一手用提按手法纠正掌背侧移位，亦可采用分骨折顶法矫正。骨折整复后，再次扣挤下尺桡关节。

2. 固定方法 在维持牵引和分骨下，捏住骨折部，掌背侧各放一个分骨垫。分骨垫在骨折线远侧占 2/3，近侧占 1/3。用手捏住掌、背侧分骨垫，各用 2 条胶带固定。根据骨折远段移位方向，再加用小平垫。然后再放置掌、背侧夹板，用手捏住，再放桡、尺侧板，桡侧板下端稍超过腕关节，以限制手的桡偏，尺侧板下端不超过腕关节，以利于手的尺偏，借紧张的腕桡侧副韧带牵拉桡骨远折段向桡侧，克服其尺偏倾向。对于桡骨骨折线自外侧上方斜向内侧下方的患者，置分骨垫于骨折线近侧，尺侧夹板改用固定桡、尺骨干双骨折的尺侧夹板（即长达第 5 掌骨颈的尺侧夹板），以限制手的尺偏，利于骨折对位。成人固定前臂中立位 6 周，儿童 4 周。

二、手术治疗

手术治疗适用于骨折端嵌入软组织、手法复位失败或固定不稳、桡骨骨折畸形愈合或桡骨骨折不愈合者。为了获得良好的前臂旋转功能，避免下尺桡关节紊乱，桡骨骨折必须解剖复位，切开复位内固定常选择钢板螺钉固定。

药物治疗功能锻炼与尺、桡骨双骨折大致相同，但要严格限制前臂旋转。

桡骨远端骨折

桡骨远端骨折系指桡骨下端关节面以上 2~3cm 处发生的骨折。发生率很高，是较为常见的损伤。女性发生率多于男性，好发于中老年。

桡骨下端是松质骨与密质交界的部位，在老年，特别是绝经期后的妇女，此种骨折的发生与骨量减少、骨质疏松密切相关。老年桡骨远端骨折不仅可作为骨质疏松的临床指征，也是再发髋部骨折的警示信号，提醒人们注意预防。

桡骨远端与腕骨（舟状骨与月骨）形成关节面，其背侧边缘长于掌侧，故关节面向掌侧倾斜 10°~15°。桡骨下端内侧缘切迹与尺骨头形成下尺桡关节，切迹的下缘为三角纤维软骨的基底部所附着，三角软骨的尖端起于尺骨茎突基底部。前臂旋转时桡骨沿尺骨头回旋，而以尺骨头为中心。桡骨下端外侧的茎突，较其内侧长 1~1.5cm，故其关节面还向尺侧倾斜 20°~25°（图 6-44）。这些关系在骨折时常被破坏，在整复时应尽可能恢复正常解剖。

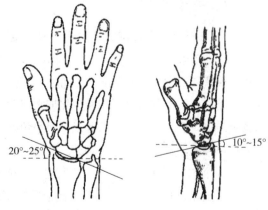

图 6-44　桡骨远端关节面的倾斜角度

【病因病机】

一、病因病机

直接暴力少见，可引起粉碎或横行骨折。间接暴力多见，由滑跌时手部着地引起。手掌着地，腕关节处于背伸位，在桡骨远端处形成掌成角应力，引起伸直型骨折（图6-45）。手背着地，腕关节处于屈曲位，形成背成角应力，引起屈曲型骨折无明显成角应力时，多引起裂纹或嵌插型骨折。

二、分型

桡骨远端骨折临床可分为以下三型。

（1）无移位型　如裂纹、线形、嵌插骨折。

（2）伸直型（Colles骨折）　远折端向背桡侧移位，近端向掌侧移位。可伴掌侧成角或嵌插移位。

（3）屈曲型（Smith骨折）　远折端向掌桡侧移位，近端向背侧移位。

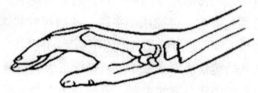
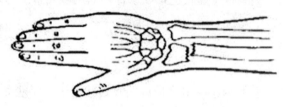

图6-45　间接暴力致伸直型桡骨远端骨折

【诊断】

外伤史明确。伤后腕部肿胀、疼痛，腕关节功能明显障碍。桡骨下端环形压痛。伸直型骨折腕部可有"餐叉"样或"枪刺"样畸形（图6-46），屈曲型骨折腕关节近端背侧突起，而远端掌侧饱满，并伴有腕桡偏现象。

X线检查可显示骨折类型及移位情况，应注意观察有无下尺桡关节脱位。

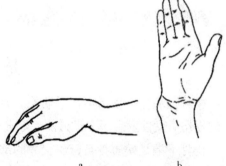

　　　　a　　　　　　　b

图6-46　桡骨远端骨折畸形

a.餐叉样畸形；b.枪刺样畸形

【治疗】

一、非手术治疗

1.手法整复　无移位的骨折不需要整复，仅用掌、背两侧夹板固定2~3周即可。

（1）伸直型骨折　①牵引，近端助手牵引前臂上1/3部，术者握住患手大小鱼际进行对抗牵引。牵引1~2分钟，矫正嵌插、重叠、成角移位。②成角反折，术者双手拇指移至骨折远端，示指移至掌侧的骨折近端处，先加大成角，再骤然反折。反折时，拇指压远端向掌侧，示指顶近端向背侧。③尺偏，术者以牵引小鱼际之手虎口部顶住尺骨下端，牵大鱼际之手使腕关节向尺侧偏移。整复时，成角反折、尺偏等手法一气呵成（图6-47）。

（2）屈曲型骨折　①牵引，患肘屈曲，前臂旋后位。术者与近端助手的牵引部位同伸直型骨折。②成角反折，术者双手拇指置于远折端的掌侧，示指置于近折端的背侧，先加大成角，再骤然反折。反折时，拇指压远折端向背侧，示指顶近折端向掌侧。③尺偏，同伸直型骨折手法。

2. 固定方法 伸直型骨折先在骨折远端背侧和近端掌侧分别放置一平垫，然后放上夹板，夹板上端达前臂中、上1/3，桡、背侧夹板下端应超过腕关节，限制手腕的桡偏和背伸活动；屈曲型骨折则在远端的掌侧和近端的背侧各放一平垫，桡、掌侧夹板下端应超过腕关节，限制桡偏和掌屈活动。扎上3条布带，最后将前臂悬挂胸前，保持固定4~6周。复位固定后应观察手部血液循环，随时调整夹板松紧度。

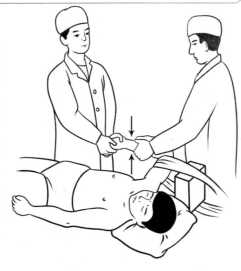

图6-47 伸直型骨折手法整复

二、手术治疗

关节面移位大或伴有关节面压缩塌陷，可考虑切开复位内固定术。陈旧性骨折畸形愈合有旋转障碍者，可做尺骨头切除术，畸形严重无前臂旋转障碍者，可做尺骨头部分切除及桡骨远端截骨术。

三、功能锻炼与药物治疗

固定期间积极做指间关节、指掌关节屈伸锻炼及肩肘部活动。解除固定后，做腕关节屈伸和前臂旋转锻炼。药物治疗按三期辨证用药进行。老年人骨折中后期着重养气血、壮筋骨、补肝肾。解除固定后，应用中药熏洗以舒筋活络，通利关节。

腕舟骨骨折

腕舟骨骨折在临床上比较常见，好发于成年人。骨折多位于舟骨腰部。

腕舟骨是最大的一块腕骨，略弯曲呈舟状，中段较细者为腰。舟骨、月骨和三角骨由坚强的韧带联系在一起，近端共同构成椭圆形的关节面，在腕关节活动中，舟骨占有比较重要的位置。正常腕关节的活动，一部分通过桡腕关节（此处的活动量最大），另一部分通过两排腕骨间关节及第1、2掌骨之间。舟骨腰部发生骨折后，舟骨远侧的骨折块就与远排腕骨一起活动，两排腕骨间的活动就改为通过舟骨骨折处的活动，故舟骨骨折线所受的剪力很大。

舟骨周围有五个关节面，仅背侧的一小部分及掌侧舟骨结节处有韧带附着，为营养血管进入的孔道。故舟骨腰部骨折时，近侧骨折块容易发生缺血性坏死。

【病因病机】

一、病因病机

腕舟骨骨折常由传达暴力造成。当病人前仆跌倒，手掌触地，腕关节处于强力的桡偏和背伸位。地面的反作用力由舟骨结节向上传递，身体的重力由桡骨干向下传递，两力将腕舟骨挤压在桡骨远端背侧缘和远排腕骨之间。由于桡骨远侧关节面向掌侧、尺侧倾斜，形成楔状的锐利的背侧缘和茎突缘，楔形如凿将腕舟骨切断而发生骨折。由于腕部诸骨紧密接触，又没有肌肉和强大韧带附着，所以，腕舟骨骨折多无明显移位。

二、分型

根据腕舟骨骨折的部位不同分型如下（图6-48）。

1. **腕舟骨结节骨折**　骨折线近侧与远侧的骨折块均有丰富的血液供应。骨折愈合快，不会发生缺血性坏死。

2. **腕舟骨腰部骨折**　腰部骨折是腕舟状骨折中最多见的一型骨折。骨折线远侧的骨折块血液供应佳，而近侧骨折块的血液供应可能部分或大部分被破坏。因而腰部骨折的愈合缓慢，近侧骨折块可能发生缺血性坏死。

3. **腕舟骨近端骨折**　骨折线的远侧骨折块血液供应良好，而近侧骨折块的血液供应大部丧失，故近侧骨折块多数发生缺血性坏死。

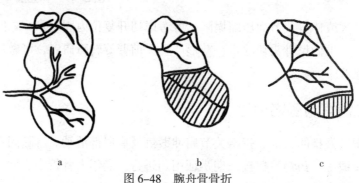

图6-48　腕舟骨骨折

a.舟骨结节骨折；b.舟骨腰部骨折；c.舟骨近端骨折

【诊断】

有明确外伤史。伤后局部轻度疼痛，腕关节活动功能障碍，鼻烟窝部位肿胀、压痛明显，将腕关节桡倾，屈曲拇指、示指和中指，叩击其掌骨头时可引起疼痛。

X线检查，腕部正位、侧位和尺偏斜位片可协助诊断。但第一次拍摄X线片未发现骨折而临床表现仍有可疑时，可于2~3周以后重复X线检查，骨折较易显露。

【治疗】

腕舟骨骨折，很少移位，一般不需整复。若有移位时，可在牵引下，使患腕尺偏，以拇指按压骨块，即可复位。复位后用塑形纸夹板或短型石膏管型固定患腕于功能位。即腕关节背伸30°，稍尺侧偏斜，拇指对掌，前臂中立位。塑形纸夹板或石膏管型包括前臂近侧1/4，拇指掌骨全长及其他四个掌骨近侧2/3，相当于掌横纹处，以不妨碍握拳及各指屈伸活动为度。固定时间根据骨折情况而定，短则2个月，长则4个月，定期作X线检查。腰部及近端骨折，固定时间应较长。如腕舟骨骨折不连接，应选择手术治疗。

固定期间积极作指间关节、指掌关节屈伸锻炼。中后期着重养气血、壮筋骨、补肝肾药物内服。

腕月骨骨折

腕月骨骨折在临床上较少见。月骨呈半月形，有远近两关节面和掌背两侧的粗糙骨面。近侧关节面向上凸起，与桡骨远侧关节面相接触；远侧关节面向上凹陷，与远排腕骨的头状骨相连接。月骨的背侧和掌侧粗糙骨面为供给月骨血液的血管的出入处，月骨周围的关节薄弱，腕月骨借坚强的韧带与腕舟骨和三角骨联系在一起。同桡骨远端关节面和三角纤维软骨板形成桡腕关节。月骨无肌腱附着，由其周围的韧带带动而随远排腕骨作屈伸运动。

【病因病机】

腕月骨骨折可由间接暴力和直接暴力所造成。患者跌倒，腕关节处于背伸位，手掌触地；或腕背伸位，用力推重物向前，身体的重力和向前的推力沿桡骨纵轴向下或向前，地面或重物的反作用力向上或向后作用于月骨远侧，二力交集在一起，将月骨挤压于桡骨远端背侧缘和头状骨之间，造成月骨骨折。直接暴力造成的月骨骨折多为腕部受重物压砸所致，常合并腕部多处骨折或软组织广泛损伤。

【诊断】

有腕部外伤史。腕关节疼痛、肿胀、活动受限明显，局部有压痛点。X线检查可确定骨折类型及移位情况。

【治疗】

腕月骨骨块较小，周围骨块多，无肌肉附着，周围有多层韧带保护，故月骨骨折后多无明显移位，不需整复。仅用塑形夹板或石膏管型固定腕关节于中立位，10周后去固定，行中药熏蒸或按摩治疗、主动进行腕关节锻炼。

如腕月骨骨折不连接，应选择手术治疗。

掌骨骨折

掌骨骨折是比较常见的手部骨折，一般多见于成年人，且男性多于女性，儿童少见。

【病因病机】

一、病因病机

掌骨骨折是常见的手部骨折。第1掌骨短而粗，活动度较大，骨折多发生在基底部。第2、3掌骨细长，且较突出，握拳击物时，暴力常落在第2、3掌骨上，故易骨折，也称为"拳击骨折"。第4、5掌骨短细，其中以第5掌骨易受直接暴力而骨折，而当其受间接暴力时可致掌骨颈骨折。掌骨骨折多见于成年人，男多于女。

二、分型

掌骨骨折可分下列几种。

1. **第1掌骨基底部骨折**　多由间接暴力引起，骨折远端受拇长屈肌、拇短屈肌与拇内收肌的牵拉，近端受拇长展肌的牵拉，骨折总是向桡背侧突起成角。

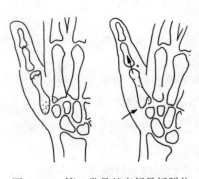

图 6-49　第 1 掌骨基底部骨折脱位

2. 第 1 掌骨基底部骨折脱位　亦由间接暴力引起，骨折线呈斜形经过第 1 掌腕关节面，第 1 掌骨基底部内侧的三角形骨块，因有掌侧韧带相连，仍留在原位，而骨折远端从大多角骨关节面上脱位至背侧及桡侧（图 6-49）。

3. 掌骨颈骨折　由间接暴力或直接暴力所致，但以握拳时掌骨头受到冲击的传达暴力所致者为多见。第 5 掌骨因其易暴露和受打击，故最多见，第 2、3 掌骨次之。骨折后断端受骨间肌与蚓状肌的牵拉，而向背侧突起成角，掌骨头向掌侧屈转；又因手背伸肌腱牵拉，以致近节指骨向背侧脱位，掌指关节过伸，手指越伸直，畸形越明显（图 6-50）。

4. 掌骨干骨折　可为单根骨折或多根骨折。由直接暴力所致者，多为横断或粉碎骨折。扭转及传达暴力引起者，多为斜形或螺旋形骨折。骨折后因骨间肌及指屈肌的牵拉，使骨折向背侧成角及侧方移位，单根的掌骨骨折移位较轻，而多根骨折则移位较明显，且对骨间肌的损伤也比较严重。

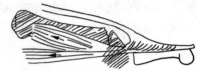

图 6-50　掌骨颈骨折

【诊断】

多有明显外伤史，掌骨全长均可在皮下摸到，骨折时局部肿痛，功能障碍，有明显压痛，纵压或叩击掌骨头则疼痛加剧，如有重叠移位，则该掌骨短缩，可见掌骨头凹陷。宜摄手掌的正位与斜位 X 线片，因侧位片第 2~4 掌骨互相重叠，容易漏诊。

【治疗】

手的功能复杂，灵巧精细，骨折必须正确对线和对位，畸形愈合有碍手部功能恢复。

一、非手术治疗

1. 第 1 掌骨基底部骨折　在常规麻醉下，先将拇指向远侧与桡侧牵引，以后将第 1 掌骨头向桡侧与背侧推扳，同时以拇指用力向掌侧与尺侧按顶骨折处以矫正向桡侧与背侧突起成角。手法整复后应用外展夹板固定，4 周后解除外固定，进行功能锻炼（图 6-51）。

2. 第 1 掌骨基底部骨折脱位　整复手法和固定方法同掌骨基底部骨折。但因这种骨折脱位很不稳定，容易引起短缩与移位。若复位后不能稳定时，可采用细钢针经皮肤作闭合穿针内固定。亦可采用局部加压短臂石膏管形外固定的同时加用拇指牵引，在石膏上包一粗铁丝，于拇指的两侧粘一条 2cm×10cm 胶布作皮肤牵引，或作拇指末节指骨骨牵引 3~4 周（图 6-52）。陈旧性骨折脱位宜行切开复位内固定，固定拇指于握拳位。

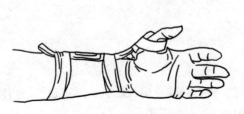

图 6-51　第一掌骨基底骨折固定法

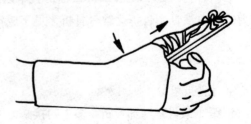

图 6-52　第一掌骨基底骨折脱位固定法

3. 掌骨颈骨折　由于骨折端向背侧成角，常有错误地将掌指关节固定于过伸位者。因在过伸位时，侧副韧带松弛，掌骨头仍向掌侧屈转不能整复。只有在屈曲90°位时，侧副韧带紧张，用示指压顶近节指骨头，使指骨基底部位于掌骨头之掌侧，将骨折片向背侧顶，同时用拇指将掌骨干向掌侧压才能准确整复（图6-53）。

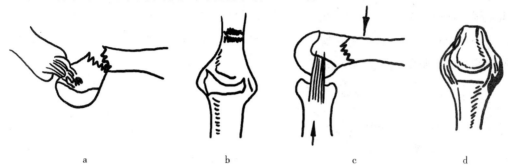

图6-53　掌骨颈骨折的整复

a、b不正确的整复；c、d正确的整复

4. 掌骨干骨折　横断骨折、短斜骨折整复后比较稳定者，宜采用手法整复、夹板固定。在牵引下先矫正向背侧突起成角，然后用示指与拇指在骨折的两旁自掌侧与背侧行分骨挤压，并放置两个分骨垫以胶布固定，如骨折片向掌侧成角则在掌侧放一小毡垫以胶布固定，最后在掌侧与背侧各放一块夹板，厚2~3mm，以胶布固定，外加绷带包扎（图6-54）。斜行、粉碎、短缩较多的不稳定骨折，宜加用指骨末节骨牵引。

二、手术治疗

如手法整复失败，可用手术切开整复，于掌骨背侧做"S"形切口约4cm，暴露骨折部，避免损伤掌指关节囊。用小型骨膜起子撬开骨折远端，使其解剖复位，然后用克氏针自掌骨头侧方钻入髓腔内固定。缝合伤口，外用石膏托固定，4周后拔针，练习活动。

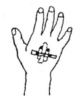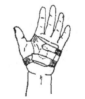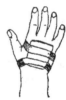

图6-54　第三掌骨干骨折固定外观

复位固定后，应密切观察患部血运情况，及时调整夹板松紧度，压垫不宜过厚过硬，以免引起压迫溃疡。要及时调整夹板的松紧度，手指要保持适当的位置，以防造成重新移位、骨折畸形愈合及关节僵硬。此类骨折如果复位良好，固定正确，护理得当，一般都可痊愈，预后较好。但如果整复不当或固定不良，可造成掌指关节创伤性关节炎。

（郭　英）

第二节　下肢骨折

扫码"学一学"

股骨颈骨折

股骨颈骨折是股骨头下至股骨颈基底部的骨折。股骨颈骨折常发生于老年人，女略多于男，随着人的寿命延长，其发病率日渐增高。

　　股骨颈股骨干两轴线之间形成一个角度，称为颈干角（图6-55）。正常值在110°~140°范围，平均为127°~132°。儿童可达150°。大于正常值称为髋外翻，小于正常值称为髋内翻。股骨颈的纵轴线与股骨两髁中点的连线形成一个夹角，称为前倾角或扭转角（图6-56）。初生儿为20°~40°，成人为12°~15°。在治疗股骨颈骨折和粗隆间骨折时，必须注意恢复保持这两个角度，尤其是颈干角的正常。股骨上端大部分为松质骨，股骨颈内侧皮质骨坚厚，称为股骨距。

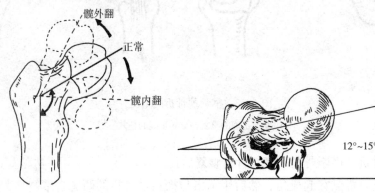

图6-55　颈干角　　　　　　　图6-56　股骨颈前倾角

　　股骨头、颈部的血液供应主要由以下三部分构成：①关节囊的小动脉。经过旋股内动脉、旋股外动脉、臀下动脉和闭孔动脉的吻合部分到关节囊附着部，分为上下两级进入股骨颈。上组叫上干骺端动脉，在滑膜与骨骺动脉相吻合，供应股骨头的外上部分的血运；下组叫下干骺端动脉，进入股骨颈基底部的下内侧，供应股骨头颈内下部的血运，关节囊动脉是股骨头主要血液来源。②股骨干滋养动脉。股骨干中部有1~2个小孔，其中有滋养动脉进入，此路血运仅达股骨颈基底部，小部分与关节囊的小动脉有吻合支，仅供应股骨头小部分血运。③圆韧带的小动脉。股骨头凹附着股骨头圆韧带，圆韧带中有较细小动脉，供血量有限，仅能供给股骨头内下部分的血运（图6-57）。

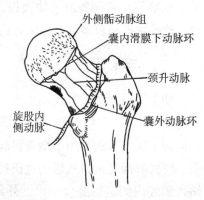

图6-57　股骨头、颈部血液供应

【病因病机】

一、病因病机

　　由于股骨颈部细小，处于疏松骨质和致密骨质交界处，负重量大，又因老年人肝肾不足，筋骨衰弱，骨质疏松，即使受轻微的直接外力或间接外力，如平地滑倒，髋关节旋转内收，臀部着地，便可引起骨折。青壮年、儿童发生股骨颈骨折较少见，若发生本骨折必因遭受强大暴力所致，如车祸、高处坠落伤等。

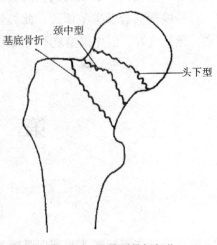

图6-58　股骨颈骨折部位

二、分型

1. **按骨折部位分类**　股骨颈骨折若按其部位之不同，可分为头下型、颈中型和基底型骨折三种（图 6-58）。头下型和颈中型骨折的骨折线在关节囊内，故称囊内骨折；基底部骨折因骨折线的后部在关节囊外，故又称囊外骨折。移位多的囊内骨折，股骨头断绝了来自关节囊及股骨干的血液供应，以致骨折近端缺血，不但骨折难以愈合，而且容易发生股骨头缺血性坏死。股骨颈的骨折线越高，越易破坏颈部的血液供应，因而骨折不愈合、股骨头缺血性坏死的发生率就越高。基底部骨折因骨折线部分在关节囊外，而且一般移位不多，除由股骨干髓腔来的滋养血管的血供断绝外，由关节囊来的血运大多完整无损，骨折近端血液供应良好，因此骨折不愈合和股骨头缺血性坏死的发生率较低。

2. **按骨折线方向分类**　股骨颈骨折按 X 线照片的表现可分为外展型和内收型两种。外展型骨折常在髋关节外展时发生（多为头下骨折，骨折端常互相嵌插），骨折线与股骨干纵轴的垂直线（水平线）所形成的倾斜角（林顿角）往往小于 30°，骨折局部剪力小，较稳定，血运破坏较少，故愈合率高。内收型骨折常在髋关节内收时发生，多为颈中部骨折，亦可发生在头下部或基底部，骨折线与股骨干纵轴的垂直线所形成的倾斜角，往往在 45° 左右，颈干角小于正常值，如角度大于 70° 时，两骨折端往往接触很少，且有移位现象，骨折处剪力大，极不稳定，血运破坏较大，骨折愈合率低，股骨头缺血坏死率高。临床上内收型骨折较多见，外展型骨折比较少见（图 6-59）。

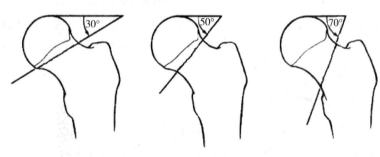

图 6-59　股骨颈骨折的骨折线走形情况

3. **按骨折移位程度分类**　Garden 等根据完全骨折与否和移位情况将股骨颈骨折分为四型（图 6-60）。

（1）Ⅰ型　骨折没有通过整个股骨颈，股骨颈有部分骨质连接，骨折无移位，近折端保持一定血运，这种骨折容易愈合。

（2）Ⅱ型　完全骨折无移位，股骨颈虽然完全断裂，但对位良好，如系股骨颈头下骨折，仍有可能愈合，但股骨头坏死变形常有发生。如为股骨颈中部或基底骨折，骨折容易愈合，股骨头血运良好。

（3）Ⅲ型　为部分移位骨折，股骨颈完全骨折，并有部分移位，多为远折端向上移位或远折端的下角嵌插在近折端的断面内，形成股骨头向内旋转移位，颈干角变小。

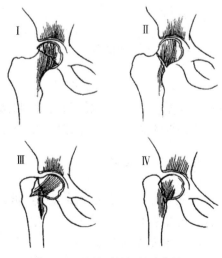

图 6-60　股骨颈骨折的移位情况

（4）Ⅳ型　股骨颈骨折完全移位，两侧的骨折端完全分离，近折端可以产生旋转，远折端多向后上移位，关节囊及滑膜有严重损伤，因此经关节囊和滑膜供给股骨头的血管也容易损伤，造成股骨头缺血坏死。

【诊断】

一、病史

老年人常有跌倒病史，年轻患者多遭受强大暴力，如车祸、高处坠落伤等。

二、临床表现

老年人跌倒后诉髋部疼痛，不敢站立和走路，应考虑股骨颈骨折的可能。

伤后髋部除有自发疼痛外，移动患肢时疼痛更为明显。在患肢足跟部或大粗隆部叩击时，髋部也感疼痛，在腹股沟韧带中点下方常有压痛。股骨颈骨折多系囊内骨折，骨折后出血不多，又有关节外丰厚肌群的包围，因此，外观上局部不易看到肿胀。患肢多有轻度屈髋屈膝及外旋畸形。

移位骨折病人在伤后就不能坐起或站立，骨折远端受肌群牵引向上移位因而患肢短缩畸形。检查时见患侧大粗隆升高，表现为：大粗隆在髂-坐骨结节联线（Nelaton线）之上；大粗隆与髂前上棘间的水平距离缩短，短于健侧。

需要注意的是有个别无移位的线状骨折或嵌插骨折病例，在伤后仍能走路或骑自行车，切勿因漏诊而使无移位稳定型骨折变成移位的不稳定型骨折。另一种漏诊的情况是多发损伤时，由于股骨干骨折等一些明显的损伤掩盖了股骨颈骨折，此种情况常见于年轻人因此对于这种病人一定要注意髋部的检查。

三、影像学及其他检查

最后确诊需要髋关节正侧位 X 线检查，尤其对线状骨折或嵌插骨折更为重要。应注意的是有些无移位的骨折在伤后立即拍摄 X 线片上可以看不到骨折线，当时可行 CT、MRI 检查，或者等 2 周后，因骨折部位骨质发生吸收现象，骨折线才清楚的显现出来。因此，凡在临床上怀疑股骨颈骨折的，虽 X 线片上暂时未见骨折线，仍应按骨折处理，2 周后再拍片复查。

【治疗】

一、非手术治疗

无移位或嵌插稳定型骨折，可让病人卧床休息，穿防旋鞋使下肢置于外展中立位，患肢行皮肤牵引 6~8 周。治疗期间嘱咐患者做到不盘腿、不侧卧、不下地负重。卧床期间注意对坠积性肺炎、褥疮、尿路感染等相关卧床并发症的防治。

二、手术治疗

1. 适应证　对于部分不稳定骨折，或因各种原因不能耐受长期卧床且无明显手术禁忌证者可选择手术治疗。

2. 手术方式的选择

（1）空心螺钉内固定　空心钉内固定治疗股骨颈骨折适用于青壮年、或因身体状况不适合行髋关节置换或不愿接受髋关节置换的头下型、颈中型患者（图6-61）。

（2）钉板系统内固定 钉板系统较空心螺钉内固定而言，具有立体框架结构，因此具有更好的稳定性，可以为股骨颈后外侧粉碎骨折提供可靠的支持，有助于早期负重。但因手术创伤较大，操作时间较长，出血较多，且螺钉较粗。主要用于股骨颈颈中型、基底部骨折的患者（图6-62）。

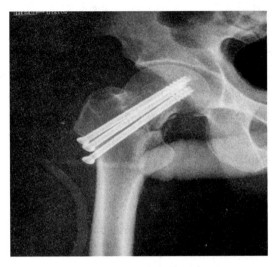
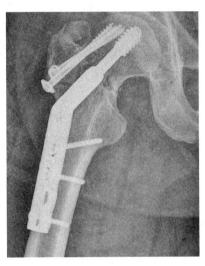

图6-61 空心螺钉内固定　　　　图6-62 动力髋（DHS）+防旋螺钉内固定

（3）全髋关节置换 对于年龄大于65岁，无手术禁忌证；不能耐受长时间卧床；预期寿命较长、活动量较大；以及伴有髋臼软骨病变的患者，全髋关节置换术是首选术式（图6-63）。

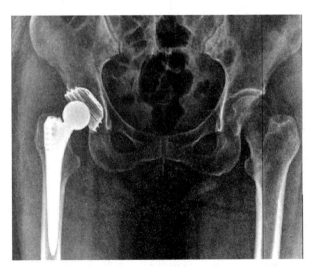
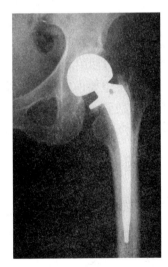

图6-63 全髋关节置换　　　　图6-64 人工股骨头置换

（4）人工股骨头置换 对于术后活动量要求不高的高龄病人，或者身体一般条件较差的病人，可考虑人工股骨头置换术（图6-64）。

三、药物治疗

根据骨折三期辨证用药，早期应注意活血化瘀、消肿止痛，对年老体衰气血虚弱者，不宜重用桃仁、红花之类，宜用三七、丹参等活血止痛之品，使瘀祛而又不伤新血。后期宜补气血、壮筋骨，可内服八珍汤、健步虎潜丸等。局部瘀肿明显者，可外敷消肿止痛药膏，肿胀消退后，则外敷接骨续筋药膏。

四、功能锻炼

应积极进行患肢股四头肌的收缩活动，以及踝关节和足趾关节的屈伸功能锻炼，以防止肌肉萎缩、关节僵硬及骨质脱钙现象。解除固定和牵引后，逐渐加强患肢髋、膝关节的屈伸活动，并可扶双拐不负重下床活动。每 1~2 个月拍 X 线照片复查一次，至骨折愈合。股骨头无缺血性坏死现象时，方可弃拐逐渐负重行走，一般约需半年左右。

股骨颈骨折的病人多为老年人，全身基础疾病较多，长期卧床易发生呼吸道感染、坠积性肺炎、褥疮等卧床并发症。应对卧床患者经常叩背、翻身、鼓励排痰，加强护理，积极预防相关并发症的发生。对于手术治疗的患者而言，术后可出现股骨头缺血坏死，内固定的失效、断裂，假体的脱位、松动，感染等，为防止上述情况的发生应积极做好术前评估，选择最适合患者的方式进行治疗，除术中仔细规范操作外，术后在专业医生指导下进行循序渐进的术后康复和定期的随访亦是预防相应并发症的有效手段。

股骨颈骨折患者常合并多种内科疾病，近年来多趋向于早期进行手术治疗，手术时间尚有争议。目前对急诊手术能否提高骨折愈合率，降低股骨头缺血坏死率，尚没有事实依据，因此多主张抓紧时间进行必要的术前检查和准备，尽早实施手术治疗。

股骨粗隆间骨折

股骨粗隆间骨折又称转子间骨折，是发生于股骨大、小粗隆之间的骨折。患者多是老年人，男多于女，青壮年发病者较少。

股骨粗隆部位于股骨大、小粗隆之间。大粗隆呈长方形，在股骨颈的后上部，位置表浅，可触及，是非常明显的骨性标志。大粗隆上有梨状肌、臀中肌、闭孔内肌、闭孔外肌、股外侧肌、股方肌附着。小粗隆呈锥状突起，位于股骨干的上后内侧，有髂腰肌附着于上。股骨粗隆部位主要由松质骨构成，旋股外侧动脉与旋股内侧动脉在股骨粗隆间关节囊处附着之外，在股骨颈基底部形成动脉环，发出四组支持带动脉，供应股骨粗隆部及股骨头。因此股骨粗隆间部位血运丰富，很少发生骨折不愈合以及股骨头缺血性坏死。

【病因病机】

一、病因病机

股骨粗隆间骨折多为间接外力引起，下肢突然扭转、跌倒时强力内收或外展，或受直接外力撞击均可发生。因局部骨质疏松脆弱，骨折多为粉碎性。老年人骨质疏松，当下肢突然扭转、跌倒甚易造成骨折。由于粗隆部受到的内翻力影响，常引起髋内翻畸形。

二、分型

1. 按骨折线方向分类（图 6-65）

（1）顺粗隆间骨折　骨折线自大转子顶点开始，斜向内下方行走，达小转子部。根据暴力的情况不同，小转子或保持完整，或成为游离骨片，但股骨上端内侧的骨支柱保持完整，骨的支撑作用还比较好，髋内翻不严重，移位较少，远端因下肢重量而轻度外旋。粉碎型则小转子变为游离骨块，大转子及其内侧骨支柱亦破碎，髋内翻严重，远端明显上移，

扫码"看一看"

患肢呈外旋短缩畸形。

（2）反粗隆间骨折 骨折线自大粗隆下方斜向内上方行走，达小转子的上方。骨折线的走向与转子间线或转子间嵴大致垂直。骨折近端因外展肌与外旋肌的收缩而外展、外旋，远端因内收肌与髂腰肌的牵引而向内、向上移位。

（3）粗隆下骨折 骨折线经过大小转子的下方。

2. 按骨折稳定性分类 Evans 根据骨折线方向分为两种主要类型，Evans Ⅰ 型，骨折线从小粗隆向上外延伸；Evans Ⅱ 型，骨折线是反斜形。在 Evans 分型的基础上 Jensen 等对 Evans Ⅰ 型进行了改良建立了 Evans-Jensen 分型（图 6-66）。

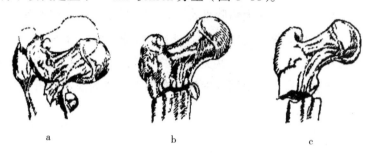

图 6-65 股骨粗隆间骨折按骨折线方向分类

a. 顺粗隆间骨折；b. 反粗隆间骨折；c. 粗隆下骨折

（1）Ⅰ型 2 部分骨折，骨折无移位。

（2）Ⅱ型 2 部分骨折，骨折有移位。

（3）Ⅲ型 3 部分骨折，因为移位的大粗隆片段而缺乏后外侧支持。

（4）Ⅳ型 3 部分骨折，由于小粗隆或股骨矩骨折缺乏内侧支持。

（5）Ⅴ型 3 部分骨折，缺乏内侧和外侧的支持，为Ⅲ型和Ⅳ型的结合。

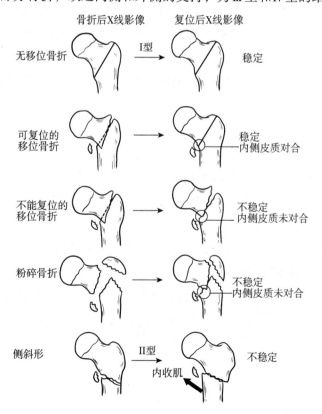

图 6-66 粗隆间骨折的 Evans 分型

【诊断】

一、病史

老年患者多见，多有外伤史，年轻患者多为强大暴力所致。

二、临床表现

外伤后髋部疼痛、肿胀较明显。髋部除有自发疼痛外，移动患肢疼痛更为明显，在患肢叩足跟可引起患处剧烈疼痛，在大粗隆部常有压痛。局部可见肿胀及瘀斑，肿胀程度常较股骨颈骨折明显。患肢呈短缩及外旋畸形，外旋畸形较明显，有时可达90°。移位骨折病人伤后就不能坐起或站立，但也有一些无移位的骨折或嵌插骨折的病例，上述症状比较轻微。对这些病人要特别注意，不要因为遗漏诊断使无移位的稳定骨折变成移位的不稳定骨折。

三、影像学检查

摄髋关节正侧位X线照片可明确骨折部位、类型和移位情况，对决定治疗及预后均有帮助。

【治疗】

一、非手术治疗

无移位或嵌插稳定型骨折无须整复，有移位骨折应采用手法整复，用手法将患肢外展外旋位牵引下逐步内收内旋，以复位骨折断端及矫正髋内翻和外旋畸形。复位后让病人卧床休息，穿防旋鞋使下肢置于外展中立位，患肢行皮肤牵引套牵引固定6~8周。定期摄X片复查了解骨折对位情况。卧床期间注意对坠积性肺炎、褥疮、尿路感染等相关卧床并发症的防治。

二、手术治疗

1. **适应证**　对于部分移位明显或不稳定型骨折，或经手法复位对位不理想者，或因各种原因不能耐受长期卧床且无明显手术禁忌证者可选择手术治疗。

2. **手术方式的选择**

（1）钉板系统内固定　钉板系统内固定具有立体框架结构，具有较好的力学稳定性，通过钢板固定于股骨颈内的螺钉具有加压作用，有助于骨折断端间的紧密对合，有利于骨折的早期愈合。因负重时髋部巨大的内翻剪切力，使主钉所承受的应力较大，因此钉板系统内固定术适用于无移位或有移位的不合并大、小粗隆游离的顺粗隆间骨折（图6-67）。

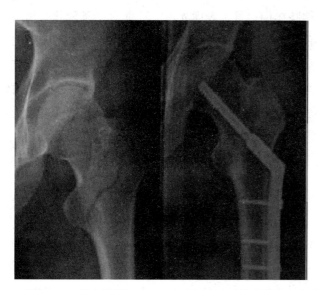
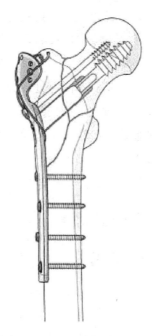

图 6-67　动力髋螺钉（DHS）内固定和动力髋螺钉 + 粗隆稳定钢板（DHS+TSP）内固定

（2）髓内钉系统内固定　髓内钉系统内固定较钉板系统内固定的偏心固定而言，更符合人体生物力学性能，打入股骨颈的主要螺钉力矩较钉板系统短，所承受髋部负重时的内翻剪切力更小，固定更加稳定、牢靠，固定效能更优于钉板系统内固定。适用于顺粗隆间骨折或反粗隆间骨折包括大、小粗隆游离者（图 6-68）。

三、药物治疗

根据骨折三期辨证用药，基本同股骨颈骨折。

四、功能锻炼

固定期间，应鼓励患者早期在床上进行全身锻炼，嘱患者每天做踝关节屈伸运动与股四头肌收缩

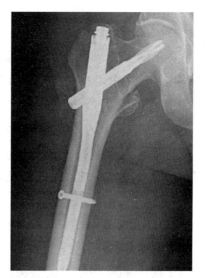

图 6-68　股骨近端髓内钉（PFNA）内固定

锻炼。解除固定后，先在床上做髋膝关节的功能活动，以后可扶双拐做不负重步行锻练，待 X 线照片证实骨折愈合后才可逐步负重。

同股骨颈骨折一样，股骨粗隆间骨折的病人亦应加强基础护理，积极预防相关并发症的发生。对于临床手术治疗而言，内固定失效多为内固定方式选择不当所致，对于合并大、小粗隆游离的顺粗隆间骨折或反粗隆间骨折应首选力学性能更优的髓内系统固定为宜。此外，术后应在专业医生指导下进行循序渐进的术后康复和定期的随访。

股骨干骨折

股骨干骨折是指从股骨小粗隆至股骨髁上部位的骨折。20~40 岁的青壮年好发，10 岁

扫码"看一看"

以下的儿童次之，男多于女。以股骨干中部骨折多见。

股骨是人体中最长的管状骨。骨干由骨皮质构成，表面光滑，股骨干有一个轻度向前外的弧度，有利于股四头肌发挥其伸膝作用，骨干表面光滑，后面有一条隆起的粗线，称为股骨嵴，是肌肉附着处。股骨干的皮质厚而致密，骨髓腔略呈圆形，上、中 1/3 的内径大体均匀一致，下 1/3 的内径较膨大。股骨干周围由三群肌肉包围，其中以股神经支配的前侧伸肌群（股四头肌）为最大，由坐骨神经支配的后侧屈肌群（腘绳肌）次之，由闭孔神经支配的内收肌群最小。坐骨神经和股动脉、股静脉，在股骨下 1/3 处紧贴着股骨下行至腘窝部，若此处发生骨折，最易损伤血管和神经。

【病因病机】

一、病因

多数骨折由强大的直接暴力所致，如撞击、挤压等。一部分骨折由间接暴力所致，如杠杆作用力、扭转作用力、高处坠落等。直接暴力多引起横断或粉碎性骨折，而后者多引起斜行或螺旋形骨折。

二、病机

股骨干发生骨折时因肌肉的牵拉、暴力的冲击方向不同和下肢重力的作用，骨折可发生不同的移位（图 6-69）。当上 1/3 骨折时，近端因髂腰肌的牵拉前屈，臀中肌和外旋肌群的作用而外展、外旋，远端因内收肌的作用而向内向上向后形成重叠成角畸形；当中 1/3 骨折时，畸形常因暴力方向而异，除重叠外，远折端因内收肌牵拉常向前外成角；而下 1/3 骨折时，近端常为内收、向前移位，远端因腓肠肌的作用而向后移位。移位严重的骨折断端可刺伤股动、静脉，造成小腿缺血坏死，坐骨神经亦常合并损伤。

三、分型

1. 按骨折形态分类

（1）横行骨折　多数由直接暴力引起，骨折线为横行。

（2）斜行骨折　多数由间接暴力引起，骨折线呈斜行。

（3）螺旋形骨折　多由强大的旋转暴力所致，骨折线呈螺旋形。

（4）粉碎性骨折　骨折片在三块以上者，发生于撞伤、压砸伤等。

（5）青枝骨折　断端没有完全离断，多见于儿童。因骨膜较厚，骨质韧性大而发生。

2. 按骨折粉碎的程度分类（Winquist 分型）（图 6-70）

（1）Ⅰ型　小蝶形骨片，对骨折稳定性无影响。

（2）Ⅱ型　较大碎骨片，但骨折的近、远端仍保持 50% 以上的皮质接触。

（3）Ⅲ型　较大碎骨片，骨折的近、远端小于 50% 的皮质接触。

（4）Ⅳ型　节段粉碎性骨折，骨折的近、远端无接触。

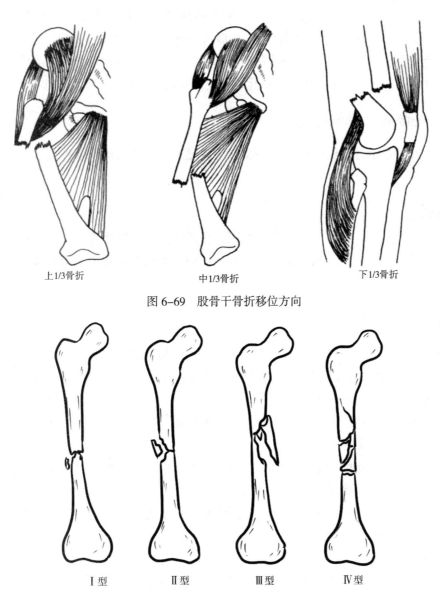

上1/3骨折　　　　　　中1/3骨折　　　　　　下1/3骨折

图 6-69　股骨干骨折移位方向

Ⅰ型　　　　　Ⅱ型　　　　　Ⅲ型　　　　　Ⅳ型

图 6-70　股骨干骨折 Winquist 分型

【诊断】

一、病史

青壮年患者多见，多遭受强大暴力，如车祸、扭转、高处坠落伤等。

二、临床表现

股骨干骨折多由于严重的外伤引起，出血量可至 1000~1500ml。如系开放性或粉碎性骨折，出血量可能更大，由于剧痛和出血，早期可合并外伤性休克。患者可伴有血压下降，面色苍白等休克的表现。如合并其他部位脏器的损伤，休克的表现可能更明显。严重挤压伤、粉碎性骨折或多发性骨折，还可并发脂肪栓塞综合征。因此，应严密观测生命体征并动态观察病情。

伤后大腿部疼痛、肿胀、畸形，不能站立或行走。局部压痛明显，患肢纵向叩击痛阳性，移动患肢时疼痛明显。股骨干骨折出血多，故局部肿胀明显。若为开放性骨折，开放伤口起到减压作用，则肿胀程度较闭合性损伤为轻。患肢明显畸形，可出现肢体变短。

股骨干骨折如合并有股动、静脉及坐骨神经损伤，足背动脉可无搏动或搏动轻微，伤肢有循环异常的表现，可有感觉异常或远端被支配肌肉肌力异常。

三、影像学及其他检查

X线检查可显示骨折的部位、类型及移位情况。摄片要包括髋部检查，以排除股骨颈骨折。

【治疗】

处理股骨干骨折，应注意患者全身情况，积极防治外伤性休克，重视对骨折的急救处理，现场严禁脱鞋、脱裤或做不必要的检查，应用简单而有效的方法给予临时固定，急速送往医院。

一、非手术治疗

1. 手法复位　患者取仰卧位，一助手固定骨盆，另一助手用双手握小腿上段，顺势拔伸，并徐徐将伤肢屈髋屈膝各90°。沿股骨纵轴方向用力牵引，矫正重叠移位后，再按骨折的不同部位分别采用下列手法。

（1）股骨上1/3骨折　将伤肢外展，并略加外旋，然后术者一手握近端向后挤按，另一手握住远端由后向前端提。

（2）股骨中1/3骨折　将伤肢外展，术者以手自断端的外侧向内挤按，然后以双手在断端前、后、内、外夹挤。

（3）股骨下1/3骨折　在维持牵引下，膝关节徐徐屈曲，并以紧挤在腘窝内的双手作支点将骨折远端向近端推挤。

2. 固定方法

（1）牵引固定　对于成年人或较大年龄儿童的股骨干骨折，特别是对粉碎骨折、斜行骨折或螺旋骨折，多采用较大重量的胫骨结节骨牵引（图6-71），只要牵引方向和牵引重量合适，往往能自动得到良好的对位。而对于儿童患者一般采用悬吊皮牵引（图6-72）。

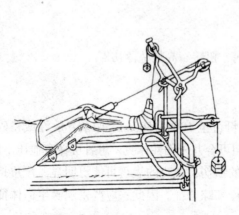

图6-71　股骨干骨折胫骨结节骨牵引

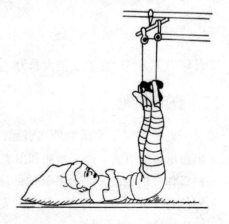

图6-72　股骨干骨折儿童皮牵引

（2）夹板、石膏或支具固定　对于复位后的患者可根据不同情况采用夹板、长腿石膏托或支具固定。固定期间应调整固定的松紧度及定期拍片复查了解骨折对位、对线情况。

二、手术治疗

1. **适应证**　手法复位和牵引治疗失败、不稳定骨折、多发性骨折、严重开放性骨折、合并神经血管损伤需进行手术探查与修复、骨折断端有软组织嵌插、骨折不愈合、骨折畸形愈合超过允许的范围等等，均可进行手术治疗。

2. **手术方式的选择**

（1）钉板系统内固定　因为钉板固定不需通过骨骺线，且属于偏心固定，固定强度有限，故多用于儿童骨折及肌力较弱者（图6-73）。

（2）髓内钉系统内固定　较常采用，若行闭合复位对断端血运破坏较小，骨折愈合率较高（图6-74）。髓内钉系统内固定非偏心固定，固定方式符合骨生物力学性能，固定效能佳，内固定断裂、再骨折的发生率低。

三、药物治疗

按骨折的三期进行辨证治疗，解除外固定后可给予中药熏洗和按摩，以期尽快恢复患肢的功能。

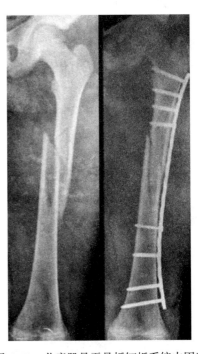

图6-73　儿童股骨干骨折钉板系统内固定

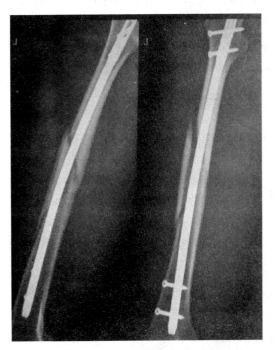

图6-74　股骨干骨折交锁髓内钉内固定术

四、功能锻炼

股骨干骨折复位并夹板、石膏或支具固定后即开始练习股四头肌收缩及踝关节、跖趾关节屈伸活动。从第3周开始，直坐床上，用健足蹬床，以两手扶床练习抬臀，使身体离开床面，以达到使髋、膝关节开始活动的目的。从第5周开始，两手扶吊杆，健足踩在床上支撑，收腹、抬臀，臀部完全离床，使身体、大腿与小腿成一平线以加大髋、膝关节活动范围。经摄片或透视，骨折端无变位，可从第7周开始扶床架练习站立，解除固定后，对上 1/3 骨折加用外展夹板，以防止内收成角，在床上活动 1 周即可扶双拐下地进行患肢不负重的步行锻炼。当骨折端有连续性骨痂时，患肢可循序渐进地增加负重。经观察骨折端稳定，可改用单拐。1~2 周后可弃拐行走。此时再摄 X 线片检查，若骨折没有变位，且愈合较好，方可解除夹板固定。牵引固定及手术治疗者，应在专业医生的指导下进行循序渐进的功能锻炼。

股骨干骨折的患者多为青壮年，对肢体活动度要求较高，对非手术治疗而言，一般需行长期制动、固定，这将造成相应肌肉的萎缩及相应关节功能的丢失。因此，在固定期间应充分调动患者的主观能动性，积极进行主动练功，力争治疗骨折的同时最高限度的保留相应关节的活动度。

股骨髁部骨折

股骨髁部骨折是股骨髁间、髁上骨折的总称，即发生于股骨腓肠肌附着点附近的骨折，占全身骨折的 0.4%，多见于青壮年，男多于女。

股骨远端呈粗大喇叭状，主要由松质骨构成，末端成为股骨髁，其位置较低。股骨两髁关节面于前方联合，形成一矢状位凹槽，成为股骨髌面，在股骨内外侧髁之间有髁间窝，膝交叉韧带经过其中，前交叉韧带附着于外侧髁的内侧面后部，而后交叉韧带附着于股骨内髁外面的前部。股骨髁部解剖上的薄弱点在髁间窝，三角形的髌骨如同楔子指向髁间窝，易将两髁分开。

股骨髁周围有关节囊、韧带、肌肉及肌腱附着，骨折块受这些组织的牵拉不易复位，即使复位后也难以维持，股骨远端后面有神经、血管，严重骨折时可造成其损伤。

【病因病机】

一、病因

1. **直接暴力**　多见于高速撞击，外力经髌骨将应力变为造成单髁或双髁骨折的楔形力。当外力水平方向作用于髁上区时，常造成髁上骨折。

2. **间接暴力**　多由高处坠落，在膝关节伸直位或屈曲位，足部或膝部着地，轴向暴力引起不同方向的应力，可造成股骨下端不同部位的骨折。

二、病机

直接暴力如撞击髌骨，三角形的髌骨如同楔子指向髁间窝，股骨髁易被劈开造成单髁、双髁或髁上骨折。

间接暴力多由高处坠落，足部或膝部着地，轴向暴力冲击髁部，因膝关节常有生理性外翻，故外髁的应力比内侧集中，且外髁的结构较内侧薄弱，因此损伤常在外髁。轴向应力分内翻应力和外翻应力。外翻应力可造成股骨外髁斜行骨折，有时产生内上髁撕脱骨折、内侧副韧带撕裂或胫骨平台外侧骨折，内翻应力可造成股骨内髁斜行骨折。

三、分型

1. **根据骨折部位分类**　单髁骨折，即内髁骨折、外髁骨折；髁间骨折；髁上骨折；骨髁分离。

2. 按骨折部位及程度分类（Müller 分型）（图 6-75）

（1）A 型骨折　仅累及远端股骨干伴有不同程度粉碎骨折。

（2）B 型骨折　为髁部骨折。B1 型，外髁矢状劈裂骨折；B2 型，内髁矢状劈裂骨折；B3 型，冠状位骨折。

（3）C 型骨折　髁间"T"型及"Y"型骨折；C1 型，为粉碎性骨折；C2 型，股骨干粉碎性骨折合并两个主要的游离骨块；C3 型，关节内骨折。

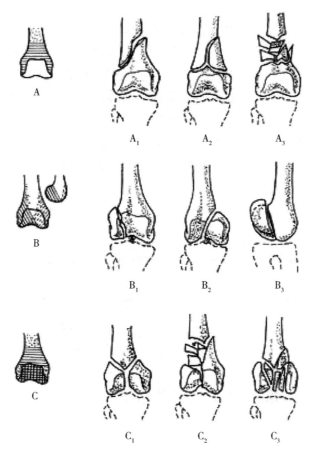

图 6-75　Muller 股骨远端骨折分型

【诊断】

一、病史

青壮年患者多见，多由高处坠落，足或膝部着地时所产生的传达暴力造成，也可由直接暴力的打击及扭转力导致。

二、临床表现

受伤后出现股骨下端明显肿胀、膝部疼痛剧烈，不能站立行走，甚者不敢活动患肢。或髌上囊和腘窝部出现血肿，大腿下段瘀斑明显。患肢短缩，可见膝关节内外翻畸形。股骨下端可有假关节活动和骨擦音。足背动脉脉搏减弱或消失时，应考虑为腘动脉损伤。

三、影像学检查

X线检查可显示骨折的部位、类型及移位情况。一般需行CT并三维重建了解骨折的细节情况便于术前评估、手术方案的设计及术中复位。

【治疗】

一、非手术治疗

1. 手法复位与固定　对青枝骨折或无移位的骨折，应将膝关节内的积血抽吸干净，然后用夹板或石膏固定。前侧板下端至髌骨上缘，后侧板的下端至腘窝中部，两侧板以带轴活动夹板超膝关节固定，小腿部的固定方法与小腿骨折相同，膝上以四根布带固定，膝下亦以四根布带固定，有移位骨折只要稍微配合手法即可复位，整复时要分型处置，注意保护腘窝神经血管，用力不宜过猛，复位困难者，可适当牵引后整复。

2. 牵引固定　手法复位后，屈曲型骨折可采用股骨髁部牵引治疗，伸直型骨折则采用胫骨结节牵引治疗。6~8周后解除骨牵引，改用超关节夹板固定，下床扶拐逐渐负重活动至骨愈合。

二、手术治疗

1. 适应证　适用于手法整复失败；陈旧性骨折畸形愈合；或合并有血管神经损伤者。

2. 手术方式的选择

（1）钉板系统内固定　钉板系统内固定一般适用于股骨髁部骨折中的股骨髁间骨折。对股骨髁骨折采用钉板系统内固定一般采用锁定钢板，因锁定钢板具有立体框架结构，可对股骨髁部形成支持。术中最重要的是对关节面的解剖复位，重建膝关节及髌股关节，恢复其正常的活动轨迹。

（2）髓内钉系统内固定　适用于股骨髁上骨折。

三、药物治疗

根据骨折的三期辨证进行治疗，粉碎骨折者，早期因股骨下端肿胀明显、疼痛剧烈，可出现张力性水疱，须于膝关节内的积血抽吸干净后小心处理，并外用活血止痛膏。后期治疗以药物熏洗恢复关节功能为主。

四、功能锻炼

在固定与牵引期间应练习股四头肌舒缩活动，6~8周后解除牵引，继续用超关节夹板固定，指导患者练习不负重步行锻炼和关节屈伸活动。手术治疗者，应在专业医生的指导下进行循序渐进的功能锻炼。

本病常合并半月板或韧带损伤，也应注意有无合并血管神经损伤等。部分患者还可能并发骨筋膜室综合征。对于局部出现较大血肿，且胫后动脉、足背动脉脉搏减弱或消失者应及时手术探查，对于疑有骨筋膜室综合征的患者应及时切开减压。

髌骨骨折

髌骨位于膝关节前方，呈三角形，底边在上而尖端在下，发生于此部位的骨折称为髌骨骨折。大部分髌骨骨折由直接暴力及间接暴力联合所致。

髌骨系人体中最大的籽骨，被包埋在股四头肌腱内，其后方为软骨面，与股骨两髁之间的软骨面形成关节。髌骨下极通过髌韧带连接于胫骨结节。髌骨有保护膝关节、增强股四头肌力量的作用。

【病因病机】

一、病因病机

髌骨骨折由直接暴力或间接暴力所致。多数骨折为联合损伤。

1. **直接暴力**　由于髌骨位置表浅，且处于膝关节的最前方，因此而极易受到直接暴力的损伤，如撞击伤、踢伤等。骨折多为粉碎性，移位较少，伸肌支持带很少损伤。

2. **间接暴力**　股四头肌突然猛力收缩，超过髌骨的内在应力时，则引起髌骨骨折。骨折多为横行，移位明显，伸肌支持带损伤严重，不能主动伸直膝关节。

二、分型

按骨折类型分类（图6-76）：

A. 无移位骨折

B. 横断骨折

C. 下极或上极骨折

D. 粉碎性无移位骨折

E. 粉碎性移位骨折

F. 垂直骨折

G. 骨折块骨折

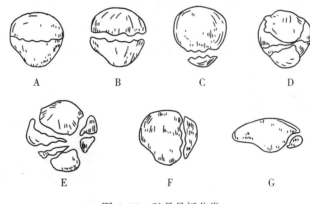

图6-76　髌骨骨折分类

【诊断】

一、病史

多因遭受膝部着地或强烈股四头肌收缩所致。

二、临床表现

伤后患者膝部疼痛明显、肿胀、不能站立或行走。髌骨骨折系关节内骨折，骨折后关节腔内大量积血，髌前皮下瘀血、肿胀，严重者可发生张力性水疱。髌骨位置表浅，骨折后局部触痛明显，移位明显者可触及骨折端及骨擦音。

三、影像学检查

X线检查可显示骨折的部位、类型及移位情况。可疑髌骨纵行或边缘骨折，需拍摄轴位片。

【治疗】

髌骨骨折的治疗，须恢复伸膝装置的功能，并保持关节面的完整光滑，防止创伤性关节炎的发生。

一、非手术治疗

1. **手法整复**　患者取仰卧位，患膝伸直，术者站于患侧，一手拇指及示指、中指捏挤远端向上推，并固定之。另一手拇、食、中指捏挤近端上缘的内、外两侧向下推挤，使骨折断端接近并对位。若用手指触摸髌骨前面不平整或X线透视有前后残余移位时，可再用一手拇、示指固定下陷的一端，另一手拇、示指挤按向前突出的另一端，使之对齐。对位满意后，即可固定。

2. **固定**

（1）石膏托固定　此法适用于无移位髌骨骨折，不需手法复位，抽出关节内积血后包扎。用长腿石膏托固定患肢于伸直位3~4周，在此期间练习股四头肌收缩，去除石膏后练习膝关节屈伸活动。

（2）抱膝圈固定　无移位或移位骨折经手法复位者可用此法。因骨折容易整复，比较稳定，用绷带量好髌骨轮廓大小、作成圆圈，缠好棉花，用绷带缠好外层，另加布带四条，各长60cm。后侧垫一托板，长度由大腿中部到小腿中部，宽厚适宜。骨折经整复满意，置患膝于托板上，膝关节后侧及髌骨周围衬好棉垫。将抱膝圈套于髌骨周围。固定带分别捆扎在后侧托板上。若肿胀消退，则根据消肿后髌骨轮廓大小、缩小抱膝圈。继续固定至骨折愈合。

二、手术治疗

1. **适应证**　髌骨骨折移位明显，关节面不平整超过2mm，合并伸肌支持带撕裂者可采用手术治疗。治疗目的是恢复关节面形状，修复伸膝装置并牢靠内固定，便于早期功能锻炼。

2. **手术方式的选择**

（1）克氏针张力带钢丝内固定（图6-77）。

（2）髌骨切除　适用于不能复位，不能部分切除的严重粉碎性骨折。切除

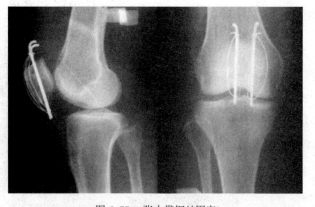

图6-77　张力带钢丝固定

髌骨后，在伸膝活动中可使股四头肌肌力减少30%左右。因此，除不能复位的粉碎性髌骨骨折外，应尽量保留髌骨。切除粉碎骨块时，应尽量保护其骨膜及股四头肌腱膜。切除后缝合撕裂的扩张部及关节囊，使其恢复到正常松紧度。术后石膏托固定4周，练习膝伸屈活动。

三、药物治疗

髌骨骨折早期瘀肿非常明显，应重用活血祛瘀、利水消肿的药物，外用活血止痛膏。

后期治疗以药物熏洗恢复关节功能为主。

四、功能锻炼

在固定期间应逐步加强股四头肌舒缩活动，解除固定后，应逐步进行膝关节的屈伸锻炼。但在骨折未达到临床愈合之前，注意勿过度屈曲，避免将骨折处重新拉开。

髌骨骨折常由于原发损伤重或关节面复位后不平整可致创伤性髌股关节炎，表现为膝关节疼痛，X线片显示关节间隙变窄，关节周围骨密度高。对症状轻的患者可予以理疗或非甾体类抗炎药处理，对于顽固难治的疼痛，可行胫骨结节抬高术治疗。

（樊效鸿）

胫骨平台骨折

胫骨平台骨折又名胫骨髁骨折。胫骨平台骨折是膝关节创伤中最常见的骨折之一。本病多发生于青壮年。

胫骨上端向两侧膨大部分为内侧髁和外侧髁，其平坦的关节面称胫骨平台。胫骨内、外侧平台关节面和内、外侧半月板，与股骨下端的内、外侧髁形成运动轨迹，以增强膝关节的稳定性。胫骨平台关节软骨下皮质骨常较股骨髁薄弱，在暴力作用下，当胫骨平台和股骨髁相互撞击时，常引起胫骨平台骨折。胫骨平台内、外侧分别有内、外侧副韧带。其中间有交叉韧带附着，前骨面为髌韧带覆盖，当胫骨平台骨折时，常发生韧带及半月板的损伤。腘动脉由股动脉直接移行而来，在胫骨髁后面，紧贴骨面，至腘窝下角分为胫前动脉和胫后动脉。当胫骨髁部骨折时，容易伤及腘动脉。胫骨平台是膝的重要负荷结构，发生骨折时，内、外平台受力不均，故内侧平台骨折以整块劈裂或塌陷移位多见，外侧平台骨折以中部塌陷和周围部劈裂移位者居多。

【病因病机】

一、病因病机

胫骨平台骨折多由外伤所致，间接暴力和直接暴力均能造成骨折。

高处坠落伤时，足先着地，再向侧方倒下，力的传导由足沿胫骨向上，坠落的加速度使体重的力向下传导，共同作用于膝部，由于侧方倒地产生的扭转力，导致胫骨内侧或外侧平台塌陷骨折。当暴力直接打击膝内侧或外侧时，使膝关节发生过度外翻或内翻时，亦可造成胫骨内侧髁或外侧髁骨折或韧带损伤。

骨折后胫骨平台关节面多有不同程度的破坏。

二、分型

胫骨平台骨折的分型方法比较多，国内应用最为广泛的是 Schatzker 分型方法。该方法将胫骨平台骨折分为六型（图 6-78）：①Ⅰ型，外侧平台单纯劈裂骨折；②Ⅱ型，外侧平台劈裂压缩性骨折；③Ⅲ型，外侧平台单纯压缩性骨折；④Ⅳ型，胫骨内侧平台劈裂骨折或塌陷骨折；⑤Ⅴ型，胫骨内、外髁骨折；⑥Ⅵ型，胫骨平台骨折合并胫骨干骺端骨折。

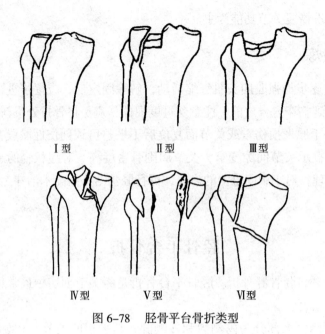

Ⅰ型　　　　Ⅱ型　　　　Ⅲ型

Ⅳ型　　　Ⅴ型　　　Ⅵ型

图 6-78　胫骨平台骨折类型

【诊断】

一、病史

患者膝部有受内翻、外翻和垂直压缩等间接暴力或受冲撞、碾压等直接暴力作用史。

二、临床表现

伤后膝关节明显肿胀，疼痛，活动障碍。若积血渗入关节腔及其周围的肌肉、筋膜和皮下组织中，将造成膝关节和小腿上段严重肿胀，皮肤广泛瘀斑。严重移位骨折常伴有膝关节外翻或内翻畸形、异常侧向活动，合并侧副韧带损伤者膝关节侧向试验阳性，交叉韧带损伤者抽屉试验阳性。合并腓总神经和腘动脉损伤，以及小腿骨筋膜室综合征，可出现相应临床表现。

三、影像学及其他检查

X 线正侧位片可确定骨折的类型和分析骨折发生的机制。X 线应力位片可确定膝外、内翻畸形及有无侧副韧带损伤。CT、膝关节造影和关节镜检查可更加明确骨折的类型并确定有无半月板撕裂或移位、交叉韧带损伤。

【治疗】

胫骨平台骨折为关节内骨折，骨折整复难度大，又不容易固定。胫骨平台骨折治疗原则是恢复胫骨平台关节面的平整光滑、韧带的完整性和下肢正常的生理轴线，还原膝关节的稳定性和活动功能。胫骨平台骨折的治疗要根据患者年龄、身体状况、皮肤条件、合并损伤、骨折类型及损伤严重程度来选择治疗方法。

一、非手术治疗

胫骨平台骨折无移位或者关节面塌陷小于 2mm，劈裂移位小于 5mm 的骨折可行闭合复位或单纯外固定治疗。

（一）复位

胫骨平台骨折由于其结构以及骨折类型的多样性，故在非手术治疗中复位的方法也根据骨折类型有所不同，具体方法如下。

1. 手法整复 骨折移位不明显、关节面无塌陷或塌陷不严重，可采用手法复位。两助手在中立位相对拔伸牵引，术者双手掌相对挤压胫骨上端使骨折复位。

2. 手法复位加持续骨牵引 移位严重的粉碎性骨折，行跟骨牵引，在牵引下施行手法复位，用双手掌挤压胫骨上端，复位满意后，维持跟骨牵引 6 周，配合超关节夹板固定或石膏托外固定，是一种复位与固定并举的治疗方法。

3. 撬拨复位 若关节面塌陷者，可在 X 线透视下，严格消毒，局麻下将钢针刺入塌陷关节面下使之复位，撬拨时应避免伤及腓总神经。

（二）固定

无移位和轻度移位（移位小于 1cm）骨折以及骨折闭合复位后，采用超关节夹板固定或石膏托外固定。4~6 周后去除石膏外固定，可扶双拐做不负重行走。鼓励患者积极地进行膝关节功能锻炼。视骨折的情况 3 个月至半年后 X 线片复查，达到骨折愈合标准后，才可下地完全负重行走，否则过早负重会引起关节面的塌陷。

二、手术治疗

胫骨平台骨折手术治疗的适应证为：平台骨折的关节面塌陷超过 2mm；劈裂骨折的侧向移位超过 5mm；合并有膝关节韧带损伤及有膝内翻或膝外翻超过 5°；以及开放性骨折等。由于骨折形态的复杂性，手术方法也较多样。

1. 外侧平台单纯劈裂骨折移位明显者 应切开复位，松质骨螺钉内固定或支撑钢板固定（图 6-79），以保持关节面的平滑和恢复侧副韧带的张力。

2. 外侧平台劈裂压缩性骨折 应切开复位，撬起塌陷的骨块，恢复关节面平滑，同时植骨，保持塌陷骨块的复位位置，用松质骨螺钉固定（图 6-80）。

3. 外侧平台单纯压缩性骨折 骨折块塌陷超过 1cm 或有膝关节不稳定者，应行手术切开复位，撬起骨折块，在骨折块以下植骨，石膏固定 4~6 周（图 6-81）。

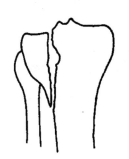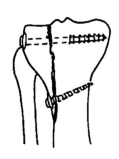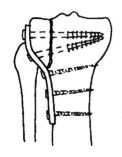

松质骨螺钉固定　　　　锁定钢板固定

图 6-79　胫骨外侧平台劈裂骨折的手术治疗

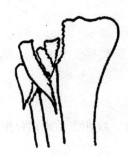 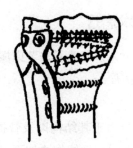

髁钢板固定

图 6-80 胫骨外侧平台劈裂压缩性骨折的手术治疗

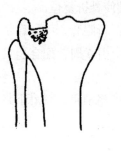 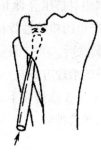 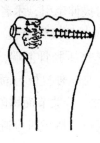

植骨、松质螺钉固定

图 6-81 外侧平台单纯压缩性骨折的手术治疗

4. 胫骨内侧平台劈裂骨折或塌陷骨折，伴有骨折塌陷或合并交叉韧带损伤者 应切开复位，恢复平台的平整及交叉韧带张力，或重建交叉韧带。骨折块复位后遗留的间隙，应植骨充填。术后用石膏固定 4~6 周。

5. 胫骨内外侧平台劈裂的内、外髁骨折 为不稳定骨折，应切开复位，用螺栓或松质骨螺钉固定。

6. 胫骨平台骨折合并胫骨干骺端分离 采用切开复位，髁钢板或 T 形钢板固定。若内固定确实可靠，可在术后早期用 CPM 机进行功能锻炼。

三、药物治疗

按骨折三期辨证施治。早期，重用活血祛瘀消肿的药物，外敷膏药。中期服用接骨续筋通利关节的药物。后期用中草药熏洗配合膝关节功能锻炼。

四、功能锻炼

早期适当做股四头肌肉和关节功能锻炼，解除固定后，在床上练习膝屈伸活动或扶拐不负重步行锻炼，5~6 周后复查，骨折愈合方可下地，避免负重过早造成胫骨平台再次塌陷。

虽然胫骨平台骨折比较容易愈合，但是严重移位骨折不经治疗或复位不良，过早负重引起骨折塌陷等，将导致胫骨平台关节面不平整、膝内翻或外翻畸形、关节强直、软骨磨损、关节游离体发生，甚至造成骨性关节炎，严重影响膝关节功能。

胫腓骨干骨折

胫腓骨干骨折中以胫骨干骨折居多，胫、腓骨双骨折次之，腓骨干骨折少见。发病于各种年龄段，以儿童和青壮年好发。

胫骨是重要的承重骨骼。胫骨干中上 1/3 段横断面呈三棱形，胫骨干中下 1/3 交界处，横断面成四方形。胫骨中下 1/3 交界处最细，为骨折的好发部位。胫骨前侧整体位于皮下，骨折端容易穿破皮肤，常引起开放性骨折。胫骨的滋养血管主要位于胫骨干的中上 1/3 段，下 1/3 段软组织少，远端获得的血循环很少。营养胫骨的血管由胫骨干上 1/3 的后方进入，在致密骨内下行，进入髓腔，胫骨下 1/3 缺乏肌肉附着，胫骨干下 1/3 段发生骨折后，营养动脉损伤，供应下 1/3 段的血循环减少，发生延迟愈合或不愈合。在胫骨上段后面，有胫前和胫后动脉贴胫骨表面向下走行，故胫骨上 1/3 骨折移位，易发生动脉损伤，引起下肢严重血循环障碍，甚至缺血坏死。骨折后均可因骨髓腔出血或肌肉、血管损伤出血，引起骨筋膜室高压，导致肌肉缺血性坏死，甚至后期纤维化，严重影响下肢功能。腓总神经经腓骨颈进入腓骨长、短肌及小腿前方肌群，有移位的骨折可引起腓总神经损伤。胫腓骨的上下端是平行的膝关节和踝关节，若骨折对位对线不良，形成旋转或成角畸形，改变了关节的受力面，破坏了关节面的平行，易发生创伤性关节炎，导致下肢功能障碍。

【病因病机】

一、病因病机

直接暴力或间接暴力均可导致胫腓骨干骨折。直接暴力多见为压砸、冲撞、打击致伤，骨折线为同一平面的横形、短斜形或粉碎形骨折，软组织损伤常较严重，易造成开放性骨折。间接暴力多见为高处跌下，跑跳的扭伤或滑倒所致的骨折，骨折线常为斜型或螺旋型，胫骨与腓骨多不在同一平面骨折。

骨折的移位程度、方向与暴力作用的大小、方向及肌肉的收缩、肢体的重力等因素有关。胫腓骨干骨折的移位可出现重叠、成角或旋转畸形。

二、分型

胫腓骨骨折的分型方法比较多，常用的分型方法有两种。

1. 按照骨折线的形态来分类（图 6-82） 分为：①横型骨折；②短斜型骨折；③粉碎型骨折；④长斜型骨折；⑤螺旋型骨折。

2. 根据骨折部位分三种类型 分为：①胫骨干上 1/3 骨折；②胫骨干中 1/3 骨折；③胫骨干下 1/3 骨折。

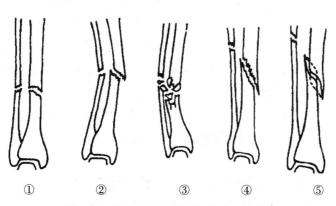

① ② ③ ④ ⑤

图 6-82 胫腓骨骨折按骨折线的形态分类

【诊断】

一、病史

有明显的外伤史，如重物打击、挤压、高处跌伤、扭伤等。

二、临床表现

伤后患肢肿胀、疼痛、功能丧失，患肢出现重叠、成角或旋转畸形，可扪及骨擦感和异常活动，骨传导音减弱或消失，患肢纵轴叩击痛阳性。

胫骨上 1/3 骨折者有可能损伤腘动脉，腓骨上端骨折时易损伤腓总神经，血管神经损伤者会出现相应的临床表现。

三、影像学及其他检查

正、侧位 X 线片检查，可明确诊断骨折的部位、类型和移位情况。X 线照片应包括胫、腓骨全长。合并血管损伤者可行超声或血管造影，合并腓总神经损伤者必要时行神经电生理检查。

【鉴别诊断】

腓骨颈骨折时，有骨膜反应，在骨折处有很细的透亮区，要与恶性肿瘤、慢性骨髓炎等病理性骨折相鉴别。

【治疗】

胫腓骨骨折的治疗目的是恢复小腿的承重功能。因此骨折端的成角畸形与旋转移位应该予以完全纠正，以免影响膝踝关节的负重功能和发生骨性关节炎。除儿童病例外，虽可不强调恢复患肢与对侧等长，但成年病例仍应注意使患肢缩短不多于1cm，畸形弧度不超过 10°，两骨折端对位至少应在 2/3 以上。

一、非手术治疗

无移位的胫腓骨干骨折采用夹板或石膏固定 8~10 周。有移位的骨折尽可能行非手术治疗，以保护骨折断的血供，减少骨折迟缓愈合和不愈合的发生。

1. **手法复位** 硬膜外麻醉下进行复位。一助手站于患肢外侧上方，用靠近患者的手臂套住患者腘窝部。第二助手站于患者下方，以右手握持足跟，左手握住足背部，屈膝 20°~30° 位进行牵引。术者站患肢外侧，面向患者，先以手掌左右挤压，纠正侧方移位。再以双手环抱患肢，两手 2~5 指放在骨折远折端，两手拇指放在骨折近侧端前方，将远折端向前端提，将近折端向后按压，使断端复位。

上述复位完成后，术者用两手拇指和示指捏持胫骨的前嵴和内嵴，在骨折处应用对挤复位手法，矫正残余的移位。然后触顶使断端紧密吻合，用夹板进行外固定。

2. **固定方法**

（1）夹板固定 适用于稳定性及部分不稳定性胫腓骨骨折、部分开放性骨折。胫腓骨上 1/3 骨折，夹板应用不超过踝关节，中、下部胫腓骨骨折，用超踝关节夹板外固定。

（2）小腿石膏托外固定　适用于皮肤损伤，肌肉及骨裸露的二类、三类创口的骨折，以利观察创口及换药。待伤口愈合后，再换为夹板固定。

（3）短腿石膏管型外固定　适用于有感染的开放创口，断端已骨连接者，将创口开窗，以利换药和扶双拐下地进行功能锻炼。

二、手术治疗

不稳定的胫腓骨干双骨折，若手法复位失败，严重粉碎性骨折或污染不重且受伤时间较短的开放性骨折，建议切开复位内固定或外固定支架固定。

开放性胫腓骨干双骨折，若软组织损伤严重，先行清创术，再行复位，用加压钢板或髓内针内固定（图6-83），同时作局部皮瓣或肌皮瓣转移覆盖创面，不使内固定物或骨质暴露。术中应尽量保护骨膜，避免剥离太多，预防骨折不愈合。另外，为了稳定骨折，便于术后换药，可在复位后，不做内固定采用外固定器固定。

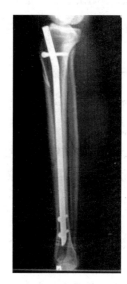

图6-83　胫骨干骨折髓内针固定

骨折畸形愈合或不愈合的骨折，若重叠移位2cm以上，前后成角畸形10°~15°以上，旋转畸形5°以上，骨端骨折，关节面关系改变，关节功能障碍者。根据具体情况对症治疗：①6~8周以内的陈旧性骨折，采用手法折骨复位，夹板固定配合骨牵引治疗；②8~10周以上的陈旧性骨折或手法折骨未成功的横断骨折，采用钻孔折骨，行骨牵引，手法复位后，用夹板固定。牵引重量减至4~5kg，持续牵引至骨折愈合。

夹板固定配合骨牵引治疗效果不理想者，建议行小切口凿断折骨复位术，夹板外固定，持续骨牵引治疗，6~8周后解除骨牵引，加强功能锻炼。

重叠成角3cm以上，并血管、神经损伤，伴严重软组织损伤且骨折不愈合，行切开复位、植骨、钢板或Ender髓内针内固定。

三、药物治疗

按骨折三期辨证治疗。骨折早期，治宜活血祛瘀，利水消肿，方用活血止痛汤加金银花、连翘、木通、薏苡仁等；中期和营生新，接骨续筋，以促进筋骨愈合，方用和营止痛汤加红花、牛膝、丹皮、杜仲等；后期应补气血、养肝肾、壮筋骨为主，方用八珍汤或独活寄生汤。

四、功能锻炼

复位固定后，抬高患肢，屈曲膝关节呈20°~30°位，使肢体处于中立位。注意观察小夹板固定的松紧度、纸垫和小夹板的位置、牵引的重量、肢体的位置。术后指导患者进行股四头肌的收缩锻炼和踝关节的屈伸活动。2周后，鼓励患者进行直腿抬举活动和屈膝活动。4~8周后，可逐渐负重下地活动。达到临床愈合标准后，解除小夹板固定，加强功能锻炼。

Pilon 骨折

Pilon 骨折是常见的关节内骨折之一，指胫骨远端 1/3 波及胫距关节面的骨折，常伴骨缺损、远端松质骨压缩和严重的软组织挫伤。

【病因病机】

一、病因病机

胫骨远端关节面骨折的主要原因是胫骨轴向暴力或下肢的扭转暴力。

高处坠落、车祸等巨大暴力作用引起轴向作用力，造成胫骨远端关节面内陷、破碎分离，干骺端骨质粉碎，软组织损伤，常伴腓骨骨折，预后不佳。

滑雪或摔倒等扭转暴力作用使胫骨远端骨折呈螺旋形，关节面破坏较轻，干骺端粉碎性骨折及软组织损伤较小，预后良好。

受伤时踝关节的位置与骨折类型密切相关：跖屈时，胫骨后方骨折块较大；中立位时，垂直轴向暴力作用使整个关节面破坏或前、后踝出现大游离骨块的"Y"型骨折；背伸位时距骨前端插入踝穴，使胫骨前端和胫骨骨折；外翻时，扭转暴力作用使胫骨远端外侧骨折；内翻时，出现内侧骨折；当轴向暴力和扭转暴力联合作用时，踝关节脱位，关节面嵌插，干骺端粉碎性骨折。

二、分型

1969 年 Ruedi 和 Augower 根据关节面和干骺端的移位及粉碎程度，将 Pilon 骨折分为 3 型：Ⅰ 型，经关节面的胫骨下 1/3 骨折，移位较少；Ⅱ 型，明显的关节面移位但粉碎程度较小；Ⅲ 型，关节面移位及粉碎程度较严重。

Ovadia 和 Beals 在此基础上增加两种类型：Ⅳ 型，关节面移位，多个碎骨块，且有较大的干骺端骨缺损；Ⅴ 型，关节面移位，并严重粉碎。

【诊断】

伤后踝部肿胀、疼痛，内翻或外翻畸形、瘀斑，踝关节功能障碍，可闻及骨擦音。

踝关节正、侧位、外旋斜位 X 线片，可显示胫骨前内侧和后外侧关节面骨折情况。CT 片可准确显示骨折的形态、骨折块的数量及移位的程度。

【治疗】

一、非手术治疗

骨折轻度移位，患肢无短缩，无软组织损伤，如 Ⅰ 型腓骨无骨折或骨折无移位；Ⅲ、Ⅳ、Ⅴ 型骨折粉碎移位，关节面无法复位或无法行关节融合术，用石膏或夹板超关节固定。

二、手术治疗

Pilon 骨折的治疗原则是：恢复腓骨长度，重建胫骨远端关节面。在 12 小时以内或者 5~7 天后，行切开复位内固定术。早期复位，可减少渗血，减轻肿胀，防止水疱的形成和感染的发生。复杂骨折或开放性骨折，早期不应该行切开复位内固定术，建议手用有限内固定和外固定结合的治疗手段，有限剥离骨折块、间接复位，坚强外固定，早期功能锻炼和晚负重。对于严重的软组织挫伤、关节面粉碎骨折，先行跟骨牵引治疗，恢复胫骨长度、观察处理伤口，再行关节融合、植骨术。

踝部骨折

踝部骨折是最常见的关节内骨折。本病多发生于青壮年。

踝关节由胫、腓骨远端和距骨组成。胫骨远端内侧向下的骨突称为内踝，其后缘呈唇状突出称为后踝，腓骨远端骨突构成外踝。外踝与内踝不在同一冠状面上，较内踝略偏后，外踝端较内踝远端和后方低1cm左右。内踝的三角韧带也较外踝的腓距韧带、腓跟韧带坚强，故阻止外翻的力量大，阻止内翻的力量小。

胫骨下端的关节面与内、外、后踝的关节面构成踝穴。距骨体前宽后窄，上面是鞍状关节面，踝关节背屈时，距骨体进入踝穴，腓骨外踝稍向外后侧分开，而踝穴较跖屈时能增宽1.5~2mm，以容纳距骨体，当下胫腓韧带紧张时，关节面之间紧贴，踝关节较稳定，不易扭伤。在踝关节处于跖屈位（如下楼梯）时，距骨体与踝穴的间隙增大，下胫腓韧带松弛，使踝关节不稳定，是踝关节在跖屈位时容易发生骨折的解剖因素。距骨滑车与踝穴共同构成关节面约2/3与胫骨下端关节面接触，是人体的主要负重关节之一。在负重中期，关节面承受的压应力约为体重的2倍；在负重后期则可达5倍，这是导致踝关节受伤、发生退变性变的主要原因。踝关节跖屈活动度45°~50°，背伸活动度20°~30°（图6-84）。

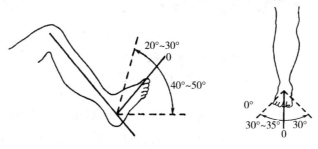

图6-84　踝关节的活动范围

【病因病机】

一、病因病机

踝部骨折多由间接暴力作用造成。

因作用力的大小、作用方向和踝部受伤时所处位置的不同，可造成踝部不同类型的复杂性骨折。骨折、脱位和韧带损伤可单独或同时发生。根据踝部受伤时所处位置的不同可分为内翻、外翻、外旋、纵向挤压、侧方挤压、跖屈和背伸等损伤，其中以内翻损伤最多见，外翻损伤次之。

二、分型

从临床应用实际出发，踝部骨折有两种常用分型方法。一种是按照骨折部位分型，可分为内外踝单踝骨折、双踝骨折和三踝骨折。另外根据骨折发病机制和病理变化，把踝部骨折分为如下类型（图6-85）。

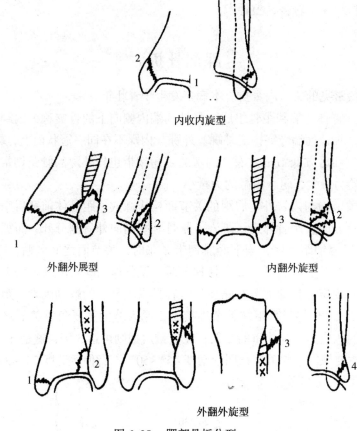

内收内旋型

外翻外展型　　　　　　　　　　　　内翻外旋型

外翻外旋型

图6-85　踝部骨折分型

注：1、2、3、4指骨折发生的先后顺序

（1）踝部外旋骨折　暴力从前内方向后外方旋转，距骨体的前外侧挤压外踝的前内侧，迫使外踝向外旋转，向后移位。踝部外旋一度骨折腓骨下方斜行或螺旋形骨折，踝部外旋二度骨折双踝骨折，踝部外旋三度骨折后踝骨折（三踝骨折）。

（2）踝部外翻骨折　暴力沿前后轴从内下方向外上方旋转，造成踝部外翻骨折。踝部外翻一度骨折单踝骨折，踝部外翻二度骨折双踝骨折，踝部外翻三度骨折后踝骨折。

（3）踝部内翻骨折　暴力从外下方向内上方旋转，造成内翻骨折。踝部内翻一度骨折内翻单踝骨折，踝部内翻二度骨折双踝骨折，踝部内翻三度骨折三踝骨折。

（4）纵向挤压骨折　当患者由高处落下，足底落地，身体的重力顺小腿向下传导引起胫骨下端纵向压缩骨折。严重者，胫骨下端包括关节面在内，发生"T"形或"Y"形粉碎性骨折，外踝发生横行或粉碎性骨折。当踝关节过度背伸或跖屈时，胫骨下关节面的前缘或后缘因受距骨体的冲击而发生骨折。后踝骨折，距骨随骨折块向后上脱位，前缘骨折，骨折块向前移位。

（5）侧方挤压骨折　内外踝被夹挤于两重物之间，造成内外踝骨折，骨折多为粉碎型。双踝骨折多见，常合并皮肤损伤。

（6）胫骨下关节面前缘骨折　当足部强力跖屈时，踝关节囊的前壁从胫骨下关节面前缘撕脱，造成胫骨下关节面前缘骨折。由高处落下，足部强力背伸位，脚跟触地，距骨关节面向上、向前冲击胫骨，造成胫骨下关节面前缘大块骨折。

（7）踝上骨折　多由旋转外力作用造成，儿童多见。

【诊断】

有明显外伤史，伤后踝部肿胀，剧烈疼痛，瘀斑，功能障碍，可闻及骨擦音，外翻骨折多呈外翻畸形，内翻骨折多呈内翻畸形，骨折处压痛明显。

踝部骨折，要准确判断造成损伤的原因，详细询问病人受伤史，结合局部体征、临床检查情况鉴别诊断。不同的暴力作用，可造成相同的骨折，但复位和固定方法完全不同。

外翻造成内踝撕脱骨折要和内翻时由距骨造成的内踝骨折相鉴别。要准确鉴别强力外翻和强力内翻所造成的双踝骨折。外翻造成的内踝撕脱性骨折，肿胀、疼痛、或压痛都体现在内踝骨折部位，外踝一般都是正常的，足外翻时，内踝疼痛加剧，内翻时外踝无疼痛。内翻造成的内踝骨折，双踝均有疼痛、肿胀和局部压痛，外侧副韧带也有肿胀和压痛，足内翻时疼痛显著，外翻时无疼痛。

踝关节正位、侧位 X 线片可确定骨折的部位、类型、移位方向。

【治疗】

踝部骨折的治疗原则是在充分掌握暴力作用机制特点的前提下，恢复踝关节的结构及稳定性。

一、非手术治疗

1. **手法整复**　闭合性的外旋、外翻、内翻，侧方挤压的 1~2 度骨折，可采用手法整复。坐骨神经阻滞麻醉，病人平卧，膝关节 90° 屈曲。一助手站于患肢外侧，用上臂和前臂夹住患肢大腿，另一手抱于膝部向上牵引。另一助手站于患肢远端，一手握足前部，一手托足跟，顺着原来骨折移位方向轻轻用力向下牵引。内翻骨折先内翻位牵引，外翻骨折先外翻位牵引。无内、外翻畸形，仅两踝各向内外侧方移位者，则垂直牵引。牵引力量不能太大，更不能太猛，以免加重内、外侧韧带损伤。重叠及后上移位骨折远段牵下后，术者用拇指由骨折线分别向上、下轻轻推挤内、外两踝，以解脱嵌入骨折裂隙内的韧带或骨膜。尤其是内踝在中部发生撕脱性骨折后，内侧韧带往往嵌入骨折线之间，阻碍骨折复位，影响骨折愈合。

2. **固定**　手法复位后夹板超踝关节固定或石膏固定 6~8 周。无移位的闭合性三踝骨折和无胫腓下关节分离的单纯内踝或外踝骨折，在踝关节内翻（内踝骨折时）或外翻（外踝骨折时）位石膏固定 6~8 周。手法整复固定后，早期应卧床休息并抬高患肢，以促进患肢血液回流，减轻瘀肿。外固定时，要常规检查外固定器松紧度，既要防止肿胀消退后外固定松脱而使骨折再移位，也要防止局部压迫过紧，妨碍患肢血运或造成压疮。

二、手术治疗

手法整复失败或开放性骨折合并脱位，应切开

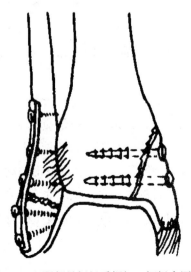

图 6-86　踝部骨折松质螺钉、钢板内固定

复位内固定。陈旧性骨折合并脱位，要考虑切开复位植骨术或关节融合术。有移位的内踝或外踝单纯骨折，由于骨折块移位导致附着的韧带松弛，手法复位难以成功，或复位成功也难以维持韧带张力。应切开复位，松质骨螺钉内固定或可吸收螺钉固定。内踝骨折，切开复位、松质骨螺钉或可吸收螺钉内固定。内、外踝损伤伴胫腓下关节分离，切开修复内、外侧副韧带，复位固定，用螺钉固定胫腓下关节，石膏固定6~8周，固定腓骨是保证胫腓下端稳定性的关键。双踝骨折，行切开复位，松质螺钉、钢板内固定（图6-86）8~12周。垂直压缩性骨折，切开复位内固定或外固定架固定，用自体骨或人工骨植骨，以恢复踝部承重强度。

三、药物治疗

按骨折三期辨证用药，中期以后要注重行气止痛、舒筋通络、通利关节；后期局部肿胀，应行气活血、利湿健脾、舒筋活络。行关节融合术后要补肾壮骨，促进骨质愈合。

四、功能锻炼

踝部骨折的治疗，要求尽量达到解剖对位，并尽早地进行功能锻炼，骨折愈合要达到关节活动的生物力学要求。要求内固定后的踝穴结构功能必须能适应距骨活动的要求，避免术后发生创伤性关节炎等。

严重的踝部粉碎骨折或踝部骨折复位不良，一旦发生创伤性关节炎，严重影响关节功能，建议行踝关节融合术予以治疗。术后用石膏固定踝关节于功能位，踝关节骨性融合后，解除外固定，加强功能锻炼。

距骨骨折

距骨是足弓的顶部，上与胫骨远端相连接，下连跟骨与舟状骨。距骨分为前端的距骨头，后端的距骨体和中间凹陷的距骨颈三部分及前、后、上、下、内、外共六个面。距骨上方的后部为一鞍状关节面，与胫骨下关节面构成关节，内侧关节面与胫骨内踝构成关节，外侧关节面与腓骨外踝构成关节，此三关节面构成距骨滑车。距骨下方的前内侧，前端为一小关节面，称前关节面，前关节面后为一较大关节面，称中关节面，中关节面之后的狭长凹陷区，称距骨沟。距骨沟是骨间韧带附着点和血管进入距骨的部位。距骨有七个关节面，3/5骨质被软骨关节面包围，骨折线多经过关节面，距骨骨折发生创伤性关节炎的机会较多。

距骨的血液供应有三个来源：足背动脉在距骨颈前面分出关节支，自距骨颈前外侧进入距骨，是距骨血液供应的主要来源；足背动脉在跗窦处分支形成的跗窦动脉弓，分出动脉支沿跟骨和距骨间的骨间韧带进入距骨；由胫前动脉、腓动脉和胫后动脉分支形成的外踝动脉网和内踝动脉网发出的动脉支，进入距骨。

距骨的主要血液供应非常有限，距骨骨折移位或距骨颈骨折易损伤足背动脉分支，致距骨血液供应障碍，容易发生距骨体缺血性坏死。

【病因病机】

一、病因病机

距骨骨折常由三种暴力作用造成。

1. **足背伸暴力作用** 如机动车撞车时驾驶员用力踩刹车，足踝强烈背伸或自高处跌下，足处于背伸位，胫骨下端前缘在重力作用下像凿子一样插入距骨颈或距骨体之间，引起距骨颈或距骨体部的骨折。如果暴力继续作用，形成距骨颈或距骨体骨折伴距骨体内后脱位，甚至并发内踝骨折。

2. **踝跖屈暴力作用** 使足部发生强力跖屈，胫骨下端后缘猛烈撞击距骨后突，或足跟部受暴力打击，暴力作用沿跟部向上传递，作用于距骨后突，而发生骨折，或因后距腓韧带牵拉发生撕脱性骨折。

3. **垂直暴力作用** 如自高落下，距骨被挤压于胫骨下端与跟骨之间，造成距骨的垂直压缩骨折。距骨骨折可发生在头部、颈部以及体部。

二、分型

距骨骨折通常按照骨折部位来分型，可分为 3 型。

1. **距骨头骨折**

2. **距骨颈骨折** 约占距骨骨折的 30%。自高处坠落时，足与踝同时背屈，距骨颈撞在胫骨远端的前缘，发生垂直方向的骨折，可分为 3 型：Ⅰ型，距骨颈垂直骨折，很少或无移位；Ⅱ型，距骨颈骨折合并距下关节脱位。距骨颈发生骨折后足继续背屈，距骨体被固定在踝穴内，足的其余部分过度背屈导致距下关节脱位；Ⅲ型，距骨颈骨折合并距骨体脱位。距骨颈骨折后，背伸外力继续作用，距骨体向内后方旋转而脱位，并绞锁于载距突的后方，常同时合并内踝骨折。常为开放性损伤。

3. **距骨体骨折**

【诊断】

有明显外伤史，伤后踝部肿胀、畸形、剧烈疼痛，踝关节周围有压痛，踝部活动受限。明显移位时则出现畸形。

踝部正侧斜位 X 线片，常能显示距骨骨折的部位、类型和移位的情况，可明确骨折的移位程度及有无合并脱位。

【鉴别诊断】

距骨后突骨折应与先天性距骨后三角骨骨折相鉴别。三角骨与距骨后缘紧密相连，骨周围界线清晰、光滑，且多为左右对称，必要时可摄健侧对比鉴别。

【治疗】

距骨骨折的治疗原则是要求尽量达到解剖复位，骨折愈合要达到关节活动的生物力学要求。

一、非手术治疗

无移位或移位不明显的距骨骨折，采用手法复位石膏外固定。

无移位或移位较少的距骨颈压缩骨折，用石膏固定 4~6 周。轻度移位的距骨颈横行骨折，手法复位后，纠正距骨体骨折段与跟骨间的轻度半脱位，石膏外固定。

移位不明显的距骨后突骨折伴有距骨前脱位者，在硬膜外麻醉下，手法复位后用石膏固定踝关节于跖屈并轻度外翻位 6~8 周。6~8 周后将石膏固定更换于功能位，直至骨折愈合。

二、手术治疗

切开复位内固定手术治疗的适应证：手法整复失败或开放性骨折合并脱位，应切开复位内固定；距骨体缺血性坏死、距骨粉碎性骨折、距骨体陈旧性脱位或并发踝关节严重创伤性关节炎者，应行胫距、距跟关节融合术。

（1）距骨颈部背侧、体部内侧和外侧的骨折，伴有功能障碍　距骨颈背侧骨折块多偏外侧，做足背短切口即可切除。距骨体内侧骨折块在内踝尖端后方，做长约 8cm 弧形切口，将胫后肌腱及血管神经束向后方牵开，用两根克氏针，穿过骨折线进入距骨体固定。术后用管型短托石膏，足背伸 0° 位固定，直至骨折愈合。

（2）距骨后突骨折合并距下关节脱位　若手法复位失败，骨折不愈合或畸形愈合而影响踇长屈肌腱的活动及距下关节功能，且伴有局部疼痛者，可在足跟后侧做一小切口，切除碎骨片。

（3）距骨压缩骨折合并距骨体脱位　若手法复位失败，骨折不愈合或畸形愈合而影响踇长屈肌腱的活动及距下关节功能，且伴有局部疼痛者，切除骨片。

三、药物治疗

根据骨折三期辨证施治，中后期要预防骨的缺血性坏死，应重用补气血、养肝肾、壮筋骨药物，促进骨折愈合。

四、功能锻炼

距骨骨折的治疗要求尽量达到解剖复位，早期进行功能锻炼，不可过早把足放在跖屈位，以防止足下垂，避免术后发生创伤性关节炎、距骨体缺血性坏死等。

跟骨骨折

跟骨是足部最大的不规则骨，呈弓形，主要由松质骨构成，是足的主要承重骨。整个跟骨具有上、下、内、外、前、后共六个面。跟骨分别与上方的距骨、前方的骰骨构成距跟关节和跟骰关节。跟骨上关节面与距骨远端形成距骨下关节。跟骨结节为跟腱附着处，腓肠肌、比目鱼肌收缩，可做强有力的跖屈动作。跟骨结节的上缘与跟距关节面成 30°~45° 的跟骨结节关节角（Bohler 角），是跟距关节的一个重要标志（图 6-87）。

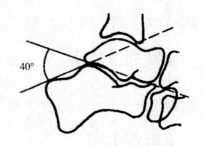

图 6-87　跟骨结节关节角

跟骨结节、第 1 跖骨头和第 5 跖骨头三点负重，构成足弓。通过跟距关节使足有内收、内翻或外展、外翻的作用，来维持平衡，以减少运动时带来的震荡。若跟骨骨折，使足部三点负重关系发生改变，足弓塌陷将引起步态的改变和足的弹性、减震功能降低。

【病因病机】

一、病因病机

跟骨骨折主要由高处坠落，足跟着地时的暴力作用造成。

根据暴力作用的性质、大小、受力部位及患者骨质的不同，可发生不同类型的跟骨骨折：①牵拉暴力可造成跟骨结节的撕脱性骨折；②垂直压缩力可造成跟骨结节部的内、外侧骨突的骨折及骨骺分离；③剪式应力作用是患者从高处落下，着地时足跟不同程度的内翻或外翻位，体重和地面向上的反作用力构成剪式应力，反作用于跟骨，导致跟骨载距突骨折，跟骨体部骨折，距骨关节半脱位，跟骨后关节面的水平位骨折，跟骨结节内、外侧骨突骨折，内外侧骨突同时骨折和跟骨后关节面外侧骨折等。

二、分型

跟骨骨折根据是否影响距骨下关节可分为不波及跟距关节面骨折和波及跟距关节面骨折两大类型

1. 不波及跟距关节面的骨折（图6-88）

（1）跟骨前端骨折。

（2）跟骨结节骨折。

（3）跟骨载距突骨折。

（4）跟骨结节鸟嘴形骨折（跟骨结节撕脱骨折）。

2. 波及跟距关节面的骨折（图6-89）

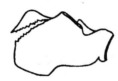

前端骨折　　　结节骨折　　　载距突骨折　　　结节鸟嘴状骨折

图6-88　不波及跟距关节面的骨折

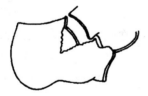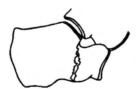

垂直压缩骨折　　　　　　　单纯剪力和暴力骨折

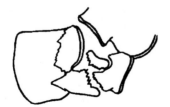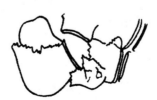

剪力和挤压暴力骨折　　　　粉碎性骨折

图6-89　波及跟距关节面的骨折

（1）跟距关节面纵行塌陷骨折，为垂直压缩导致。

（2）跟距关节面塌陷骨折，剪切暴力将跟骨分成前内部分，为Ⅰ度骨折。

（3）跟距关节面舌形骨折，剪切和挤压暴力作用，骨折的跟骨分成前后两块，前骨块纵行裂开，在胫侧面形成三角形骨块和柱状骨块。后骨块内有半月形的后关节面及载距突的骨折块嵌入，为Ⅱ度骨折。

（4）粉碎骨折，跟骨的前、后及关节面均发生多处骨折，为Ⅲ度骨折。

【诊断】

有明显外伤史，伤后足跟部疼痛，肿胀，皮下瘀斑，局部压痛明显，足跟部横径增宽，扁平足畸形，不能站立、行走，足跟部活动受限。

跟骨X线正、侧位、斜位和跟骨轴位片可明确骨折类型、程度和移位情况。注意观察结节关节角的改变和后关节面的完整性。切记高处坠落伤，足着地受伤，冲击力可沿下肢向骨盆、脊柱上传，引起颅底骨折和颅脑损伤，因此要常规检查脊柱和颅脑的临床表现，及时进行相关检查。

【鉴别诊断】

跟骨骨折常与脊柱骨折、下肢其他部位骨折、颅骨骨折等同时发生，因其他部位的骨折较跟骨骨折严重，导致漏诊或延治，甚至发生患足病废。跟骨骨折合并脊柱压缩性骨折或脱位、下肢其他部位骨折和颅骨骨折时，应常规检查脊柱和颅脑。

【治疗】

跟骨骨折的治疗原则是恢复跟距关节的对位关系和跟骨结节关节角，维持正常的足弓高度和负重关系。

一、非手术治疗

1. 对无移位的骨折，用绷带加压包扎制动，3~4周后逐渐练功负重，同时进行足部关节及肌肉的功能锻炼。

2. 不波及距下关节的骨折，如跟骨前端骨折、结节骨折和载距突骨折，常移位不明显，手法复位后，用绷带包扎或石膏固定。

3. 跟骨前端骨折，在硬膜外麻醉下，手法复位后，用克氏钢针穿过结节中部固定，屈膝、足跖屈位石膏外固定6~8周。跟骨结节骨折，在硬膜外麻醉下，术者用两拇指在跟腱两侧用力向跖侧推挤，骨折复位。复位后屈膝30°、足跖屈位石膏外固定，4~6周后解除石膏固定。有移位的载距突骨折，在硬膜外麻醉下，手法复位后，用石膏托固定4~6周后，进行功能锻炼。

4. 波及距骨下关节的跟骨体部斜行骨折，手法复位后，用绷带包扎或石膏固定于跖屈位，4~6周积极功能锻炼。

二、手术治疗

手术治疗的适应证为移位严重的跟骨结节各型骨折、波及跟距关节面的体部骨折和移位严重的跟骨载距突骨折。

跟骨结节的撕脱翻转骨折，行硬膜外麻醉术，跟腱外侧直切口，骨折复位后螺丝钉内固定。术后石膏托固定于屈膝30°足跖屈位4~6周。波及距骨下关节的跟骨骨折的治疗以达到解剖复位为目标。有移位的Ⅰ度骨折和Ⅱ、Ⅲ度骨折，行切开复位植骨术，术后石膏靴固定。

跟骨严重粉碎骨折，严重影响关节功能者，建议行距骨下关节融合术或跟距、跟骰和距舟三关节融合术。

三、药物治疗

复位固定后，根据骨折三期辨证施治内服、外敷中药，积极进行早期功能锻炼，促进功能恢复。解除固定后用下肢损伤洗方等药物熏蒸外洗，加强功能锻炼。

四、功能锻炼

骨折复位固定后，早期主动功能锻炼，石膏固定解除后，用绷带包扎固定，并逐渐增加活动量。波及距骨下关节的跟骨骨折外固定拆除早期，切忌过量的足背伸锻炼。

复杂的跟骨骨折，难以达到解剖复位的效果，因此不主张特殊处理，包扎固定制动，早期进行功能锻炼，仍有较好的疗效。

跖骨骨折

跖骨骨折是足部最常见的骨折。第1跖骨头与第5跖骨头是构成足内、外侧纵弓前方的负重点，与后方的足跟形成整个足部主要的3个负重点。五块跖骨之间又构成足的横弓。在足的5个跖骨中，第1跖骨最粗大，发生骨折的机会较少，2~4跖骨发生骨折机会最多。第5跖骨基底由于是松质骨，常因腓骨短肌猛裂收缩而发生骨折。

【病因病机】

跖骨骨折多由直接暴力作用如压砸或重物打击造成，也可由间接暴力如扭伤等引起。

长期慢性损伤可引起第2或第3跖骨干发生疲劳骨折。骨折的部位可发生于基底部、骨干及颈部，以基底部为多见，干部次之，颈部最少。一个跖骨单独发生骨折的较少，多合并邻近的跖骨骨折或其他足部的骨折。

临床上跖骨骨折分为以下三种类型。

1. 跖骨干骨折　多因重物压伤或轧伤足背所致，为开放性和多发性骨折，常合并严重的软组织损伤和跖跗关节脱位。足部皮肤血供较差，很容易发生伤口感染和坏死。

2. 第五跖骨基底部撕脱骨折　因直接暴力的打击或踝关节突然跖屈足内翻，附着于其上的腓骨短肌及腓骨第三肌猛烈收缩所致（图6-90）。

3. 跖骨颈疲劳性骨折　多见于长途行军的战士，又名"行军骨折"。第2、3跖骨颈部多发，第二跖骨发病率高。由于肌肉过度疲劳，应力增大，足弓下陷，第2、3跖骨头负重增加，超出骨皮质与骨小梁的承受范围，而逐渐发生骨折。同时骨折处骨膜产生新骨，骨折段不完全断离（图6-91）。

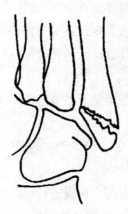
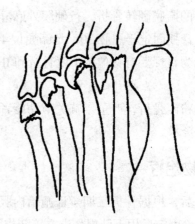

图 6-90 第五跖骨基底部撕脱骨折　　　图 6-91 跖骨颈疲劳性骨折

【诊断】

多有明确外伤史，伤后局部肿痛，压痛明显，足趾纵轴叩击痛阳性，活动功能障碍。足正、斜位 X 线片可明确骨折类型、程度和移位情况。

跖骨颈疲劳骨折，无外伤史，前足痛劳累后加剧，休息后减轻，2~3 周后局部可摸到有骨隆凸。早期 X 线检查为阴性，2~3 周后跖骨颈部有球形骨痂，骨折线多模糊，易误诊为肿瘤。

【鉴别诊断】

第五跖骨基底结节骨折，应注意与腓骨长肌腱的籽骨相鉴别。儿童应与第五跖骨基底结节的骨骺相鉴别，后者局部无压痛、无肿胀，骨块光滑规则，且两足对称分布。

跖骨颈疲劳骨折，没有明显的外伤史，诊断时易被延误。起初多前足疼痛，劳累加重，休息后减轻，2~3 周后可扪及骨折处的隆凸。足正、斜位 X 线片表现为阴性，3 周后可见骨折处球形骨痂形成。但骨折线多不清楚，不要误诊为肿瘤。

【治疗】

一、非手术治疗

无移位或移位轻者，用夹板或绷带加压包扎制动，4~6 周后开始早期功能锻炼，局部症状消失后，逐渐负重行走。

（1）跖骨干骨折无明显移位，不需特殊治疗，休息 3~4 周即可下地。跖骨干骨折若上下重叠移位或向跖侧成角移位较大者，在适当麻醉下，手法整复后，夹板或石膏外固定。

（2）第五跖骨基底骨折，若断端有分离，用绷带固定或石膏固定足于外翻位 4~6 周。

（3）跖骨颈疲劳骨折，手法整复，管形石膏外固定 4~6 周即可。

二、手术治疗

（1）跖骨干粉碎性骨折或骨折手法复位失败者，切开复位后用克氏针内固定，外用石膏托固定 4~6 周。陈旧性骨折，跖骨头向跖侧移位而影响行走功能者，可行跖骨头切除术。

（2）第五跖骨基底结节骨折，切开复位后，经跖骨头下方打入髓内针，通过骨折端直到跖骨做内固定。

（3）跖骨开放性骨折应先清创缝合，用克氏针内固定 3~4 周。

三、药物治疗

按骨折三期辨证用药，早期重用活血化瘀药物治疗，中后期治宜补气养血、接骨续筋治疗，后期局部可用药物熏洗治疗。

趾骨骨折

足趾具有增强足附着力的功能，防止运动中滑倒，辅助足的推进与弹跳作用。

【病因病机】

趾骨骨折多由直接暴力作用，如重物高处落下砸伤足趾，或走路时踢碰硬物等造成。重物打击伤常造成粉碎骨折或纵行骨折，多合并皮肤或甲床的损伤，且开放性骨折居多。踢、撞硬物致伤多造成趾骨横断或斜形骨折。

第 1 趾骨粗大，功能多、负重大，第 1 趾骨近端骨折常见，远端多为粉碎性骨折。第 5 趾骨由于踢碰外伤的机会多，骨折常见。第 2~4 趾骨骨折较少发生。

【诊断】

伤后前足疼痛、肿胀、皮下青紫瘀斑。有移位者可见畸形，多合并皮肤和指甲损伤。足正、斜位 X 线片可明确趾骨骨折程度和移位情况。

【治疗】

趾骨骨折的治疗原则是恢复趾骨的解剖结构及稳定性，恢复跖趾关节活动的灵活性。

无移位的趾骨骨折，石膏外固定，卧床休息 2~3 周，鼓励患者早期进行功能锻炼。有移位的单个趾骨骨折，手法复位后，将邻趾与伤趾用绷带一起固定 2 ~3 周，鼓励患者早期进行功能锻炼。多数趾骨骨折在复位后，用超过足趾远端的石膏托外固定制动，卧床休息 2 ~3 周即可进行功能锻炼。在趾骨骨折的治疗中，要特别注意矫正旋转畸形或成角畸形，防止足趾因轴线改变而导致功能障碍。

（全　建）

第三节　脊柱骨折与脱位

脊柱骨折与脱位是一种常见的损伤，常由强大暴力引起，其中胸腰段脊柱骨折最多见，易并发其他部位损伤。颈胸椎骨折脱位时容易并发脊髓神经损伤，造成残疾，甚至危及生命。在处理脊柱骨折和脱位时，不能仅注意局部，更应重视全身情况，及时进行抢救。

脊柱俗称脊梁骨，由 33 个椎骨构成（图6-92），每个椎骨（第一颈椎除外）分为椎体及

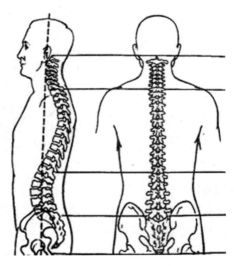

图 6-92　脊柱全貌

扫码"学一学"

附件两部分，后者又分为椎弓根、椎板及上下关节突、横突及棘突（图6-93）。椎间盘位于椎体之间，由纤维环、上下软骨板和髓核组成。

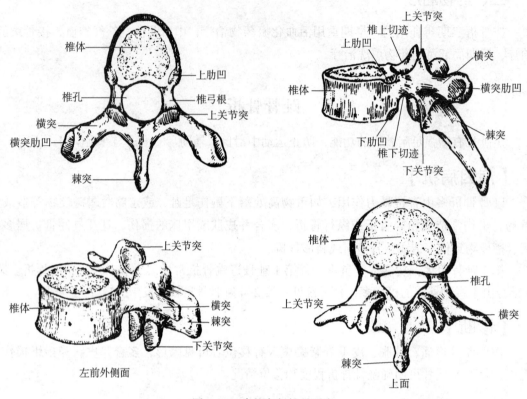

左前外侧面

上面

图6-93　脊柱各部椎骨形态

扫码"看一看"

可以将脊柱分为前、中、后三柱，即前纵韧带、椎体及椎间盘前1/2为前柱，后纵韧带、椎体及椎间盘后1/2为中柱，椎弓根、椎板、关节突、棘突、黄韧带、关节突关节的关节囊、棘间韧带和棘上韧带为后柱（图6-94）。中、后柱损伤容易累及神经系统，特别是中柱的损伤，骨折片和髓核组织突入椎管前半部，常损伤脊髓。

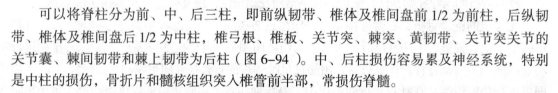

前柱　　　　　　　中柱　　　　　　　后柱

图6-94　脊柱三柱图

各段脊柱的活动范围不同，颈椎的活动范围最大，第1胸椎至第10胸椎的活动度极小，第11、12胸椎和腰椎的活动范围仅次于颈椎，骶椎不能活动。绝大多数的脊柱骨折与脱位多发生在活动范围大，或活动范围大与活动范围小的交界部位，所以第1、2、5、6颈椎，第7颈椎与第1胸椎，第11、12胸椎和第1、2腰椎（即脊柱胸腰段）等部位的骨折与脱位占绝大多数。

【病因病机】

一、病因

打击、碰撞等直接暴力和滑跌、高处坠落等间接暴力均可致脊柱骨折和脱位，但多因间接暴力引起。暴力的方向和脊柱形成的角度影响脊柱骨折和脱位的病理变化。

二、病机

暴力撞击脊柱时可把它分成两个分力，一个分力由上向下或由下向上，称垂直分力，它的作用能使脊柱屈曲，对椎体有挤压作用。另一分力由前向后或由后向前，称水平分力，它的作用能使脊柱前后脱位。如果撞击脊柱的暴力与脊柱所形成的角度较小时，垂直分力则较大，所引起的脊柱损伤以压缩性的椎体骨折较为显著。暴力与脊柱形成的角度较大时，其水平分力较大，所引起的脊柱损伤有很明显的脱位倾向或已形成脱位。此外，旋转暴力可使脊柱扭转或使脊柱倾斜等等，以致形成多种多样的脊柱损伤。

三、分型

1. **稳定型骨折**　骨折无进一步移位倾向者，如单纯椎体压缩性骨折且压缩程度小于原椎体高度的 1/2 者；单纯横突或棘突骨折；第三腰椎以上的椎弓峡部骨折。

2. **不稳定型骨折**　损伤致脊柱的稳定性被破坏，周围韧带损伤严重，不妥善治疗有再移位趋势，其容易造成脊髓神经损伤，如椎体压缩性骨折其压缩程度超过原椎体高度的 1/2，或后方韧带组合断裂者；合并后方韧带组合损伤、椎弓损伤或神经损伤的爆裂性骨折；骨折合并脱位；关节突跳跃；第 4 和第 5 腰椎的椎板、关节突骨折，椎弓峡部骨折及椎弓根骨折等。

【诊断】

一、病史

有明确的受伤史。任何由高处坠下、重物落砸、车祸撞击、坍塌事故等均有发生脊柱损伤的可能，应详细了解致伤暴力作用的过程、受伤时的姿势、受伤的部位、伤后有无感觉和运动障碍、伤后处理情况等。在颅脑外伤、醉酒意识不清时，应特别注意排除颈椎损伤。

二、临床表现

伤后脊柱疼痛及活动障碍为主要症状，脊柱局部后突、成角畸形，肿胀，相应棘突压痛，叩击痛明显。胸腰椎骨折脱位者常不能站立，翻身困难，脊柱各个方向运动均受限。如有脊髓神经损伤，神经系统检查可有阳性表现。

查体时应注意以下事项。

（1）根据病史提供的资料，分析可能引起损伤的部位，有目的地进行检查。复合伤患者常合并颅脑损伤、胸腹腔脏器损伤及休克的可能，应紧急处理以抢救生命，同时还应确定脊柱和肢体的损伤情况。

（2）检查时应用手指自上而下逐个触摸棘突，可发现受伤局部的肿胀和压痛情况，可触及后突畸形，有利于损伤定位。

（3）要进行系统地神经检查，判断是否合并脊髓损伤，脊髓损伤患者常因损伤部位、损伤程度及损伤原因不同而出现不同的体征。

三、影像学及其他检查

1. X线片检查　是诊断脊柱损伤的首选方法，X线正、侧或加照左、右斜位片可确定脊柱骨折脱位部位及类型。

2. CT与MRI检查　CT或MRI扫描能够清楚地显示椎管内外、蛛网膜下腔、脊髓及周围的情况，显示椎体与附件骨折部位、移位方式和程度，显示椎体脱位的部位、方向和程度，脊髓是否断裂及骨组织、软组织与异物等对脊髓有无压迫，后方韧带组合是否断裂等。

3. 生物电检查　若怀疑或合并有脊髓神经损伤，可行肌电图检查、运动和感觉神经传导速度测定及躯体感觉诱发电位的检查，了解有无脊髓损伤或判断损伤的部位、性质和程度，以协助诊断。

【治疗】

治疗包括急救、复位和固定、功能锻炼，对于严重多发伤，应优先治疗合并伤以挽救患者生命。脊柱损伤治疗的目的是恢复脊柱的稳定，保护未受损的组织，促进患者早期功能恢复。

一、急救处理

急救时应特别注意颅脑和重要脏器损伤、休克的优先诊治，维持呼吸道通畅及生命体征平稳。对怀疑有脊柱损伤的患者进行搬运时，切忌使脊柱发生屈曲、扭转的动作，以免加重骨折的移位或脊髓神经的损伤。搬运病人时可就地取材，如用担架、门板、铺板。对胸腰椎骨折病人宜三人一起平托，一人抬头颈，一人抬腰背部，一人抬臀部和下肢，同时保护病人躯干在伸直姿势，或用滚动法（图6-95）。对屈曲型骨折，须在受伤脊椎下垫一小枕；对伸直型骨折，使受伤脊柱处于稍屈位；如果不能确定骨折类型，则将患者置于硬板上平卧位。切忌一人背送或一人抱头一人抱腿，致使脊柱屈曲，加重损伤（图6-96）。搬运颈椎骨折病人时，要一人在患者头顶部，用双手抱住病人下颌和枕部，略加牵引，另一人则一手抱住肩部，另一手抱住髋部，然后将患者抬到硬板上平卧位，头颈两侧用枕头或砂袋固定。如属伸直型损伤，则应将颈部置于略屈曲位。

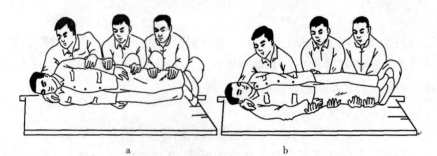

图6-95　脊柱损伤搬运

a.滚动法或；b.平托法

二、非手术治疗

适用于稳定性骨折，治疗采用手法复位、颈椎牵引、卧床休息、固定及功能锻炼等方法，尽量恢复脊柱形态，促进功能康复。单纯横突或棘突骨折、椎弓峡部、椎板和关节突骨折一般无需特殊处理，仅对症止痛，患者卧硬板床3~4周，在支具或腰围的保护下渐离床活动。

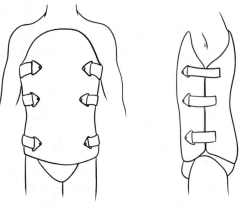

图 6-96 脊柱骨折不正确搬运

1. 手法整复　主要适用于胸腰椎压缩骨折、没有神经损伤的轻度爆裂骨折。

（1）牵引过伸按压法　患者俯卧硬板床上，两手抓住床头，一助手立于患者头侧，两手把持腋窝处，另一助手立于患者足侧，双手握双踝，两助手同时用力牵引，足端助手在牵引的基础上逐渐将双下肢提起，使患者躯干下半部、双下肢悬离床面，脊柱呈过伸位，术者双手重叠，按压伤椎后凸的棘突复位。复位后在伤椎平面置软枕，使患者维持脊柱过伸位仰卧休息。

（2）三桌（或两桌）俯卧躯干悬空法　用高度不等而平稳的桌子3个，每个的高度相差约15cm，先将第1桌子和第2桌子平齐排列，病人俯卧于上，头向高桌，脚向低桌。然后将两桌向头脚两端分别徐徐拉开，直到低桌面移到大腿中部，高桌移到两肩前部。在躯干俯卧悬空后，脊柱立刻后伸，直到适当程度时（以骨折的情况而定），即将第3桌置于患者腹下，腹下垫一枕头，枕头的高度以不减少脊柱后伸为度（图6-97）。此时可摄脊柱侧位像，如显示椎体原貌恢复不够，应将腹下垫枕厚度减低或撤出。术者可轻轻按压腰背部，使脊柱后伸角度加大。

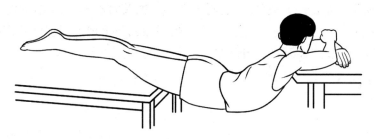

图 6-97　两桌复位法

2. 颈椎牵引　颈椎骨折与脱位后常需行颈椎牵引，有复位和固定的作用，包括枕颌带牵引或颅骨牵引。牵引4~6周后改用颈部支具固定。

3. 固定　脊柱骨折与脱位复位后应予固定，胸腰椎压缩或爆裂骨折者需卧硬板床，仰卧位时在伤椎平面置软枕，使患者维持脊柱过伸位休息。卧床至少四周后，使用胸腰骶支具固定渐下床（图6-98），支具需佩戴3个月或更长。

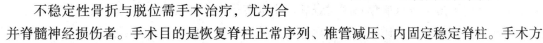

图 6-98　全接触性胸腰支具

三、手术治疗

不稳定性骨折与脱位需手术治疗，尤为合并脊髓神经损伤者。手术目的是恢复脊柱正常序列、椎管减压、内固定稳定脊柱。手术方法根据骨折部位、骨折脱位类型、椎管占位情况等决定，可行脊柱前路、后路或前后联合入路进行复位、椎管减压、植骨融合内固定术。

四、药物治疗

伤后早期局部肿胀，疼痛剧烈，胃纳不佳，大便秘结，苔薄白，脉弦紧，证属气滞血瘀，治宜行气活血，消肿止痛，可内服复元活血汤或膈下逐瘀汤，外敷消瘀膏或消肿散。中期疼痛已消，活动受限，舌暗红，苔薄白，脉弦缓，证属瘀血未尽、筋骨未复，治宜活血和营，接骨续筋，可内服接骨丹，外贴接骨膏。后期腰酸腿软，四肢无力，活动后局部隐隐作痛，活动受限，舌淡苔薄白，脉细无力，证属肝肾不足、气血两虚，治宜补益肝肾，调养气血，可选用六味地黄汤、八珍汤或壮腰健肾汤，外贴狗皮膏。

五、功能锻炼

骨折复位固定后应早期进行四肢及腰背部功能锻炼，循序渐进。一般为伤后1~2天即要教会患者逐步练功，争取在伤后3~6周以内，完全达到练功要求。

功能锻炼方法有仰卧位锻炼法、俯卧位锻炼法、三点支撑法等。具体方法见总论。

扫码"学一学"

第四节　脊髓损伤

脊髓损伤是脊柱骨折脱位的严重并发症，损伤在颈膨大或其以上者导致上、下肢均瘫痪，称为四肢瘫；胸髓完全性损伤，致下肢感觉和运动功能障碍，称为截瘫。脊髓损伤古称"体惰"。《灵枢·寒热病》篇说："若有所堕坠，四肢懈惰不收，名曰体惰"。外伤后瘀血阻滞，经络不通，督脉为阳经之会，督伤络阻因而四肢出现不同程度的瘫痪表现。损伤日久，阳经久病必损及阴经而致阴阳俱虚。

【病因病机】

一、病因

外伤暴力致脊柱骨折与脱位，椎体或附件的骨折片可刺伤、挫伤、压迫或切割脊髓或马尾神经；对有颈椎关节强直或颈椎管狭窄的患者，颈椎伸展性损伤也可致颈脊髓损伤；复合伤患者也常伴有脊髓损伤；休克及其他造成长时间低血压的情况也可出现脊髓损伤；血流缓慢或主要的营养血管闭塞可致脊髓组织血液灌注不足及局部缺血，最终导致脊髓梗死。

二、病机

急性脊髓损伤的病理生理过程极其复杂，通常认为最终神经的损害是由原发性损伤和继发性损伤两种不同的机制所引起。脊髓的原发损伤来自创伤时机械力量对脊髓的撞击，包括机械性破坏、出血和电解质从受损细胞中外溢。脊髓的继发损伤是神经结构受到原发损伤所激发的病理生理的影响，包括水肿、炎症反应、局部缺血、生长因子、细胞因子、再灌注、钙离子溢出及过氧化基团对脊髓产生毒害作用。脊髓损伤后一系列继发性改变使病损自然加剧，可导致灰质中央性出血坏死，外周白质脱髓鞘及自溶。因此，脊髓损伤的程度除与损伤当时的致伤能量有关外，还与损伤后脊髓受压时间的长短、轻重及脊髓缺血的程度、持续时间有关。

三、分型

按脊髓损伤由轻到重及临床表现分为以下几类：

1. **脊髓震荡** 是脊髓神经细胞遭受强烈刺激而发生的超限抑制，脊髓功能暂处于生理停滞状态，随着致伤外力的消失，神经功能得以恢复。无器质性改变，镜下也无神经细胞和神经纤维的破坏，或仅有少量渗出、出血。临床上表现为损伤平面以下运动、感觉和反射的完全丧失，一般伤后数十分钟感觉、运动开始逐渐恢复，数小时后即可完全恢复，不留任何后遗症。

2. **脊髓不完全横断损伤** 脊髓遭受严重损伤，但未完全横断，表现为损伤平面以下运动、感觉、括约肌和反射的不同程度的保留，是临床最常见的实质性损伤。

3. **脊髓完全性横断损伤** 由于与高级中枢的联系完全中断，失去中枢对脊髓神经元的控制作用，兴奋性极为低下，横断以下出现弛缓性瘫痪，感觉、肌张力消失，内脏和血管反射活动暂时丧失，进入无反应状态，称为脊髓休克。脊髓休克过后，最先恢复的是球海绵体肌反射或肛门反射。当上述反射之一恢复，而损伤平面以下的深、浅感觉完全丧失，任何一个肌肉的运动收缩均不存在，其他深、浅反射消失，大、小便失去控制，预示为完全性脊髓损伤。伤后数月可由弛缓性瘫痪变为痉挛性瘫痪。

【诊断】

一、病史

多因打击、碰撞等直接暴力和滑跌、高处坠落等间接暴力所致，可继发于脊柱骨折脱位。在脊髓损伤中，少数瞬间脱位患者，因外力作用消失后，移位的骨端可自行复位，似乎无脊柱损伤。应详细了解受伤原因、受伤机制。

对于伤后昏迷或不能配合的患者可从以下表现初步判断，伤后出现低血压伴心动过缓，阴茎异常勃起，四肢无疼痛刺激反应，松弛性瘫痪，反常呼吸等，常提示脊髓损伤。头面部擦伤或瘀斑，有脊柱疼痛或压痛，需考虑有颈部脊髓损伤。

二、临床表现

1. **颈髓损伤** 膈神经主要由颈4脊神经组成，颈4脊髓以上的完全性横断，为高位横断。患者表现为四肢瘫痪，膈肌、肋间肌和腹肌（内外呼吸肌）均瘫痪，呼吸困难，如无人工辅助呼吸，患者可因窒息而迅速死亡。后期四肢均为痉挛性瘫痪。颈5脊髓以下损伤，由于膈神经未受累，患者腹式呼吸。若为脊髓横断，从锁骨以下的躯干和下肢完全瘫痪，感觉完全消失，而上肢有区域性感觉障碍和部分运动功能丧失，为四肢瘫痪。横断平面越低，上肢瘫痪越不完全。若为颈7脊髓横断，肱三头肌瘫痪，失去伸肘功能，因肱二头肌为颈5~颈6脊髓所支配，故屈肘功能正常，出现典型的屈肘位瘫痪。此外，躯干和下肢的深浅反射均丧失，脊髓休克之后出现病理反射，上肢为弛缓性瘫痪，下肢为痉挛性瘫痪。如颈脊髓发生横断，躯干和四肢交感神经的作用消失，患者丧失调节体温的功能，出现体温随环境温度的变化而变化，故常因此影响心脏的功能而导致患者的死亡。

2. **胸髓损伤** 主要为躯干的下半部和双下肢呈痉挛性瘫痪，膝、踝反射亢进，二便失控。胸1脊髓~胸5脊髓损伤，肋间肌的功能尚保存，但常发生姿势性低血压，即由平卧位起立时可突然发生晕厥。胸6脊髓~胸9脊髓损伤，腹直肌上部未损害，脐孔被牵拉向上。胸10脊髓损伤，腹直肌下部功能尚存，腹壁反射上、中部存在。胸12脊髓损伤，全部腹肌功能良好，腹壁反射存在，而提睾反射消失，下肢呈痉挛性瘫痪。

3. **腰髓损伤** 腰1脊髓以上的损伤，下肢呈痉挛性瘫痪，膝、踝反射亢进，初时二便不通，久则形成反射性排尿。腰2脊髓以下的损伤，下肢呈迟缓性瘫痪。腰2脊髓~腰3脊髓损伤，感觉平面达大腿前上1/2，能屈髋。腰4脊髓~腰5脊髓损伤，屈髋、大腿内收及伸膝均有力，不能伸髋、屈膝和足的背伸、跖屈，患者可站立，走路呈摇摆步态，小腿前部、下肢外侧至鞍区感觉消失。

4. **骶髓损伤** 足部部分功能障碍，下肢后侧及鞍区感觉消失，膀胱逼尿肌麻痹导致充盈性尿失禁、大便失控及性功能失常。

5. **马尾损伤** 马尾神经轻度损伤，如神经挫伤或神经鞘内断裂，则和周围神经一样，可以再生直至完全恢复。如果马尾神经完全切断，就不能自愈，则断面以下肢体的感觉、运动和反射均完全消失，出现弛缓性瘫痪。膀胱成无张力膀胱，不能自主排尿，出现充盈性尿失禁，故常有较大量的尿液潴留于膀胱。

三、影像学与其他检查

1. **常规行 X 线片、CT 及 MRI 检查** X 片明确受伤部位，了解骨折脱位类型；CT 及 MRI 了解伤椎、椎管与脊髓和神经情况。MRI 检查对判断脊髓损伤的性质有较大的帮助。脊柱骨折脱位的部位与移位程度和脊髓损伤的部位与程度往往存在较大的差异。因此，影像检查必须与临床查体相结合。

2. **生物电检查** 进行肌电图检查、运动和感觉神经传导速度测定及躯体感觉诱发电位的检查，可了解脊髓损伤的部位、性质和程度，协助诊断和判断预后。

【鉴别诊断】

脑外伤	脊柱结核、脊柱肿瘤及颈椎病等引起的截瘫	癔症性瘫痪
有头部外伤史，一般均伴随意识障碍、喷射样呕吐和头晕、头痛等颅内压增高的表现。注意了解受伤具体情况和伤后意识状态，仔细进行颅神经检查，头部 CT 和 MRI 检查有助于明确诊断。	均无明显外伤史，病程进展缓慢。脊椎结核，可见椎体破坏，椎间隙变窄，有椎旁脓肿，并伴有低热、消瘦、血沉增快等临床表现。脊柱肿瘤，椎体破坏，但椎间隙一般不变窄，无椎旁脓肿，伴有恶病质表现。颈椎病多见于中老年患者，椎体前后缘及小关节均有增生，钩椎关节增生，椎间隙可变窄等。	正常生理反射存在，浅反射活跃或亢进、病理反射阴性。须仔细了解病情，除外器质性病损，谨慎诊断。

【治疗】

治疗目的是预防损伤加重和最大限度促进修复。治疗原则遵循急救、复位、固定、功能锻炼这一基本原则。对患者的治疗包括及时的诊断、急救和稳定损伤，紧接着或同时用药物来防止或逆转继发性损害。

一、急救

注意全身评估支持治疗，首先维持呼吸道通畅和处理休克，检查治疗颅脑、心肺和腹腔重要脏器损伤，维持生命体征平稳，尤其要纠正低血压。有出血的患者给予止血，失血较多的患者要立即给予输血、输液，早期使用升压药物，保证脊髓的血流灌注和氧供。要及时给予输氧，防止窒息。搬运过程应注意维持脊柱稳定，避免加重损伤；应尽早稳定脊柱。

二、非手术治疗

1. 手法复位 脊柱骨折脱位合并截瘫，需及时使脊柱恢复正常或接近正常的解剖形态，解除对脊髓的压迫。患者如无严重的合并症，影像检查椎管内无骨片，感觉障碍固定在一定的水平，无进行性上升趋势者，可行闭合复位。胸、腰椎压缩骨折和脱位者，可采用垫枕法、双踝悬吊法等整复移位的椎骨。对颈椎骨折脱位，应采用颅骨牵引快速复位。无论采用何种复位方法，动作均要轻巧柔和，避免加重脊髓损伤。

2. 固定 胸、腰椎骨折脱位需卧硬板床，坐起及下床时使用胸腰骶支具固定保护；颈椎骨折脱位应采用持续颅骨牵引，后期用颈部支具固定。

三、手术治疗

对不稳定性脊柱骨折或骨折脱位行手术复位固定及脊髓神经减压术，为脊髓神经损伤的治疗创造基本条件。急性脊髓神经损伤手术时机仍存在争论，目前，多数人都建议神经症状进行性加重的患者需要尽快手术。对于不完全性瘫痪者更应积极手术治疗，尤其陈旧性损伤病例。

1. 适应证 有骨折碎片突入椎管并有脊髓损伤者；关节突绞锁不能闭合复位者；脊髓损伤的平面不断上升，椎管内有进行性出血者；不稳定性骨折或骨折脱位；伴椎管狭窄的脊髓损伤患者。

2. 手术方式 根据脊柱损伤类型和致压物的部位等具体情况，可采用脊柱后路、前路或前后路联合方法行复位、减压、植骨融合内固定术。

四、药物治疗

治疗急性脊髓损伤的药物较多，甲基强的松龙、地塞米松、20% 甘露醇等常用于减轻脊髓水肿和继发损害。

1. 甲基强的松龙（MP） 按美国脊髓损伤学会的推荐，对急性脊髓损伤后 8 小时内者可使用甲基强的松龙，伤后 8 小时以后不建议使用；先给予 30mg/kg 的冲击量 15 分钟内静脉输注，休息 45 分钟后以每小时 5.4mg/kg 量维持静脉输注 23 小时。大剂量使用甲基强的松龙存在伤口感染、重症肺炎、对脊柱后期融合的影响等副作用。

2. 地塞米松 10~20mg 静脉滴注，连续应用 5~7 天，后减量改为口服，每次 0.75mg，每日 3 次，维持 2 周左右。

3. 20% 甘露醇 250ml 快速静滴，每日 2 次，连续应用 5~7 天。

五、功能锻炼

脊髓损伤患者的功能锻炼应从伤后开始。早期练功可促进全身气血流通，加强新陈代谢，提高机体抵抗力，防止肺炎、褥疮、尿路感染等并发症，是调动患者主观能动性去战胜截瘫的一项重要措施。对瘫痪肢体，应以被动锻炼为主，被动地按摩或活动肢体可防止肌肉挛缩、关节僵硬，对未瘫肢体应鼓励患者进行主动肌肉收缩和关节活动锻炼。在脊髓损伤后期，可指导患者进行康复功能锻炼，配合日常生活和工作的一些活动，这样既可以进一步防止肌肉萎缩，又可以使瘫痪患者能够逐渐生活自理，参加工作及进行体育锻炼等社会活动。康复功能锻炼已经是截瘫治疗过程中很重要的、不可缺少的一个组成部分。

扫码"学一学"

第五节　肋骨骨折

　　肋骨骨折在胸部创伤中最为常见，一般见于跌扑撞击等生活损伤。合并血气胸者多为车祸、塌方及战争等高能量创伤所致，此类患者往往出现不同程度的呼吸困难，危及生命，应及时按重伤救治。

【病因病机】

一、病因

　　1. **直接暴力**　如拳击、碰撞等直接作用于胸部，致肋骨骨折。骨折端向内移位，易伤及胸膜和肺脏，造成气胸、血胸（图6-99）。

　　2. **间接暴力**　如塌方、重物挤压等，胸廓受到对挤的暴力，肋骨被迫向外弯曲突出，多在腋中线处骨折。亦有暴力打击前胸而后肋骨折，或打击后胸而前肋骨折。骨折多为斜形，刺破胸膜机会较少（图6-100）。

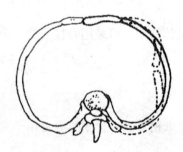
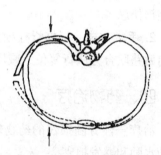

图6-99　直接暴力打击致伤图　　　　　图6-100　间接暴力打击致伤

　　3. **肌肉收缩力**　肋间肌急剧而强烈的收缩，如严重咳嗽、喷嚏时亦可致肋骨骨折，但均发生在体质衰弱、骨质疏松者。

二、病机

　　骨折可发生在一根或者数根肋骨。一根肋骨上可有一处或者两处以上骨折，一根肋骨上一处骨折者称为单处骨折，一根肋骨上两处以上骨折者称为双处或者多处骨折。多根双处骨折时可造成肋骨断端的游离，该处胸廓失去支持，吸气时因胸廓内负压增加而向内凹陷，呼气时因胸腔负压减低而向外凸出，与正常呼吸活动相反，称为反常呼吸或矛盾呼吸，又称为连枷胸，使肺的通气功能障碍，严重影响呼吸和循环功能。若骨折端刺破胸膜，空气进入胸膜腔，则可并发气胸，流入的空气使伤侧肺压缩，影响正常呼吸功能和血液循环。如胸膜穿破口已闭合，不再有空气进入胸膜腔，则称为闭合性气胸；如胸膜穿破口未闭，空气自由流通，则称为开放性气胸；若胸膜穿破口形成阀门，吸气时空气通过破口进入胸膜腔，呼气时不能将空气排出胸膜腔，胸腔内压力不断增加，对肺的压迫和纵隔推移也愈来愈大，则称为张力性气胸。若骨折断端刺破胸壁和肺的血管、肋下血管，血液流入胸膜腔，则并发血胸。早期因胸部呼吸运动，胸膜腔内瘀血不易凝固；后期血肿机化则易产生胸膜粘连，纤维组织填塞等。

【诊断】

一、病史

有胸部外伤史，如交通事故、高处坠落、重物挤压或直接打击等。老年人剧烈咳嗽、喷嚏后突然胸壁疼痛，应考虑有肋骨骨折可能。

二、临床表现

胸壁局部疼痛，咳嗽、打喷嚏、深呼吸或躯干转动时疼痛加剧，严重者体位受限，病人伤侧不敢伸直。呼吸困难，呼吸浅而快，咳嗽无力，发绀甚至休克。

检查可见局部有血肿或瘀斑，骨折处有剧烈压痛点，沿肋骨可触及骨骼连续性中断或骨擦音，肩背部可触及皮下气肿形成的捻发音。伤侧呼吸运动减弱，两手分别置于胸骨和胸椎，前后挤压胸部，可引起骨折处剧烈疼痛，称为胸廓挤压征阳性。多根双处肋骨骨折时，该部胸廓失去支持而出现反常呼吸。并发气胸时叩诊呈鼓音，呼吸音及语颤减低或消失；并发血胸叩诊呈浊音，呼吸音及语颤减低或消失。

三、影像及其他检查

1. **X 线检查** 可明确诊断及确定骨折部位、类型，有无合并气血胸，但肋软骨骨折或脱位不能显示。

2. **胸部 CT 检查** 可明确开放性伤口的路径，骨折移位情况，气血胸的部位、范围、积血容量及肺损伤，肺压缩的程度及纵隔气肿的范围。

3. **超声检查** 可明确胸腔有无积血、积血的数量及部位，了解有无肝、脾或肾脏损伤。

4. **血常规检查** 一般肋骨骨折无明显变化，多根多段骨折或者合并严重的气、血胸，可有白细胞增高，红细胞及血红蛋白下降。

5. **动脉血气分析** 了解损伤对呼吸功能的影响、缺氧及酸中毒的程度。呼吸困难时往往出现低血氧症及高碳酸血症。

【治疗】

治疗的原则是镇痛，改善呼吸功能，固定胸廓和防治并发症。

单纯肋骨骨折，因有肋间肌固定和其余肋骨支持，一般无明显移位，且较为稳定，无需复位，如移位明显的骨折，需复位以利于骨折尽早的愈合。合理的固定可减轻症状，为骨折的顺利愈合创造条件。严重的肋骨骨折，合并大量血、气胸，纵隔气肿及肺部感染时，对呼吸功能有很大的影响，延误处理则后果严重。

一、非手术治疗

1. 手法整复 嘱患者正坐，助手在患者背后，将一膝顶住患者背部，双手握其肩，缓缓用力向后方拉开，使患者挺胸。医生一手扶健侧，一手按定患侧，用推按手法将高凸部分按平。若后方肋骨骨折，助手扶住前胸，令患者挺胸，医生在患者背后，用推按法将断骨矫正。

2. 固定方法

（1）胶布固定法　适用于5~9肋骨骨折，患者正坐，在贴胶布的皮肤上涂复方安息香酸酊，在呼气末，即胸围最小时，然后屏气，用宽7~10cm的长胶布，自健侧肩胛中线绕过骨折处紧贴到健侧锁骨中线，第2条盖在第1条的上缘，互相重叠1/2，由后向前、由下至上地进行固定，直至将骨折区和上下邻近肋骨全部固定（图6-101）。固定时间3~4周。此法不利于咳嗽咳痰，多根骨折、老年、肥胖患者及对胶布过敏者不宜采用。

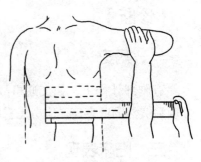

图6-101　肋骨骨折胶布固定法

（2）多头带胶布固定法　运用于对胶布过敏者。患者体位同上，深呼气在胸围最小时，用多头带于肋骨骨折处环绕包扎固定，外面再用一条宽胶布于骨折部环绕粘贴，多头带的最上一头跨过对侧肩部扎紧，以防多头带下滑松脱。固定3~4周。

二、手术治疗

手术治疗适应证为：胸壁塌陷，出现反常呼吸者；多发肋骨骨折，移位明显，疼痛控制不佳者；多发伤，疼痛明显，体位、护理不便者。手术采用切开复位记忆合金接骨器内固定或重建接骨板内固定。

三、药物治疗

中药按骨折三期辨证用药，西药治疗的重点在于止痛和预防肺部感染，可使用止痛剂，或使用自控镇痛装置、肋间神经封闭术等。鼓励患者深呼吸及咳嗽、排痰，必要时给予祛痰剂或雾化吸入治疗。

1. 初期应活血化瘀、理气止痛 伤气为主者，宜理气止痛，佐以活血化瘀，可选用理气止痛汤、柴胡疏肝散，气逆喘咳者可加瓜蒌皮、杏仁、枳壳等；伤血为主者，宜活血祛瘀，佐以理气止痛，可选用复元活血汤、血府逐瘀汤、和营止痛汤，痛甚者加云南白药或三七，咯血者加仙鹤草、血余炭、藕节等；气血两伤者，宜活血化瘀，理气止痛并重，可用顺气活血汤。伤处外用消肿散、双柏散、定痛膏或消肿止痛膏。

2. 中期宜补气养血，接骨续筋 可选用接骨紫金丹或接骨丹。外用接骨膏。

3. 后期胸胁隐隐作痛或陈伤者，宜化瘀和伤，行气止痛 可用三棱和伤汤；气血虚弱者用八珍汤。外用狗皮膏或用海桐皮汤熏洗。

四、练功活动

鼓励病人咳嗽排痰，早期下床活动，减少呼吸系统并发症。骨折整复固定后，轻者可下地自由活动，重者需要卧床取半卧位，并锻炼腹式呼吸。有痰者，指导患者用双手在伤侧胸壁轻轻按压保护，以固定胸壁，然后将痰咳出。4~8周骨折愈合后患部仍有隐痛者，可指导患者慢慢作深呼吸，同时双手五指沿肋间隙软组织处轻轻按摩，再作双肩回旋及双上肢轮流上举动作，以不加重疼痛为度。

五、合并症处理

1. **气胸**　闭合性气胸而胸腔积气较少者，对肺功能影响不大，不需特殊处理，积气往往能自行吸收。若积气较多，有胸闷、气急、呼吸困难，可在第二肋间隙锁骨中线处行胸腔穿刺，抽出积气。开放性气胸急救时用消毒纱布或凡士林纱布填塞伤口包扎，阻止胸腔与外界空气相通，待病情好转后再进行清创术。张力性气胸急救时在前胸锁骨中线第二肋间插入一针头排气，暂时降低胸腔内压力，以后插入引流管行胸腔闭式引流。

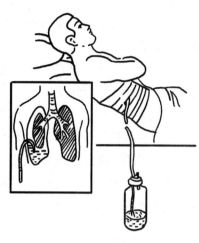

2. **血胸**　非进行性血胸，如出血量大，可在伤后12~24小时后行胸腔穿刺术，在腋后线6~8肋间穿刺抽出积血，如积血较多，可分次抽吸。对进行性血胸，在积极抢救休克后进行开胸探查止血，术后插入引流管作胸腔闭式引流（图6-102）。

图6-102　血胸胸腔闭式引流

第六节　骨盆骨折

扫码"学一学"

　　骨盆结构坚固，是连接脊柱与下肢的重要环节，在骨关节损伤中骨盆损伤发生率相对较低。随着现代化工农业和高速交通的发展，高能量损伤引起的骨盆骨折的发生率也在迅速增高，而且往往是多发性损伤的重要方面。

　　骨盆由骶骨、尾骨和两侧的髋骨构成，髋骨在前方以耻骨联合连接，在后方以骶髂关节与骶骨相连，形成一环状结构。骨盆可分为前、后两部，前部为连接弓，起稳定和支持作用；后部为承重弓，其中骶股弓为站立时支持体重，骶坐弓为坐位时承受体重（图6-103）。

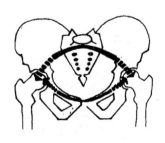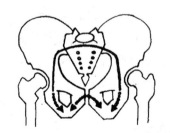

a　　　　　　　　　　　　　　b

图6-103　骨盆弓
a.骶股弓和其副弓；b.骶坐弓和其副弓

【病因病机】

一、病因

骨盆骨折多由强大外力直接作用所致，如高处坠落伤、重物土石压砸伤和交通事故伤等。

1. 间接暴力致伤 以骨盆前、后方或侧方受到强大暴力的挤压为多见，如房屋倒塌、交通事故、塌方、地震灾害等。侧方暴力造成一侧耻骨上、下支骨折合并骶髂关节脱位或髂骨翼骨折；前、后方暴力致双侧耻骨上下支骨折合并耻骨联合分离或骶髂关节脱位等。此类骨折使骨盆的完整性和连续性遭到破坏，且常有骨折移位和骨盆变形，严重影响骨盆的稳定性，容易产生并发症。

2. 直接暴力致伤 常见的如髂骨、骶骨、耻骨联合部遭受暴力打击而引起髂骨翼骨折、骶骨骨折和耻骨骨折，以及从高处跌落臀部着地引起的尾骨、骶骨骨折。

3. 肌肉强烈收缩引起的损伤 常发生于肌肉起止部的撕脱骨折，多见于运动创伤。如缝匠肌强烈收缩，可引起髂前上棘撕脱骨折，股二头肌强烈收缩可引起坐骨结节撕脱骨折等。此类骨折对骨盆稳定性无明显影响，为稳定性骨折。

二、病机

根据致伤暴力作用方向和部位不同可分为五种类型（图6-104）。

1. 前后挤压型 可导致骨盆外旋损伤，后方韧带结构完整，又称为"开书样"损伤。如耻骨联合分离，耻骨联合分离伴骶结节韧带和骶棘韧带断裂，骶髂关节间隙增宽。该型损伤的特点是骶髂前韧带断裂，而骶髂后韧带完整，在外旋位不稳定，但纵向稳定。

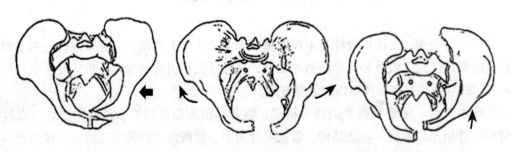

图6-104 侧方、前后及剪切暴力机制损伤

2. 侧方挤压型 使伤侧骨盆向内旋转，由于暴力作用部位的不同可造成不同的侧方压迫损伤。若暴力作用于骨盆的后部，可造成骶骨的压缩骨折，软组织损伤小，后侧韧带结构未损伤，骨折稳定；若暴力作用于髂骨翼的前半部，骨盆以骶髂关节前半部为轴心向内旋转，单侧或双侧耻骨骨折，或耻骨联合交错重叠，骶髂背侧韧带复合体损伤或韧带附着处的髂骨后半部骨折。该型的特点是骶髂后韧带断裂，而骶髂前韧带完整，在内旋位不稳定，但无纵向不稳定。侧方挤压暴力较常见。

3. 垂直压缩型 为高能量损伤，可造成骨盆剪切骨折致纵向和横向不稳定。如高处跌落双下肢着地，骨盆受到上下方的剪切暴力，可致耻骨联合分离或耻骨骨折，骶髂关节完全性脱位，或骶骨翼处的纵向骨折、髂骨骨折。其特征是半侧骨盆向上方的移位。

4. 混合型 由多种不同方向的暴力混合造成骨盆的多发性骨折和多方向移位。

5. 撕脱性骨折 由于肌肉急骤收缩所致，多发生于青少年剧烈运动过程中，如起跑、跳跃时，尤以髂前上、下棘和坐骨结节撕脱骨折常见。该损伤不影响骨盆环的完整和稳定，但骨折块往往移位较大，局部软组织撕裂较明显。

三、分型

1. 稳定型骨盆骨折 骨盆环结构基本保持完整。如髂前上棘骨折、髂前下棘骨折、坐骨结节骨折、一侧耻骨上支或下支单独骨折、一侧坐骨上支或下支骨折、髂骨翼骨折、骶骨骨折等（图 6-105）。

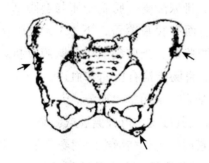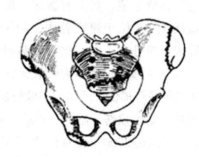

图 6-105 髋骨撕脱骨折和髂骨翼骨折、骶骨骨折等稳定型骨折

2. 不稳定型骨盆骨折 由强大暴力引起，骨折移位伴有关节错位，骨盆环的完整性遭到破坏，常损伤盆腔内脏器官或血管、神经及并发休克。常见有以下几种：髂骨骨折伴耻骨联合分离、耻骨或坐骨上下支骨折伴骶髂关节脱位、耻骨联合分离伴骶髂关节错位、骨盆多处骨折（图 6-106）。

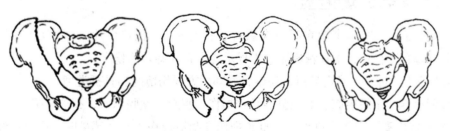

图 6-106 不稳定型骨盆骨常见图示

【诊断】

一、病史

多有强大外力直接作用史，如高处坠落伤、塌方、重物土石压砸伤和交通事故伤等。

二、临床表现

局部疼痛，肿胀。如为髂前上、下棘撕脱骨折，则后伸大腿活动受限；如为坐骨结节撕脱骨折，伸膝、屈髋或脚用力蹬地时疼痛加重。骨盆环骨折患者多不能站、坐，翻身困难。合并其他损伤或休克者有相应表现。

皮下瘀血、会阴部瘀斑常是坐骨骨折的体征；髂前上、下棘撕脱骨折抗阻屈髋实验阳性；坐骨结节撕脱骨折则有抗阻屈膝实验阳性等。

查体从以下几点进行。

1. **全身检查**　注意病人的生命体征，了解呼吸和循环系统等全身情况。注意了解伤后大小便情况。

2. **骨盆骨折检查**　检查骨盆软组织损伤，如伤口和挫伤情况；检查肢体长度是否一致，骨盆标志是否存在或变形；骨盆环不完整者，骨盆分离试验阳性、骨盆挤压试验阳性；"4"字试验阳性表示该侧骶髂关节损伤。

3. **泌尿道、生殖器、直肠情况**　骨盆骨折断端可刺破膀胱，腹膜内破裂者有腹膜刺激征，患者除有下腹部疼痛外，还有排尿障碍；腹膜外破裂时，尿液渗入膀胱周围组织而致腹膜外盆腔蜂窝组织炎，直肠指检有周围软组织浸润感与明显压痛。尿道损伤更为常见，多发生在后尿道，病人有血尿、尿痛、排尿障碍、膀胱膨胀与会阴部血肿等症状和体征。直肠上 1/3 位于腹膜腔内，中 1/3 前面有腹膜覆盖，下 1/3 无腹膜覆盖。当损伤发生在腹膜反折处以上时，将导致弥漫性腹膜炎；当破裂发生在腹膜反折以下时，将导致肛门周围严重感染，且多为厌氧菌感染。直肠指检有压痛和血迹。

4. **腹腔脏器是否损伤**　肝脾破裂致腹痛，腹腔穿刺可抽出血液。

5. **血管神经是否损伤**　髂内、外动、静脉及其分支，可被撕裂或断裂，引起骨盆内大出血，出血量可高达 3000~4000ml，甚至沿腹膜后的疏松结缔组织间隙蔓延至肾区和膈下，形成腹膜后巨大血肿，患者有腹胀与腹痛等腹膜刺激征，大血管破裂可致出血性休克与迅速死亡。神经损伤多因骨折断端移位、压迫或挫伤所致，可损伤骶丛神经或闭孔神经等，多为可逆性，伤后可出现括约肌功能障碍，臀部或下肢某些部位感觉和运动功能障碍，肌萎缩。

三、影像学及其他检查

1. **X 线检查**　应拍摄骨盆前后位 X 线片，骨盆入口、出口位片。合并第 5 腰椎横突骨折提示骨盆垂直不稳定，坐骨棘撕脱骨折提示骨盆存在旋转不稳定。

2. **CT 检查**　进一步确定骨折，观察骨盆环后方损伤情况和骨折类型。

3. **B 超检查**　了解腹腔、盆腔脏器是否损伤，腹腔、盆腔积血、积液情况。

4. **血常规检查**　膀胱尿道损伤、直肠损伤和阴道损伤等合并感染时，可见白细胞总数及其分类升高。合并骨盆内血管损伤，可出现血红蛋白不同程度的降低。

【治疗】

骨盆骨折多为高能量损伤，应根据全身情况决定治疗步骤。

一、急救处理

骨盆骨折常伴有失血性休克和其他重要脏器和系统损伤，危及生命。因此，病人到达医院后常规行气道、呼吸和循环系统评估，补充足够的血容量。尽快控制出血，外出血用敷料压迫止血，内出血可用抗休克裤压迫止血，若低血压经大量输血补液仍未好转或不能维持，可做急诊动脉造影，发现大出血部位应手术止血，或在 X 线电视监控下行髂内动脉栓塞。撕裂的会阴与直肠应及时修补，或行横结肠造瘘术。对腹膜后血肿应密切观察，在进行腹腔手术时，注意切勿打开血肿。对不稳定的骨折应行暂时固定（骨盆外固定支架固定），以减少出血，稳定骨盆缓解疼痛。待病情稳定后，再做骨折处理。

二、非手术治疗

1. 手法复位与固定 对骶尾骨骨折脱位，若骨折远端向前移位或尾骨前脱位，术者手指从肛门内插入向后推挤远折端或尾骨而复位，臀部垫气圈保护，卧床休息4~6周。对开书样损伤，耻骨联合分离小于2cm者，术者双手对挤髂骨部，使其复位，用多头带包扎固定或骨盆帆布兜带悬吊固定，固定时间4~6周（图6-107）。对侧方挤压损伤，术者双手置于髂前上棘，向外推按，分离骨盆，使其复位（图6-108），复位后平卧位休息4~6周。对既有骶髂关节脱位又伴有骨折者，患者仰卧，患肢靠床沿，术者以腋下夹住其患肢踝部，双手扣紧其小腿对抗1~2分钟后，用力向下牵抖即可，复位后疼痛和体征迅速消失，应卧床休息8周。

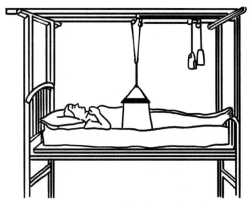

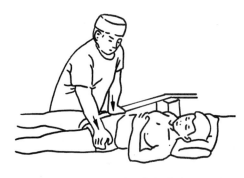

图 6-107　骨盆兜悬吊固定法　　　　图 6-108　骨盆骨折复位方法

2. 卧床休息 适用于稳定性骨折且无明显移位者。如髂前上棘或下棘撕脱骨折者，可屈髋屈膝卧床休息；坐骨结节撕脱骨折者伸髋屈膝位休息，无需手法复位，卧床休息4周左右。

3. 骨牵引 对部分剪切暴力损伤和侧方挤压损伤骨折，可采用股骨髁上牵引复位和固定，牵引重量为体重的1/7~1/10，牵引时间为6~8周。

三、手术治疗

手术方法有骨盆外固定支架固定和切开复位内固定两类，适应于不稳定型骨盆骨折。

四、药物治疗

根据骨折三期用药原则辨证施治，骨盆血供丰富，多数骨折者出血量大。如患者出现面色苍白、四肢厥冷、冷汗淋漓，脉洪大无力的血虚气脱之证则宜口服独参汤加炮姜、附子，并紧急给予输血补液。病情稳定后，早期宜活血祛瘀、消肿止痛，内服复元活血汤或活血止痛汤加减，外敷消瘀膏、消肿散或双柏散；若伤后胃肠气滞、腹胀纳呆，呕吐，二便不通者，治宜活血顺气、通经止痛，可选用顺气活血汤或大成汤；若伤后小便不利，黄赤刺痛，小腹胀满，口渴发热等，治宜滋阴清热解毒、通利小便，可用导赤散合八正散加减。中、后期应强筋壮骨、舒筋通络，内服可用舒筋汤、生血补髓汤或健步虎潜丸，外用海桐皮汤熏洗。

五、功能锻炼

骨盆周围有坚强的筋肉，骨折整复后不易发生移位，且骨盆为松质骨，血运丰富，容易愈合。未损伤骨盆后部负重弓者，伤后第1周练习下肢肌肉收缩及踝关节屈伸活动，伤后第2周练习髋关节与膝关节的屈伸活动，伤后第3周可扶拐下地站立活动。骨盆后弓损伤者，牵引期间应加强下肢肌肉舒缩和关节屈伸活动，解除固定后即可下床开始扶拐站立与步行锻炼。

（石华刚）

扫码"练一练"

第七章 关节脱位

要点导航

1.掌握：脱位的定义、诊查要点、治疗以及脱位的并发症；掌握肩、肘关节脱位、颞颌关节脱位、小儿桡骨小头半脱位的诊查要点及治疗。

2.了解：脱位的病因病机、诊查要点、治疗及预防调护。熟悉脱位的分类，肩、肘关节脱位，小儿桡骨小头半脱位的病因病机，髋关节脱位的诊查方法、病因病机、治疗。

第一节 概 述

扫码"学一学"

脱位又称脱臼，古称脱骱，分为全脱位和半脱位，是指构成关节的骨端关节面全部和部分失去正常的对合关系，并引起功能障碍者。关节脱位多发生在活动范围较大、活动较频繁的关节。在大关节脱位中，以肩关节为最多，其次为肘关节、髋关节及颞颌关节。

一、脱位的病因病机

（一）外因

1.**直接暴力** 较少见，可引起脊柱或骶髂关节脱位。

2.**间接暴力** 较多见，是引起四肢关节脱位的常见原因。

（二）内因

1.**体虚** 筋不束骨，可诱发半脱位或习惯性脱位。

2.**关节病变** 可诱发病理性脱位。

3.**先天性因素** 关节先天发育不良，关节结构失稳，诱发先天性脱位。

关节脱位多伴有关节囊撕裂，关节周围韧带、肌腱和肌肉往往有不同程度的撕裂，形成血肿，有时可伴有骨端关节面或关节盂边部骨折或血管、神经损伤，若暴力强大可造成开放性脱位。

二、脱位的分类

（一）按脱位的原因

按脱位的原因可分为外伤性、病理性、先天性和习惯性脱位。

1.**外伤性脱位** 由意外暴力引起，使关节囊破裂，或关节面错位而产生脱位。

2.**病理性脱位** 因关节病变，破坏了关节的稳定性而诱发，如化脓性关节炎并发关节脱位，脊性结核椎体破坏并发脊椎脱位。

3.**先天性脱位** 因先天性因素，关节结构失稳，诱发脱位，如先天性髋关节脱位。

4. 习惯性脱位 又分为自发性脱位和复发性脱位，多见于习惯性髌骨脱位、习惯性肩关节脱位。

（二）按脱位的程度

按脱位的程度可分为全脱位和半脱位。全脱位，关节面完全错开；半脱位，仅有部分错开。

（三）按脱位的方向

按脱位的方向可分为内侧、外侧、前方、后方、上方、下方及中心性脱位。这种分法是以关节盂为中心，以关节头脱出的方向而命名。关节头脱出的方向，半脱位时多为一个方向，全脱位时可为两个方向，如前内侧脱位或后外侧脱位。

（四）按关节腔是否与外界相通

按关节腔是否与外界相通可分为闭合性脱位与开放性脱位两大类。闭合性脱位预后较佳；开放性脱位，如处理不当，可发生关节感染或遗留有关节功能障碍。

（五）按脱位的时间

按脱位的时间可分为新鲜脱位和陈旧性脱位两种。伤后 2 周以内者，称为新鲜脱位，整复较易，预后较好。2 周以后的，称陈旧性脱位，由于脱位后时间较长，筋肉挛缩，瘢痕形成，整复困难，预后较差。反复发作的脱位称习惯性脱位。

三、脱位的诊断

（一）新鲜脱位

1. 外伤史 新鲜脱位，关节多有意外暴力的致伤史。

2. 症状

（1）肿胀 脱位后，因损伤组织出血和组织液渗出，关节多有肿胀。

（2）疼痛 脱位后，因关节囊受损，或移位的关节头牵拉韧带、肌肉，引起痉挛，使局部出现不同程度的疼痛。

（3）功能障碍 脱位时，关节头脱出关节臼，关节失去正常结构，引起关节功能活动障碍。脱位往往只引起部分功能丧失，但也要予以重视。

3. 体征

（1）关节畸形 脱位后，由于关节头移位，关节多有畸形。肩关节前脱位，可有方肩畸形；肘关节后脱位时呈靴样畸形。当关节头移至关节盂近端时，肢体多有短缩畸形；若移至关节盂远端，则出现肢体延长畸形。

（2）关节盂空虚 脱位后，由于关节头脱出了关节盂，使关节盂出现空虚。肩关节脱位时，肩关节盂空虚，患肩失去丰满的外形，肩峰下扪之有凹陷。

（3）弹性固定 关节脱位后，关节囊、韧带、肌肉将脱出的关节头有弹性地固定在某一特殊位置，被动活动远端肢体，可有轻微活动，但有弹性阻力，去除外力后，关节又回复到原来的特殊位置，称为弹性固定。这是关节脱位的特有体征，如髋关节后脱位，关节弹性固定在屈膝屈髋、内收内旋位。

（4）异位关节头 脱位后，在关节盂附近，可扪及脱出的关节头。如肩关节脱位，在腋窝可扪到脱出的肱骨头。

4. 影像学检查 为了明确脱位的类型、程度及是否合并骨折，可行 X 线摄片检查。近年来，随着 MRI、CT 乃至关节镜等检查手段的普及，对进一步发现关节盂、软骨面、半月板、韧带、肌腱、关节囊以及滑膜的损伤都有极大的意义。

（二）陈旧性关节脱位

脱位时间超过 2 周以上者，局部肿胀、疼痛可减轻，关节可有部分代偿性功能活动，但畸形、关节盂空虚、弹性固定、异位关节头等体征仍然存在，X 线摄片可明确诊断。陈旧性关节脱位看似症状在减轻，但实际上粘连、瘢痕、增生、骨化等都在悄悄形成，为今后的治疗带来巨大的困难，复位前要做更多的准备工作。

四、脱位的并发症

脱位的并发症分为早期并发症和晚期并发症两种。早期并发症是与脱位同时发生的损伤，若能早期发现，及时正确治疗，则预后较好。晚期并发症是在脱位整复后逐渐出现的病症，治疗较为困难，效果较差。所以，对早期并发症，应及时发现，积极治疗，而对晚期并发症应积极预防，减少发生。

（一）早期并发症

1. **骨折** 多发生于关节附近的骨端或关节盂的边缘。大多数在脱位整复后，骨折片亦能随之复位。个别骨折片引起的嵌顿或疼痛，影响脱位的整复，不宜强行复位，通过口服止痛药或麻醉后进行。若发生在远离脱位关节部位的骨折，常在关节脱位整复后再予以整复。

2. **血管损伤** 一般多为脱位骨端压迫所致。随着脱位的整复，多能自行恢复。血管破裂极为少见，应行彩超检查并积极手术修复。

3. **神经损伤** 一般多为脱位时牵拉或骨端压迫所致。脱位复位后，随着牵拉和压迫因素的解除，绝大部分可在 3 个月左右逐渐恢复功能。神经完全断裂少见，应行肌电图检查，早期施行神经吻合术。

4. **肌腱韧带损伤** 多为关节脱位后，周围的肌腱和韧带被牵拉所致。一般小的撕裂或翻转移位要理伤消肿和固定等治疗，大的撕裂或断裂以及关节盂撕脱、半月板破裂等要在关节镜下修补或重建。

5. **感染** 开放性脱位如不及时清创或清创不彻底，可引起创口与关节的化脓感染或特异性感染。严重者可危及病人生命，应注意预防和治疗。

（二）晚期并发症

1. **关节僵直** 关节内外血肿机化后，形成粘连，导致关节运动严重受限，甚至关节僵硬而不能屈伸活动。

2. **骨缺血性坏死** 脱位时，破坏了骨的血液供应，即可造成骨的缺血性坏死，如腕舟骨、股骨头、距骨等。多在伤后 6~12 个月出现，并可遗留关节疼痛和功能障碍。

3. **骨化性肌炎** 脱位时，骨膜和其他软组织的损伤，形成血肿，并使骨膜和血肿沟通。随着血肿机化和骨样组织形成，形成骨化性肌炎，造成关节功能的障碍。

4. **创伤性关节炎** 脱位时，关节软骨面若损伤，可诱发创伤性关节炎。复位后，由于肌腱韧带的损伤造成关节失稳，也可诱发创伤性关节炎。当关节活动或负重时，产生疼痛。

五、脱位的治疗

（一）新鲜关节脱位

1. 治疗原则

（1）尽早整复 脱位后数小时内，是手法整复的最佳时机。早期整复，关节周围软组织痉挛较轻，关节肿胀尚不严重，整复较易成功。

（2）适当选择麻醉　整复四肢关节脱位，一般不强调采用麻醉。但是，在麻醉下整复，可以减轻肌肉组织的痉挛，提高整复成功率，减少因多次整复而引起的关节软骨面损伤。因此，临床上应根据整复的难易，适当选择麻醉，减少整复次数，以保护关节软骨。随着医疗条件的改善，人性化的要求，口服或肌注镇痛剂、肌松剂也越来越在脱位的整复中受到重视。

（3）以整复脱位为主　凡合并有骨折的关节脱位，以整复脱位为主。脱位整复后，关节盂或关节头的骨折多能自行复位。如同侧肢体既有骨折的又有脱位的，可在不搬动身体的状态下，先将脱位整复后再处理骨折。

（4）合理有效的固定　脱位整复后，应将伤肢固定于关节稳定的位置，限制与受伤姿势相同的关节活动，防止再脱位。如肘关节后脱位，应固定于屈肘90°位，限制伸肘活动。但固定时间不宜超过2~3周，否则容易粘连、僵硬和肌肉萎缩。

（5）主动练功　脱位整复固定后，受伤关节邻近的肌肉应做主动的舒缩活动，未固定的关节应做主动的功能锻炼，以减轻水肿，促进损伤组织修复，防止关节粘连。

（6）合理用药　四肢大关节脱位，局部瘀肿严重者，应配合内服药物治疗。早期以活血化瘀为主，佐以行气止痛；中期以和营生新为主，佐以续筋接骨；后期以舒筋活络为主，佐以养血通络。外治用药，早期可用活血化瘀、消肿止痛药膏外敷伤处，后期可用行气散寒、温通经络的药物煎水熏洗伤肢。

2. 整复方法

（1）顺势牵引　整复时，应按脱位后伤肢的畸形位置进行牵引，待充分牵开后，再改变牵引方向。

（2）松解痉挛　脱位后，关节邻近的软组织痉挛，阻碍复位。整复时，应先采用揉法、拿法、牵引下旋转运摇等手法松解软组织痉挛，口服止痛药，转移注意力，使患者充分放松，不经意间，施以整复脱位的手法。

（3）循伤道整复　关节囊破裂口是脱位时形成的损伤通道。整复脱位，应让关节头沿关节囊破裂口回入关节，才能收到事半功倍的效果。

（4）利用自然归位力整复　脱位后，脱出的关节头对关节囊、韧带等软组织形成牵拉。同时，紧张的关节囊、韧带等软组织也牵拉脱出的关节头，并有让其回到关节盂的倾向，这种牵拉力称自然归位力。肩关节、髋关节脱位整复成功时的"入臼声"，就足以证明自然归位力的存在。自然归位力有助于脱位关节头的回纳，整复脱位时，应充分利用这一作用。

（5）利用关节活动整复　整复关节脱位，如能合理地利用关节活动，则可促进脱位关节头的回纳。关节活动可松解痉挛的软组织；可使关节头滑到关节囊的破裂口处；可利用自然归位力牵拉关节头回纳入关节窝。如肩关节、髋关节脱位的回旋法整复，就是利用关节活动进行复位。关节活动，应在充分牵引下进行，方能避免损伤关节软骨面和盂唇。

3. 固定方法

（1）固定位置　将关节固定于稳定位置或功能位，防止再脱位。

（2）固定方式　①绷带固定。多用于上肢关节脱位。肩关节脱位，可用绷带将患侧上臂固定于同侧胸壁；肘关节后脱位，可用弹力绷带将患肘"8"字固定于屈肘90°位；②石膏夹板固定。多用于需严格限制关节活动的脱位，如肘关节前脱位，腕、膝、踝关节脱位，可在脱位关节的掌或背侧放置石膏板，以限制关节活动；③皮牵引固定。多用于髋关节前或后脱位。采用皮牵引固定，可使复位后的髋关节保持在轻度外展中立位，同时又不影响患侧膝、踝关节的功能活动；④骨牵引固定。多用于髋关节中心性脱位，或伴有髋臼缘骨折的髋关节脱位。

（3）固定时间　关节脱位的固定时间为2~3周，若合并关节盂或关节头骨折者，应酌情延长固定时间。

4. 练功疗法　脱位整复固定后静养，中药外用3~5天后，即可开始练功。早期练功，关节运动范围宜小，速度宜缓，应限制与引起脱位相同的关节运动。2周后，可逐渐增加练功时间和次数，并加大活动范围。解除固定后，应加强关节活动受限方向的功能锻炼。

（二）陈旧性关节脱位

老年患者的陈旧性脱位，如关节功能尚可者，不必强求复位。青壮年患者的陈旧性关节脱位，可采用手法复位或手术治疗。

1. 手法复位

（1）适应证　①脱位时间在3个月以内，青壮年患者；②无骨折、损伤性骨化及神经损伤等并发症；③X线片显示无骨质疏松者。

（2）治疗要点　①牵引松筋。陈旧性脱位整复前，应先将患肢持续骨牵引1周左右，使脱位的骨端牵引至关节臼附近。牵引期间，还可配合推拿、熏洗患处，以舒筋活血，松解粘连挛缩的软组织，为手法整复创造条件；②运摇解凝。整复应在良好的麻醉下进行。先充分牵引患肢，至关节较为松动时，再在持续牵引下反复旋转摇晃、屈伸收展活动关节，使关节周围组织的粘连和挛缩尽可能完全松解。运摇关节的力量由轻至重，活动范围由小到大，避免造成骨折；③整复脱位。经运摇解凝，关节粘连得到松解后，可选用适当的手法整复脱位。整复的力量要够大，但手法要轻柔，不能强用暴力。若手法复位失败，可考虑手术治疗。

2. 手术治疗

（1）切开复位术　适用于关节软骨无损伤的陈旧性脱位，或儿童的陈旧性脱位。

（2）其他手术　如关节成形术、截骨术、人工关节置换术等，适用于关节软骨面已明显破坏或残缺的陈旧性脱位。术式的选择应根据患者的年龄、职业和关节的具体条件确定。

第二节　颞颌关节脱位

颞颌关节脱位又称下颌关节脱位或颞下颌关节脱位。唐·孙思邈《备急千金要方》称"失欠颊车"，明·陈实功《外科正宗》称"落下颏"，清·吴谦著《医宗金鉴·正骨心法要旨》称为"吊下巴"。下颌关节脱位是临床常见的脱位之一，好发于中老年或身体虚弱者。

颞颌关节由下颌骨的髁状突和颞骨的颞颌关节窝构成，其运动方式为髁状突在关节窝内前、后滑动。张口时，髁状突移向前方；闭口时，滑回关节窝。颞颌关节囊的前壁薄，后壁厚，外侧有加强关节囊的颞下颌韧带，关节囊内有软骨盘，其边缘与关节囊相连接。

扫码"学一学"

【病因病机】

一、病因病机

由于颞颌关节前方结构较弱，又无韧带加强，当过度张口，如打呵欠、大笑、拔牙时，容易使髁状突经前壁向前滑到关节结节的前方，不能自行滑回关节窝形成下颌关节前脱位。或下颌部遭到侧方暴力打击，或在单侧臼齿间咬食较大硬物时，关节囊的侧壁韧带不能抗御外来暴力，则可发生一侧或双侧的下颌关节脱位。

二、分型

按脱位的时间和是否复发，可分为新鲜性、陈旧性和习惯性脱位；按脱位的数目，可分为单侧脱位和双侧脱位两种；按脱位后髁状突与关节窝的位置关系，可分为前脱位和后脱位两种。临床中以前脱位多见，后脱位仅见于合并关节窝后壁严重骨折时。

【诊断】

有下颌外伤或过度张口史。颞颌关节脱位后，立即出现口半开，不能自然张闭口，语言不清，咬食不便，吞咽困难，流涎等症状。双侧前脱位者，下颌骨下垂并向前突超过上颌，咬肌痉挛呈块状隆起，面颊变成扁平状，双侧颧弓下方可触及下颌髁状突，耳屏前方可触及一明显凹陷，患者常以手托住下颌。单侧前脱位者，口角歪斜，下颌骨向健侧倾斜，患侧颧弓下方可触及下颌髁状突，耳屏前方可触及凹陷。根据临床表现，多可做出诊断，必要时行 X 线检查。

【治疗】

一、非手术治疗

（一）手法整复

1. **新鲜颞颌关节脱位** 复位前的准备：患者坐靠背椅，须低位，以便医者施术，助手双手固定患者头部（或头倚墙），术者站在患者前面，可先在患侧颊车穴处指揉、分筋，以缓解咀嚼肌的痉挛，必要时也可选用 0.2% 盐酸利多卡因注射液在患侧下颌关节处局部麻醉。术者用数层纱布或胶布裹住拇指，防止复位时被患者咬伤，同时嘱患者不要紧张，尽量放松面部肌肉，将口张大。

（1）口腔内复位法 术者用双手拇指伸入患者的口腔内，按于两侧下臼齿上，其余四指在外面托住下颌，两拇指先往下按，待下颌骨移动时再往后推之，余指同时协调地将下颌骨向上端送，听到滑入关节的响声，即复位成功。此时拇指向两旁滑开，随即从其口腔内退出（图 7-1）。

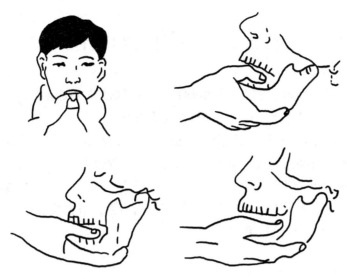

图 7-1 口腔内复位法

（2）口腔外复位法 术者站在患者前方，双手拇指分别置于两侧下颌体与下颌支前缘交界处，其余四指托住下颌体，然后双手拇指由轻而重向下按压下颌骨，双手余指同时用力将其向后方推送，听到滑入关节之响声，则脱位已整复。此法适用于老年齿落的习惯性脱位患者。

2. **陈旧性颞颌关节脱位** 脱位超过 3 周未整复者为陈旧性脱位。因关节周围已有程度不同的纤维性变，整复较新鲜脱位困难。常用方法为软木垫整复法。整复时，先在第二三臼齿咀嚼面垫一软木，然后徐徐上抬颏部，应用杠杆作用，可将髁状突向后下方牵拉滑至下颌窝内。

3. **习惯性颞颌关节脱位** 复位手法与新鲜脱位相同，比较容易，常采用口腔外复位法，有的患者亦可自己复位，但复位后必须加以妥善固定。

（二）固定

复位后，托住颏部，维持闭口位 3~5 分钟，然后将四头带兜住下颏部，其余四头分别在头顶打结，亦可选用普通绷带或弹力绷带固定法。固定时，绷带不宜过紧，只要防止张口不超过 1cm 即可。固定时间一般为 3~5 天，习惯性脱位应适当延长。

二、手术治疗

一般不需要手术治疗，极个别情况下需关节镜清理并韧带修补术。

三、药物治疗

习惯性脱位可采用补肾壮筋之法，如补肾壮筋汤。气血虚衰者，可用补中益气汤加减。局部可用中药热敷。

四、功能锻炼

固定期间嘱患者做咬合动作并自我局部按摩，但不能过度张口，或嚼食硬物。

第三节　肩锁关节脱位

肩峰与锁骨远端，借着关节囊、纤维软骨、肩锁韧带等连接组成肩锁关节。关节的稳定靠肩锁韧带和喙锁韧带维持，其中喙锁韧带尤为重要。

肩锁关节脱位最早记载于《医宗金鉴·正骨心法要旨》，曰："锁子骨，经名拄骨，横卧于肩前缺盆之外，其两端外接骨解（肩锁关节）"；"髃骨者，肩端之骨（指肩胛骨），即肩胛骨臼端之上棱骨也。其臼含纳肱骨上端，其处名屑解，即肩胛颈与肱骨合缝处也，俗名吞口，一名肩头；其下附于脊背，成片如翅者，名肩胛，俗名板子骨"。是锁骨与肩胛骨的分类，临床中肩锁关节脱位较为常见。

【病因病机】

多由暴力打击所致，直接暴力由上向下冲击肩峰或间接暴力过度牵引肩关节向下可引起脱位。

损伤轻者，仅有关节囊和肩锁韧带撕裂，锁骨远端高起但不超过其厚度，按压有弹性固定，为肩锁关节半脱位；重者，可有肩锁韧带、喙锁韧带完全断裂，甚至三角肌、斜方肌附着点撕裂，则能引起全脱位（图7-2）。

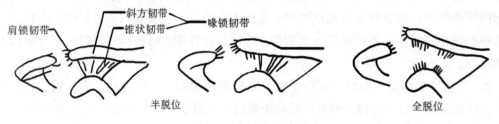

图7-2　肩锁关节脱位

【诊断】

多由暴力打击所致，也可由于肩关节受到大力牵拉引起。

伤后局部肿胀、疼痛、压痛，可有外观畸形。轻者，提重物困难；重者，外展功能受限或肩关节功能障碍。触诊有压痛，摸之肩锁关节高低不平，外部畸形不明显，是为半脱位；完全脱位，外部畸形显著，肩峰低陷，锁骨外端隆起。

X线检查显示肩峰与锁骨之间距离增大。半脱位时，拍摄上肢重力牵引下X线片，会发现肩锁关节明显分离。

【治疗】

一、非手术治疗

1.**手法整复**　术者一手用力向下按压患侧之锁骨外端，另一手穿过腋下握住患侧上臂，外展牵引并向上推动，即可获得复位。

2.**固定**　锁骨远端加一固定垫，用宽胶布沿上臂内外侧，绕过锁骨远端与肘关节进行环行固定，前臂以颈腕带悬吊胸前3~4周。

二、手术治疗

若经手法整复，胶布固定后效果不满意者，可采取手术切开复位内固定和微创关节镜治疗。一般以钢针固定肩锁关节，亦可采用喙锁螺钉、喙锁钢丝、锁骨钩钢板等内固定方法。必要时以阔筋膜修补喙锁韧带。术后患肢胸前悬吊固定3~4周。

三、药物治疗

瘀肿疼痛甚者，宜活血祛瘀，消肿止痛，可内服复元活血汤。早期局部外敷活血散以散瘀、消肿、止痛。后期关节活动障碍者中药熏洗热敷治疗。

四、功能锻炼

固定3周后开始肩关节主动活动训练，先做肩部的前屈后伸活动，逐步进行上臂及肩部的内收、外展上举等动作。活动度宜逐渐加大，避免粗暴被动活动。

第四节　肩关节脱位

扫码"学一学"

肩关节脱位又称肩肱关节脱位。古称"肩胛骨出""髃骨骱失"或"肩骨脱臼"。《医宗金鉴·正骨心法要旨》说："其处名肩解，即肩拔与臑骨合缝处也。"肩关节由肱骨头和肩胛盂构成骨性结构，肱骨头大，呈半球形，后倾30°，盂浅而小，约为肱骨头表面的1/4，关节囊松弛而薄弱，使肩关节活动度大而不稳。肩关节运动中的稳定性，主要依靠三角肌和肩袖的作用维持。三角肌和肱二头肌有悬吊作用，防止因上肢的重力或持重而造成盂肱关节分离。连接躯干与肱骨和肩胛带的肌肉可协助维持稳定，韧带限制关节过度活动，喙肱韧带限制过伸及过屈，盂肱韧带限制过度外展及外旋。

【病因病机】

一、病因病机

1. 直接暴力　少见，可因打击或冲撞肩关节前、后方而引起。

2. 间接暴力　①传达暴力，上肢外展、外旋位受伤，手掌或肘部着地，暴力使肱骨头冲破较薄弱的关节囊前壁，形成喙突下或锁骨下脱位。②杠杆作用，受伤时暴力使患肩上举、外展、外旋，肱骨大结节与肩峰紧密接触，形成杠杆力的支点，使肱骨头冲破关节囊前下方，成为盂下脱位，易伴发大结节骨折。

二、分型

1. 盂下型脱位　关节囊破裂口位于下方，肱骨头移位轻，仅向内下移位。

2. 喙突下型脱位　关节囊破裂口位于前下方，肱骨头向内、上移位。

3. 锁骨下型脱位　关节囊破裂口位于前壁，肱骨头向内、上严重移位至锁骨下方（图7-3）。

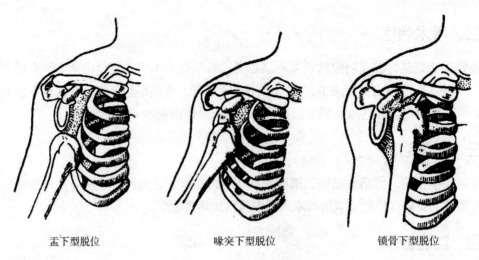

盂下型脱位　　　　　喙突下型脱位　　　　　锁骨下型脱位

图7-3　肩关节前脱位的类型

【诊断】

有明显外伤史或既往有习惯性肩关节脱位史。患肩肿胀、疼痛、功能障碍。患者用健手扶托伤肢前臂，肩峰显著突出，呈"方肩"畸形。患肩弹性固定于肩外展20°~30°位，搭肩试验即Dugas征阳性，在腋窝或喙突下、锁骨下可扪及脱位的肱骨头。X线照片可了解肱骨头移位的方向及位置，确定脱位的类型，并判断有无合并大结节骨折。彩超、磁共振检查判断有无肩袖损伤或血管神经损伤。

【治疗】

一、非手术治疗

（一）手法整复

1.新鲜肩关节脱位　盂下型脱位或老年患者，宜采用拔伸托入法整复；喙突下型或锁骨下型青壮年病员，宜选用手牵足蹬法，或椅背整复法、膝顶复位法。如整复不能成功，可改用回旋法。

（1）拔伸托入法　①牵引。患者坐位或仰卧位。近端助手以布单绕过患侧腋部，拉至健肩，固定患者。远端助手双手环抱患肘做对抗牵引，在略外展外旋位下，一边牵引，一面内、外旋转患臂，有消除痉挛，矫正肱骨头向内、上移位的作用。②端托。术者双拇指并置于患侧肩峰，其余四指环抱肱骨近段内侧。双手协同用力，四指端挤肱骨近段向外，双掌根压肱骨外侧使其内收，并向上托起，使肱骨头向肩关节盂回纳。③内收。当术者端托时，远端助手在持续牵引下，内收内旋侧臂。如整复成功，可闻及入臼声。

（2）手牵足蹬法　①牵引。患者取仰卧位，术者面向患者，立于患侧，以紧邻患侧之足置于腋窝内，双手握患腕，做对抗牵引。②旋转。握患腕之手在维持牵引下，做内、外旋转运动，以缓解软组织的痉挛。③顶挤。持续牵引下，内收患臂，与置于腋窝的足部形成杠杆力量，顶挤肱骨头向外。若配合踝关节内翻，可增强推挤肱骨头的力量，促进脱位的整复。

（3）椅背整复法　①牵引。患者坐于靠背椅上，将腋窝部垫软物后置于椅背上。近端助手固定患者和椅背，术者面向患者蹲下，双手握患肘进行牵引。先外展、外旋位牵引，再慢慢移至中立位。②旋转。持续牵引下，内、外旋转患臂、松解软组织痉挛。③内收内旋。持续牵引下，内收、内旋上臂，使肱骨头向外下方滑动，进入关节盂。

椅背整复法的牵引力量不如手牵足蹬法强，但内收患臂的幅度较大，所形成的杠杆力量较强，适用于整复肱骨头移位较大的锁骨下型脱位。

（4）回旋法　①牵引。患者取坐位或仰卧位，患肘屈曲90°。术者一手握患肘，另手握患腕，与固定患者的近端助手作对抗牵引。②旋转。在顺势牵引下，内、外旋转患臂。③外展外旋。持续牵引下，外展、外旋上臂，以松解软组织痉挛，并使肱骨头回到关节盂的前上缘。④内收内旋。持续牵引下，内收上臂至肘部达胸前，并迅速内旋上臂，使患手搭于健肩，肱骨头便可滑入关节盂内。此法应力较大，肱骨颈受到较强的扭转应力，如用力不当，可引起外科颈骨折，因此，多在其他手法失败后选用。操作应谨慎轻柔，不可粗暴用力。

2. **习惯性肩关节脱位**　整复手法与新鲜性肩关节脱位相同，复位后一般不用固定，但近期内应限制患肩的外展、外旋活动。补中益气汤对预防习惯性肩关节脱位的复发，有一定的疗效。较顽固者可行关节镜探查修补术。

3. **陈旧性肩关节脱位**　陈旧性肩关节脱位，因病程较长，关节囊及邻近软组织粘连严重，手法整复难度大。除青壮年患者外，一般不采用手术切开复位。手法整复要点如下：

（1）持续牵引　成人行尺骨鹰嘴牵引7~10天。牵引期间，每天用揉法、分筋、拿法、弹筋等手法治疗5~8分钟，以松解粘连组织。

（2）摇扳关节　牵引3~5天后，每天摇扳关节5~8分钟。先作顺或反时针方向摇动肩关节，再配合外展、外旋、内收、内旋扳肩。摇肩和扳肩的力量由轻至重、幅度由小到大，逐步增加，不可施用暴力。

（3）麻醉　术前行臂丛或全身麻醉，充分缓解肌紧张。

（4）手法整复　可采用回旋法或拔伸托入法整复。手法步骤及固定方法见新鲜性肩关节脱位。

复位后搭肩试验阴性、方肩畸形消失、摸不到脱位的肱骨头、患肩能否做被动活动或X线片显示肩关节已复位证明复位成功。

（二）固定

整复成功后，立即用颈腕吊带或三角巾将伤肢悬于胸前，禁止外展、外旋活动；或采用胸壁绷带固定法将患侧上臂固定于胸壁。时间一般为3周。

二、药物治疗

早期瘀肿严重时，患肩外敷活血化瘀、消肿止痛药膏，如消定膏、双柏散，内服复元活血汤组成。

三、功能锻炼

固定、制动期间，鼓励患者耸肩并肘、腕、手指关节活动以及上肢肌肉的舒缩活动。禁止肩关节外展、外旋活动。去除固定后，开始肩关节功能锻炼。6周内禁止做强力外旋动作。

扫码"学一学"

第五节　肘关节脱位

肘关节脱位比较多见，好发于青壮年，儿童和老年人多发骨折而脱位少见。

肘关节为屈戌关节，即铰链关节，由肱骨下端滑车、尺骨上端鹰嘴窝及肱骨小头和桡骨小头组成，构成肘关节的肱骨下端内外宽厚，前后扁平，侧方有坚强的韧带保护，但关节囊前后薄弱，并且尺骨冠状突明显较鹰嘴小，因此，对抗尺骨向后的能力比对抗向前移位的能力差，所以，临床上后脱位最常见。

【病因病机】

一、病因病机

1. **直接暴力**　跌倒时，肘关节屈曲，肘后部着地，暴力撞击尺骨鹰嘴，使尺桡骨上部脱位至肱骨下端前方形成前脱位。直接暴力造成单纯脱位较少见，多合并鹰嘴骨折。

2. **间接暴力**　跌倒时，肘关节伸直，手掌着地，暴力可使鹰嘴滑出鹰嘴窝，撕破关节囊后壁，尺桡骨全部脱位至肱骨下端后方，尚可伴发向尺侧或桡侧的脱位。

二、分型

1. **肘关节后脱位**　尺骨鹰嘴脱位至肱骨下端后方，尚可形成尺侧或桡侧的侧方脱位，可并发冠状突骨折、桡骨头骨折。向桡侧脱位严重时，可形成尺神经牵拉伤。

2. **肘关节前脱位**　尺骨鹰嘴脱位至肱骨下端前方，可伴发尺骨鹰嘴骨折。

【诊断】

有肘部外伤史。患肘疼痛、肿胀、功能障碍。后脱位时肘窝饱满、肘后空虚，鹰嘴后突，呈靴状畸形；肘部横径增宽见于侧方脱位，患肘弹性固定于微屈曲位。后脱位可于肘窝扣及肱骨下端；前脱位可于肘后扣及肱骨下端；侧方脱位可于侧方扣及肱骨下端及尺骨鹰嘴。肘后三角关系异常，可与伸直型肱骨髁上骨折相鉴别。X线检查可确定脱位类型及有无并发骨折。对疑有尺神经损伤者，可检查尺侧1个半手指感觉，以帮助诊断。

【治疗】

肘关节脱位的治疗一般先整复脱位，骨折不能自行复位时再整复骨折。先整复侧方脱位，再整复前或后方脱位。

一、非手术治疗

（一）肘关节后脱位

1. 手法整复

（1）推顶屈肘法　①牵引。远、近端助手分别握住腕部及上臂顺势牵引。②推顶。术者双拇指推鹰嘴向前，其余四指交叉环抱肱骨下端掌侧，向后按压，使肱骨滑车回复至尺骨半月切迹。③屈肘。术者推顶时，远端助手配合屈曲肘关节。如能顺利屈肘至90°，则提示脱位已整复（图7-4）。

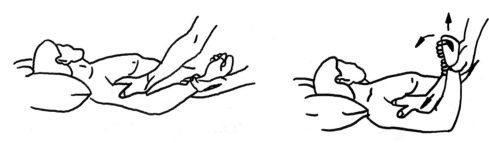

图 7-4　推顶屈肘法

（2）膝顶复位法　①牵引。患者坐位。术者足踏患者所坐凳子边缘，以膝部顶住肱骨下端掌面，另手握患腕行对抗牵引。②推顶。术者膝顶肱骨下端向背侧，另手推尺骨鹰嘴向掌侧，协同用力，整复脱位。③屈肘。推顶时，牵引腕部之手在持续牵引下，屈曲患肘。

2. 固定

（1）位置　屈肘 90° 位。

（2）时间　2~3 周。

（3）方法　"8" 字绷带固定或石膏后托固定于屈肘位，三角巾悬吊前臂于胸前。

（二）肘关节前脱位

1. 手法整复

（1）牵引　患侧肘关节屈曲位。近端助手握住上臂，远端助手握腕部做顺势牵引。

（2）推挤　术者下蹲，双拇指推肱骨下端向掌侧，双手四指交叉环抱前臂近端掌侧，向背侧按压，整复脱位。

（3）伸肘　术者推挤时，远端助手配合伸肘，协助整复。

2. 固定　复位后，用石膏后托将肘关节固定在屈肘 140° 位。2~3 周拆除固定，进行肘关节功能锻炼。

（三）陈性肘关节后脱位

脱位时间在 3~4 月，未合并骨折及骨化性肌炎，可试行手法复位。

1. 复位前准备

（1）尺骨鹰嘴牵引　重量 6~8kg，时间约 1 周。牵引期间，在肘部使用指揉、拿法、分筋等手法，以松解粘连组织。

（2）松解粘连　解除尺骨鹰嘴牵引后，在臂丛麻醉下，运摇、扳动患侧肘关节。术者一手固定肘窝上部，另一手握前臂远段，微用力牵引下，顺时针或逆时针方向摇晃肘关节，并配合屈曲或伸直扳肘。力量由轻到重，范围由小到大，速度均匀缓慢，持续进行至肘关节的粘连得到充分松解，才可进行整复。

2. 整复方法

（1）牵引　远、近端助手分别握腕部及上臂进行牵引。牵引时间较长、力量较强，才能充分牵开。

（2）摇肘　放松牵引，术者双手分别握住肱骨下段、前臂上段，做尺桡侧方向的摇肘 1~2 分钟，进一步松解粘连。

（3）推按　术者双拇指推尺骨鹰嘴向掌侧，其余四指环抱按压肱骨下端向背侧。持续稳定，协同用力。

（4）屈肘　在强力持续牵引下，远端助手缓缓屈曲肘关节，若能屈至 90°，则提示复位成功。

3. 固定　屈肘 90°位，"8"字绷带或石膏后托固定 3 周。

二、手术治疗

对于闭合复位不成功者或伤后已数月且无骨化性肌炎和明显骨萎缩者，可行手术切开复位。若脱位时间长，关节僵硬在非功能位、有明显功能障碍，此时关节软骨已变性及剥脱，不可能再行开放复位术，而患者之职业又要求有活动的肘关节，此时可做关节切除或成形术。其次，人工关节置换术能恢复良好的关节活动并有适度的稳定性。

三、药物治疗

复位后，初期宜活血化瘀，消肿止痛，可内服接骨紫金丹或续断紫金丹，外敷消瘀退肿膏；中期宜活血化瘀，舒筋活络，可内服生血补髓汤，外敷跌打药膏；后期宜补益气血，可内服八珍汤或补中益气汤，外用上肢损伤洗方煎汤熏洗。

四、功能锻炼

去除固定后逐渐开始肘关节屈伸主动活动，但必须避免肘关节的强烈被动屈伸活动，防止发生外伤性骨化性肌炎及迟发性神经炎。

第六节　桡骨小头半脱位

扫码"学一学"

桡骨小头半脱位又称"牵拉肘"，好发于 4 岁以下幼儿，因该年龄段幼儿桡骨小头发育尚不完全，头平直而小，直径与颈部几乎相等，甚至小于颈，环状韧带松弛，故在外力作用下容易发生半脱位。

【病因病机】

多为间接暴力导致，幼儿在穿衣、行走跌倒、上下台阶或伸手取物时，肘关节在伸直位，其手被成人握住用力向上牵拉，前臂并有旋转时，桡骨小头可自环状韧带滑出，向掌侧和桡侧移位，将环状韧带卡在桡骨小头与肱骨小头之间，形成桡骨小头半脱位。

【诊断】

患肢有被牵拉外伤史。幼儿哭闹，常拒绝别人触动伤肢及拒绝检查，患肘呈半屈曲位，前臂旋前，不能上举。桡骨小头部位有压痛。因幼儿骨骺发育不全，X 线检查多无明显异常。

【治疗】

小儿桡骨小头半脱位，采用手法复位均可获得满意疗效。

1. 手法整复

（1）复位前准备　术前不需麻醉，但要消除患儿紧张情绪，求得患儿及家长配合，手法要轻巧迅速。

（2）复位方法　令家长抱患儿坐对面，术者一手握患儿腕部，另一手拇指置于桡骨小头前外侧，逐渐将前臂由旋前位徐徐牵引同时边伸直边旋后，一般在此过程中可闻及弹响声或滑入感，即告复位成功。若不能复位，则继续加大牵引至伸直旋后位，再徐徐屈肘至90°位，轻轻旋转摇摆前臂，亦可复位（图7-5）。

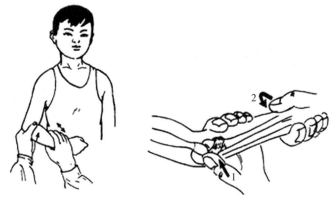

图 7-5　小儿桡骨小头半脱位复位法

（3）复位后检查　复位后幼儿疼痛即可消失，举手取物无碍。个别损伤较重者，待患儿消除紧张情绪后，嘱家长试其患肢上举动作，以过头为准。

2. **固定**　一般新鲜脱位，初次发生者，复位后疼痛不明显，不需要固定。复位后仍疼痛者需颈腕吊带或三角巾将伤肢悬于胸前固定 2~3 天。复发者需固定 1 周以上。

第七节　髋关节脱位

扫码"学一学"

髋关节是典型的球窝关节，由髋臼和股骨头组成。髋臼周缘附有关节盂软骨，以加深关节窝，可容纳股骨头的 2/3，加上坚强的关节囊及圆韧带，更增加了髋关节的稳定性，故脱位发生率较低。髋关节囊前壁有坚强的髂股韧带，内上壁有耻股韧带，后上壁有坐股韧带加强，而内下壁和后下壁缺乏坚强韧带，较薄弱，在强大暴力下，易从此两处脱位，多见于青壮年男性。

【病因病机】

一、病因病机

直接暴力和间接暴力均可引起脱位，以间接暴力多见。

1. **传达暴力**　暴力撞击股骨大粗隆外侧或髋关节轻度外展位时，间接暴力沿股骨纵轴上传，股骨头冲破髋臼底连同骨折片部分或全部突入盆腔，发生中心性脱位。

2. **杠杆暴力**

（1）屈曲位受伤　当髋关节处于屈曲90°位时，外力使大腿急剧内收内旋，股骨颈前缘与髋臼前缘形成支点，股骨头受杠杆作用冲破关节囊后壁，形成后上方脱位。

（2）外展位受伤　外伤使股骨干急骤外展、外旋，大转子与髋臼上缘相顶撞，迫使股骨头由髋关节囊前下方薄弱处脱出，形成前脱位。

二、分型

1. 后脱位 股骨头移位至髋臼后方，位于髂骨或坐骨结节处。可合并髋臼后缘骨折或坐骨神经损伤。

2. 前脱位 股骨头移位至髋臼前方，位于耻骨或闭孔处。可引起股神经、闭孔神经或股动、静脉损伤。

3. 中心性脱位 股骨头向髋臼底移位，致髋臼底骨折。甚至向骨盆内移位，较少见。可形成盆腔内血肿，引起大小便功能障碍，甚至休克。

【诊断】

一、病史

髋关节脱位有强大暴力致伤病史。

二、临床表现

1. 症状 患侧髋部疼痛、肿胀、不能站立或行走。

2. 体征

（1）后脱位 内收内旋、屈膝屈髋畸形，患肢短缩，膝关节紧搭于健侧膝上，即粘膝征阳性（图7-6）。臀部隆凸，髋臼后方可扪及移位的股骨头。

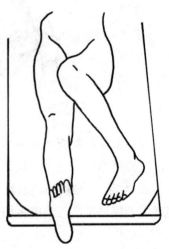

图7-6 髋关节后脱位的下肢畸形

（2）前脱位 外展外旋、屈膝屈髋畸形，患肢变长，如"胯骨从裆内出"，腹股沟处可扪及移位的股骨头。

（3）中心性脱位 患肢短缩、外旋形，大粗隆叩击痛，足跟纵向叩击痛试验阳性。

三、影像学及其他检查

虽然X线照片可明确脱位类型及股骨头移位情况，但股骨头和髋臼小的骨折与髂骨重叠，仍不易发现。因此，需要CT重建或MRI检查，以便进一步明确诊断和指导分型治疗。

【治疗】

髋关节脱位的治疗宜在麻醉下整复，因髋部筋肉粗大，约1/3后脱位合并髋臼缘损伤，麻醉下复位，可减轻整复时的损伤，减少创伤性关节炎的发生。复位时需充分牵引及摇晃，缓解组织痉挛。对于年老或体弱患者，宜采用屈髋拔伸法整复。青壮年患者，采用回旋法整复。中心性脱位，用持续牵引法整复。

一、非手术治疗

（一）手法整复

1. 后脱位

（1）手牵足蹬法 适用于髋关节后上脱位，患者肌肉丰厚者。①牵引。患者仰卧，术者一足蹬于患者会阴部，双手握患踝，行顺势牵引。②摇晃。略放松牵引力量，内、外旋转，摇晃患髋。③内收。牵引下，内收患肢，利用杠杆力量，使股骨头滑入髋臼。

（2）回旋法　①牵引。患者仰卧，近端助手固定骨盆，远端助手骑跨于患侧腿上，前臂穿过腘窝，做顺势牵引。②摇晃。略放松牵引，内、外旋转摇晃患髋，以松解痉挛组织。③回旋。持续牵引下，做内收内旋、屈髋屈膝、再外展外旋、伸直患肢等手法，复位运行轨迹左侧为正，右侧为反，如出现入臼声或双下肢等长，则提示复位成功（图7-7）。

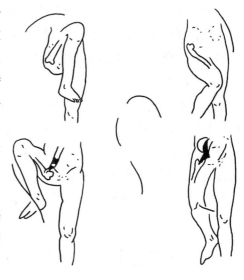

图7-7　髋关节后脱位回旋复位法

2. 前脱位

（1）屈髋拔伸法　①牵引。患者仰卧，近端助手固定骨盆，远端助手骑跨于患小腿上，前臂穿过腘窝，做顺势牵引。②摇晃。略放松牵引，内、外旋转摇晃患髋，以松解痉挛组织。③按压。术者双手环抱大腿根部，用力向外侧按压，促使股骨头纳入髋臼。

（2）反回旋法　①牵引。患者仰卧，近端助手固定骨盆，术者骑跨于患小腿上，前臂绕过腘窝，做顺势牵引。②摇晃。同屈髋拔伸法。③回旋。术者在持续牵引下，做外展外旋、屈髋屈膝、内收内旋、伸直下肢等手法。如出现入臼声，或患髋能顺利伸直，则提示整复成功。

3. 中心性脱位

（1）拔伸扳拉法　适用于移位较轻者。①整复　患者仰卧。近端助手固定骨盆，远端助手握踝部行对抗牵引。术者双手环抱大腿根部，向外扳拉，矫正股骨头向髋臼底的移位（图7-8）。②固定。皮牵引或胫骨结节骨牵引固定。牵引重量4~6kg，维持4~6周。

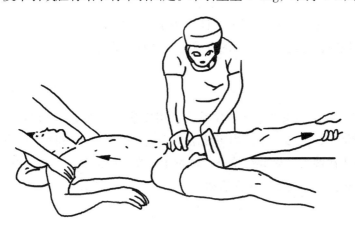

图7-8　髋关节中心性复位手法

（2）双向牵引法　适用于移位较严重的患者。①大粗隆牵引。于大粗隆处，由前向后穿钢针，施行向外侧方向的骨牵引。或以宽布带于大腿根部向外侧牵引。牵引重量5~7kg，可矫正股骨头入髋臼底的移位。②股骨髁上牵引。患肢外展30°，牵引重量6~8kg，复位后减为4~5kg，维持牵引，5~6周后去除牵引。

4. 陈旧性髋关节脱位 时间在半年以内，不合并髋臼缘或股骨头颈骨折者，可试行手法复位。术前先做胫骨结节骨牵引。重量为体重的 1/6~1/5，牵引 7~10 天，并积极配合推拿治疗，摇扳关节，松解粘连。整复应在良好麻醉下进行，多用回旋法复位。牵引及摇晃患髋的时间应延长，回旋时速度应缓慢，力量平稳，避免引起骨折。

（二）固定

单纯脱位者，患肢行皮肤牵引或膝踝套牵引固定 2~3 周，牵引重量 4~5kg。髋关节脱位合并髋臼缘骨折，随着脱位的整复，骨折片一般多能自行复位。如骨折片未能完全复位，只要不影响关节的稳定性，可任其愈合。采用股骨髁上牵引固定，时间应延长至 8 周，固定过程早期即可行抬臀摇髋锻炼，有利于骨折片自行复位。中心性脱位亦可行此法练功，有利于骨折复位，血肿吸收，防止关节囊与滑膜、韧带等粘连，形成关节炎，甚至股骨头坏死。

二、手术治疗

适用于：①因软组织嵌入影响复位，手法复位失效者；②合并髋臼骨折或股骨头负重区骨折者；③合并同侧股骨颈或转子间骨折者；④伴有骨盆耻骨体骨折或耻骨联合分离者；⑤合并坐骨神经损伤，需探查坐骨神经者。

脱位时间在 3~6 个月者、手法复位失败者或合并骨折的陈旧脱位，可行手术切开复位。术前应先行骨牵引，以松解软组织粘连。术中将股骨头周围及髋臼内瘢痕组织全部切除，显露关节面，如关节面大部分完整，可行复位；如破坏严重，可改行其他方法治疗。脱位时间在 6 个月以上者及上述不适合再复位者，应慎重考虑，可选择截骨术。通过截骨矫正畸形，恢复负重力线。对于高龄患者，脱位时间已久，但症状不严重者，可不做处理；症状及病残严重者，可考虑行关节成形术。

三、药物治疗

瘀肿严重者，可根据早中晚三期辨证内服中药，早期外敷活血化瘀、利水消肿药膏，如消定膏、双柏散等，晚期可用下肢洗方熏洗，以通经活络，恢复功能。

四、功能锻炼

单纯髋关节后脱位的患者手法复位后，可用皮肤牵引固定，于轻度外展位置 3~4 周，即可扶双拐下地活动，但 2~3 个月内患肢不能负重，以免缺血的股骨头因受压而塌陷，伤后每隔 2 个月做 1 次髋关节磁共振检查，经过 1 年左右时间证明股骨头血供供给良好，无股骨头坏死方可离拐，逐渐恢复正常活动。

（姜劲挺）

扫码"练一练"

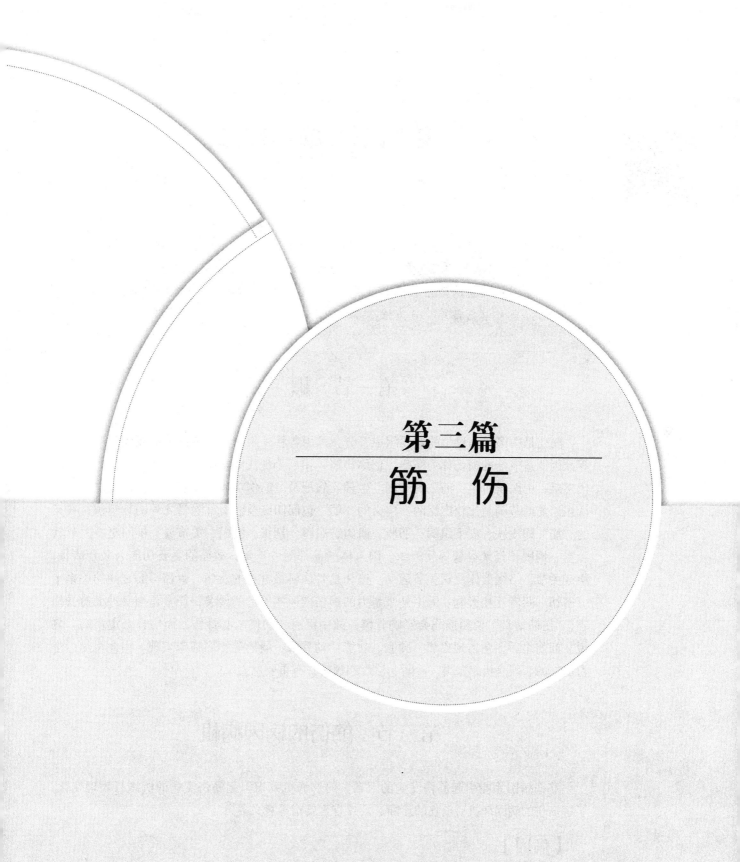

第三篇
筋 伤

第八章　筋伤概述

☞ 要点导航

1. 掌握："筋"的概念及范围、筋伤的诊断要点和治疗原则。
2. 熟悉：筋伤的病因病机、分类、并发症、鉴别诊断及常用治疗方法。
3. 了解：筋伤常见检查方法。

第一节　概　述

　　筋伤是中医骨伤科学的重要组成部分，凡因各种外来暴力、慢性劳损或风寒湿邪侵袭等原因所造成筋的损伤称为筋伤，俗称伤筋，相当于现代医学所指的软组织损伤。纵观历代文献，中医学对于"筋"的解剖、生理、病理及"筋伤疾病"的发生、治疗很早就有所认识。筋的范围是比较广泛的。广义的"筋"包涵四肢及躯干部除骨之外的软组织；狭义的"筋"即皮肤、皮下组织、筋膜、肌肉、肌腱、韧带、腱鞘、关节囊、椎间盘、关节软骨盘、周围神经及血管等软组织。因人体的筋都附着于骨，故筋的主要功能为联系诸骨，组成关节，络缀形体及司关节运动。筋伤是骨伤科最常见的疾病，骨骼与筋之间的关系十分密切，两者互相影响。无论外来暴力的损伤或风寒外邪的侵袭，筋常首当其冲而遭受损害，"伤筋动骨"说明筋伤会影响骨骼，故中医有"筋伤未必骨伤，而伤骨必定伤筋"之说。筋伤之后，常出现疼痛、肿胀、功能活动受限、畸形等不同临床表现。由此可见，学习筋伤的病因病机、分类、诊断、治疗和预防，有重要意义。

第二节　筋伤的病因病机

　　筋伤病因系指引起筋伤发病的因素。筋伤病机系指引起筋伤发病的机制与病理变化。了解筋伤的病因病机对筋伤的诊断、治疗有重要指导意义。

【病因】

　　筋伤的病因比较复杂，归纳起来不外内因和外因两大类，其中外力损害和慢性劳损为主要的致病因素。

　　1. 外因　外因是指外界作用于人体而引起筋伤疾患的致病因素，主要指外力伤害和劳损伤害，但与外感六淫之邪密切相关。

　　（1）外力伤害　是指急骤的外来暴力所致的损伤，如跌扑闪挫、强力扭转、挤压牵拉、坠落撞击等。根据外力致伤的性质又分为直接暴力与间接暴力两类。直接暴力是指暴力直接作用于人体部位而引起筋的损伤，多为钝性挫伤，往往造成筋的部分或完全断裂，引起疼痛和功能障碍。间接暴力是指筋伤发生于远离外力作用的部位而因暴力的传导所致，多为撕裂伤或断裂伤，如发生于关节部位则为扭伤。

（2）劳损伤害　指人体多动关节周围筋肉及负重部位因长时间的慢性积累性损伤。发病与职业及年龄有关，属慢性筋伤，多见于颈椎、腰椎、手部和膝关节。

（3）风寒湿邪侵袭　虽不是致伤的主要因素，却是发病的直接诱因，在筋伤的发生中也起着一定的作用。临床所见多因外力或劳损后又复感风寒湿邪侵袭而引起的筋伤，如损伤后受风寒湿邪侵袭，可使急性筋伤症状加剧，或使慢性筋伤缠绵难愈。

2. 内因　内因是指受人体内部因素影响而致筋伤的因素。筋伤常与人体的生理解剖特点、身体素质等有十分密切的关系。

（1）年龄　不同的年龄，筋伤的好发部位和发生率不一样。儿童筋骨发育未充实，易发生扭伤，如小儿好发髋关节一过性滑膜炎；青壮年活动和运动多，易造成筋的扭挫伤、撕裂伤等，如膝关节侧副韧带损伤、半月板损伤等；中老年人则易罹患劳损性、退行性疾病，如肩周炎、颈椎病、腰椎间盘突出症、腰椎管狭窄症等。

（2）体质　体质强弱与筋伤的发生及其预后有密切的关系。体质强壮者，气血旺盛，肝肾充实，筋骨强盛，则抵御或承受外力、外邪的能力强，因此也就不易发生筋伤，即使发病，经治疗康复快、预后好。而体质虚弱者，气血亏损，肝肾不足，筋骨痿软，则抵御或承受外力、外邪的能力就弱，故易发生筋伤疾患，发病后，治疗康复慢、预后差。

（3）解剖结构　须正确理解解剖结构的正常与否对筋伤的影响、人体解剖结构本身的特点对筋伤的影响，用以判断各部位损伤机会及其发病概率。如因踝部外侧韧带较内侧韧带薄弱，而易发踝部外侧筋伤；因颈、腰部活动频繁而易积累劳损，故其发生筋伤较胸背部为多见；因腰骶部先天性畸形，局部稳定性与平衡性失调，而易发生慢性腰骶部疼痛性疾患。

（4）职业工种　从某种意义上讲，其虽然不属于人体本身的内在因素，但其对内因的影响及与筋伤的关系较密切。如长期低头伏案工作的教师、会计，易患颈椎病；经常弯腰工作的建筑工人，易患腰部慢性劳损、腰椎间盘突出症；以手部劳动为主的机械工人，易发生手部筋伤；网球运动员易患肱骨外上髁炎。

（5）病理因素　人体组织的健康状况与筋伤的发生亦有密切关系，内分泌代谢障碍、骨关节疾病等，均可引起筋的病变。

总之，筋伤的病因是以外力伤害和劳损伤害为主要的致病因素，但不能忽视内因的存在与影响，辨证的看筋伤的发生往往是内外因素综合作用的结果，是相互联系、相互影响的，外因起决定性和主导性作用。因此，必须正确处理外因和内因的辨证关系，通过分析疾病的症状、体征来推理病因，从而为治疗提供依据。

【病机】

中医学认为人体是由脏腑、经络、皮肉、筋骨、气血等共同组成的一个有机整体，局部的损伤必然会引起机体全身的病机变化。明·薛己著《正体类要·序》文中就指出："肢体损于外，则气血伤于内，营卫有所不贯，脏腑由之不和"的论点，阐明并强调了损伤的局部与整体、外伤与内损的辨证关系。因此在诊治过程中，既要重视局部的病理改变，也要重视全身可能出现的病理反映。

西医学认为软组织损伤后的基本病理变化是由于致伤因素引起的出血、渗出等炎性反应。表现为损伤局部的充血、毛细血管壁通透性增高、血浆渗出而出现水肿。此外，严重损伤可引起人体一系列的全身应激反应，主要表现在内分泌与代谢方面的改变。

1. 病机

（1）气血病机　主要是血瘀气滞和气血两虚两方面。前者为气血损伤同时并见，但也常有所偏胜。气滞的特点为外无肿形，胀闷疼痛，范围较广，痛无定处，体表无明显压痛点。血瘀的特点为外有肿形，痛如针刺，痛有定处，伤部多现青紫瘀斑。后者在临床证候上表现为面色不华或萎黄，疲倦乏力，头晕目眩，语声低微，心悸气短，失眠多汗，脉细无力，伤处难愈等。究其原因或素体气血不足，又复损伤加重，或血瘀形成，瘀血不去，新血不生。

（2）脏腑病机　因肝主筋，司运动，主藏血，肾主骨，主生髓，故筋伤重者累及肝肾两脏。若肝肾亏虚临床上可见手足拘挛，肢体麻木，屈伸不利，腰酸背痛活动不便，腿足痿软行走受限等症，治疗时多遵调养肝肾、续筋壮骨之法。

（3）经络病机　筋伤必致经络受损，运行阻滞，从而影响经气循行，出现相应经络穴位的证侯。

（4）骨与关节病机　凡跌打损伤，筋每首当其冲。筋伤后若未治、失治或延治，常出现筋的挛缩和粘连，继而可见关节活动不利，行走困难等，故在诊疗中要坚持筋骨并重这个原则。

2. 局部病理变化　不论是急性筋伤、还是慢性筋伤，其引起肢体局部的病理变化均为疼痛、肿胀和功能障碍，且贯穿于筋伤的早、中、晚期。疼痛多由于创伤血肿或炎症反应造成气血瘀滞、脉络不通。肿胀形成的原因，早期是局部脉络受损，血溢脉外形成血肿，后期是局部气血运化失常，水湿淤聚于肢体则继发局部水肿。功能障碍的出现在急性筋伤时因软组织损伤引起痉挛性疼痛时，或因神经损伤时在其所支配的区域出现感觉和运动障碍，或肌肉、肌腱、韧带的不全断裂、完全断裂，或关节软骨面损伤破裂致伸屈活动受限。在慢性筋伤时多因受伤组织修复不良，出现粘连、纤维化而致。

3. 骨错缝的病理变化　骨缝是指骨与骨连接处的间隙，亦即关节之间隙，包括可动关节和微动关节。骨错缝系指在外力的作用下，关节发生微小的位移，出现临床症状，影响功能活动。这一名称在中医学典籍中多有论述，已为西医学所公认，其与关节脱位的发生机制是相同的，只是外力大小不同而引起的关节错位的程度不同而已，故在X线摄片上阳性率不高。骨错缝与筋伤两者之间互为影响，密切关联，骨错缝必然导致筋伤，而筋伤如发生在关节部位也可以引起骨错缝，这在治疗时需同时兼顾，如腰椎小关节紊乱症、寰枢关节半脱位等，临床上必须高度重视。

第三节　筋伤的分类

中医文献中，对筋伤的记载有"筋断""筋转""筋歪""筋走""筋翻""筋强""筋粗""筋结""筋痿"等名称。"筋断"是指筋伤后全部或部分断裂而言；筋扭伤后常偏离原来正常的解剖位置，即所谓"筋走""筋歪""筋翻""筋转"等；"筋强"是指筋伤后筋僵硬板结，多见于陈伤瘀结不化；"筋粗"是指筋脉受伤后较正常为粗，多因瘀血阻滞、组织增生变性或痉挛所致；"筋结"是指筋伤后气血凝滞，出现的局限性肿块而言；"筋缩"是指筋伤后出现短缩现象，多见于损伤后关节固定时间较长，发生粘连或因固定于外翻或内翻位置上出现筋挛缩，造成关节活动受限；"筋痿"是指筋伤后筋腱功能减弱，痿软无力。

目前临床上常见的分类方式主要有以下几种。

1. 按筋伤的性质分类

（1）扭伤　系指由于扭转、牵拉或肌肉猛烈而不协调的收缩等间接暴力，使肢体和关节突然发生超出其正常生理活动的范围，引起撕裂、断裂、错位及关节错缝。其特点是外力远离损伤部位，发病却在关节周围。

（2）挫伤　系指直接暴力打击或挤压撞击肢体局部而引起该处的闭合性损伤。其特点是以外力直接作用于受损部位致皮下或深部组织损伤为主，且因伤力、伤位的不同而损伤程度有异。

（3）碾挫伤　系指由于钝性物体推移挤压与旋转挤压之外力直接作用于肢体，造成以皮下及深部组织为主的严重损伤。其特点是多为开放伤，肌肉组织与神经、血管俱伤，且易造成局部感染与坏死。

2. 按筋伤的病理变化分类

（1）撕裂伤　系指外力作用于肢体，造成筋膜、肌肉、韧带的络脉损伤，血离脉道，瘀血凝结、停滞，但无筋膜、肌肉、韧带的完全断裂；或虽有部分撕裂损伤，但功能障碍多不严重。可归为中医的"瘀血凝滞"。

（2）断裂伤　其发生机制与撕裂伤相同，只因外力大小有别，多为强大暴力作用于肢体，造成肌肉、肌腱、韧带的完全断裂损伤，伤后导致肢体严重的功能障碍和明显的局部疼痛、肿胀、瘀斑、畸形等临床表现。

（3）骨错缝　系指可动关节和微动关节在外力的作用下发生微细错动而言，多系扭转外力所致。

（4）筋出槽　亦即"筋位异常"，系指外力作用于肢体，造成"筋转""筋歪""筋走""筋翻"等，局部或可有瘀肿，仔细地触摸可发现肌腱、韧带等位置有改变。

3. 按筋伤的病程分类

（1）急性筋伤　亦称新伤，系指人体筋络关节猝然遭受外来暴力致伤，时间不超过2周的新鲜损伤。其特点是：有明显的外伤史，伤后常出现痉挛性疼痛反应。若患者体质虚弱，或治疗不及时，易转入慢性筋伤阶段。

（2）慢性筋伤　亦称陈伤，系指急性筋伤失治或治疗不当、不彻底，超过2周以上未愈者。日久可出现肌肉僵凝，肌力减弱，局部苍白、浮肿等症状，多因受伤组织修复不良，出现纤维化、粘连等病理改变引起。

4. 按筋伤后皮肤黏膜有无破裂分类

（1）开放性损伤　系指外力作用于肢体造成筋伤，皮肤破损，其皮下及深部组织与外界相通者。此类损伤易发生感染。

（2）闭合性损伤　系指外力作用于肢体造成筋伤，但皮肤保持完整者。此类损伤不易发生感染。

第四节　筋伤的诊断

筋伤的诊断常依据损伤病史、临床表现而定。必要时患部可作 X 线摄片或透视排除骨折、脱位。

1. 病史 急性筋伤，一般均有明确的外伤史，发病突然。早、中、后期症状差异明显，且具有较为典型的演变过程，比较容易诊断。而慢性筋伤的外伤史不明显，起病缓慢，症状逐渐出现，且缺乏典型的演变过程，因患病部位不同，劳损的组织结构不同，可有各不相同的症状；往往容易漏诊或与其他疾患混淆。

2. 症状

（1）疼痛 疼痛为筋伤的主要症状。急性损伤疼痛较剧烈，呈刺痛、锐痛、胀痛。慢性损伤疼痛多较轻缓，为钝痛、酸痛、隐痛，或与活动牵扯、天气骤变有关。皮肤及皮下组织损伤疼痛较轻，肌肉及关节韧带的扭挫伤疼痛明显，神经挫伤多有麻木感或电灼样放射性痛。肌肉、神经、血管损伤一般在伤后即现持续性疼痛，而肌腱、筋膜、肋软骨等损伤常在突然疼痛过后缓解一段时间，然后疼痛才渐渐加重。

（2）肿胀 所有筋伤均有不同程度的肿胀，且与外力大小及损伤的程度有关。肿胀有血管破裂及未破裂和伤气、伤血之分，也就有局限性血肿、皮下弥漫性肿胀及慢性肿胀之别。

（3）出血及瘀斑 出血分为外出血及内出血。瘀斑是由于内出血积于体表的皮下所致。在瘀血的机化分解、吸收消散过程中，瘀斑的颜色变化规律是由青紫至青黄直至消失。

3. 体征

（1）压痛 压痛点对筋伤的诊断非常重要，无论是对急性或慢性筋伤患者，都要仔细确定主要的压痛点。确定压痛点是寻找筋伤部位的最直接的方法，往往为病灶所在。

（2）畸形 筋伤后出现的畸形多由肌肉、韧带、关节囊断裂、挛缩、关节错缝及瘀血肿胀所致。检查时要仔细辨别，要与健侧肢体作对比。

（3）功能障碍 筋伤后的功能障碍多由于疼痛性肌肉痉挛引起，或由于肌肉、肌腱、神经断裂所致，特点是主动活动受限，被动活动尚可。后期发生的功能障碍是由于创伤性炎症造成机化、粘连、变性、萎缩所引起，可使关节主动活动和被动活动均受限。

4. 辅助检查

筋伤的临床表现除以上几种外，医学影像学检查、实验室检查等异常表现也是筋伤诊断的重要依据，一方面能确定筋伤的程度、性质，另一方面能明确有无骨折、脱位或其他疾病，应予以高度重视。

（1）X线检查 一般来说对筋伤的诊断意义不大，主要用来与骨折、脱位及骨病等做鉴别诊断。有时可对肌腱、韧带及软骨损伤有一定的参考价值。

（2）CT检查 可直接显示密度近似、普通X线检查不能显示的组织、器官的病变，主要用来确诊椎间盘突出、椎管狭窄、半月板损伤等疾病。

（3）MRI（核磁共振）检查 对肌肉或肌腱的断裂、血肿、肿胀以及血液流通情况均能清晰显示。可用以检查关节软骨和韧带病变、滑膜肥厚、软组织肿瘤、原发性肌肉疾患等。

（4）肌电图检查 临床上应用较为普遍，它是记录骨骼肌生物电的一种方法，依据病理肌电图形状、分布和范围，确定神经损伤的部位，判断神经肌肉损伤的程度和预后的情况。

（5）关节镜检查 在临床上被公认是一种很有价值的诊断与治疗方法，主要用于明确临床诊断，确定病变部位和损伤程度，以及直视下取活检组织、进行手术等，具有准确率高、并发症少等优点。

（6）实验室检查 主要用于筋伤的危重患者，以了解病情的变化和指导治疗；也常用于需要与筋伤病相鉴别的其他疾病的检查。

第五节 筋伤的并发症

筋伤除可产生局部症状外，在早期或晚期常会引起各种并发症。临床诊断治疗时要全面、仔细，高度重视，及时治疗。常见的并发症有以下几种。

1. **肌肉萎缩** 筋伤后由于气血瘀阻、疼痛和包扎固定而使肢体活动减少，肌肉收缩能力减弱，造成血液循环障碍，日久导致伤肢肌肉萎缩，称之为废用性肌萎缩。

2. **关节强直** 筋伤后由于失治、误治，常常引起筋的挛缩和粘连，使关节主动活动和被动活动受限而出现关节强直。特别要注意早期功能锻炼，以预防关节强直的发生。

3. **关节失稳或脱位** 筋发生撕裂或断裂后，又在肌肉牵拉、肢体重力等作用下，可直接影响关节的稳定性，导致关节失稳甚至继发半脱位或脱位。如膝关节交叉韧带损伤可并发膝关节半脱位；腕关节三角软骨盘损伤可致下尺桡关节脱位。

4. **撕脱性骨折** 严重筋伤时，使附着于关节骨突的肌腱骤然强烈收缩，而发生骨质的撕脱骨折。如踝部扭伤易发生外踝撕脱性骨折。

5. **骨质疏松** 筋伤重症患者长期卧床，肢体固定或废用后，易发生骨质疏松。

6. **骨化性肌炎** 多因关节部的严重扭挫伤，损伤了关节附近的骨膜，软组织内血肿与骨膜下血肿互相沟通，通过血肿机化、骨膜下化骨、关节周围组织的钙化、骨化的病理过程，导致伤部关节周围软组织中出现异位骨化块。临床表现为关节功能障碍，X线片显示不均匀的骨化阴影，多见于肘关节。

7. **关节内游离体** 筋伤时兼有关节部的软骨损伤，后期软骨脱落、钙化而形成游离体，常随关节的伸屈活动而发生位置的改变，亦称"关节鼠"，多发生于膝关节。

8. **骨性关节炎** 关节部严重扭挫伤，早期失治或延误治疗，导致关节后期承重失衡，软骨面发生退行性变，进而出现关节疼痛、功能障碍等临床症状，X线片显示关节面粗糙不平、关节间隙变窄、关节边缘骨赘形成。

第六节 筋伤的治疗

【治疗原则】

筋伤的治疗，同其他疾病一样，应根据患者的具体病情，选择不同的治疗方法。治疗时要严格贯彻首重气血、筋骨并重、标本兼治、内外结合的治疗原则，以达到提高疗效、缩短疗程、加速康复的目的。

【治疗方法】

临床上筋伤的治疗方法甚多，最常用的有手法、固定、药物和练功疗法，其次尚有针灸、封闭、理疗、牵引、小针刀及手术等疗法。由于筋伤的病情、病程及预后的差异性很大，故临床上多采用综合的治疗方法。筋伤治疗得当，多可完全恢复，不影响肢体的功能和形态。部分筋伤如颈椎病、腰椎管狭窄症等，容易反复发作甚至逐渐加重，故要重视筋伤疾患的预后与调护。

1. 手法治疗　手法是指术者运用手部的劲力，直接作用于患者的损伤部位，通过手法的技巧及其力量变化以调节机体的生理、病理状态，而达到治病疗伤、强壮身体等治疗目的一种方法。它是治疗筋伤的主要方法，具有活血化瘀、消肿止痛，舒筋活络、消除狭窄，整复错位、调正骨缝，松解粘连、滑利关节，温经散寒、调和气血等作用。施行手法时，要贯彻稳、准、巧的原则，应先轻后重，范围由小到大，速度先慢后快。治疗顺序一般按准备手法（点穴、按压、捋顺等）、治疗手法（展筋、拿筋、利节）、结束手法（舒筋、镇痛、调理）三个阶段进行。手法要求均匀、柔和、深透、持久、有力，同时要充分把握手法的连续性、节律性、自然性及力度，并注意观察患者的感觉与异常反应。选用手法要以筋伤的伤情为主，同时兼顾症状。骨折、脱位、筋伤者，应先治疗骨折、脱位，而后治疗筋伤。若因扭伤造成关节错缝，应同时并治错缝和筋伤。对急性筋伤者要避免增加损伤，力求随症辨证施法。

另外，要明确手法治疗的临床适应证与禁忌证。手法的适应证包括：急性筋伤及慢性劳损性筋伤、微动关节错缝、关节半脱位及滑膜嵌顿、创伤后关节僵硬、粘连及组织挛缩者，骨关节炎引起肢体疼痛、活动不利者。手法的禁忌证包括有：诊断尚不明确的急性脊柱损伤伴有脊髓损伤症状的患者，急性软组织损伤局部肿胀严重者，可疑或已明确诊断有骨关节、软组织肿瘤的患者，有严重心、脑、肺疾患的患者，有出血倾向的血液病患者，孕妇，有精神病疾患、不能配合治疗的患者。

中医治疗筋伤的手法种类繁多，内容丰富，目前全国各地在手法运用上各具特色，形成许多确有特长的门派或流派。后世医家经整理归纳规范，一般分为舒筋通络法和活络关节法两大类。前者包括按摩法、推揉法、拿捏法、㨰法、分筋弹拨法、击打法、点压法、搓抖法等手法，后者包括屈伸法、旋转摇晃法、拔伸牵引法、腰部背伸法、按压踩跷法等。具体手法之操作要领、应用范围、作用特点可参阅概述及筋伤各章、节疾病。

2. 固定治疗　固定疗法也是治疗筋伤的重要方法之一。及时、适当的外固定有利于减轻疼痛，解除痉挛，预防损伤的加重及重复损伤，减少并发症和后遗症的发生，为筋伤的修复创造条件。在临床上，非关节部位筋伤通过手法及药物治疗和适当的休息可不用固定就可治愈，但对关节部位的筋伤，如肌腱、韧带的断裂伤、骨错缝，以及筋伤后不能马上休息需要继续活动的患者，如正在比赛中的运动员等需进行固定。常用的固定方法有绷带固定法、弹力绷带固定法、胶布固定法、纸板固定法和石膏固定法等。

3. 药物治疗　在筋伤的治疗中，用药同样分为内治与外治两大类。筋伤的治疗应以辨证论治为基础，贯彻局部与整体兼顾、内治与外治相结合、中西药物并举的原则。既要注重局部损伤的变化，又要重视脏腑气血的盛衰，既要注重内服药物的应用，又要重视外用药物的运用，既要注重中药的应用，又要重视西药的运用。根据筋伤病情的虚实、轻重或缓急等具体情况有针对性地选用不同的治法与方药。

（1）内治法　急性筋伤早期，气血瘀滞较甚、肿痛明显，治宜活血化瘀、行气止痛，常用桃红四物汤、复元活血汤、血府逐瘀汤、柴胡疏肝散等。中期患部肿痛渐消，但筋脉拘急并未完全消除，治宜舒筋活血、和营止痛，常用舒筋活血汤、和营止痛汤、定痛活血汤等。后期及慢性劳损者因损伤日久，气血耗损、肝肾亏虚，又常兼杂风寒湿邪侵袭，局部疼痛乏力，活动功能障碍，阴雨天症状加重，或有肌肉萎缩，麻木不仁，治宜养血和络、强壮筋骨，常用独活寄生汤、补肾壮筋汤等。

国家基本药物目录将骨伤科用药分为活血化瘀剂、活血通络剂及补肾壮骨剂三大类，可选择应用。

非甾体类抗炎镇痛药，属于解热镇痛药，是治疗疼痛最基本、最常用的药物。可用于治疗急、慢性筋伤，具有解热、镇痛、消炎和抗风湿作用，特点是缓解症状、起效迅速。临床应用时要了解其作用机制、毒副作用，严格掌握适应证、禁忌证以及注意事项。

（2）外治法　外治法是将药物制成一定剂型，放置在损伤部位，对伤病局部进行治疗的方法，在筋伤治疗中占有重要地位。外用药物主要通过皮肤渗透进入体内发挥疗效，临床上大致可分为敷贴药、搽擦药、熏洗湿敷药和热熨药。早期外用多选消肿止痛膏、三色敷药、定痛散等，中期外用多选海桐皮汤、丁桂散、伤湿止痛膏等，后期多选骨科上肢及下肢洗方、八仙逍遥汤等。

4. 功能锻炼　又称练功法，是指通过肢体运动防治疾病、促使肢体功能恢复、增进健康的一种方法。它是筋伤治疗不可或缺的组成部分，也是肢体损伤经过治疗后，患者在康复过程中进行的自我功能锻炼的一种方法，同时是加速损伤愈合，防止肌肉萎缩、关节粘连和骨质疏松，帮助肢体恢复正常功能活动的重要措施。其内容丰富多彩，既有传统的五禽戏、八段锦、易筋经、太极拳等锻炼法，又有现代科学规范的各部位主要功能锻炼方法，患者应在医生的指导下积极地进行。

5. 针灸治疗　系运用针刺和艾灸人体相应的穴位，从而达到治疗疾病的一种方法，其具有调和气血、舒筋活络、活血化瘀、行气止痛、祛风除湿等作用。针灸在骨伤科疾病治疗中应用范围很广，一般新伤都"以痛为腧"，或结合邻近取穴，在痛点处进针，用泻法，可收到止痛消肿、舒筋活络等功效。损伤中后期与慢性劳损者主要是循经取穴配合局部取穴，对症施治，用平补平泻法，可促使血脉通畅，肌肉、关节的功能恢复正常。对于损伤后期兼有风寒湿邪者，可在针刺后加用艾灸、拔火罐等，可增强疗效。若因损伤而致昏厥不省人事者，可取人中、十宣或涌泉等穴急救。

针灸方法很多。常用的针法有毫针法、电针法、水针法和耳针法等，灸法有艾柱灸、艾条灸和温针灸等，在应用时应根据临床病症的不同选择使用。

6. 封闭疗法　封闭疗法是通过对损伤或有病变的部位，注射局部麻醉药物或加适当的其他药物进行治疗，以达到抑制炎症渗出，改善局部营养状况，消肿止痛等作用的一种方法。全身各部位的肌肉、肌腱、筋膜、韧带、腱鞘、滑膜等组织的急慢性损伤或退行性变所引起的局部疼痛，都适合应用封闭疗法，有时也可用于疾病的诊断与鉴别诊断。只要诊断明确，适应证选择恰当，注射部位准确，合理用药，多可取得肯定的疗效。

（1）方法　临床根据不同疾患采用不同方法，常用的有：①痛点封闭。适应于压痛明显、范围局限，且部位较为表浅的各种急、慢性筋伤患者。②腱鞘内封闭。系将药物注射到肌腱鞘管内，主要用于桡骨茎突狭窄性腱鞘炎、屈指肌腱腱鞘炎等。③硬膜外封闭。是将药物注入椎管内硬膜外腔隙中，以减轻炎症对神经根的刺激，缓解或消除疼痛。常用于腰椎间盘突出症、腰椎管狭窄症等。④神经根封闭。将药物注入神经根部，可用于颈椎病等。

（2）封闭的注意事项　严格无菌操作，防止感染发生。注射部位要准确，尤其是胸背部要防止损伤内脏。对于患有严重高血压、骨关节结核、化脓性关节炎、骨髓炎、骨肿瘤的患者禁忌使用。全身状况不佳，特别是心血管系统有严重病变者应慎用，以防加重病情或发生意外。

7. 物理疗法　系应用各种物理因素作用于人体，引起机体内一系列生物学效应，从而达到调节、增强或恢复各种生理功能，影响病理过程，以防治疾病的方法，简称理疗。骨伤科常用的理疗方法有：电疗法、磁疗法、光疗法、超声疗法、传导热疗法等五大类，其临床作用概括地讲为消炎、镇痛、兴奋、缓解痉挛、松解粘连软化瘢痕等。临床应用时需根据患者的病情、病位、病程等具体情况有针对性地选择有效的理疗方法。

8. 牵引疗法　系应用作用力与反作用力的原理，通过外力（手法、器械或电动牵引装置）对身体某一部位或关节施加牵引力，使其发生一定的分离，周围软组织得到适当的牵伸，从而达到舒筋活络、通利关节治疗目的的一种方法。筋伤疾病常用的牵引疗法主要有：

（1）颈椎牵引　适用于颈椎间盘突出症、颈椎病及颈部扭挫伤的病人。牵引的方式有手法牵引与器械牵引，包括间断性和持续性牵引；牵引的体位、重量和时间需要根据患者的病情及自我舒适的感觉来确定。坐位牵引适用于病情较轻或经仰卧位牵引后需要继续牵引的患者，仰卧位牵引适用于病情较重或不能坐位牵引的患者。一般牵引重量为3~5kg，牵引时间为15~30分钟，以无不适为度。每日或隔日1次，10次为1疗程。牵引前要安放好枕颌带，牵引中应根据患者的反应及时调整体位、重量及时间，牵引结束时稍休息片刻，缓慢转动颈部再站立活动。

（2）腰椎牵引　适用于腰椎间盘突出症、腰椎小关节紊乱症或腰腿痛的患者。患者仰卧在牵引床上，用胸肋带固定上半身，骨盆带固定腹部和骨盆，通过床头、床尾的四个滑轮，做相反方向的纵向间断性或持续性牵引。牵引力为30~60kg，每次牵引时间20~30分钟，每日或隔日1次，10次为1疗程。牵引后，松开骨盆带时不宜太快，以免胸腹部压力突然降低引起患者不适。

9. 针刀疗法　是以中医针刺疗法和西医学的局部解剖、病理生理学知识为基础，与现代外科微创手术和软组织外科松解理论相结合而形成的一种新的治疗方法。这种治疗方法以痛为腧，用针刀刺入病变部位后，可以切开或剥离病变组织，具有松解肌肉、剥离粘连、解痉止痛、疏通气血的作用，主要适用于肌肉、筋膜、韧带等软组织损伤后因粘连而引起的固定性疼痛、韧带积累性损伤、各种腱鞘炎、滑囊炎以及跟痛症等。

施术时，进针方法要把握好定点、定向、加压分离与刺入四步骤；具体手术方法分为八种，即纵行疏通剥离法、横行剥离法、切开剥离法、铲磨削平法、瘢痕刮除法、骨痂凿开法、通透剥离法及切割肌纤维法。

10. 手术治疗　临床上大多数筋伤经过非手术治疗均可获得较满意的疗效，只有极少数重症筋伤患者需要采用手术治疗，所以应严格掌握筋伤的手术适应证范围。筋伤的手术适应证为：肌肉、肌腱、韧带的完全断裂伤；反复发作的腱鞘疾病经保守治疗无效者；经保守治疗无效的某些滑囊病；合并重要的神经、血管损伤，需手术探查治疗者；颈、腰椎间盘突出症，经保守治疗无效，影响工作和生活者；关节内游离体影响肢体活动者；膝关节半月板损伤等。

（宋　敏）

扫码"练一练"

第九章　上肢筋伤

第一节　肩部筋伤

肩关节由肩胛骨关节盂与肱骨头构成，为一典型球窝关节，是人体活动度最大的关节，在矢状轴可作内收、外展运动，在冠状轴可做前屈、后伸及上举运动，沿纵轴可作臂的外旋和内旋运动，还可以作环转运动。肩关节具有关节囊松弛、关节盂较浅的特点，其稳定性主要依靠关节周围的肌肉与韧带维持。肩关节周围的韧带主要有喙肩韧带、喙肱韧带和盂肱韧带，均较小而窄，允许肩关节最大范围的活动。肩部周围肌肉主要有冈上肌、冈下肌、小圆肌、肩胛下肌、三角肌、胸大肌、胸小肌、肱三头肌、肱二头肌。

外力直接或间接作用于肩部，如跌倒、撞击等可引起肩部筋伤，甚者可并发骨折或脱位。

肩袖损伤

肩袖损伤是指各种暴力直接或间接作用于肩部后，导致肩袖的破裂或断裂，多发于长期从事臂力劳动者或运动员。

肩袖由冈上肌、冈下肌、小圆肌和肩胛下肌的肌腱所组成，包绕在肱骨头的前、上、后方，深面与关节囊相连，浅面为三角肌下滑囊。冈上肌起于肩胛骨冈上窝，冈下肌起于肩胛骨冈下窝，小圆肌起于肩胛骨外侧缘背面，均止于肱骨大结节，共同对肩关节外展运动发挥作用。肩胛下肌起于肩胛下窝，止于肱骨小结节，对肩关节内旋运动发挥作用。肩袖环绕肱骨头的上端，对肩关节有稳定作用，并协助肩关节作外展与旋转运动，又称为肩胛旋转袖（图9-1）。

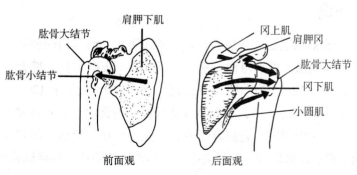

图9-1　肩袖的组成

【病因病机】

肩袖损伤可因外伤或退行性改变所致。间接暴力，如跌倒时，上肢外展，手掌撑地，骤然内收而发生肩袖损伤，以冈上肌损伤多见。因肩袖受肩峰的保护，故直接暴力所致肩袖损伤较少见。15~25岁的肩袖损伤患者，多以运动性损伤为主，好发于棒球、网球等运动员。25~50岁的肩袖损伤患者，多与肩袖的过度劳损而发生肌腱炎有关。50岁以上的患者，多因肩袖发生退行性改变后，肩峰下受到撞击而引起肩袖的损伤，与肩关节过度外展、内旋运动有关。

肩袖损伤根据断裂程度可分为部分断裂和完全断裂两类。部分断裂又可分为肩袖滑膜侧断裂、肩袖骨膜侧断裂、肩袖肌纤维断裂和肩袖纵行断裂四型。部分断裂可发展成为完全断裂，仅有部分肌纤维组织断裂者，三角肌下滑囊与关节腔不相通。完全断裂又可以分为：完全横行断裂、完全纵行断裂、完全断裂腱袖挛缩和完全断裂腱袖巨大撕裂等类型。完全断裂为整层肌腱袖破裂，冈上肌腱与肱骨的连续性明显中断，关节腔与三角肌下滑液囊相通（图9-2）。

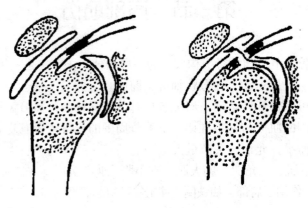

图9-2 肩袖断裂示意图

损伤早期，局部筋脉破损，血溢脉外导致气血凝滞，瘀阻经脉，出现局部肿胀、疼痛。损伤中后期，多因气血耗损或气血不足导致肩部筋肉失养，血不荣筋，或外感风寒湿邪，痹阻经脉。

【诊断】

一、病史

患者常有肩部劳损史或严重外伤史。

二、临床表现

1. 症状　急性肩袖撕裂伤时，患者自觉有撕裂声响，肩部出现肿胀，皮下出血或青紫瘀斑，伤后局部疼痛剧烈，疼痛可向三角肌止点放散，夜间痛甚。患者不能主动外展肩关节，肩关节外展至60°~120°范围内，疼痛加重，小于60°或大于120°，疼痛不明显。

2. 体征　肱骨大结节处压痛，肩关节被动外展、内旋活动时，可发生弹响。肩袖完全断裂者，可触摸到断裂的裂隙。若肩峰下滑囊积液，可在三角肌触摸到囊性肿块。部分慢性患者可出现冈下肌、小圆肌或三角肌萎缩。疼痛弧试验阳性，落臂试验可为阳性。

三、影像学及其他检查

X 线检查排除肩部骨折，MRI 检查有助于明确诊断，肩关节镜检查可较全面了解肩袖损伤情况。

【鉴别诊断】

本病应与肩关节周围炎相鉴别。

肩袖损伤与肩关节周围炎的鉴别

	相同点	不同点
肩袖损伤	均有肩部疼痛、功能受限	肱骨大结节压痛明显，疼痛弧试验阳性，MRI 检查可明确诊断
肩关节周围炎		结节间沟压痛明显，疼痛弧试验阴性

【治疗】

急性肩袖损伤破裂较小或慢性损伤者，非手术治疗效果较好。对于肩袖损伤非手术治疗效果不佳以及肩袖大部分断裂、完全断裂者，应行手术治疗。

一、非手术治疗

1. **手法治疗**　在肩关节周围可用揉法、点按法、拿捏法、弹拨法、摇肩法、搓抖法等手法治疗，并配合肩关节外展、内旋及上举等活动，以恢复肩关节功能。急性损伤慎用重手法治疗。

2. **固定治疗**　不完全破裂患者，可用肩"人"字形石膏或外展支架固定肩部于外展、前屈、外旋位 3~4 周，以促进肩袖破裂部分的修复愈合。

3. **封闭治疗**　局部疼痛明显者，可予局部封闭治疗。

二、手术治疗

肩袖完全断裂、大部分断裂以及经非手术治疗无效的患者，应行手术治疗，术式有肩袖修补术、肩峰成形术等。

三、药物治疗

1. **内治法**　损伤初期，治宜活血化瘀、消肿止痛，可选用桃红四物汤、活血止痛汤等加减。损伤后期，治宜补肝肾、益气血、强筋骨，可选用补肾壮筋汤或当归鸡血藤汤加减。

2. **外治法**　可用消瘀止痛膏外敷，或局部外搽扶他林乳胶剂等。

四、功能锻炼

固定期间可作手握拳练习及腕关节活动。解除固定后，应加强肘关节与肩关节的功能锻炼，重点练习肩关节外展、上举及旋转运动，2~3 月内避免患肢提举重物等。

肩关节周围炎

肩关节周围炎是指肩关节周围肌腱、腱鞘、韧带、滑膜囊和关节囊等软组织的慢性非特异性炎症，以肩部疼痛、肩关节活动障碍为主要临床特征，简称为肩周炎，中医又称"五十肩""冻结肩""漏肩风或露肩风""肩凝症"等。好发于 50 岁左右的中老年人，女性多于男性。

【病因病机】

肩关节周围软组织在发生退行性改变的基础上，可因外力作用、劳损或风寒湿邪入侵而发生肩周炎。部分肩周炎患者可继发于外伤，如肱骨近端骨折、肩关节脱位、上肢骨折固定时间过长等。本病的发生也可能与冈上肌腱炎、肩峰下滑囊炎、肩袖损伤等有关。

根据肩周炎的病理过程，可将其分为急性期、粘连期和缓解期。①急性期：肩部疼痛逐渐加重，夜间痛甚，肩关节活动受限，外展、后伸或外旋活动时，疼痛加重，其他方向尚有较大的活动，又称之为冻结前期。②粘连期：患者疼痛减轻，肩关节活动明显受限，因肩部周围软组织广泛粘连，肩关节各个方向活动均受限，形如冻结，又称为冻结期。③缓解期：患者疼痛减轻，随肩部周围软组织粘连松解，肩关节功能逐渐恢复正常，又称为恢复期。

中老年人多肝肾亏虚，气血不足，筋骨失健，加之风寒湿邪乘虚入侵，致经络痹阻，故肩关节疼痛、活动不利。久之，筋肉经脉失养，致肩部肌肉萎软无力。或肩部外伤后，局部瘀血内阻，气血运行不畅，致筋脉瘀阻而发病。

【诊断】

一、病史

多数患者有肩部慢性劳损史或吹风受凉史，个别病例有肩部外伤史。呈慢性发病过程，渐进加重。

二、临床表现

1. **症状**　主要症状为肩周疼痛，肩外展、后伸时疼痛加剧。疼痛可为钝痛、刀割样痛，夜间疼痛明显，有时疼痛还牵涉至上臂及肘关节处，亦可因受凉加重。

2. **体征**　肩部周围软组织僵硬，广泛压痛，多以结节间沟压痛明显，肱骨大结节、肩峰下、喙突等处亦可出现压痛。肩关节各方向活动受限，但以外展、外旋、后伸受限明显，如不能梳理头发，穿衣服等。病程长者可出现肩部肌肉萎缩。

三、影像学检查

X 线检查多无异常发现。病程较长者可见骨质轻度脱钙或软组织钙化。

【鉴别诊断】

本病应与神经根型颈椎病鉴别。

肩关节周围炎与神经根型颈椎病的鉴别

	相同点	不同点
肩关节周围炎		一般无颈部症状、体征，无根性症状、体征。肩部有固定的压痛点，功能受限明显
神经根型颈椎病	均可有肩臂疼痛	有颈部症状、体征，有根性症状、体征。肩部无明显压痛点，肩关节功能多正常

【治疗】

部分患者可自行痊愈，大多数患者应予积极治疗。以手法治疗、功能锻炼为主，配合药物、针灸等治疗。

一、非手术治疗

1. 手法治疗　患者取坐位，术者立于患侧，先采用揉法、擦法、推法等放松肩部肌肉，并施用点按法、拿捏法、弹拨法以解痉止痛。然后对患肢做外展、内收、前屈、后伸、旋转等运动，以解除粘连，滑利关节；最后运用牵抖法、搓揉法等结束手法治疗（图9-3）。手法治疗应轻柔、缓和，以患者能忍受为度。

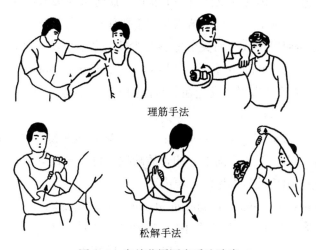

理筋手法

松解手法

图9-3　肩关节周围炎手法治疗

对病程较长、肩关节功能受限较重的患者可行麻醉下手法松解。患者取坐位或仰卧位，在臂丛阻滞或全麻下，术者一手扶住患侧肩部，另一手握持患肢作前屈、后伸、外展、上举等运动，逐渐增加肩关节的活动度，以感觉局部有松解感觉为宜。

2. 针灸治疗　可选取肩部阿是穴、肩贞、肩髃、臂臑、天宗、肩井、肩外俞、曲池等穴位针刺治疗，亦可用灸法治疗。

3. 物理治疗　可选用TDP、中频、磁疗、蜡疗、超声波或中药离子导入法等治疗，缓解疼痛，促进肩关节功能恢复。

4. 封闭治疗　对明显的局限性疼痛者，可作局部痛点封闭治疗，5~7天1次，共2~3次。

二、药物治疗

1. 内治法　治宜补气血、益肝肾、温经络、祛风寒为主。可内服蠲痹汤、独活寄生汤或三痹汤加减。体弱血亏甚者，可内服八珍汤或当归鸡血藤汤加减。

2. 外治法 可外贴伤湿止痛膏或用海桐皮汤熏洗患肩。

三、功能锻炼

功能锻炼是治疗肩关节周围炎关节粘连、功能障碍的主要手段之一。应嘱患者加强肩关节外展、上举、前屈、后伸、外旋、内旋和环转等功能活动，如"手拉滑车"、"手指爬墙"、"梳头动作"等运动。功能锻炼应循序渐进，持之以恒。

本病病程较长，但预后良好。中老年人平时应注意肩部保暖，避免风寒湿邪侵袭，经常进行肩关节功能锻炼，可对肩周炎有较好的预防作用。

肩关节前下盂唇韧带复合体损伤

肩关节前下盂唇韧带复合体损伤，常称为 Bankart 损伤。肩关节是人体最常脱位的关节，约占全部关节脱位的 50% 左右。其中绝大多数是前方脱位，年轻的患者特别是伴有关节松弛者，在脱位时，很可能有关节囊的损伤包括盂唇、韧带复合体损伤，如果愈合不良，可反复多次的肩关节脱位，称为复发性肩关节脱位。肱骨头与关节盂的接触面积仅占 30%，这表明在肩关节的稳定结构中，软组织结构起到重要作用，肩关节的稳定结构主要由盂唇、盂肱韧带、肩袖和三角肌等组成，而关节盂唇至少使关节盂的深度加深了 50%。前下盂唇韧带复合体损伤除了常见的 Bankart 损伤（图 9-4）外，还见 Bony Bankart、Hill-Sachs 损伤 ALPSA 损伤等，如果关节囊损伤发生在肱骨侧为 HAGL 损伤。前下盂唇韧带复合体损伤分型如图 9-5。

骨性 Bankart 损伤（Bony bankart lesion）：下盂肱韧带盂唇复合体损伤同时伴有关节盂前下方的撕脱性骨折。由于关节盂前下方的骨质缺损，可以导致梨形的肩盂变为"倒梨形"结构（Inverted Pearl），出现关节不稳的主要因素。

HAGL 损伤（Humeral avulsion ofinferior glenohumeral ligament）：HAGL 损伤是指肩关节盂肱下韧带肱骨头止点处的撕脱损伤。盂肱韧带是肩关节的重要静态稳定结构，其中力量最强大的是盂肱下韧带。盂肱下韧带分前、后两束，形成吊床样稳定结构。当肩关节外展、外旋时，盂肱下韧带的前束成为惟一的前向稳定因素。单纯盂唇损伤并不明显增加肩关节的前向不稳，只有当盂肱下韧带断裂时才会发生肩关节不稳。盂肱下韧带的损伤常见于盂肱的连接处，也可见于实质部及肱骨止点。发生于肱骨止点处的损伤称 HAGL 损伤，盂肱下韧带肱骨止点断裂后一般须原位缝合固定，以免影响肩关节稳定性。

反 Bankart 损伤（Reverse bankart lesion）：肩关节后脱位会造成盂唇后缘的反 Bankart 损伤。

Perthes 损伤（Perthes lesion）：前下盂唇撕裂并邻近骨膜的撕脱，但骨膜未断。

ALPSA 损伤（Anterior labroligamentous periosteal sleeve avulsion）：前下盂唇连同相应局部骨膜套袖状撕裂。与 Bankart 损伤的区别是盂唇相应区域的骨膜完整，没有断裂，盂唇和骨膜向盂颈回缩、低位固定。损伤的盂唇复合体往往回缩，手术时需从骨膜下游离盂唇，复位后再行缝合固定。

GLAD 损伤（Glenolabral articular disruption）：是指单纯的前下盂唇的关节囊内损伤、

盂唇部分撕脱，不伴骨膜损伤。

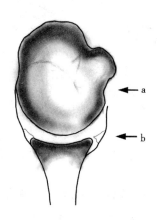

图 9-4　HAGL 损伤及 Bankart 损伤

a.HAGL 损伤；a.Bankart 损伤

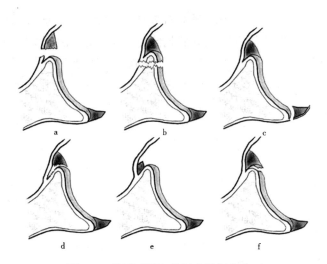

图 9-5　前下盂唇韧带复合体损伤分型

a.Bankart 损伤；b. 骨性 bankart 损；c. 反 bankart 损伤；
d.Perthes 损伤；e.ALPSA 损伤；f.GLAD 损伤

　　肩关节前下盂唇复合体由盂肱下韧带、前下盂唇及关节盂缘的透明软骨组成，其作用在于加深关节窝，是对抗向前和向后应力的主要稳定因素。其中，盂肱下韧带附着于从肱骨头前方的 2~3 点处到后方的 8~9 点处的关节盂缘，在肱骨盂横向走行的骨骺下方，附着于肱骨解剖颈和外科颈的下面。该韧带的前上缘通常较厚，有一个不明显的后方增厚部；整体上类似于一个由增厚的前后束及一个较薄的腋囊所组成的吊床式结构，对运动的终点具有限制并协助肱骨头在关节盂中向后滚动的作用。在盂唇及肩盂形成的关节凹完整时，发挥肱骨头动力性稳定作用的肩袖肌肉可产生凹面压迫作用；盂唇缺失，此稳定作用会减少 20%。同时，盂唇与关节盂缘的透明软骨相接，其作用在于加深关节窝并与盂肱韧带、关节囊和肱二头肌腱共同维持肩关节稳定性。Bankart 损伤是肩关节前脱位的主要病理改变，肩盂中切迹至肩盂最下方的盂唇撕脱并远离肩盂，向内侧移位，附着于盂唇的盂肱下韧带复合体的前束一同撕脱，前下方关节囊松弛，如图 9-6。

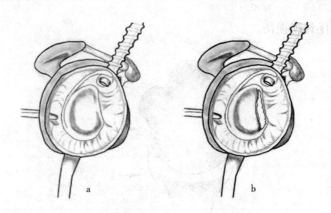

图 9-6　正常盂唇与 Bankart 损伤

a. 正常盂唇；b. Bankart 损伤

【病因病机】

引起肩关节前下盂唇复合体损伤的主要因素有急性外伤、慢性劳损及肩关节前下盂唇复合体退变等，其中以急性外伤以肩关节前脱位为主。上述因素分别或综合作用均可引起肩关节前下盂唇复合体损伤，久之肩关节稳定结构破坏，肱骨头容易向前脱出。

本病多因跌扑损伤后气滞血瘀；或气血虚弱，肝肾亏虚，筋脉失养，风寒湿邪乘虚而入，致使筋膜等组织松弛或缺损所致。

【诊断】

一、病史

患者常有外伤史、肩关节脱位史或慢性劳损史。

二、临床表现

1. **症状**　肩关节疼痛、活动受限，可能在重复进行某项活动后逐渐出现肩关节不稳定的症状；自觉明显肱骨头滑进滑出关节盂的感觉，或出现麻木和指尖针刺感等一过性的神经症状。

2. **体征**　肩关节压痛明显，活动受限。前向恐惧试验（Apprehension test 患者仰卧位，肩关节外展 90°，肘关节屈曲 90°，在向前压迫其肱骨时，轻度外旋其上肢。此时患肩前不稳定的患者可产生恐惧反应，如图 9-7）阳性。再复位试验（Relocation test，恐惧试验阳性基础上，检查者对其肱骨头施以向后的压力，患者肩部疼痛或恐惧感减轻。）阳性。释放试验（Release test，在再复位试验的基础上，检查者突然放松对患者盂肱关节后方施加的力量，患者重新出现疼痛或肱骨头向前脱出的恐惧感）阳性。

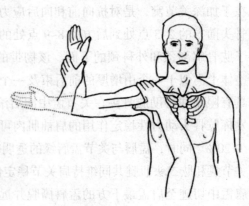

图 9-7　恐惧试验

三、影像学检查

当存在骨性撕脱或关节盂撕脱时，X 线、CT 检查可见关节盂前下方小骨赘形成，MRI 对于韧带、盂唇及软组织诊断有明显优势，可见盂唇形态丢失、不规则线样高信号从盂唇扩展至关节面缘。

【治疗】

急性期以保守治疗为主，伴随肩关节不稳定时建议行手术治疗，后期结合药物、物理治疗。

一、手术治疗

临床常伴随肩关节前脱位发生，及时复位后需要关注韧带等软组织损伤的情况。手术目的是通过修复 Bankart 损伤恢复前下盂唇的杠杆作用，和通过合适的关节囊折缝恢复前方关节囊盂唇复合体的张力。目前临床常用关节镜下带线锚钉内固定缝合法，在关节镜下用锚钉打入受损盂唇的边缘，利用钉尾的线将损伤的盂唇复位缝合。此外，当关节盂唇直径丢失超过 25% 时，则建议行 Latarjet 术治疗。

二、非手术治疗

固定治疗　一个急性期初次肩关节前脱位的患者，将肩关节固定于外旋位 3~6 周，可以降低再次前脱位的风险。

针灸治疗　可选取肩髎、肩井、极泉、肩前、风池、合谷等穴，并可"以痛为腧"取穴，常用泻法或灸法，每日一次。

物理疗法　可选用电疗、磁疗、超声波或中药熏洗透入等治疗，已缓解局部疼痛。

封闭疗法　疼痛明显者，可予局部痛点或腱鞘内封闭治疗。

二、药物治疗

内治法　早期患者瘀肿疼痛明显者，治宜活血化瘀，消肿止痛，方选舒筋活血汤加减；后期气血虚弱，治宜益气补血，方选八珍汤加减；习惯性脱位者肝肾亏损，筋骨痿软，治宜补益肝肾，强壮筋骨，方选补肾壮筋汤加减。

外治法　局部可贴消瘀止痛膏、狗皮膏，亦可用中药熏洗或热敷患处。

三、功能锻炼

在局部疼痛缓解后，肩关节制动 3~6 周后应集中在肩袖和肩胛周围肌肉的肌力训练上，避免发生肩关节粘连及肌肉萎缩，活动量及活动范围以不加剧疼痛为宜。

肱二头肌长头肌腱炎

肱二头肌长头肌腱炎是指肱二头肌长头肌腱在肱骨结节间沟与横韧带形成的骨性纤维管中，长期遭受磨损而发生退变、粘连，出现以肱骨结节间沟部疼痛、肩关节活动受限为临床特征的疾病。肱二头肌长头肌腱炎或腱鞘炎在临床上常同时发生，难以区分，故又称之为肱二头肌长头肌腱腱鞘炎或肱二头肌长头肌腱狭窄性腱鞘炎。好发于体力劳动者或运动员。

肱二头肌长头肌腱起于肩胛骨盂上结节，穿行于肩关节囊内后，通过肱骨结节间沟与横韧带形成的纤维管道（图9-8）。在肩关节运动过程中，肌腱或腱鞘与肱骨结节间沟反复摩擦或过度活动可引起腱鞘充血、水肿，导致粘连或肌腱退变，并产生症状。

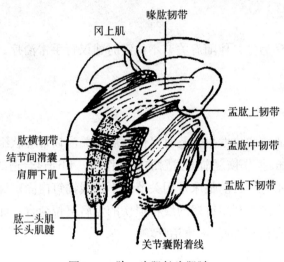

图9-8　肱二头肌长头肌腱

【病因病机】

引起肱二头肌长头肌腱炎的主要因素有肱二头肌长头肌腱的退变、慢性劳损、急性外伤或感受风寒湿邪等。上述因素分别或综合作用均可引起肱二头肌长头肌肌腱和腱鞘的无菌性炎症反应。久之肌腱与腱鞘发生粘连，肌腱滑动障碍。

本病多因气血虚弱，肝肾亏虚，筋脉失养，风寒湿邪乘虚而入；或外伤后血瘀气滞，致使筋脉拘紧挛缩所致。

【诊断】

一、病史

患者常有肩部急、慢性损伤史。

二、临床表现

1. **症状**　肩部疼痛不适或有酸胀感，逐渐加重，疼痛可放散至三角肌止点及前臂的前外侧。肩部受凉后或活动过多可使症状加重，休息后减轻。上肢外展、上举或后伸及反臂动作时，疼痛加剧。

2. **体征**　肱骨结节间沟处压痛明显，肩关节活动受限。部分患者上肢于90°外展位，沿肢体纵轴做旋转时，可出现疼痛加剧。耶加森征（Yergason征，患者屈肘90°,前臂旋前，检查者一手托住肘后，另一手握住患者手腕部，使其前臂保持在旋前位。患者做抗阻力前臂旋后动作。此时，结节间沟内产生局限性疼痛者为阳性，图9-9）阳性；勒丁顿征（Ludington征，患者双手十字交叉，双肩外展上举，手掌放于枕后部。嘱患者主动收缩肱二头肌，即手掌与头部对抗用力，此时结节间沟内产生疼痛为阳性，图9-10）阳性；梳头试验阳性。

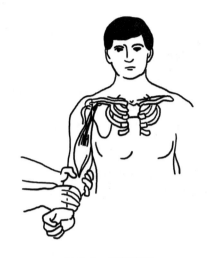
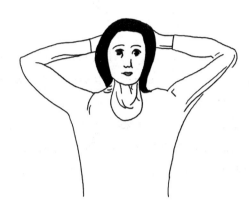

图 9-9　耶加森征　　　　　　　　　　图 9-10　勒丁顿征

三、影像学检查

X线检查多无异常改变。

【治疗】

以手法治疗为主，配合药物、物理治疗、封闭等治疗。

一、非手术治疗

1. **手法治疗**　患者取坐位，术者立于患侧，先用揉法、滚法放松肩部肌肉，再施用点按法、弹筋拨络法以解痉止痛，松解粘连，然后运用摇肩法以恢复肩关节功能，最后用摩法、搓揉法、牵抖法等疏理经络。

2. **固定治疗**　急性期疼痛较严重者，屈肘90°用三角巾将患肢悬吊于胸前2周，以限制肩关节活动。

3. **针灸治疗**　可选取肩髎、极泉、肩前、曲池、天宗、巨骨等穴位针刺治疗，亦可用灸法治疗。

4. **物理疗法**　可选用电疗、磁疗、蜡疗、超声波或中药离子导入法等治疗，以缓解局部疼痛。

5. **封闭疗法**　疼痛明显者，可予局部痛点或腱鞘内封闭治疗。

二、药物治疗

1. **内治法**　瘀滞型者，治宜活血化瘀、行气止痛，方用舒筋活血汤加减；寒湿型者，治宜散寒除湿、温经通络，方用羌活胜湿汤或蠲痹汤加减；气血亏虚型者，治宜补益气血、温经通络，方用黄芪桂枝五物汤加减。

2. **外治法**　局部可贴消瘀止痛膏、狗皮膏，亦可用海桐皮汤熏洗或热敷患处。

三、功能锻炼

局部疼痛缓解后应主动加强肩关节功能锻炼，以免发生肩关节的粘连及肌肉萎缩，活动量及范围逐渐加大，以不加剧疼痛为宜。

（黄　剑）

第二节　肘部筋伤

肘关节由肱骨下端、桡骨上端和尺骨近端所构成，包括肱桡关节、肱尺关节和桡尺近侧关节，三个关节包在一个关节囊内，为屈戌关节。肘关节周围韧带包括桡侧副韧带、尺侧副韧带和桡骨环状韧带，对肘关节起稳定作用。

肘关节周围的肌肉主要有肱肌、肱二头肌、肱三头肌、肘肌、旋前圆肌、旋后肌和肱桡肌，为肘关节活动提供动力。前臂伸肌群起于肱骨外上髁，屈肌群起于肱骨内上髁。肘关节为人体活动较多的关节，容易造成肘部筋伤。

肱骨外上髁炎

肱骨外上髁炎是指肱骨外上髁周围软组织因劳损或过度牵拉而致的无菌性炎症，因好发于网球运动员，故又名"网球肘"。肱骨外上髁是肱骨外髁上缘的骨性突起，有桡侧腕长伸肌、桡侧腕短伸肌、指总伸肌、小指固有伸肌和尺侧腕伸肌的肌腱在桡骨环状韧带平面形成的总腱附着，当作伸腕、伸指动作或屈肘、前臂旋转及肘内翻时，均有牵拉应力作用于肱骨外上髁。因此，肱骨外上髁炎是肘部常见多发病，好发于体力劳动者或运动员，如木工、网球运动员等。

【病因病机】

肱骨外上髁炎多因慢性劳损发病，也可因急性损伤引起。慢性劳损是由于肘关节和腕关节的反复活动，使腕伸肌起始点长期遭受牵拉应力刺激，引起肱骨外上髁处骨膜、肌腱等发生无菌性炎症改变，出现肱骨外上髁处疼痛。急性损伤是由于外界暴力突然作用于腕关节并使其背伸，腕伸肌强力收缩，引起腕伸肌起始点处总腱部分撕裂，局部组织出血、渗出，继而发生粘连。病程久者，可导致局部纤维组织机化、钙化等改变。

急性损伤以血瘀气滞为主，局部经脉破损，血溢脉外，阻滞经络而出现疼痛。慢性损伤多为筋肉、经脉失养或复感风寒湿邪侵袭，痹阻经脉。

【诊断】

一、病史

患者多有肘部劳损史。

二、临床表现

1. **症状**　初起时在劳累后偶感肘外侧疼痛，逐渐加重，可转为持续性疼痛，疼痛可放散至上臂部及前臂。如做拧毛巾、扫地等动作时，疼痛加重。严重者，提物时有突然"失力"现象。部分患者疼痛或与天气变化有关。

2. 体征　肱骨外上髁压痛，偶可出现肱桡关节间隙、桡骨小头、桡骨环状韧带处压痛。病程长者，可见肘部肌肉萎缩。伸腕抗阻试验阳性，Mill 征阳性。

三、影像学检查

X 线检查一般无异常征象，偶可见肱骨外上髁处骨质密度增高的钙化影或骨膜肥厚影像。

【治疗】

以封闭治疗为主，配合手法、药物、针灸等治疗。

一、非手术治疗

1. 手法治疗　患者取坐位，术者立于患侧，先用拇指在肱骨外上髁及前臂桡侧痛点处作按揉法或摩法，以放松局部肌肉与肌腱，并用弹筋拨络法、分筋手法，以解痉止痛。然后术者一手握持患肢肘部，另一手把持患肢腕部，作肘关节屈伸、前臂旋转等活动关节手法滑利关节。

2. 针灸治疗　可选取阿是穴、尺泽、阳溪、曲池等穴位针刺。

3. 物理治疗　可采用电疗、磁疗、超声波或中药离子透入等疗法，以减轻疼痛，促进炎症吸收。

4. 封闭治疗　可局部痛点封闭治疗，每周 1 次，共 2~3 次。

5. 针刀治疗　小针刀治疗对本病有一定的治疗效果。

二、药物治疗

1. 内治法　治宜养血荣经、舒筋活络，方可选用活血汤、舒筋汤加减。

2. 外治法　可外敷消炎止痛膏或用海桐皮汤熏洗患处。

第三节　腕部筋伤

腕部是连接前臂与手的重要结构，是前臂肌腱、血管、神经分布到手的通道。掌长肌腱居腕掌侧的正中部，正中神经在掌长肌腱与桡侧腕屈肌腱之间。掌长肌腱的桡侧为桡侧腕屈肌腱，尺侧为尺侧腕屈肌腱。尺神经居指浅屈肌腱和尺侧腕屈肌腱之间。腕掌侧深层有腕掌侧韧带和腕横韧带。由于腕部的结构比较复杂，且活动频繁，易发生筋伤疾患。

扫码"学一学"

腕三角软骨损伤

腕三角软骨为纤维软骨组织，又称腕关节盘，位于尺骨茎突内侧的小凹中，横隔于桡腕关节与桡尺远侧关节之间，并将两关节腔完全隔开，基底边附着于桡骨远端尺骨切迹的边缘，软骨尖端附着于尺骨茎突基底部，略呈三角形。其边缘较厚，掌、背侧缘均与腕关节囊相连，中央较薄，呈膜状（图 9-11）。

腕三角软骨因受直接暴力或间接暴力作用引起的损伤，称为腕三角软骨损伤。可发生于任何年龄，以青壮年女性多见。

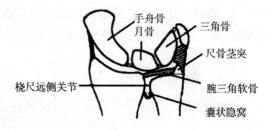

图 9-11　腕三角软骨冠状面示意图

【病因病机】

腕三角软骨是桡尺远侧关节的主要稳定装置，并有限制前臂过度旋转的作用。腕三角软骨在任何位置均处于紧张状态，在前臂旋后位时，掌侧部分紧张度增大，而在旋前位时背侧部分紧张度增大。当腕关节遭受突然的过度扭转暴力时，可引起腕三角软骨的损伤或破裂，甚至可发生掌、背侧韧带撕裂、桡尺远侧关节脱位；腕部过度活动使腕三角软骨受到长期的磨损和牵拉，可造成腕三角软骨的慢性损伤。此外，腕三角软骨损伤可并发于桡骨远端骨折或腕部的其他损伤中，易被其他严重损伤所掩盖。

【诊断】

一、病史

腕部有明显外伤史或慢性劳损史。

二、临床表现

1. **症状**　腕关节尺侧或桡尺远侧关节部位疼痛，腕关节屈伸或旋转活动时疼痛可加剧。慢性损伤者，局部可有明显酸楚乏力感。

2. **体征**　腕关节尺侧或桡尺远侧关节压痛，腕关节伸屈及前臂旋转活动受限。对比健侧可发现患侧尺骨小头向背侧突起，旋转患肢前臂时，可发现桡尺远侧关节活动异常，前臂旋前时尺骨小头向背侧脱出。腕三角软骨挤压试验阳性。

三、影像学及其他检查

X 线检查可见桡尺远侧关节间隙增宽，尺骨小头向背侧移位。

【治疗】

以手法治疗为主，配合药物、固定、功能锻炼等治疗，必要时行手术治疗。

一、非手术治疗

1. **手法治疗**　患者坐位，掌心向下。术者在患者前方，先行适当的相对牵引，在牵引下将腕部摇晃 2~3 次，然后轻轻揉按、揉捏尺骨小头与桡骨远端的尺侧缘，使其突出处复平。

2. **固定治疗**　急性损伤，手法使桡尺远侧关节复平后，用夹板将腕关节固定于前臂旋后位 2~3 周。慢性损伤症状严重者，亦可作短期的固定制动或佩带护腕。

二、药物治疗

1. **内治法**　急性损伤治宜祛瘀消肿、活血止痛，方可选用定痛活血汤加减或内服七厘散；慢性损伤治宜温经、通络、止痛，方可选用补筋丸加减或内服小活络丸。

2. **外治法**　急性损伤可外敷三色敷药或消瘀止痛膏；慢性损伤可外用海桐皮汤熏洗。

三、功能锻炼

去除外固定后，可在无痛的情况下逐步进行腕关节的功能锻炼。

腕管综合征

腕管系指腕掌侧的掌横韧带与腕骨所构成的骨－韧带隧道。腕管中有正中神经、拇长屈肌腱和4个手指的指深屈肌腱、指浅屈肌腱。正中神经居于浅层，处于肌腱与腕横韧带之间（图9-12）。

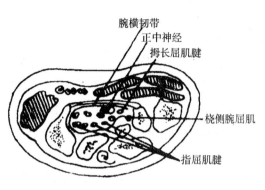

图 9-12　腕管解剖图

腕管综合征是指由于腕管容积减少，腕管内容物增大或增多，使腕管内压力增高，正中神经在管内受压而引起的以手指麻痛乏力为主的症候群。多发于中年人，女性较男性多见，单侧多发。

【病因病机】

由于构成腕管的组织坚韧，弹性小，而腕管内通过的组织排列紧密无空余之地。因此，任何使腕管容积缩小（如骨折畸形愈合、腕横韧带肥厚）、内容物增多（如脂肪瘤、腱鞘囊肿等）或腕管内压力增高（外伤致腕管内组织肿胀、慢性劳损致腕管内组织慢性无菌性炎症等）的因素，均可导致正中神经受压于腕横韧带的近侧缘而出现腕管综合征。此外，风湿性疾病和类风湿疾病、产后或更年期内分泌功能紊乱以及肢端肥大症等，亦可诱发腕管综合征。

本病多由于腕部损伤后瘀血阻滞，或伤后复感风寒之邪所致。

【诊断】

一、病史

多有腕部急、慢性损伤史。

二、临床表现

1. **症状**　主要症状为患手正中神经支配区疼痛、麻木、手指运动无力及血管、神经营养障碍等。桡侧3个半手指麻木、刺痛或烧灼样痛、肿胀感。疼痛多在夜间、晨起或劳累后加重，活动或甩手后症状可减轻。有时疼痛可向前臂乃至上臂放射。

2. **体征**　患手握力减弱，拇指外展、对掌无力，桡侧3个半指皮肤感觉减退，重者大鱼际肌萎缩。屈腕压迫试验阳性，叩击试验（Tinel征）阳性。

三、影像学检查

X线检查了解腕管原发骨骼病变。

【鉴别诊断】

本病主要与神经根型颈椎病相鉴别。

【治疗】

以手法治疗为主，配合药物、物理治疗、功能锻炼等治疗。

一、非手术治疗

1. 手法治疗 患者取坐位，先在阿是穴、外关、阳溪、鱼际、合谷、劳宫等穴位作按压、揉摩手法治疗。然后，将患手在轻度拔伸下，缓缓旋转、屈伸腕关节数次。最后，术者左手握住腕部，用右手示、中指的第二节挟持患肢拇指末节，向远心端急速拔伸并滑开，以发出弹响声为佳，第2、3、4指依次进行。手法治疗不宜过重、过多，以免增加腕管内的压力。

2. 局部封闭 对症状明显者，可予局部封闭治疗。

3. 物理治疗 可选用TDP、中频、磁疗、蜡疗、超声波等治疗。

二、手术治疗

对于症状严重，经非手术治疗无效者，可考虑手术切断腕横韧带，以充分解除对正中神经的卡压。

三、药物治疗

1. 内治法 治宜祛风通络、活血舒筋为主，方可选用舒筋活血汤或黄芪桂枝五物汤加减。

2. 外治法 可外贴宝珍膏或万应膏，并可用中药熏洗治疗。

四、功能锻炼

练习手指、腕关节的屈伸及前臂的旋转活动，防止废用性肌萎缩和粘连。

桡骨茎突狭窄性腱鞘炎

拇长展肌腱和拇短伸肌腱在桡骨茎突部位的腱鞘内过度摩擦，以致该部位发生无菌性炎症，引起腱鞘管壁增厚、粘连或狭窄而出现的症状，称为桡骨茎突狭窄性腱鞘炎。多发于家庭妇女以及手工劳动者，以中年女性多见。

【病因病机】

多为慢性积累性损伤所致。桡骨茎突腱鞘为拇长展肌腱和拇短伸肌腱的共同腱鞘（图9-13），若手腕活动过度，拇长展肌腱和拇短伸肌腱在共同的腱鞘内不断地来回摩擦，日久劳损，可使腱鞘发生损伤性炎症，造成纤维管的充血、水肿，导致鞘壁增厚，管腔变窄，肌腱局部变粗，肌腱在管腔内滑动困难而产生相应的症状。

本病与体弱血虚、血不荣筋及慢性损伤后气滞血瘀有关。

【诊断】

一、病史

患者多有手腕部慢性劳损史。

二、临床表现

1. **症状**　发病缓慢，桡骨茎突处疼痛，提物乏力，不能做提壶倒水等动作，部分患者疼痛可向手或前臂部放散。

2. **体征**　桡骨茎突处可有轻微肿胀，或可扪及结节。桡骨茎突处压痛。握拳尺偏试验（Finkel-Stein 征）阳性（图 9-14）。

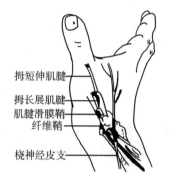

拇短伸肌腱
拇长展肌腱
肌腱滑膜鞘
纤维鞘

桡神经皮支

图 9-13　桡骨茎突部位的解剖

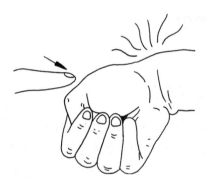

图 9-14　握拳尺偏试验

【治疗】

一、非手术治疗

1. **手法治疗**　患者正坐，术者一手托住患手，另一手于腕部桡侧疼痛处及其周围作上下来回的按摩、揉捏；然后按压手三里、阳溪、合谷等穴，并弹拨肌腱4~5次；再用左手固定患肢前臂，右手握住患手，在轻度拔伸下缓缓旋转及伸屈腕关节；最后用右手拇、示二指捏住患手拇指末节，向远心端拉伸，起舒筋、活血、通络的作用。

2. **针灸治疗**　可取阳溪、合谷、曲池、手三里、列缺、外关等穴位针刺治疗。

3. **小针刀治疗**　小针刀治疗对本病有较好治疗作用。

4. **封闭疗法**　对症状明显者，可予腱鞘内封闭治疗。

二、药物治疗

1. **内治法**　治宜调养气血、舒筋活络，方用桂枝汤加减。亦可用非甾体类抗炎镇痛药物治疗。

2. **外治法**　可外用海桐皮汤熏洗。

腱鞘囊肿

腱鞘囊肿是发生于关节或腱鞘的囊性肿物，内含无色透明或微呈白色、淡黄色的浓稠冻状黏液，中医称之为"腕筋瘤"。多发于腕背部，任何年龄均可发病，以青壮年和中年人多见，女性多于男性。

【病因病机】

本病多为慢性劳损所致。其发病可能与关节囊、韧带、腱鞘中结缔组织发生退行性改变有关。囊壁为致密坚韧的纤维结缔组织，囊内为无色透明胶冻样黏液。

本病多因劳损或外伤累及筋脉，阻遏气机，气血郁滞不散，筋膜聚结，津液内聚，发为囊肿。

【诊断】

一、病史

多有腕部慢性劳损史。

二、临床表现

1. **症状**　起病缓慢。多无不适症状，少数有局部胀痛。

2. **体征**　腕部背侧或掌侧包块，呈半弧形隆起，扪之边界清楚，表面光滑，按之有弹性或波动感。

【治疗】

以手法治疗为主，必要时手术治疗。

一、非手术治疗

1. **手法治疗**　对于发病时间较短，囊壁较薄，囊性感明显者，可用按压法压破囊肿。以腕背部囊肿为例，将腕关节掌屈，使囊肿固定和高凸，术者用双手拇指压住囊肿，并加大压力挤压囊肿，使囊壁破裂。囊壁破后施以局部按摩，使囊内液体尽量溢出，散于皮下。然后，在患部放置压垫，加压包扎1~2周，以使囊壁间紧密接触，形成粘连，避免复发。

2. **针刺或抽吸治疗**　对体积较大、囊壁较厚，按压不破者，予患处消毒后，用三棱针垂直刺入囊肿内，起针后在囊肿四周加以挤压，使囊肿内容物被挤出，并用消毒敷料加压包扎。亦可用注射器抽出囊内容物，并注入曲安奈德或醋酸泼尼松龙，然后加压包扎。

二、手术疗法

对于非手术治疗无效，反复发作者，可行手术切除。

（加　亨）

扫码"练一练"

第十章　下肢筋伤

> **要点导航**
>
> 　　1.掌握：髋关节暂时性滑膜炎、膝关节侧副韧带损伤、膝关节半月板损伤、膝关节交叉韧带损伤、踝关节扭挫伤、跟腱损伤的病因病机、诊断及治疗方法。
> 　　2.熟悉　膝关节滑膜炎、跟痛症的病因病机、诊断要点及治疗原则。
> 　　3.了解　髋部扭挫伤、跗外翻的诊断要点与治疗原则。

扫码"学一学"

第一节　髋部筋伤

　　髋关节由髋臼与股骨头构成，属多轴的球窝关节，可做三轴的屈、伸、展收、旋内、旋外以及环转等运动。髋关节周围的肌肉和韧带比较坚实稳固，关节囊坚韧、致密，因此，髋关节具有较大的稳固性，以适应其承重和行走功能。髋关节的神经支配来自坐骨神经和闭孔神经的前支，后者又有一分支支配膝关节，故髋部疾患往往会引起膝部疼痛。

　　当髋部受到外力作用或在非正常体位下工作、活动时，易造成髋部筋伤。此外，局部超负荷应力积累亦是髋部筋伤的原因。若髋部筋伤后再感受外邪侵袭，则会加重其临床症状和体征。

髋部扭挫伤

　　髋部扭挫伤是指髋关节在过度扭旋、屈伸或钝性暴力打击下发生的损伤，致使髋部周围肌肉、韧带及关节囊等软组织发生撕裂、出血、水肿等现象，而出现一系列症状。由于髋关节周围的肌肉和韧带比较坚实稳固，故髋部扭挫伤的发生率较低，以青壮年患者较为多见。

【病因病机】

　　间接暴力扭伤多见，直接暴力挫伤少见。由于剧烈运动或跳跃、摔跌以及高处坠下时，因髋关节姿势不良或过度扭旋，导致髋关节周围肌肉、韧带和关节囊等受损，造成局部组织充血或出血、渗出、水肿，产生髋部疼痛、肿胀、活动障碍。髋部挫伤系因钝性物体直接打击髋部所致。髋关节扭挫伤系皮肉筋脉受损，损及气血，致髋部气血壅滞，经脉不通。

【诊断】

一、病史

　　患者有外伤史或过度运动史，多见于跳跃、奔跑、劈叉等运动损伤。

二、临床表现

1. 症状　伤后患侧髋部疼痛，活动时疼痛加重，休息静止时疼痛减轻。重者患肢不敢着地负重行走，呈保护性姿态，如跛行、拖拉步态、骨盆倾斜等。

2. 体征　患肢多呈外展、外旋半屈曲位，髋部肿胀或有瘀斑，患侧腹股沟处多有压痛，髂前上棘下方、髂嵴后上方、骶髂关节、坐骨结节、股骨大转子后方亦可有压痛，髋关节功能受限，偶有患肢外观呈假性变长。"4"字试验（又称 Feber 征）阳性，托马斯征（Thomas 征）可出现阳性。

三、影像学检查

X 线检查多无异常征象。

【鉴别诊断】

本病应与股骨颈骨折相鉴别。

【治疗】

以手法治疗为主，配合药物等治疗。

一、非手术治疗

1. 手法治疗　多适用于扭伤患者。患者取俯卧位，术者在髋部痛点施行按压、揉摩、拔伸等手法并配合髋部被动活动；然后患者仰卧位，在髋部痛点处施行按摩、揉拿等手法理筋通络，缓解疼痛。如有软组织嵌顿者，将患肢置于屈膝、屈髋位，在摇转髋部的同时下压关节，并外展、外旋伸直下肢数次，以解脱嵌顿的软组织。

2. 针灸治疗　可选用阿是穴、环跳、秩边、居髎、承扶、风市等局部穴位针刺治疗。

3. 物理治疗　伤后可立即予以冰敷治疗。中后期可用蜡疗、磁疗、超声波疗法、超短波电疗等治疗，以消炎、镇痛、促进渗出物及血肿吸收。

二、药物治疗

1. 内治法　治宜活血祛瘀、消肿止痛、舒筋通络，可内服桃红四物汤或舒筋活血汤加减。一般可服中成药如三七伤药片、舒筋活血片等，亦可选用非甾体类抗炎药物治疗。

2. 外治法　初期可外敷消肿止痛药膏或涂擦扶他林乳胶剂、酮洛芬凝胶等；后期可选用海桐皮汤熏洗。

髋关节暂时性滑膜炎

髋关节暂时性滑膜炎是由非特异性炎症引起的髋关节短暂的以急性疼痛、肿胀、跛行为主症的病证。本病临床病名称谓很多，如髋关节一过性滑膜炎、单纯性滑膜炎、急性短暂性滑膜炎等。多见于 10 岁以下的儿童，男孩较女孩多见。

【病因病机】

病因目前尚未十分明确。多数患儿发病前有轻度的髋部扭伤史，部分患儿有上呼吸道感染或消化道感染史。儿童时期，髋关节发育尚未成熟，上述致病因素可导致关节滑膜呈非特异性炎症病理改变，关节液增多清亮，亦有混浊或呈血色者，培养无细菌生长。

本病多由正气受损，卫外不固，风寒湿邪乘虚而入，致使关节脉络不通，气血运行受阻而致。

【诊断】

一、病史

患儿多有蹦、跳、跌倒等髋关节扭伤史或近期内有上呼吸道感染、消化道感染等病史。

二、临床表现

1. **症状**　多数发病较急，髋关节疼痛，跛行，可伴有同侧大腿内侧及膝关节疼痛。患儿步态缓慢，快走则跛行明显。个别病例有发热，持续数日，重者类似急性关节感染的表现。

2. **体征**　髋关节处于屈曲、内收、内旋位。腹股沟前方肿胀，压痛明显，髋关节后方亦可有压痛，可有不同程度的股内收肌群痉挛，髋关节活动受限，双下肢不等长（假长或假短）。"4"字试验阳性，托马斯征（Thomas 征）可出现阳性。

三、影像学及其他检查

X 线检查显示髋关节囊肿胀，关节间隙稍增宽。髋关节穿刺检查可见穿刺液透明，细菌培养阴性，关节囊滑膜组织检查为非特异性炎症变化，实验室检查白细胞总数可升高，血沉略快。

【鉴别诊断】

本病应与髋关节滑膜结核、股骨头骨骺骨软骨病、化脓性髋关节炎相鉴别。

	相同点	不同点
髋关节暂时性滑膜炎		多有髋关节扭伤史或近期内有上呼吸道感染、痢疾等病史。局部症状较轻，双下肢可不等长。X 线检查：关节间隙稍增宽，无骨质破坏。关节穿刺液细菌培养阴性
髋关节滑膜结核		初起症状为髋关节痛，儿童多诉膝关节痛，常有结核中毒症状。X 线检查：早期可见关节间隙稍宽或变窄，晚期可见骨质破坏
股骨头骨骺骨软骨病	髋关节疼痛、活动受限，血沉增快	髋关节活动受限以内旋和外展受限为主。X 线检查：股骨头骨骺密度增高或碎裂，股骨颈变短、增宽，无骨质破坏
化脓性髋关节炎		起病急，高热，寒战，有败血症表现，局部症状明显。X 线检查：关节囊及周围软组织肿胀明显，关节间隙增宽，晚期可见关节及骨质破坏。白细胞计数及中性粒细胞升高，关节穿刺可抽出脓液，可培养出化脓性细菌

【治疗】

以卧床休息、局部制动为主，配合药物、手法等治疗。病程一般较短，预后良好，部分患儿可以自行恢复。

一、非手术治疗

1. 卧床休息、局部制动　患儿卧床休息，限制负重行走。亦可行皮肤牵引、制动治疗，牵引时间1~2周。牵引能缓解肌肉痉挛，可使症状很快消退，牵引数日后，疼痛多能缓解。

2. 手法治疗　患者仰卧位，术者先用手掌抚摩和轻揉患髋3~5min，并用拇指轻柔弹拨患髋股内收肌群，使紧张的肌肉松弛。然后，助手固定骨盆。术者立于患侧，一手握患踝，另一手握持患膝，先在无痛范围内轻轻做屈膝、屈髋动作并旋转、摇晃髋关节，至患髋肌肉放松时，将髋、膝两关节屈曲至最大限度，停留数秒至1分钟，然后缓缓将患肢伸直，疼痛即可缓解。手法治疗完毕，要防止患肢外展、外旋，适当卧床休息。

3. 物理治疗　可选用蜡疗、磁疗、超声波疗法、超短波电疗等治疗。

二、药物治疗

一般不必服用药物，可在腹股沟部外用活血消肿止痛中药湿热敷。若体温较高者，应予抗生素治疗。

（何本祥）

第二节　膝部筋伤

扫码"学一学"

膝关节为全身最大、最复杂的关节，由股骨内、外侧髁和胫骨内、外侧髁以及前方的髌骨构成，关节的稳定性由骨、韧带和肌肉来维持。关节在运动状态中始终处于不稳定和不平衡之中，而人体总是在其中求得相对稳定和相对平衡。因此，不能单从骨的结构来认识关节的稳定性，更重要的是从关节的运动状态中去了解韧带和肌肉的稳定作用。

膝关节创伤性滑膜炎

膝关节创伤性滑膜炎是指膝关节损伤后引起的滑膜无菌性炎症反应。中医称之谓"痹症"范围。其基本病理是膝部外伤或多种原因刺激后引起滑膜损伤，使滑膜产生渗出液，积聚于关节腔内称为创伤性滑膜炎。

膝关节的关节囊滑膜层是构成关节内的主要结构之一，膝关节除了股骨下端内外侧髁、胫骨平台及髌骨的关节软骨面之外，其余的大部分为关节囊滑膜所遮盖。膝关节的滑膜是全身关节中最宽阔和最复杂的滑膜。在髌骨上缘的上方，滑膜形成一个大的髌上囊，该囊位于股四头肌和股骨体下部之间，实际上为关节腔的延伸。在髌骨两侧，滑膜伸入至股内侧和股外侧肌腱膜下，其中伸入内侧者尤深。在髌骨下方，滑膜借髌下脂体与髌韧带相隔，滑膜覆盖于髌下脂体表面，伸入关节内形成两条皱襞，即翼状襞。滑膜富有血管，血运丰富。滑膜细胞分泌滑液，保持关节软骨面的润滑，并能吸收营养，排除代谢产物，增加关节的活动范围。

【病因病机】

膝关节创伤性滑膜炎，临床上分急性创伤性和慢性劳损性炎症两种。

急性创伤性炎症，多发生于爱好运动的青年人，以出血为主。由于外力打击、扭伤、关节附近骨折或手术创伤等，使滑膜受伤充血，产生大量积液，滑膜损伤破裂则大量血液渗出。积液、渗血可增加关节内压力，阻碍淋巴系统的循环。由于关节内酸性代谢产物的堆积，可使碱性关节液变成酸性。如不及时清除积液或积血，则关节滑膜在长期慢性刺激和炎症反应下逐渐增厚、纤维化，并引起关节粘连，影响关节功能活动。

慢性劳损性滑膜炎，以渗出为主。一般由急性创伤性滑膜炎失治转化而成，或其他慢性劳损所引起。慢性劳损多发于中老年人，身体肥胖者或过用膝关节负重的人。慢性劳损导致滑膜炎症渗出、关节积液。多属于中医"痹症"范畴。多由风寒湿三气杂合而成，一般挟湿者多。或肥胖之人，湿气下注于关节而发病。

【诊断】

一、病史

有外伤或过度劳损史。

二、临床表现

1. 症状　逐渐出现膝关节肿胀，疼痛重或不明显。急性者膝部肿胀、疼痛，一般呈胀痛或隐痛，膝关节活动不利，尤以伸直及完全屈曲时胀痛难忍。慢性者膝关节肿胀、胀满不适、下蹲苦难，或上下楼梯疼痛，劳累后加重，休息后减轻。

2. 体征　压痛点不定，可在原发损伤处有压痛。浮髌试验阳性，膝关节屈曲不适或受限。关节穿刺抽出液为淡黄色清亮渗出液或粉红色液体，表面无脂肪滴。慢性滑膜炎常有股四头肌萎缩，触之有滑囊壁增厚感。

三、影像学及其他检查

X-rays 示膝关节结构无异常，可见关节肿胀。MRI 检查 示：滑膜部肿胀、积液。

【鉴别诊断】

1. 创伤性关节内积血　受伤后立即发生，疼痛明显；而膝关节创伤性滑膜炎常在受伤后6、7小时以后开始出现，多无明显疼痛。创伤性关节内积血常伴有局部和全身体温增高，膝关节创伤性滑膜炎多无此反应。关节穿刺液，膝关节创伤性滑膜炎呈粉红色液体，创伤性关节内积血常呈血性。

2. **色素沉着绒毛结节性滑膜炎**　本病特点是滑膜与结缔组织弥漫性增殖伴有无数黄褐色绒毛与结节形成，患者可有外伤史，病史长，关节穿刺可见血性或咖啡色液体；X-rays早期可见弥漫性或局限性肿胀，有时可见圆形结节阴影，晚期关节间隙狭窄等骨性改变；以上几方面可与创伤性滑膜炎相鉴别。

【治疗】

一、非手术治疗

1. 手法治疗
治则：活血化瘀，消肿止痛。

取穴：髀关、伏兔、膝眼、足三里、三阴交、阴陵泉、阳陵泉、委中、丰隆、解溪。

手法：按法、揉法、推法、搓法、点法、摇法、滚法、摩法。

操作：

（1）患肢伸直，股四头肌放松。医者以手掌轻轻按压髌骨体作研磨动作，以不痛为度。

（2）用拇、示指扣住髌骨两侧，作上下捋顺动作，以松解髌骨周围组织痉挛，减轻髌股之间超过生理限度的压力和刺激。

（3）医者一手扶膝部，另一手握踝上，在牵引下摇晃膝关节 6～10 次；将膝关节充分屈曲，再将其伸直。

（4）最后，在膝部周围施轻柔手法，如摩法等。动作要轻柔以防再次损伤滑膜。

2. 固定　用石膏托或小夹板固定于伸直位 2～3 周以减轻症状。

二、手术治疗

经非手术治疗仍反复发作者，可考虑行关节镜下手术切除部分增生的滑膜及肥厚的脂肪垫。

三、药物治疗

1. 急性创伤性滑膜炎瘀血积滞者，治宜散瘀生新为主，内服桃红四物汤加三七末 3g，外敷消瘀止痛膏。慢性期水湿潴留，治宜祛风燥湿，强肌壮筋，内服羌活胜湿汤加减或服健步虎潜丸，外贴万应膏或用熨风散热敷，四肢外洗方外洗。

2. 慢性劳损性滑膜炎若寒邪较盛，可用散寒，祛风，除湿之法，方选乌头汤。若风邪偏盛，则以祛风除湿，消肿止痛为主，用蠲痹汤。

四、功能锻炼

本病的治疗应正确处理膝关节活动与固定的辨证关系，活动可能增加关节积液和继续出血，但适度活动亦可防止肌肉萎缩和关节粘连。

五、关节穿刺

在局部麻醉和严格无菌操作下，于髌骨外缘行关节穿刺。穿刺针达到髌骨后侧，抽净积液和积血，并注入泼尼松龙 12.5~25mg 加 1% 普鲁卡因 3~5ml。穿刺点用消毒纱布覆盖，再用弹力绷带加压包扎。若积液反复发生，可重复穿刺 2~3 次。

膝关节侧副韧带损伤

膝部外伤后，引起侧副韧带损伤，关节不稳定及疼痛者称为膝关节侧副韧带损伤。膝关节的内侧及外侧各有坚强的副韧带附着，是维持膝关节稳定的主要支柱。内侧副韧带起于股骨内髁结节，下止于胫骨内髁的内侧面，分深浅两层，上窄下宽呈扇形，其深部纤维与关节囊及内侧半月板相连，内侧副韧带具有限制膝关节的外翻和外旋的作用。外侧副韧带起于股骨外髁结节，下止于腓骨头，为束状纤维束，外侧副韧带具有限制膝关节内翻的作用。

【病因病机】

关节韧带是连接骨与骨的致密结缔纤维组织带，是稳定关节的静力装置，稳定作用有两方面，一是机械地限制关节超生理范围的活动，以及通过韧带内的神经纤维，在韧带承受张力时产生韧带、肌肉反射，引起相应的肌肉收缩，以防止该关节超过生理范围的活动；二是当肌肉不足以防止或克服关节超生理范围活动时，韧带则机械地起到限制作用，而当暴力超过韧带或其附着点所能承受的限度时，即会产生韧带损伤。膝关节在伸直位时，侧副韧带较紧张，膝关节稳定而无侧向及旋转活动。膝关节处于半屈曲位时，侧副韧带松弛，关节不稳，有轻度的侧向活动易受伤。

当膝外侧受到暴力打击或重物压迫，迫使膝关节的过度的外翻、外旋时，可使膝内侧间隙拉宽，内侧副韧带发生拉伤、撕裂或断裂等损伤。反之，膝内侧受到暴力打击或重物压迫，迫使膝关节过度的内翻时，可使膝外侧间隙拉宽，外侧副韧带发生拉伤、撕裂或断裂等损伤。

由于膝关节有生理性外翻角，且膝外侧易受到外力的打击或重物压迫，因此临床上内侧副韧带损伤多见。若为强大的旋转暴力，内侧副韧带完全断裂的同时易合并内侧半月板及前交叉韧带的损伤，称之为膝关节损伤三联症。严重损伤，还可伴有关节囊的撕裂或撕脱骨折。

【诊断】

一、病史

膝部有明确的侧方暴力打击或重物压迫史。

二、临床表现

1.**症状** 膝关节侧副韧带损伤后，膝关节活动受限，局部肿胀，关节侧方疼痛明显，跛行。

2.**体征**

（1）膝内侧副韧带损伤

1）受伤时膝屈曲30°至50°位，小腿突然外展外旋，或足与小腿固定于地上而大腿突然内收和内旋；另一种姿势是膝外侧受到直接暴力，使膝外翻，撕断膝内侧副韧带。

2）受伤时膝内侧可突然有一响声，继而发生剧烈疼痛，膝呈轻度屈曲位，被动伸直则有抵抗感和疼痛。

3）膝内侧副韧带处压痛、肿胀。

4）膝外翻应力试验阳性。

（2）膝外侧副韧带损伤

1）受伤时内翻外力所致，或外力作用于小腿迫使其内翻或暴力直接打击膝内侧引起外侧副韧带损伤。

2）伤后膝关节外侧疼痛、肿胀及皮下瘀血。

3）膝外侧局限性固定压痛，腓骨小头附近最明显。

4）膝内翻应力试验阳性（图10-1）。

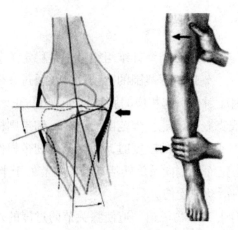

图 10-1　膝内翻应力试验阳性

三、影像学及其他检查

1. X-rays 检查　患膝内侧（或外侧）局麻后置两膝关节于外翻（或内翻）位作 X 线正位摄片，可发现患膝韧带损伤处关节间隙增宽。若有骨折撕脱者，可在膝关节内见有骨碎片。X-rays 检查还可以帮助了解损伤的程度，正常时，股骨髁面的水平线与胫骨平台水平线应相互平行，若两线交角在 5° 以内为侧副韧带松弛；5°～10° 为韧带损伤；10°～15° 为部分断裂；15° 以上为韧带完全断裂。

2. MRI 检查　可见侧副韧局部信号明显改变，信号不连续或中断。

【鉴别诊断】

（1）创伤性膝关节血肿伤后即刻发生关节内积血，但无关节不稳定，侧副韧带分离试验阴性。

（2）创伤性滑膜炎伤后几个小时后发生关节积液，疼痛程度较轻，无关节失稳征象。

（3）半月板损伤多由扭转应力造成，伤后关节肿胀、疼痛，关节侧方间隙压痛明显，麦氏征阳性，半月板挤压试验阳性。

【治疗】

侧副韧带损伤或不完全断裂者以手法治疗，牵引即可获愈；对关节损伤严重，积血、积液较明显，侧副韧带损伤较重者，可用超膝夹板或石膏固定，以伸膝 10°～15°。为宜，3 周后去固定；完全断裂者要手术修复，术后屈膝 45° 位石膏固定，3 周后去固定。

一、非手术治疗

1. 手法治疗

治则：活血化瘀，消肿止痛。

取穴：梁丘、血海、曲泉、阴谷、足三里、上巨虚、阴陵泉、三阴交。

手法：摩法、推法、点法、揉法、攘法、擦法、摇法。

操作：患者仰卧，伤肢伸直并外旋。医者先点按血海、阴陵泉、三阴交等穴。然后在损伤局部及其上、下方施揉摩、擦等法。新鲜损伤肿痛明显者手法宜轻；1～2 周后随着肿胀的消退，手法可逐渐加重。并可使用摇法，以防关节粘连。

2. 固定　固定治疗对于膝关节损伤严重，侧副韧带不完全断裂，关节失稳者，要给予石膏或超膝夹板固定，以屈曲10°~15°为宜，对于侧副韧带完全断裂，如没有手术条件者，可在屈膝45°位石膏固定，3周后去除固定。若膝关节肿胀明显可先将膝关节内血肿抽吸干净，用弹力绷带包扎，再以石膏托固定膝关节在功能位3~4周。

二、手术治疗

手术治疗对于侧副韧带完全断裂，以及韧带断裂合并半月板、前十字韧带损伤者要实行手术修复。根据情况可行韧带修补、重建等术式。

三、药物治疗

1. 内服药　急性损伤内服桃红四物汤或舒筋活血汤，后期可服健步虎潜丸或补肾壮筋汤。

2. 外用药　急性损伤外敷活血散。局部红热较明显者，可敷金黄散，后期可用四肢损伤洗方或海桐皮汤熏洗患处。

四、功能锻炼

解除固定后进行膝关节屈伸锻炼。损伤轻者在第2或第3日后鼓励患者作股四头肌的功能锻炼，以防止肌肉萎缩和软组织粘连。膝关节的功能锻炼对于清除关节积液有好处。主要练习股四头肌，增加肌力，保持关节稳定，早期做股四头肌收缩锻炼，渐渐练习直腿平举活动，平举时间逐渐增加，肌肉力量也逐渐增强。

膝关节半月板损伤

膝关节扭挫伤后造成半月板的撕裂或松动称为膝关节半月板损伤。膝关节半月板损伤是膝关节运动损伤的常见病之一。半月板是位于股骨髁及胫骨平台之间的半月状纤维软骨（图10-2）。半月板主要由胶原蛋白组成，其主要纤维沿着半月板的长度呈纵向分布，少量纤维在表面呈辐状分布。半月板大致可分为前角、体部和后角。内侧膝关节半月板呈C形，前角附着于髁间前区；后角较厚，附着于髁间后区。外侧半月板近似O形。其前角附着于前交叉韧带前方，胫骨髁间隆突的前方，并有膝横韧带与内侧半月板前角相连。外侧半月板后端发出的纤维束紧贴后交叉韧带并斜向前上附着于股骨内髁髁间侧面，称为半月板股骨韧带（Ligament menisco-femorale）。如该韧带位于后交叉韧带的后方称为半月板股骨后韧带（Ligament menisco-Femorale posterius），亦称Wrisberg韧带，若位于后交叉韧带的前方称为半月板股骨前韧带（Ligament menisco-femorale anteriius），亦称Humphery韧带。

半月板的功能主要是承载并转移负荷。其楔形结构弥补了股骨髁与胫骨平台平面的不一致性，增大了接触面积，能有效的分散负荷，有利于缓冲、吸收震荡，减少摩擦，保护关节软骨，并具有润滑关节，参与协调膝关节运动，维持膝关节稳定的作用。

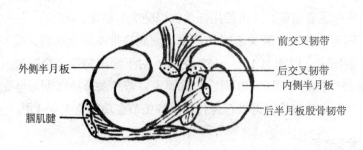

图 10-2 膝关节半月板及周围结构

膝关节半月板根据其与关节囊的关系分滑膜缘和游离缘。滑膜缘与关节囊相连，游离缘游离于膝关节腔中间。正是其解剖学特点决定了半月板的血供特点，有学者以此将半月板依据其血供情况分为三区：Ⅰ区.红－红区：膝关节滑膜缘 1 ~ 3MM 的范围，有丰富的血液供应，具有完全愈合的潜力。Ⅱ区.红－白区：膝关节半月板红－红区内侧 3 ~ 5mm 的范围，具有一定的血液供应。Ⅲ区.白－白区：相当于半月板游离缘的大部，营养由关节液供应，愈合能力较差。半月板的血供分布对于半月板损伤后的修复中也有较多的指导作用。

【病因病机】

半月板属中医"筋"的范畴，由于损伤而"致筋失其位"，不能"以协调为顺"，外伤时患者受到惊吓而致全身经气逆乱以及血溢脉外而致血瘀，故而见疼痛、肿胀及功能障碍；后期因患肢活动减少气血运行不畅，血不养筋而致"筋痿"。

当膝关节运动时，位于胫股关节之间的半月板处于一种相对矛盾运动之中。屈伸运动时，半月板固定在胫骨上并随之相对股骨运动，股骨髁沿半月板上面进行滚动运动，与膝关节前交叉韧带一起控制股骨髁的前移。由伸到屈运动时，胫股关节间隙的接触点后移，半月板也随之后移并能起到限制股骨髁过度后移的作用。外侧半月板的活动范围约是内侧半月板的 2 倍。正是因为半月板在膝关节的运动中承担了非常重要的作用并具有自身的血供及结构特点，当膝关节半月板有退行性变、囊肿形成或先天性异常存在时，导致半月板容易受到损伤。膝关节半月板常见的损伤是撕裂。根据其撕裂的位置、类型、病因学及其他因素大致可分为：纵行撕裂；水平撕裂；斜形撕裂；放射状撕裂；舌瓣状撕裂等。

膝关节半月板最常见的解剖学变化是盘状半月板，目前多数认为属于先天性发育异常。较多出现在外侧半月板。内外侧同时出现也有报道。Watanable 分类外侧盘状半月板的 3 个变化：1.非完整型，特点是较正常半月板大且与周围组织保持正常连接；2.完整型，覆盖整个胫骨平台；3.Wrisberg 型，与胫骨后方或关节囊无附着，但与 Wrisberg 韧带保持正常连接。

【诊断】

一、病史

患者可有明显的外伤史。

二、临床表现

1.症状

（1）关节疼痛　膝关节在某一体位时发生疼痛，当改变体位后，部分患者疼痛可消失。

（2）关节肿胀　多见于急性损伤阶段，半月板血供受损而出现出血肿胀；如损伤时间较长，则部分患者肿胀不甚明显；如出现创伤性滑膜炎也可导致关节肿胀。

（3）关节交锁、弹响 多发生于步履过程中。破裂移位的半月板游离于关节间隙中，妨碍了膝关节的正常活动，如同一把锁突然被锁住一样不能活动，称为关节"交锁"，其发出的声响即为"关节弹响"。"交锁"发生后在原地稍作膝关节运动，又忽然听到一次弹响，随即关节恢复了正常的活动，这一现象被称为"开锁"。

（4）肌肉萎缩和乏力 以股四头肌为主。由于半月板的损伤，膝关节活动受限，日久肌肉产生了废用性萎缩；肌肉萎缩越严重，下肢乏力现象亦越明显。

（5）关节不稳定感 当步履时，常有一种膝关节不稳定的感觉，尤其是走高低不平的道路，或上下楼梯台阶时最为明显。

2.体征

主要是与损伤部位相对应的胫股关节间隙疼痛，部分病人可因引发滑膜炎出现关节肿胀、皮温升高等现象。以下为部分体格检查与相对应的半月板损伤部位：

（1）膝关节过伸试验：前角。

（2）膝关节过屈试验：后角。

（3）研磨实验（Apley）：患者俯卧为，患膝屈曲90°，检查者在足踝部用力下压并作旋转研磨，在某一体位有痛感即为阳性。

（4）半月板旋转试验（McMurray试验）：患者仰卧，充分屈髋屈膝，检查者一手握住足部，一手置于膝部，先使小腿内旋内收，然后外展伸直，再使小腿外旋外展，然后内收伸直，如有疼痛或弹响者为阳性。患者大多数为阳性。

（5）蹲走试验：仅适用于青少年患者。常常提示半月板后角的损伤。

三、影像学及其他检查

1、X-rays检查：主要用以排除膝关节骨性结构的损伤以作鉴别；

2、MRI检查：膝关节半月板损伤的常用检查。对于膝关节半月板结构及损伤类型可以有较好的显示，临床运用较广泛，但具有一定的影像学误差。

3、关节镜检查：明确诊断，属于有创检查，并可给予相应治疗。

4、超声检查：其运用受医师技术等影响较大，目前仍处于探索阶段。

【治疗】

一、非手术治疗

1.手法治疗

治则：理筋整复，行气活血。

取穴：膝眼、阳陵泉、伏兔、委中、血海、阴陵泉、足三里、三阴交。

手法：按法、揉法、推法、搓法、滚法、摇法。

操作：嘱患者仰卧，放松患肢，术者一手捏住膝部，拇指轻轻揉按痛点，另一手握住踝部，徐徐屈伸膝关节，并轻轻内外旋转小腿，直至交锁症状消失。以后每日在患膝上下以揉、搓手法按摩 1～2 次，每次 15 分钟，以局部温热舒适为宜。股四头肌、小腿近端外侧，可每日做 1 次局部按摩。

2. 固定　对半月板边缘撕裂者，应用长腿石膏或膝关节固定器伸膝位固定 4～6 周。

二、手术治疗

半月板作为膝关节内具有重要功能的结构，在病变或损伤后其结构完整性及功能状态受较大影响，对于通过非手术治疗效果不佳者，可选择行膝关节半月板切除术。长期以来，膝关节切开半月板切除术一直是膝关节半月板损伤的主要治疗手段。随着医疗技术的进步，关节镜技术在膝关节的运用为半月板损伤提供了较好的方法。

根据被切除膝关节半月板的范围，将膝关节半月板切除术分为三种类型：

1. 半月板部分切除成形术　仅仅将撕裂、破碎或失去血供及功能的半月板切除，保留正常或能够修复的部分，尽量保持半月板的形态。

2. 半月板次全切除成形术　除切除撕裂或失去血供的半月板，还需切除半月板边缘的一部分，常用于膝关节半月板的复合撕裂。

3. 半月板全切术　如膝关节半月板为复合撕裂，广泛损伤，难以修复或修复后再次破裂可能性大则行半月板全切术，常用于老年人半月板广泛退变撕裂或较严重的复合撕裂。

同时，在进行膝关节半月板切除术时，膝关节半月板自身的血液供应情况也是决定切除范围或选择施行半月板修复术的重要依据。在红－红区或半月板滑膜缘，因血供丰富具有良好的愈合能力，常可进行半月板缝合修复；红－白区具有一定的愈合能力，也可根据情况进行缝合修复术；而发生在白－白区的撕裂则倾向于直接切除。除此之外，年龄因素及是否进行有效的康复训练等也对半月板损伤后能否恢复具有一定的影响。

半月板结构的缺失对于膝关节软骨影响较大，大量的动物实验及临床资料均证实，半月板结构受损或缺失后膝关节软骨的磨损进程明显加快，更容易出现膝关节骨关节炎等退行性病变。因此，当今对半月板的临床研究和诊疗不断完善，半月板损伤后关节镜微创手术治疗得到广泛应用。目前，人们对半月板缺失采用异体半月板移植及人工半月板移植治疗技术的研究开展了大量的工作，全世界每年约有数百例半月板移植手术，随着对膝关节结构和功能的研究不断深入，以及组织工程学的进一步发展，半月板移植治疗必将日益完善，对半月板损伤的治疗将更加有效。

三、药物治疗

1. 内服药　早期治宜消肿止痛，内服桃红四物汤加减。后期治宜温经、通络、止痛，内服健步虎潜丸或补肾壮筋汤。

2. 外用药　早期局部外敷活血散，局部红肿者可外敷金黄散、清营退肿膏。后期可用海桐皮汤熏洗患膝。

四、功能锻炼

在固定期间嘱病人多做股四头肌锻炼，有助于病人康复，促进关节积液的吸收。去除固定后，可指导患者行膝关节屈伸活动和步行锻炼。

膝关节前交叉韧带损伤

膝关节前交叉韧带（anterior cruciate ligament, ACL）位于膝关节内，相当于中医的"内连筋"（图10-3）。在膝关节损伤中前交叉韧带的损伤比较常见，前交叉韧带是膝关节的重要结构，治疗不当会造成膝关节的众多并发症，并给患者生活带来极大地影响。前交叉韧带起于股骨外侧髁内侧面的半圆形凹陷处，呈扇形斜向前下方，止于胫骨髁间隆起的前方，与外侧半月板的前角相连，韧带长约 37～41mm，平均 39 mm，宽 10～12mm，平均11mm。前交叉韧带分为前内侧束和后外侧束。当膝

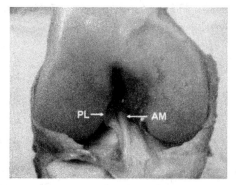

扫码"看一看"

图 10-3　膝关节前交叉韧带的结构

关节屈曲 50°～60° 时，后外侧束的股骨髁附着点与胫骨附着点相互靠近，故后外侧束变得松弛；而前内侧束屈膝位时紧张。相反，当膝关节伸直位时，前内侧束变得松弛，后外侧束紧张。前交叉韧带的作用有两个基本方面，限制作用和制导作用 。前交叉韧带的限制作用主要表现为阻止胫骨的过分前移，内外两侧的股骨胫骨分离和胫骨的过分旋转及膝关节的过伸。当限制作用失效时，膝关节将发生异常活动。前交叉韧带的制导作用主要表现为，当伸膝运动时引导胫骨外旋 (扣锁机制)。屈膝时引导胫骨内旋以及膝关节运动中的股骨胫骨之间的滚动滑动等。前交叉韧带与后交叉韧带及半月板紧密相连，通过其他韧带连接构成"8"结构。在肌肉的共同作用下保持膝关节的规律运动。ACL 还参与限制膝关节内外旋活动与限制内外翻活动。

【病因病机】

前交叉韧带依靠其自身的力学特性首先抵抗来自胫骨的向前的移动力，其次抵抗内外翻的应力及旋转力。韧带组织在受到拉伸应力时首先发生弹性应变，这种弹性应变的范围有报道是 7%～8%，当应变范围超过其弹性应变限度时，韧带发生塑性应变直至断裂。ACL 损伤多发生在一些扭转、急停等动作较多的运动中，如篮球、足球、滑冰等。ACL 与膝内侧结构的损伤，多发生在强迫的外翻外旋动作中，而且外翻与轴移可损伤胫股前的关节面，严重时可造成 ACL、内侧副韧带和内侧半月板的合并损伤。如在身体前移运动过程中向后摔倒时，为了保持直立，股四头肌持续收缩，向前牵拉胫骨，可造成单纯的 ACL 撕裂，如溜冰等 。

前交叉韧带损伤根据损伤的严重程度可分为部分断裂及完全断裂；根据解剖部位可分为韧带实质部断裂及股骨或胫骨止点的撕脱。

【诊断】

一、病史

有明显的外伤史,以交通事故损伤及运动损伤多见。

二、临床表现

1.**症状**　伤后出现膝关节血肿,陈旧性 ACL 损伤,常表现为膝关节不稳感、关节"错动""打软腿",急停困难,奔跑不能等关节不稳症状,反复扭伤出现关节积液、疼痛及"交锁"等症状。

2.**体征**

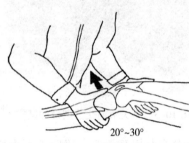

20°~30°

图 10-4　Lachman 实验

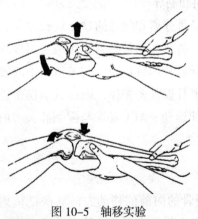

图 10-5　轴移实验

（1）Lachman 实验　临床最常用的 ACL 检查方法,患者平卧,屈膝 30°,检查者一只手抓握大腿远端的前外侧以固定股骨,另一只手抓握于胫骨后内侧,在胫骨后方施加向前的力量,使胫骨向前方移位（图 10-4）。检查者能感觉到和（或）看到胫骨相对于股骨前移。前移程度与健侧对比,如果胫骨前移 1 ~ 5mm,定义为 Ⅰ 度松弛,6 ~ 10mm 为 Ⅱ 度松弛,>10mm 为 Ⅲ 度。终末点的质量也分为硬性、软、消失。终末点松弛或软提示 Lachman 实验阳性。

（2）轴移实验（pivot-shift test）　仰卧位,完全伸直膝关节,检查者一手抓握踝关节抬起并伸直膝关节,同时施加内旋应力,另一只手置于膝关节外侧,施加外翻应力。对于 ACL 损伤者,胫骨会出现向前方半脱位。检查者慢慢屈膝,在屈膝 30° ~ 40° 时,胫骨会突然复位,即轴移实验阳性,提示 ACL 损伤。

（3）前抽屉实验（the anterior drawer test,ADT）　患者仰卧,屈膝 90°,胫骨保持中立位。正常情况下,股骨内髁应位于胫骨平台后方 1cm 的位置。检查者双手抓住胫骨近端,两拇指置于前方关节线水平,对胫骨施加向前的应力。如果胫骨前移增加,而且是软性终末点,提示 ADT 阳性（图 10-5）。

三、影像学及其他检查

X-rays 及 CT 能明确患者是否伴有 ACL 止点的撕脱骨折以及 Segond 骨折,MRI 能发现韧带的不连续、异常走向、信号密度的异常、韧带的缺失等。

【治疗】

膝关节交叉韧带损伤的治疗有非手术和手术之分,非手术治疗目前主要是采用中西医结合以及康复治疗等综合疗法,急性期控制出血及水肿、患肢用石膏或膝矫形器（支具）固定结合手法治疗及理疗。治疗原则是消除肿痛、最大限度恢复患者的功能,减少并发症。

膝关节交叉韧带损伤部分断裂及松弛者可行非手术治疗；完全断裂者可行韧带修补及重建术，后期可适当进行膝部及股四头肌部的手法治疗，并可适当帮助患者作屈伸关节锻炼。

一、非手术治疗

1. 手法治疗

治则：活血化瘀，消肿止痛。

取穴：髀关、伏兔、膝眼、足三里、三阴交、阴陵泉、阳陵泉、委中。

手法：按法、揉法、推法、搓法、点法、摇法、滚法、摩法。

操作：患者仰卧位，医者先点按髀关，伏兔、双膝眼、足三里、阴陵泉、三阴交、解溪等穴；将患者髋、膝关节屈曲90°，医者一手扶膝部，另一手握踝上，在牵引下摇晃膝关节6~10次；将膝关节充分屈曲，再将其伸直2~3次。在膝部周围施轻柔手法，如摩法等，新鲜伤手法宜轻，1~2周肿胀消退后手法可逐渐加重。

2. 固定

患肢用石膏或膝矫形器（支具）固定6～8周。

扫码"看一看"

二、手术治疗

膝关节前交叉韧带断裂手术治疗方法相当多，包括鹅足成形术，髌韧带部分移位术，髂胫束固定术、关节镜下重建ACL术等。目前随着关节镜的发展，关节镜下ACL重建手术是目前ACL损伤治疗最佳的外科手术技术。ACL替代材料很多，包括自体或异体髌韧带、股薄肌与半腱肌、髂胫束以及人工韧带等。

三、药物治疗

根据中药三期辨证论治，进行中药内服及外用熏洗，急性期宜活血化瘀、消肿止痛，可给予内服桃红四物汤加减，外敷消瘀止痛膏。后期治宜补养肝肾、舒筋活络，内服健步虎潜丸，外用熨风散热敷，四肢外洗方外洗。

四、功能锻炼

非手术治疗患者，急性期控制出血及水肿，采用RICE原则：Rest(休息)、Ice(局部冰敷)、Compression（加压包扎）、Elevation（抬高患肢）。早期进行等长肌力训练，以后随着肌力的康复可行等张肌力训练，抗阻练习等。同时可进行适量的肌肉耐力训练，促进肌力恢复。关节镜下ACL韧带重建的患者，术后即可行踝泵及直腿抬高练习，1周后逐渐戴支具扶双拐部分负重下地站立，床边膝关节被动屈曲；4周后被动屈曲90°。6周后被动屈曲恢复正常，肌力恢复良好3个月后去除支具，恢复全范围生活活动。术后6个月，逐渐进行体育训练。10个月以后可以进行竞技性对抗训练和比赛。

后交叉韧带损伤

膝关节后交叉韧带(posterior cruciate ligament,PCL)也相当于中医的"内连筋"（图10-6），在急性膝关节韧带损伤中大约占10%～20%，其中交通事故引起的约占56.5%，运动损伤引起的约占40%。后交叉韧带位于膝关节内，起自股骨内侧髁的外侧面，向后内侧止于胫骨平台髁间窝后下方 lcm 处，并与外侧半月板后半角相连结，PCL 的平均长度约 38mm，宽度约 13mm，PCL 可分为二束，即前外侧束和后内侧束，前外侧束屈膝时紧张，伸膝位松弛 而后内侧束则屈膝时松弛，伸膝时紧张，由于 PCL 的位置靠近膝关节旋转轴，并且其强度是 ACL 的两倍，是膝关节的主要稳定因素。PCL 功能主要有：①限制胫骨后移；②限制膝过伸；③限制旋转；④限制侧方活动。

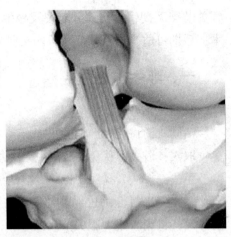

图 10-6　膝关节后交叉韧带解剖

【病因病机】

导致 PCL 损伤的致伤原因很多，包括低能量和高能量损伤。前后位损伤：屈膝时胫骨近端受到直接向后的暴力是常见的 PCL 损伤机制。多见于对抗性运动中的跪地伤或者车祸中的"仪表盘损伤"。并多为单纯性 PCL 损伤。过伸位损伤：膝关节过伸损伤时 PCL 首当其冲，同时，过伸损伤往往合并有内收内旋损伤，涉及组织有 ACL、PCL 损伤等。单纯的 PCL 损伤并不常见，后交叉韧带损伤更多见于复合韧带损伤。60% 以上后交叉韧带损伤合并膝关节后外复合体的损伤。

后交叉韧带损伤根据损伤的严重程度可分为部分断裂及完全断裂；根据解剖部位可分为韧带实质部断裂及股骨或胫骨止点的撕脱。

【诊断】

一、病史

患者常有明显的外伤史。

二、临床表现

1. **症状**　患者常有明显的外伤史，伤后出现膝关节肿胀、疼痛及关节功能受限，可能会存在不稳定的症状，但并没有 ACL 损伤的不稳定感。

2. **体征**　后抽屉实验 (posterior drawer test,PDT)：平卧位，屈膝 90°，首先确定股骨内髁与胫骨内侧平台的关系，正常情况下胫骨平台前缘应当位于股骨内髁前方 1cm。检查者双手抓住胫骨近端，两拇指置于前方关节线水平，对胫骨施加向后的应力。如果胫骨后移增加，而且是软性终末点，提示 PDT 阳性。应在旋转中立位，外旋 15° 和内旋 30°，三种体位下重复进行检查。与其他检查评估方法类似，Ⅰ度的 PCL 松弛为胫骨后移 0~5mm，Ⅱ度的 PCL 松弛为胫骨后移 6~10mm，Ⅲ度的 PCL 松弛为胫骨后移程度 >10mm。对于陈旧性的 PCL 损伤，胫骨后移程度比终末点的评估更可靠。

后方 Lachman 实验：屈膝 30° 时于胫骨近端施加向后的压力，使其向后移位。如有超过健侧向后移位即为阳性。

三、影像学及其他检查

X-rays 及 CT 能明确患者是否伴有 PCL 止点的撕脱骨折，MRI 在矢状面 T2 加权像上呈弥漫性的高信号，纤维连续中断。有时可看到胫骨前方的骨髓水肿区以及 PCL 胫骨附着区的撕脱骨折。

【治疗】

一、非手术治疗

1. 手法治疗（可参照前交叉韧带损伤治疗）。
2. 固定，患肢用石膏或膝矫形器（支具）固定 8 ～ 12 周。

二、手术治疗

对于后交叉韧带股骨、胫骨止点撕脱骨折者可行骨折块的复位内固定，恢复韧带的张力，对于韧带实质部断裂，关节镜下 PCL 重建手术是目前 PCL 损伤治疗最佳的外科手术技术。PCL 替代材料很多，包括自体或异体髌韧带、股薄肌与半腱肌、髂胫束以及人工韧带等。

三、药物治疗

根据中药三期辨证论治，进行中药内服及外用熏洗，急性期可给予内服桃红四物汤加减，外敷消瘀止痛膏。后期可给予补肝肾、强筋壮骨治疗，内服健步虎潜丸，外用熨风散热敷，四肢外洗方外洗。

四、功能锻炼

非手术治疗患者，急性期控制出血及水肿，采用 RICE 原则，早期进行等长肌力训练，以后随着肌力的康复可行等张肌力训练，抗阻练习等。同时可进行适量的肌肉耐力训练，促进肌力恢复。关节镜下 PCL 韧带重建的患者，术后即可行踝泵及直腿抬高练习，4 周后逐渐戴支具扶双拐部分负重下地站立，及床边膝关节被动屈曲；8 ～ 12 周后被动屈曲恢复正常。12 周后去除支具，恢复全范围生活活动。术后 6 个月，逐渐进行体育训练。10 个月以后可以进行竞技性对抗训练和比赛。

第三节　踝及足部筋伤

扫码"学一学"

踝关节又称距小腿关节，是由胫、腓骨的下端与距骨滑车构成的近似单轴的屈戌关节，可做跖屈、背伸、内翻、外翻等运动形式。踝关节周围的韧带在稳定踝关节中起重要作用，主要的韧带有内侧韧带、外侧韧带和下胫腓韧带（图 10-7）。内侧韧带又称三角韧带，起自内踝尖，自上而下呈扇形展开，止于足舟骨、距骨前内侧和跟骨的载距突，内侧韧带相对坚韧，不易损伤。外侧韧带由不连续的三条独立的韧带组成，前为距腓前韧带，中为跟腓韧带，后为距腓后韧带，三条韧带均起自外踝，分别向前、向下、向后止于距骨前外侧、跟骨外侧、距骨后外侧，均较薄弱，容易损伤。下胫腓韧带又称胫腓联合韧带，为胫骨与腓骨下端之间的骨间韧带，分为胫腓前韧带和胫腓后韧带（图 10-7），是保持踝穴间距、稳定踝关节的重要韧带。由于距骨滑车前宽后窄，踝关节背伸时，较宽的滑车前部嵌入关节窝内，踝关节较稳定；跖屈时，由于较窄的滑车后部进入关节窝内，足能作轻微的侧方运动，关节不够稳定，故在跖屈位（如下山、下坡、下楼梯等）踝关节易受伤。

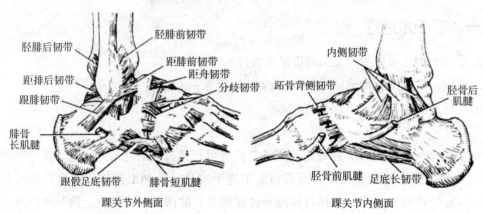

踝关节外侧面　　　　　　　　　踝关节内侧面

图 10-7　踝关节周围韧带

足是由 26 块骨骼以及肌肉、韧带等构成的一个统一体，主要功能为支持体重，由于其骨间联结十分稳固，除关节囊外，尚有许多韧带加强，故筋伤发生率相对较低。

踝关节扭挫伤

踝关节扭挫伤是日常生活中最常见的损伤，包括踝部韧带、肌腱、关节囊等软组织的损伤，主要指韧带损伤。本病可发生于任何年龄，以青壮年人多见。由于踝关节外侧韧带较内侧韧带薄弱，加上外踝较内踝长，踝关节内翻活动大于外翻活动，故外侧韧带的损伤较内侧韧带多见。下胫腓韧带单独损伤较为少见，常与踝关节骨折、脱位合并存在。

【病因病机】

多为间接暴力致伤。因地面不平或行走不慎，或上下台阶时失足突然踩空，或骑车、踢球等运动中不慎跌倒，或跳跃时足部着地不稳等，致使足踝部突然强力向内翻或向外翻扭转，引起踝部韧带或其他软组织过度牵拉、撕裂甚至断裂等损伤（图 10-8、图 10-9）。若为直接暴力打击，除韧带损伤外，多合并骨折、脱位。

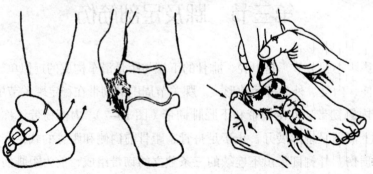

图 10-8　踝关节内翻位损伤示意图　　图 10-9　踝关节前抽屉试验

踝关节扭挫伤临床上分内翻损伤和外翻损伤两类，以前者多见。跖屈内翻损伤，容易损伤前外侧的距腓前韧带；单纯内翻损伤，则容易损伤外侧跟腓韧带；外翻损伤，由于内侧韧带比较坚韧，较少发生。

踝部扭挫伤系皮肉筋脉受损，损及气血，气血瘀阻，为肿为痛，活动不便。如瘀血凝于肌腠则局部肿胀，滞于肌表则皮肤青紫。

【诊断】

一、病史

患者有明显的踝关节外伤史。

二、临床表现

1. **症状**　伤后踝部疼痛，伤足不敢用力着地行走，或尚可勉强行走，但疼痛加剧。

2. **体征**　踝关节肿胀，功能受限。损伤轻者仅局部肿胀，损伤重时整个踝关节均可肿胀，并出现局部青紫、皮下瘀斑。内翻位损伤时，外踝前下方肿胀、压痛明显，内翻活动受限，足内翻试验阳性（足被动跖屈内翻时，疼痛加重，外翻时则减轻），严重时踝关节呈内翻畸形；韧带断裂时，可摸到有凹陷甚至移位的关节面，踝关节前抽屉试验或后抽屉试验阳性（图10-9）。外翻位损伤时，内踝前下方肿胀、压痛明显，外翻活动受限，足外翻试验阳性（足被动外翻时，疼痛加重，内翻时则减轻），严重时踝关节呈外翻畸形。内侧韧带完全断裂时多合并有外踝骨折或腓骨下端骨折，并可伴有下胫腓韧带损伤，出现下胫腓联合分离。

三、影像学检查

对于严重踝关节扭挫伤应摄X线片检查排除骨折。疑有韧带断裂者，应拍摄踝关节内翻或外翻应力位X线片或MRI检查。若韧带断裂，应力位X线片可显示患侧关节间隙增宽。下胫腓韧带断裂，可见下胫腓关节增宽，内外踝间距增宽。

【鉴别诊断】

本病应与踝部骨折相鉴别。

【治疗】

以固定治疗为主，配合药物、手法、功能锻炼等治疗。

一、非手术治疗

1. **紧急处理**　受伤后立即采用PRICE原则处理，即保护、休息制动、冰敷、加压包扎和抬高患肢。

2. **手法治疗**　瘀肿不严重的单纯韧带扭挫伤可行理筋手法治疗以理顺筋络。损伤后期或陈旧性踝关节扭挫伤，可施以牵引摇摆、摇晃屈伸、弹拨揉捻等手法治疗，以解除粘连、恢复关节功能。

3. **固定治疗**　损伤严重者，根据其损伤程度可选用绷带、胶布、可塑形托板或石膏托等固定踝关节，保持踝关节于受伤韧带松弛的位置。外翻位损伤固定于内翻位，内翻位损伤固定于外翻位，并抬高患肢，以利消肿，暂时限制负重行走。固定时间一般2~3周。若韧带完全断裂者，固定4~6周。

4. 针灸治疗 外侧韧带损伤者，可选阿是穴、昆仑、申脉、解溪、足临泣等穴位针刺；内侧韧带损伤者，可选阿是穴、照海、商丘、中封、解溪等穴位针刺。

5. 封闭治疗 韧带损伤后期，肿胀消退，踝关节局限性疼痛明显者，可予局部痛点封闭治疗。

二、手术治疗

踝关节外侧韧带断裂，单纯用可塑形托板或石膏外固定治疗时，可因断裂的韧带回缩，断裂部位不能得到良好的愈合，易致后期踝关节松弛无力、关节不稳，故早期手术修复有利于断裂韧带良好愈合，重建韧带功能。对于三角韧带断裂并伴有下胫腓韧带断裂者，对踝关节稳定性影响大，需尽早进行三角韧带修复，同时应固定下胫腓联合，使胫腓骨靠拢，以恢复正常踝穴。陈旧性韧带断裂，功能障碍明显者，可行韧带修补术或再造术。

三、药物治疗

1. 内治法 早期治宜活血祛瘀、消肿止痛，可内服跌打丸、三七伤药片或桃红四物汤、活血止痛汤等加减；后期治宜舒筋活血、活络止痛、养血壮筋，内服小活络丹或麻桂温经汤、补肾壮筋汤、壮筋养血汤等加减。

2. 外治法 早期肿胀明显者，可外敷活血散、双柏散或消肿化瘀散。中、后期肿胀较轻，可外贴伤湿止痛膏、狗皮膏，配合使用下肢损伤洗方熏洗。

四、功能锻炼

早期在外固定保护下，应尽早练习跖趾关节屈伸活动。解除外固定后，行踝关节屈伸及内、外翻活动练习，恢复关节功能，并逐步练习行走。

本病预后良好，经及时积极治疗，多可痊愈。严重的踝关节扭挫伤，易造成韧带松弛致关节不稳，日后易反复发生扭伤，日常生活中应予注意防护。

跟腱损伤

跟腱由腓肠肌与比目鱼肌的肌腱联合组成，止于跟骨结节，是人体最强大而有力的肌腱之一，能使踝关节作跖屈运动，承受负重、步行、跳跃、奔跑等活动的强烈牵拉力量。跟腱损伤多发生于20~40岁男性，尤以运动员和特技演员等从事剧烈运动者更为多见。

【病因病机】

跟腱损伤可因间接暴力或直接暴力所致，根据损伤程度可分为完全性断裂和不完全性断裂。

间接暴力损伤多见于活动量较大的青壮年、运动员、演员或搬运工人等，在剧烈运动或劳动时，由于小腿三头肌的突然收缩，使跟腱受到骤然猛力牵拉，而引起跟腱部分撕裂或完全断裂。损伤一般在跟腱附着点上方3~4cm处，少数伤于跟腱附着部或近于肌腹部，断面多参差不齐，腱包膜可以完整。跟腱断裂后，近端由于小腿三头肌的收缩而向上回缩。

直接暴力损伤多为锐器直接切割所致，造成跟腱开放性损伤，皮肤与跟腱的断裂都位于同一平面，断裂口较整齐，腱膜也同时受到损伤。

【诊断】

一、病史

患者有明显外伤史。

二、临床表现

1. **症状**　跟腱闭合性损伤，在断裂瞬间，患者往往感觉有断裂声，随即出现跟腱部位剧痛，当即不能行走。

2. **体征**　完全断裂者，跟腱部失去原有形态而呈凹陷畸形，压痛明显，有皮下瘀斑。循跟腱走行方向触摸可感到跟腱连续性中断，断裂处可扪及凹陷空虚感，足背伸时更明显。跟腱远端由于小腿三头肌的收缩而向上回缩，腓肠肌肌腹内可触及隆起肿物。足跖屈无力，由于足趾的屈肌和胫后肌腱的代偿，跖屈功能不一定完全丧失。捏小腿三头肌试验阳性（图 10-10）。跟腱部分断裂者，症状和体征均较轻，捏小腿三头肌试验阴性，踝关节抗阻跖屈试验肌力减弱。陈旧性跟腱断裂，因腱鞘较完整，腱鞘内积血机化，空虚感可不明显。

跟腱开放性损伤易于诊断，肉眼可见到跟腱部断裂，足跖屈困难。

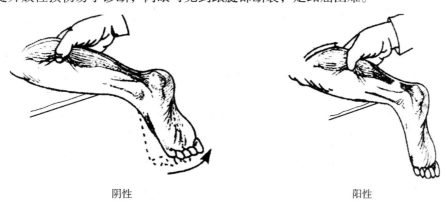

阴性　　　　　　　　　　　　　　　阳性

图 10-10　捏小腿三头肌试验

三、影像学检查

X 线摄片可排除跟骨结节部位的骨折，肌骨超声检查可明确诊断。

【治疗】

闭合性不完全性跟腱断裂者，以固定治疗为主，配合药物治疗。完全性跟腱断裂者，应尽早手术治疗。

一、非手术治疗

1. 手法治疗 部分断裂者，可先予手法理筋治疗。将患足跖屈，于肿痛部位做轻柔的按压、理顺手法，并在小腿三头肌肌腹处做按压、揉拿，使肌肉松弛以减轻跟腱回缩，利于断端的修复、愈合。

2. 固定治疗 部分断裂者，手法理筋后用可塑形托板或石膏托将踝关节固定于跖屈位4~5周，并抬高患肢以利消肿，禁止做踝关节背伸活动。

二、手术治疗

对于新鲜完全性跟腱断裂者，应尽早给予手术缝合。对陈旧性跟腱完全性断裂者，因腓肠肌短缩，一般应做跟腱修补术。跟腱手术后，先用长腿石膏托或管形石膏固定患肢于膝关节微屈、踝关节跖屈位3~4周，后改为短腿石膏托固定踝关节跖屈位2~3周。

三、药物治疗

1. 内治法 早期治宜活血祛瘀、消肿止痛，可内服续筋活血汤、活血丸、舒筋丸等加减。后期治宜补益肝肾、强壮筋骨，可内服六味地黄丸、壮筋续骨丸、加减补筋丸等。

2. 外治法 后期可配合外用药物如海桐皮汤或下肢损伤洗方熏洗治疗。

四、功能锻炼

早期应指导患者做股四头肌的收缩锻炼，外固定解除后指导患者逐步练习踝关节的伸屈活动及负重行走。功能锻炼应循序渐进，不宜操之过急。跟腱愈合后，半年内不宜做足踝部剧烈运动。

跟痛症

跟痛症系指由外伤、慢性劳损或某些疾病引起的以跟骨周围疼痛、影响行走为主症的疾患的总称，临床多发生于40岁以上的中、老年人和身体肥胖者。

根据跟痛部位及主要临床特征，一般可分为跟后痛、跟下痛、肾虚性跟痛等，以前两者多见。

一、跟后痛

跟后痛包括跟后滑囊炎、跟腱止点末端病等，可发生于各种年龄。跟腱止于跟骨结节，其前后均为滑囊，腱止装置为典型的末端结构。

【病因病机】

主要为慢性劳损所致。跟腱止点及周围软组织位于跟骨与后侧鞋帮间，长期反复的挤压、磨擦形成滑囊炎。此外，长期反复提足，跟腱附着处可因过多的牵拉而产生退行性改变，跟腱周围软组织及滑囊呈慢性炎症反应，久之跟腱附着处可出现骨质增生性改变。

跟后痛是内因与外因共同作用的结果，内因与体质较弱、肝肾不足、气血虚弱等有关，外因包括外感风寒湿邪、外伤劳损等。

【诊断】

（一）临床表现

1. **症状**　跟腱附着部位疼痛、肿胀，提足时疼痛加剧。休息时，因跟腱放松则疼痛减轻。严重者，休息时也痛。

2. **体征**　可见局部肿胀，皮色正常或潮红。跟后滑囊触之有囊样弹性感，并有明显压痛，跟腱止点压痛（图10-11）。足跖屈抗阻力减弱。

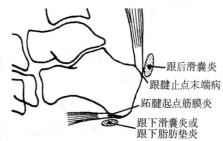

图10-11　跟后痛与跟下痛常见压痛点

（图中标注：跟后滑囊炎；跟腱止点末端病；跖腱起点筋膜炎；跟下滑囊炎或跟下脂肪垫炎）

（二）影像学检查

X线检查多无异常发现，病程久而影响行走者，可有局部脱钙、骨质疏松或骨质增生等表现。

【治疗】

以手法、药物、物理治疗等为主，亦可做局部痛点封闭治疗。

（一）非手术治疗

1. **手法治疗**　患者俯卧位，小腿及足踝部垫以软枕，首先用揉捏手法按摩小腿三头肌使其放松，然后用拇、示指揉捏跟腱，在痛点及触有硬结处多揉捏，亦可用拇指尖紧贴跟腱硬结处剥刮，以松解其粘连，最后以柔和手法理顺筋络，结束手法治疗。

2. **针灸治疗**　可选取阿是穴、承山、足三里等穴位针刺治疗。

3. **物理治疗**　可采用红外线光疗法、超短波电疗法或局部磁疗等治疗。

4. **封闭治疗**　局部封闭治疗有较好效果。

（二）药物治疗

1. **内治法**　治宜养血舒筋、温经止痛，可用当归鸡血藤汤加减或内服舒筋活血片等。

2. **外治法**　可用海桐皮汤或八仙逍遥汤熏洗患足。

本病经积极治疗，一般预后较好。在治疗的同时，应嘱患者适当休息，减少下肢跑、跳等剧烈运动，避免跟腱过多、过猛的牵拉。平时应穿宽松的鞋子，减少鞋帮对跟腱的压迫、摩擦。

二、跟下痛

包括跟骨下脂肪垫炎、跟骨下滑囊炎、跖肌腱起点筋膜炎等。

【病因病机】

因体态肥胖、体重增加、久行久立等造成足底软组织负担过重或跖腱膜反复受牵拉，继而劳损和退行性变，使跟骨下脂肪垫、滑囊及跖腱膜跟骨起点处产生渗出、充血、水肿，出现慢性无菌性炎症反应，日久骨质增生，形成跟骨骨刺。或跟部挫伤致跟下脂肪垫、滑囊发生充血、水肿、增生、肥厚等病理改变。

跟下痛亦是内因与外因共同作用的结果，与肝肾不足、气血虚弱以及体重增加、外邪侵袭、外伤劳损等有关。

【诊断】

（一）病史

有久行久立或长期跑跳运动史，或有急性外伤史。

（二）临床表现

1. 症状 站立或行走时跟骨下面疼痛，严重者，足跟不能持重或着地。若属跖腱起点筋膜炎引起的疼痛，疼痛可沿跟骨内侧向前扩展到足底，晨起或休息后刚开始行走时疼痛更明显，稍活动后疼痛反而减轻，但行走或站立过久疼痛又加重。

2. 体征 跟下有明显压痛。脂肪垫炎的压痛较表浅，且伴有局部肿胀；跟骨下滑囊炎的压痛较深，按压有囊性感；跖肌腱起点筋膜炎的压痛在跟骨结节内侧前方，且被动牵扯跖腱膜或前足蹬地时疼痛加剧。

（三）影像学检查

X线摄片可排除骨性疾患。跖腱骨附着处可能有钙化、骨刺形成，骨刺大小与症状不一定成正比。

【治疗】

以手法、药物、物理治疗等为主，亦可做局部痛点封闭治疗。

（一）非手术治疗

1. 手法治疗 在患者足跟下部，用按压、推揉等手法进行治疗，以促进局部血液流通，起到活血通络的作用。

2. 物理治疗 可采用红外线光疗法、超短波电疗法或局部磁疗等治疗。

3. 封闭治疗 局部封闭治疗有较好效果。

（二）药物治疗

1. 内治法 治宜养血舒筋，温经止痛。可内服舒筋活血片或抗骨质增生片。

2. 外治法 可用海桐皮汤或八仙逍遥汤熏洗患足。

急性期宜休息，症状好转后宜减少步行，穿鞋以宽松为宜并在患足鞋内放置海绵垫，以减少足部压力。同时，肥胖者还应注意控制体重。

踇外翻

踇外翻是指踇趾偏离躯干中线，向外倾斜大于正常生理性外翻角度，同时踇趾在纵轴上向外略有旋转畸形并有前足痛症状，是足部的常见畸形之一。多见于成年女性。常为双侧，亦有单侧者，多有家族史。

【病因病机】

踇趾的趾骨外翻为人类所特有，第一跖骨长轴与踇趾近节趾骨的长轴所形成的交角称为踇外翻角（图10-12），正常的踇外翻角为10°～20°，称为生理性踇外翻角。踇外翻的病因迄今尚未完全明了，主要与内因和外因两大因素有关。遗传因素是踇外翻发生最主要的内在因素，约一半的踇外翻患者在20岁以前即出现了踇外翻畸形。长期站立工作、步行过多或经常穿高跟尖头鞋等机械性因素压迫是导致踇外翻发生的主要外在因素。长期久站久立、步行过多及不适当负重情况下，足内在肌易发生劳损，足纵弓和横弓因负担过重发生松弛或改变，甚至塌陷，踇趾因受踇收肌和踇长伸肌的牵拉向外移位，产生踇外翻畸形。而踇长伸肌在出现踇外翻畸形时容易滑脱至踇趾外侧，产生弓弦作用，使踇趾近节趾骨底将第 1 跖骨头更推向内侧，致踇趾与第 1 跖骨所形成的角度更为增加，加剧踇外翻畸形（图 10-13）。

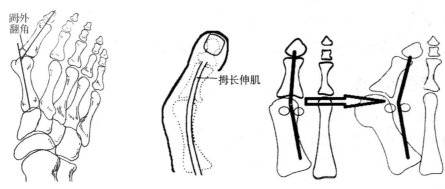

图 10-12　踇外翻角（HVA）　　　图 10-13　踇长伸肌弓弦作用

踇外翻畸形一旦形成，难以自行矫正，早期于第一跖趾关节内侧形成疼痛性滑囊，因受鞋的压迫摩擦而发生踇囊炎，可出现红、肿、热、痛等症状。病变进一步发展，跖趾关节增生，可发生骨性关节炎。随着踇外翻角度增大，第 1 跖趾关节可发生半脱位。第 2 趾受外翻踇趾挤压，可形成锤状趾畸形，甚至骑跨在踇趾之上。由于患者足前部变宽阔，使载重点落在中间的数个跖骨头上，第 2、第 3、第 4 跖骨头下往往产生痛性胼胝，因而引起跖前痛。

【诊断】

一、病史

患者有久站久立、步行过多或长期穿尖头高跟鞋史。

二、临床表现

1. **症状**　足痛是主要症状，除行走疼痛外，严重者静止时也疼痛。足痛的轻重与畸形的严重程度不成比例。有时虽踇趾横在邻趾的上面或下面，但仍无疼痛。疼痛产生的原因常由踇趾滑囊炎症、第 1 跖趾关节骨性关节炎和痛性胼胝所致。

2. **体征**　可见踇趾外翻，第 1 跖骨头内侧隆起，有痛性滑囊形成，可有红、肿、热、痛等局部炎症表现。如果畸形长期存在，可形成扁平足。

三、影像学检查

X 线检查可见第一跖趾关节向外侧半脱位，踇趾趾骨外翻，第 1 跖骨头内侧骨质突出并硬化，籽骨向外侧移位，并可在第 1 跖骨头内侧显示骨性突起，跖趾关节可显示退行性改变。

【鉴别诊断】

本病应与痛风相鉴别。

姆外翻与第一跖趾关节痛风性关节炎的鉴别

	相同点	不同点
姆外翻		疼痛轻微，有姆外翻畸形。血尿酸浓度正常
第一跖趾关节痛风性关节炎	均可有红、肿、热、痛等表现	发作时疼痛剧烈，局部红、肿、热明显，血尿酸浓度增高。晚期 X 线片显示骨质破坏，并有痛风石形成

【治疗】

治疗目的以缓解患足症状为主，畸形严重、症状明显者可考虑手术治疗。

一、非手术治疗

1. **物理治疗** 可用超声波、磁疗、超短波电疗等治疗，减轻症状。

2. **封闭治疗** 症状明显者可予局部封闭治疗。

二、手术治疗

畸形严重、症状明显，非手术治疗无效者，可考虑行手术切除骨赘及清囊、截骨矫形等治疗。

三、药物治疗

1. **内治法** 疼痛症状明显者，可服用非甾体类抗炎药物治疗。

2. **外治法** 若出现姆趾滑囊炎者，可外敷双柏散，亦可予扶他林乳胶剂、酮洛芬凝胶等局部外用。

四、功能锻炼

较轻的早期患者，可用橡皮筋套住双侧姆趾向内拉锻炼（图 10-14）。

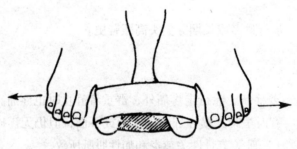

图 10-14　姆外翻锻炼方法

姆外翻角偏大者，应积极预防姆外翻的发生，穿鞋以宽松适足的平跟鞋为宜，以免足趾受压变形。轻度畸形的患者，可用硅胶制作的顺趾垫放置于姆趾和第 2 趾之间，对减轻姆趾的外翻、缓解疼痛症状有一定作用。

（何本祥）

扫码"练一练"

第十一章　躯干部筋伤

▶ 要点导航

1.掌握：颈椎病、腰部劳损和腰椎间盘突出症的的病因病机、诊断及治疗方法。

2.熟悉：颈部扭挫伤、腰部扭挫伤、腰椎管狭窄症的病因病机、诊断要点及治疗原则。

3.了解：落枕和腰椎滑脱症的诊断要点与治疗原则。

第一节　颈部筋伤

扫码"学一学"

颈部界于头、胸和上肢之间，是人体活动范围大、活动方向多、活动次数频繁的部位，故发生筋伤的机会也较多。颈部肌肉既是运动的动力，又具有保护和稳定头颅、颈部的作用，如遭受强大外力或持久外力时，便可发生颈部筋伤疾患，严重时可造成脊髓损伤，甚至瘫痪。

颈部扭挫伤

颈部扭挫伤是常见的颈部筋伤，多为间接暴力使颈部过度扭转、牵拉或暴力直接打击所致。青壮年发病率较高。

【病因病机】

间接暴力扭伤多见，直接暴力挫伤少见。如乘车时猝然减速所致头部猛烈前冲或球类运动员在快速奔跑时头部突然后仰或扭转等，颈部可因突然前屈、后伸或扭转而受伤，导致局部组织充血或出血、渗出、水肿，产生颈部疼痛、肿胀、活动障碍。颈部挫伤系因钝性物体直接打击颈部所致。

本病为皮肉筋脉、气血经络受损，气机不畅，以气滞血瘀为主。

【诊断】

一、病史

患者有明确的外伤史。

二、临床表现

1. **症状**　多出现一侧颈部疼痛，部分患者因损伤后炎症刺激到颈神经根时，可出现手臂麻木疼痛，或伴有头痛、头胀等症状。

2. **体征**　扭伤者，头多偏向患侧，颈部活动受限，以旋转、侧屈受限明显，局部肌肉痉挛，压痛明显；挫伤者，局部肿胀，压痛明显，部分患者有皮肤挫伤痕迹。

三、影像学检查

X线摄片排除颈椎骨折、脱位等。

【鉴别诊断】

本病应与落枕相鉴别。

【治疗】

以手法治疗为主，配合固定、药物、针灸等治疗。

一、非手术治疗

1. **手法治疗** 以舒筋活血、温通经络为治疗原则，达到解痉止痛、恢复功能活动的目的，常用手法有点压、按摩、滚法、拿捏及端提屈伸法等。患者取坐位，术者立其后，先点按压痛点及风池、天柱等穴，继在痛处做由下而上的按摩拿捏，再在患部上下来回滚动，反复数遍。手法切忌强力端提、旋转，以防加重损伤。

2. **固定治疗** 若损伤严重，疼痛剧烈，可用颈托固定1~2周，也可配合颌枕带牵引，以减轻肌肉痉挛，缓解疼痛。

3. **针灸治疗** 可选取阿是穴、风池、天柱、大椎、肩井、合谷、昆仑等穴位针刺治疗。

4. **物理治疗** 可选用蜡疗、磁疗、电疗、超声波疗法等，缓解肌肉痉挛，减轻疼痛。

二、药物治疗

1. **内治法** 治宜活血化瘀、行气止痛，方用舒筋活血汤、桃红四物汤等加减，亦可选用非甾体类抗炎药治疗。

2. **外治法** 可外敷活血散或外贴伤湿止痛膏，亦可涂擦扶他林乳胶剂、酮洛芬凝胶等。

落　枕

落枕，又称失枕，是指颈部一侧的肌肉因睡眠姿势不良、睡枕高低不适或感受风寒湿邪等，而引起痉挛产生颈部疼痛、活动受限的一种疾患。好发于青壮年，男多于女。

【病因病机】

多因睡眠时姿势不良，头颈过度偏转，或睡眠时枕头过高、过低或过硬等，使颈部肌肉长时间处于紧张牵拉状态，进而发生静力性损伤。受累的肌肉有胸锁乳突肌、斜角肌或肩胛提肌、斜方肌等，并可出现颈肩部或一侧上肢的反射性疼痛。

本病多因平素缺乏锻炼，身体虚弱，气血循行不畅，复遭受风寒外邪侵袭，致局部气血凝滞，经络痹阻，僵硬疼痛，功能障碍。

【诊断】

一、病史

一般无外伤史，多因睡眠姿势不良或风寒湿邪侵袭所致，晨起或睡醒后出现症状。

二、临床表现

1. **症状** 多急性起病，晨起突感颈部酸楚疼痛，可牵涉至肩背部或上肢，头常歪向患侧，颈项不能自由前屈、后伸与旋转活动，转头时常与上身同时转动。感受风寒者，可伴有恶风怕冷、头痛等表证表现。

2. **体征** 患侧颈部肌肉痉挛、僵硬，触之有条索状改变，压痛明显。颈部主动与被动活动均受限，前屈或向健侧旋转可牵拉受损肌肉加重疼痛。斜方肌或肩胛提肌、斜角肌部位可有压痛。

三、影像学检查

X 线片一般无特异性征象，部分患者可见颈椎生理弧度发生改变。

【鉴别诊断】

本病应与颈部扭挫伤相鉴别。

【治疗】

以手法治疗为主，配合药物、针灸、理疗等治疗。

一、非手术治疗

1. **手法治疗** 患者坐在低凳上，自然放松颈项部肌肉，术者立于其背后，一手固定患者头部，一手揉捏颈部痉挛处，并按压风池、风府、天柱、肩井等穴位；然后捏拿颈部肌肉，推揉、提捏斜方肌，使颈肩背部肌肉充分放松；最后将头部缓缓地向左右、前后摆动2-3次或用端颈旋转手法理顺筋络、活动椎间小关节（图11-1）。手法治疗时，动作要轻柔，用力要适当，以免加重疼痛或损伤。

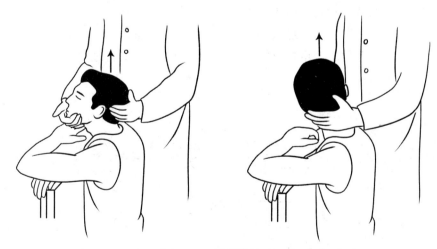

图 11-1　端颈旋转手法

2. **针灸治疗** 可选取阿是穴、风池、大椎、风门、外关、落枕、后溪等穴位针刺治疗。

3. **物理治疗** 可选用蜡疗、磁疗、超声波疗法等，缓解肌肉痉挛，解除疼痛。

二、药物治疗

1. 内治法 治宜祛风散寒、舒筋通络，可用葛根汤、桂枝汤或羌活胜湿汤加减。中成药可选用舒筋活血片内服。亦可选用非甾体类抗炎镇痛药治疗。

2. 外治法 局部可外贴伤湿止痛膏或外搽扶他林乳胶剂、酮洛芬凝胶等。

颈椎病

颈椎病是颈椎及其邻近软组织的退行性改变与继发性病理改变刺激或压迫周围组织，如颈神经根、颈脊髓、椎动脉和交感神经等，而出现一系列临床症状和体征的综合征。本病是临床常见病、多发病，多见于中老年人，发病率随年龄的增加而增加。随着人们工作性质的改变及互联网、计算机的普及应用，发病年龄呈现年轻化的趋势。

【病因病机】

颈椎病的发生与颈椎的解剖特点和生理功能有直接关系。颈椎位于缺少活动的胸椎和重量较大的头颅之间，活动度大，又要维持头部的平稳，所以颈椎易发生劳损，尤以下段颈椎（第4~6颈椎）更为明显。颈椎后方小关节面趋于水平，使颈椎的活动度增加，但也使颈椎易于遭受各种静力和动力因素的损害，颈椎这些结构特点是颈椎病发病的解剖学基础。此外，先天性畸形如颈椎隐裂、椎体融合、颈肋、椎管狭窄等，均可成为颈椎病发病的潜在基础。

颈椎退行性改变和颈部损伤是颈椎病发病的主要因素。首先，颈椎间盘、椎体、椎间小关节等结构的退行性改变及其继发的椎间隙狭窄、黄韧带肥厚、后纵韧带钙化等改变，均可影响和压迫颈神经根、脊髓和椎动脉等重要结构，其中尤以钩椎关节骨质增生较易发生且出现较早，而钩突与椎动脉、神经根的关系十分密切（图11-2），从而易产生相应的临床症状和体征。其次，颈部软组织劳损可改变颈椎的生理弧度，加速椎间盘退行性改变和钩椎关节或关节突关节增生，进而刺激或压迫神经、血管等重要组织。另外，颈椎急性外伤，如骨折、轻度脱位、严重扭挫伤，皆可加重颈椎间盘退行性改变和颈椎损害而诱发颈椎病。

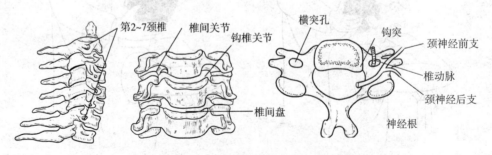

图11-2 钩突与椎动脉及神经根的解剖位置关系

颈椎病可分为颈型、神经根型、椎动脉型、脊髓型、交感神经型、其他型等类型。如果两种以上类型同时存在，称为"混合型"。其中以神经根型、椎动脉型、脊髓型、交感神经型较常见。

1. 颈型 颈型颈椎病也称局部型颈椎病，是颈椎病中最轻的一种类型。各种致病因素导致颈肌痉挛、疲劳或肌力不协调，造成颈椎生理曲线发生改变、颈椎关节囊和韧带松弛、颈椎小关节失稳和颈神经根背支及副神经受刺激等而引发临床症状。

2. 神经根型 神经根型颈椎病是指侧方突出的椎间盘或椎体、钩椎关节和小关节的骨质增生刺激或压迫颈脊神经根而产生与受累脊神经分布区一致的根性痛及皮肤感觉减退等症状，病久可出现该脊神经支配的肌肉群萎缩、反射减弱或消失。

3. 椎动脉型 颈椎间盘退变引起颈椎不稳、椎体及钩椎关节增生。在颈部活动时，侧方突出的椎间盘、增生的骨刺可刺激或压迫同侧的椎动脉及其壁上的交感神经纤维，使椎动脉痉挛，血流发生障碍，导致椎动脉供血不足，患者出现头痛、头晕等症状。如果双侧均有骨刺或突出的椎间盘刺激、压迫，在颈部活动时，可使双侧椎动脉发生一过性阻塞，则患者可出现猝倒。若为血管硬化的老年人，则更易出现椎动脉型颈椎病。

4. 交感神经型 颈椎间盘的退行性改变及其继发性改变，直接或间接刺激颈部交感神经，而出现眩晕、头痛、视力障碍、耳鸣等交感神经受刺激的临床症状和体征。由于椎动脉壁上有交感神经分布，故交感神经型颈椎病也可出现椎动脉型颈椎病的某些症状。

5. 脊髓型 退行性的颈椎间盘向后突出、椎体后缘骨赘、黄韧带肥厚、后纵韧带钙化、椎体滑脱等均可造成对脊髓的直接压迫；或者由于对交感神经的刺激，导致脊髓血管痉挛等导致脊髓变性甚至坏死，并由此引起相应的临床症状和体征。

6. 其他型 主要指食道压迫型，因颈椎椎体前缘骨质增生压迫和刺激食道，早期表现为吞咽时有异物感，严重时可引起吞咽困难等。

本病主要由劳损、外伤、风寒湿邪侵袭，致经脉痹阻、气血运行不畅所致。

【诊断】

一、病史

患者多有长期伏案工作史，少数有外伤史。一般在颈部长期疲劳、颈部反复损伤或"落枕"后发病。

二、临床表现

（一）颈型

1. 症状 主要症状为颈部疼痛，也可反射性地引起头及肩部疼痛，通常无神经根、脊髓、椎动脉受压的症状。

2. 体征 颈椎生理弧度发生改变，颈部肌紧张，项韧带可扪及条索状改变，棘突及椎旁有压痛点，斜方肌、斜角肌亦可有压痛。颈部活动受限。

（二）神经根型

1. 症状 发病缓慢，多为单侧发病，亦有双侧发病。主要症状为颈肩部疼痛及沿神经根向上肢放射痛，手指麻木，颈部活动、咳嗽等可使症状加重。病久者患侧上肢感觉沉重、持物无力及握力减退。

2. 体征 颈部僵直，活动受限，患侧颈椎棘突旁触及压痛点，按压时，压痛向受累神经支配区域放射。受累神经根支配区皮肤感觉减退，腱反射及肌力减弱，严重者大小鱼际或骨间肌萎缩。椎间孔挤压试验阳性，臂丛神经牵拉试验可出现阳性。神经系统检查有助于定位诊断。

神经根型颈椎病的定位诊断

颈椎间隙	颈神经根	疼痛区域	主要感觉障碍区域	肌肉无力	反射改变
C_{3-4}	C_4	颈部、后枕部、枕大神经压痛	上颈部、头枕部	颈项肌	肱二头肌腱
C_{4-5}	C_5	颈、肩胛部、肩部、前胸、上臂外侧、前臂桡侧至腕部	上臂外侧、前臂桡侧	冈上肌、冈下肌、三角肌、肱二头肌、肱桡肌、喙肱肌、桡侧腕伸肌	肱二头肌腱、肱桡肌
C_{5-6}	C_6	颈、肩胛内上缘、肩部、前胸、上臂外侧、前臂桡背侧、拇指、示指	前臂桡背侧、拇指、示指	肱二头肌、桡侧腕伸肌、旋后肌、旋前圆肌	肱二头肌腱
C_{6-7}	C_7	颈、肩胛内缘中部、肩、前胸、上臂外侧、前臂背侧、示指、中指	示指、中指	肱三头肌最为明显	肱三头肌腱、桡骨膜反射
$C_7 \sim T_1$	C_8	颈、肩胛内缘内下缘、上臂内侧、前臂尺侧、环指、小指	环指、小指，偶有中指	手内在肌、屈指和尺侧腕屈肌	无或肱三头肌腱
T_{1-2}	T_1	肩胛、背、前胸、上臂和前臂内侧	前臂内侧	手内在肌	无或 Horner 征

（三）椎动脉型

1. **症状**　单侧枕颈部或枕顶部阵发性疼痛、自发性眩晕或猝倒是椎动脉型颈椎病的主要症状。自发性眩晕或猝倒瞬间发生，多在短时间内恢复。有时伴有恶心欲吐、眼花耳鸣、视力减弱、听力下降、记忆力减退等。眩晕常因头颈位置改变而诱发或加重。

2. **体征**　颈椎生理弧度发生改变，颈部僵直，活动受限，棘突或椎旁可有压痛点，颈椎旋转可诱发或加重头昏、头痛。

（四）交感神经型

1. **症状**　本型单独发生者较少见，常与椎动脉型并发。临床症状表现可分为交感神经兴奋症状和交感神经抑制症状两类。交感神经兴奋症状有：头昏、头沉或偏头痛以及枕部或颈部疼痛；视物模糊、眼窝胀痛；心跳加快，心律异常，心前区疼痛和血压升高；肢体发凉或多汗等。交感神经抑制症状有：头昏眼花，眼睑下垂，流泪，鼻塞，心动过缓，血压偏低，胃肠蠕动增加或嗳气等。

2. **体征**　颈部一般无特异性体征。颈椎棘突间或椎旁可有压痛，Horner 征可阳性。同时伴有心率、心律、血压等的变化。

（五）脊髓型

1. **症状**　起病隐匿，渐进加重。早期出现一侧或双侧下肢麻木无力，逐渐出现双腿肌肉发紧，抬步沉重，严重者步态不稳，行走有"踩棉花"或"走沙滩"的感觉，甚至呈痉挛性瘫痪。少数患者伴有胸腰部"束带感"、大小便功能障碍、性功能减退。

2. **体征**　颈部多无明显体征。受压脊髓节段以下感觉障碍，双侧或单侧下肢肌力下降，肌张力增高、膝反射、跟腱反射亢进，腹壁反射、提睾反射可减弱或消失，病理征阳性。

（六）其他型

食道压迫型颈椎病主要症状为食道的压迫、刺激症状。

三、影像学及其他检查

X线、CT及MRI等影像学检查在颈椎病的诊断与治疗中具有重要价值。X线检查主要了解颈椎退行性改变情况，一般需摄颈椎正、侧位片及斜位片。CT及MRI检查对了解椎间盘突出程度、椎管和神经根管狭窄情况及硬膜囊、神经根受压情况等有重要帮助。

经颅彩色多普勒（TCD）、MRA等检查可评估椎–基底动脉供血情况。

【鉴别诊断】

1.神经根型颈椎病应与肘管综合征、胸廓出口综合征、腕管综合征等相鉴别

	相同点	不同点
神经根型颈椎病		有颈部症状、体征，颈部疼痛向肩部、臂部及手指放射
肘管综合征	均有手臂或手指的麻木疼痛	无颈部症状、体征
胸廓出口综合征		无颈部症状、体征
腕管综合征		无颈部症状、体征

2.脊髓型颈椎病应与脊髓肿瘤、脊髓空洞症等相鉴别

	相同点	不同点
脊髓型颈椎病		步态不稳，行走有"踩棉花"或"走沙滩"的感觉，少数患者伴有胸腰部"束带感"。X线片、MRI检查可协助明确诊断
脊髓肿瘤	均有脊髓受损症状	有恶病质表现，夜间疼痛明显。X线片、MRI检查可对肿瘤作出定位诊断
脊髓空洞症		病程缓慢，"感觉分离性障碍"，感觉障碍以温、痛觉障碍为主，而触觉和深感觉基本正常。手及上肢肌萎缩范围广，神经营养障碍多比颈椎病重。X线片、MRI检查可协助明确诊断

3.椎动脉型颈椎病应与耳源性眩晕、眼源性眩晕、脑源性眩晕等相鉴别

	相同点	不同点
椎动脉型颈椎病		有颈部症状、体征，眩晕与颈椎体位有关系
耳源性眩晕（梅尼埃综合征）		多无颈部症状、体征。除眩晕外还有眼震颤和前庭功能改变，伴有耳鸣和听力减退，无其他神经系统体征
眼源性眩晕	均有眩晕	多无颈部症状、体征。闭目后眩晕可减轻或消失。视力减退，复视，眼球震颤以水平性为特点，振幅大，无快慢相。视力、屈光度、眼底、眼肌功能等检查可发现异常
脑源性眩晕		可伴其他神经系统体征，颅脑CT可协助诊断

4. 交感型颈椎病应与冠心病、神经官能症等相鉴别

	相同点	不同点
交感型颈椎病		有颈部症状、体征
冠心病	均可出现心慌、恶心等症状	心电图检查可协助诊断
神经官能症		焦虑、恐惧、失眠、记忆力下降等

5. 食管受压型应与食道癌相鉴别 后者有恶病质表现，胃镜检查可协助诊断。

【治疗】

颈椎病的治疗目的是缓解或消除症状，减轻或解除神经、脊髓或血管的压迫。通常采用综合疗法治疗，包括手法治疗、牵引、药物、功能锻炼等，疗效不佳者考虑手术治疗。

一、非手术治疗

1. 手法治疗 手法治疗具有舒经通络、宣通气血、缓急止痛及调整颈椎内外平衡的作用，是治疗颈椎病的主要方法。病人取坐位或俯卧位，使颈肌充分放松，在颈后由上而下直至肩胛区，先做表面抚摩，然后做揉、揉捏、㨰法数次；用拇指拨颈部两侧肌肉，再以双手搓颈部及肩胛部数次，并叩击肩胛区；拇指点按风池、天宗、肩井、风门、大椎等穴。双手掌分别托住其枕部和下颌部，用力缓慢向上牵引数次，然后用颈项旋扳手法轻稳地左右旋转扳动颈部各1次；最后用揉捏和表面抚摩手法结束。手法不可过重，以病人轻松舒适为宜。脊髓型颈椎病禁用端提、旋扳手法，以免加重脊髓的损伤。

2. 固定治疗 适当固定颈部，可限制颈椎活动和保护颈椎，减少神经根的刺激和椎间关节创伤性反应，有利于组织水肿的消退，主要用于颈椎病急性期或症状严重的患者。常用颈椎固定支具有颈围、颈托、支架、充气颈圈等。

3. 牵引治疗 颈椎牵引可以增大椎体间隙和椎间孔，解除神经根和脊髓所受的压迫和刺激，并使扭曲的椎动脉得以伸张。可解除颈部肌肉痉挛，减少对椎间盘的压力，改善患处血液循环，有利于神经根水肿和炎症的消退。可使移位的椎间关节复位，缓冲椎间盘组织向周缘外突所产生的压迫等。常采用坐位或仰卧位颌枕带牵引（图11-3）。牵引时必须掌握好牵引力的方向、重量和牵引时间，以保证牵引的治疗效果。

4. 针灸治疗 可选取风池、肩井、天宗、肩髃、曲池、内关、外关、后溪、阿是穴等穴位针刺治疗，可配合艾灸治疗。

5. 物理治疗 常用方法有磁疗、蜡疗、超短波疗法、超声波疗法等，临床可根据病情选用。

二、手术治疗

颈椎手术比较复杂，有一定风险，因此手术指征应从严掌握。在选择手术治疗时应考虑患者的职业、年龄、患者机体状况对手术的耐受性以及患者对手术治疗的态度。颈椎病手术是以减压与重建稳定性为目的，对于脊髓本身不可逆转的病损没有治疗意义。颈椎病的类型及临床表现比较复杂，应根据不同

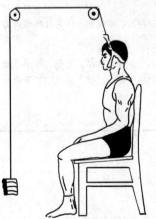

图11-3 坐位颈椎牵引

的病情选择适当的手术方式。

三、药物治疗

1. 内治法 风寒湿型治宜祛风除湿，方用羌活胜湿汤加减。气滞血瘀型治宜活血止痛、舒筋通络，方用活血止痛汤、活血定痛汤或防风归芎汤加减。痰湿阻络型治宜除湿化痰、散瘀通络，方用半夏白术天麻汤加减。肝肾不足型，若属肝肾阴虚者，治宜滋水涵木、调和气血，方用六味地黄丸或芍药甘草汤加减；若属肝阳上亢者，治宜平肝潜阳通络，方用天麻钩藤饮加减。气血亏虚型，若属气虚下陷者治宜补中益气，方用补中益气汤加减；若属气血两虚者，治宜益气养血、舒筋通络，方用归脾汤加减。

西药可选用双氯芬酸钠缓释胶囊、洛索洛芬钠片等非甾体类抗炎药缓解疼痛，并配合神经营养类药物如维生素 B_1、维生素 B_{12} 等治疗。病情严重者可短期应用糖皮质激素类药物治疗。

2. 外治法 以活血止痛、舒筋活络为主，可用外敷活血散或外贴舒筋活络药膏。

四、功能锻炼

主要作用是通过颈肩及背部的肌肉锻炼增强其力量以保持颈椎的稳定性，恢复及增进颈椎的活动功能，防止颈椎关节的僵硬，改善颈部血液循环，解除肌肉痉挛，促进炎症消退，减轻疼痛。临床上以徒手颈部功能锻炼为主，其常见锻炼方法有：①俯卧飞燕点水；②左顾右盼；③前屈后伸；④颈椎侧弯；⑤耸肩缩颈；⑥夹背牵项等。临床应根据病情选择适合的锻炼方法、运动量、运动强度。此外，还可做颈部保健操、广播体操、太极拳、八段锦等运动锻炼。急性期患者症状较重者不宜功能锻炼。

（宋　敏）

第二节　腰骶部筋伤

扫码"学一学"

腰骶部是人体活动的枢纽，支持人体躯干的重量，负重量较大，活动较灵活，能做前屈、后伸、侧屈、旋转等各个方向的活动。人体在坐立、行走、站立及活动时腰骶部都发挥重要作用，成为日常生活和劳动中活动最多的部位之一。因此，腰部的肌肉、筋膜、韧带、椎间小关节、椎间盘等易于受到急慢性损伤，产生一系列腰骶部筋伤疾患。

中医学认为引起腰骶部筋伤的病因有多种，与外伤、劳损、风寒湿邪侵袭、肾虚关系密切。

腰部扭挫伤

腰部扭挫伤是指腰部肌肉、筋膜、韧带、椎间小关节、腰骶关节的急性损伤，多因突然遭受间接暴力所致，俗称"闪腰""岔气"。多发生于下腰部，以青壮年和体力劳动者多见。若不及时治疗，可使症状长期存在，转变成慢性腰痛。

【病因病机】

腰部扭挫伤以间接暴力扭伤多见，直接暴力挫伤少见。腰部扭伤多因突然遭受间接暴力致腰部肌肉、筋膜、韧带损伤或椎间小关节错缝。如腰部活动姿势不当、用力过猛、动作不协调、重心失衡等均可造成肌纤维撕裂或棘上韧带、棘间韧带、髂腰韧带等韧带损伤，亦可导致椎间小关节错缝或滑膜嵌顿。腰部挫伤多为直接暴力所致，如车辆撞击、高处坠落、重物压砸等，致使腰部软组织损伤，导致局部瘀血、肿胀、活动受限，严重者可合并肾脏损伤。

本病主要病机为气滞血瘀。跌仆外伤，屏气闪挫，损伤经脉气血，气血经络阻滞不通，血瘀于内，不通则痛。

【诊断】

一、病史

患者有腰部扭伤或撞击、压砸史。

二、临床表现

1. **症状**　腰部一侧或两侧疼痛剧烈，呈持续性，活动时疼痛更明显，休息后疼痛可减轻但不消除。行走时常用双手支撑腰部，深呼吸、咳嗽、打喷嚏及用力排便时可使疼痛加剧。严重者腰部呈撕裂样疼痛，甚至卧床不起，翻身困难，疼痛有时可牵涉至一侧或两侧臀部及大腿后侧。若合并肾脏损伤，可出现血尿等症状。

2. **体征**　脊柱多呈强直位，腰部肌肉紧张或痉挛，腰部活动受限。腰肌及筋膜损伤时，在棘突旁骶棘肌处、腰椎横突或髂嵴后部有压痛，腰部各方向活动均受限。棘上、棘间韧带损伤，脊柱屈曲受牵拉时疼痛加重，压痛在棘突或棘突间。髂腰韧带损伤时，压痛点在髂腰韧带处，屈曲旋转脊柱时疼痛加剧。椎间小关节损伤时，腰部被动旋转活动受限并使疼痛加剧，脊柱可有侧弯，棘突可偏歪，棘突两侧较深处有压痛。拾物试验阳性。

三、影像学检查

X 线检查一般无明显改变，部分可显示腰段生理弧度减少或消失，也可出现侧弯。必要时行 CT 或 MRI 检查排除腰椎间盘突出症等病变。

【鉴别诊断】

本病应与腰椎间盘突出症相鉴别。

	相同点	不同点
腰部扭挫伤	均有腰痛	不伴有下肢放射性疼痛，直腿抬高试验阴性
腰椎间盘突出症		多伴有下肢放射性疼痛，直腿抬高试验阳性，加强试验阳性

【治疗】

以手法治疗为主，配合药物、固定和练功等治疗。

一、非手术治疗

1. **手法治疗**　患者俯卧位，尽量使肢体放松。术者用两手在脊柱两侧的竖脊肌自上而下进行按揉、拿捏手法治疗，缓解肌肉紧张和痉挛；接着按压、揉摩阿是穴、腰阳关、命门、肾俞、大肠俞、次髎等穴位；最后术者用一手按住患者腰部痛点，另一手前臂及肘部托住患侧小腿上段，并手反扣大腿下段，同时用力作反方向扳动，并加以摇晃拔伸数次。如腰两侧俱痛者，可将两腿同时向背侧扳动。

　　对椎间小关节错缝或滑膜嵌顿者可用坐位脊柱旋转复位法治疗。以右侧痛为例（图11-6），患者端坐于凳上，两足分开与肩等宽，助手面对患者，用两腿夹住患者左大腿并用双手协助固定患者左大腿，以维持患者坐姿。术者立于患者的后右侧，右手经患者右腋下至患者颈后，用手掌压住颈后，拇指向下，余四指扶持左颈部，同时嘱患者双足踏地，臀部正坐不要移动，术者左手拇指按住偏歪的棘突右侧压痛点，然后术者右手臂使患者身体前屈60°~90°，再向右侧弯（尽量大于45°），在侧弯至最大程度时使患者躯干向后内侧旋转，同时左拇指用力向左顶推棘突，此时可感到指下椎体轻微错动，并可有"喀拉"响声，最后使患者恢复端坐，术者用拇指、示指自上而下理顺棘上韧带及腰肌。对不能坐立患者，可用侧卧位脊柱斜扳法治疗。

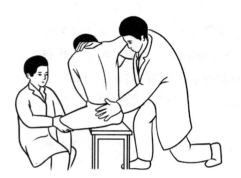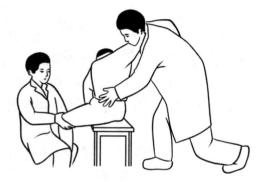

图 11-6　坐位脊柱旋转复位法

　　2. 固定治疗　损伤初期，严重者应卧床休息，并辅以佩戴腰围，减轻疼痛，缓解肌肉痉挛，防止进一步损伤。

　　3. 针灸治疗　可选取阿是穴、肾俞、腰阳关、环跳、委中、次髎等穴位针刺治疗。

　　4. 封闭治疗　对于棘上韧带、棘间韧带损伤经久不愈者，可予局部痛点封闭治疗。

二、药物治疗

　　1. 内治法　治宜活血化瘀、行气止痛。扭伤者侧重于行气止痛，方用舒筋活血汤加减；挫伤者侧重于活血化瘀，方用桃红四物汤加减。中成药可选用跌打丸、三七伤药片、舒筋活血片等内服，西药可选用非甾体类抗炎药治疗。

　　2. 外治法　局部瘀肿者，可外敷双柏散或外贴消肿止痛膏。如无瘀肿仅有疼痛者，可用狗皮膏或跌打膏药外贴。

三、功能锻炼

　　卧床休息期间应主动活动双下肢，疼痛缓解后可作腰部背伸锻炼。后期宜加强腰部的各种功能锻炼，以促进气血循行，防止粘连，增强肌力。

腰部劳损

腰部劳损系指腰部肌肉、筋膜、韧带等组织慢性积累性损伤而引起的慢性腰痛，是骨伤科常见的慢性疼痛之一，属肾虚腰痛或风湿痹证范畴。多见于青壮年体力劳动者和坐位工作人员。

【病因病机】

长期慢性损伤是腰部劳损的主要原因。长期过度负重或长期腰部姿势不良等，使腰部肌肉、筋膜和韧带持久地处于紧张姿态，引起腰部肌肉、筋膜、韧带等发生疲劳性损伤，日积月累，发生肥厚、纤维化以及腰部肌肉、筋膜、韧带等组织粘连变性。其次，急性腰扭伤后，失治或治疗不彻底，局部损伤的肌肉、筋膜、韧带等组织未能及时修复，局部产生瘢痕粘连，迁延日久转为慢性。此外，腰骶部先天性解剖结构变异或缺陷，如腰椎骶化、骶椎腰化、椎弓根峡部裂、隐性脊柱裂等，造成腰部肌肉、韧带和骨骼的生物力学平衡失衡而诱发腰部劳损。

腰部劳损一般可分为腰部肌肉、筋膜劳损，棘上、棘间韧带劳损，第3腰椎横突综合征等。由于第3腰椎位于腰部各脊椎的中心，活动度较大，两侧横突亦较粗较长。横突上有腰大肌和腰方肌的附着点，并有腹横肌、背阔肌的深部筋膜附于其上。腰部和腹部肌肉强力收缩时，此处负荷最大，易受牵拉致慢性损伤，故腰部劳损以第3腰椎横突综合征多见。

本病与肝肾不足及外邪侵袭有关。素体肾气虚弱，形体过劳，复感风寒湿邪侵袭，以致痹阻筋脉、气血凝滞、肌筋拘挛。

【诊断】

一、病史

患者有腰部慢性劳损史，或有急性腰部扭伤迁延不愈病史。

二、临床表现

1. 症状 腰部隐痛、酸痛、胀痛，反复发作，劳累后加重，休息后缓解，持久弯腰时疼痛加剧，适当活动或经常变换体位后腰痛可减轻。常喜用两手捶腰，可使腰部感觉舒服。有时腰痛可向下牵涉到臀部、大腿后外侧，但一般不超过膝关节。

2. 体征 腰椎生理弧度可发生改变，腰部活动可受限。腰部肌肉、筋膜劳损的压痛点在竖脊肌、腰椎横突旁、髂嵴后部或骶骨后面的肌肉附着点处；棘上韧带、棘间韧带劳损压痛点在棘突上或棘突间；第3腰椎横突综合征压痛点在第3腰椎横突尖部，有时按压第3腰椎横突尖部可引起同侧下肢放射疼痛，但疼痛不过膝。直腿抬高试验阴性。神经系统检查多无异常。

三、影像学检查

X线检查多无异常，或可有腰椎生理弧度发生改变，或有轻度侧弯。部分患者可见第3腰椎横突过长或左右横突不对称。有时可发现先天性发育异常，如第1骶椎腰化、第5腰椎骶化、隐性脊柱裂等。

【鉴别诊断】

本病应与腰椎间盘突出症和腰椎椎管狭窄症相鉴别。

	相同点	不同点
腰部劳损		不伴有下肢放射性疼痛，直腿抬高试验阴性
腰椎间盘突出症	均可出现腰痛	伴有下肢放射性疼痛，可出现直腿抬高试验阳性
腰椎椎管狭窄症		间歇性跛行

【治疗】

以手法治疗为主，可配合药物、针灸、封闭等治疗。

一、非手术治疗

1.**手法治疗**　手法治疗的目的在于促进血液循环，理顺肌纤维，剥离粘连，加速炎症消退，缓解肌肉痉挛。先从背部至臀部做大面积抚摩，再由上而下在脊柱两旁做推揉、按压、搓、滚等手法，力量由轻到重；再用拇指点按阿是穴、腰眼、肾俞、八髎、环跳、委中、承山、昆仑等穴位，在压痛点和硬结处用拇指作弹拨等强刺激手法；然后，做侧卧位脊柱斜扳法，最后抚摩结束。

2.**针灸治疗**　可选取阿是穴、肾俞、志室、气海俞、腰阳关、命门、环跳、委中等穴位针刺治疗。

3.**物理治疗**　可采用红外线、超短波、磁疗、中药离子导入等治疗，改善局部血液循环，缓解肌肉痉挛，减轻疼痛。

4.**封闭疗法**　对疼痛局限的筋膜、韧带损伤患者，可予局部封闭治疗。

二、药物治疗

1.**内治法**　气滞血瘀型治宜活血化瘀、行气止痛，方用身痛逐瘀汤加减。寒湿型治宜祛风散寒、宣痹除湿，方用羌活胜湿汤或独活寄生汤加减。湿热型治宜清化湿热，方用加味二妙散加减。肾虚证偏于肾阳虚者，治宜温补肾阳，方用补肾活血汤或右归丸加减；肾虚型偏于肾阴虚者，治宜滋补肾阴，方用知柏地黄丸、大补阴丸或左归丸加减。亦可选用非甾体类抗炎药治疗。

2.**外治法**　可外贴伤湿止痛膏或狗皮膏等。

三、功能锻炼

症状重者，治疗期间应多卧床休息。疼痛缓解后，应加强腰背肌功能锻炼以增强腰椎的稳定性，如飞燕点水、五点支撑等。

腰部劳损强调以预防为主，应努力去除劳损的病因，加强预防措施，避免长期过度负重以及弯腰动作，学习和工作时应经常变换体位，平时注意避风寒。

腰椎间盘突出症

腰椎间盘突出症系指腰部椎间盘的纤维环破裂和髓核组织的突出，刺激或压迫腰脊神经根而引起的一系列症状和体征，又称为腰椎间盘纤维环破裂症，是临床最常见的腰腿痛疾患之一，属于中医学"腰腿痛""痹证"范畴。好发于 30~50 岁之间，男性多于女性，儿童极少发病。发病部位以发生于 L_{4-5} 之间的椎间盘较多，其次为 $L_5 \sim S_1$。

椎间盘位于椎体与椎体之间，构成脊椎骨的负重关节，为脊柱活动的枢纽。腰椎是躯干活动的中心，其椎间盘有较大的活动度，其运动轴心在椎间盘中心偏后处。椎间盘由纤维环、髓核和软骨板三部分组成，有稳定脊柱、缓冲震荡、平衡外力等作用。

【病因病机】

椎间盘因年龄增长而发生一系列退行性改变，如组织水分减少、失去弹性、椎间隙变窄、周围韧带松弛等，是造成椎间盘纤维环破裂的重要内在因素。急性或慢性损伤为发生椎间盘突出的外因。在椎间盘发生退行性改变的基础上，当腰椎间盘突然或连续受到不平衡外力作用时，均可能使椎间盘的纤维环破裂，导致髓核发生突出。在姿势不当或准备欠充分的情况下搬动或抬举重物，或长时间弯腰后猛然伸腰等；甚至由于腰部的轻微扭动，如弯腰洗脸时、打喷嚏或咳嗽后，均可导致腰椎间盘突出症的发生。椎间盘纤维环破裂后，髓核向后膨出或突出，如刺激后纵韧带的窦椎神经则引起腰痛。由于后纵韧带两侧结构薄弱，故髓核多向后外侧突出，而此处正是脊神经穿出椎间孔前经过的部位，突出物可压迫硬脊膜和脊神经（图 11-7）。神经根受压后发生充血、水肿、变性，表现出神经根激惹征象，久之可有周围组织的增生肥厚，甚至与突出的椎间盘发生粘连。

因腰骶部负重量及活动度大，承受的挤压和扭转应力很大，故下腰部（L_{4-5}，$L_5 \sim S_1$）的椎间盘容易发生变性破裂，一般髓核多向后外侧突出刺激 L_5（L_{4-5}）或 S_1 神经根（$L_5 \sim S_1$），而引起单侧坐骨神经痛。L_{3-4} 椎间盘突出较少见，它以刺激 L_4 神经根为主，出现股神经症状。极外侧椎间盘突出压迫上一条神经根，如 L_{4-5} 突出压迫 L_4 神经根。

腰椎间盘突出症常见的分型方法如下。

1. 根据突出的方向和部位分类 髓核可向各个方向突出，有前方、侧方、后方、四周和椎体内突出（Schmorl 结节）。其中以后方突出为最多，且后方突出在椎管内可刺激或压迫神经根与马尾神经，引起相应的症状和体征，临床上常把后方突出又分为中央型和旁侧型，其中后者最多。

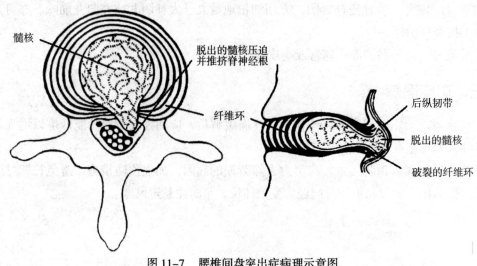

图 11-7 腰椎间盘突出症病理示意图

（1）旁侧型突出 突出位于椎间盘的后外侧，即后纵韧带外侧缘处，突出物压迫神经根，引起根性放射性腿痛，多为一侧突出，少数为双侧突出，根据突出物与神经根关系，把旁侧型又分为根肩型、根腋型和根前型。①根肩型。髓核突出位于神经根的外前方（肩部），将神经根向内后侧挤压。临床表现为根性放射痛，脊柱向健侧弯，向患侧突，如向患侧弯则疼痛加重。②根腋型。髓核突出位于神经根的内前方（腋部），将神经根向后外挤压。临床表现为根性放射痛，脊柱向患侧弯，向健侧突，如向健侧弯则疼痛加重。③根前型。髓核突出位于神经根前方，将神经根向后挤压。临床表现根性放射痛严重，脊柱生理前凸消失，伸屈活动均受限，多无侧弯畸形或出现交替性侧弯畸形。

（2）中央型突出 髓核从椎间盘后方中央突出，压迫硬膜囊及马尾神经，引起相应的症状和体征，一般以偏中央突出为多，正中央突出较少。

2. 根据椎间盘突出的程度分型 分为膨出、突出、脱出三型。

（1）膨出 纤维环内部破裂，外层因为髓核压力而凸起，常呈半球形孤立凸起于椎间盘的后外侧，居神经根外前方或内下方，亦可称为凸起型。

（2）突出 纤维环全层破裂或几乎全层破裂。已纤维化的髓核或破碎的纤维环、甚至部分软骨板向后移入椎管，亦可称为破裂型。

（3）脱出 纤维环全层破裂，髓核脱出物突入椎管内，压迫硬脊膜或刺激神经根，亦可称为游离型。

【诊断】

一、病史

多数患者曾有不同程度的腰部慢性损伤史，并且在本病发生之前的一段较长时间内，就存在着因椎间盘退行性改变而引起的非特异性症状，如轻微外伤即诱发急性腰痛、腰痛反复发作等。

二、临床表现

1. 症状 腰痛和坐骨神经痛是腰椎间盘突出症两个最主要的症状。绝大部分患者都有腰痛，主要在下腰部或腰骶部。当某些诱因致纤维环破裂后，肢痛可减轻，但压迫神经根时出现坐股神经痛。开始为钝痛，逐渐加重，疼痛多呈放射痛，由臀部、大腿后外侧、小腿外侧至跟部或足背部。少数患者可出现由下而上放射痛，先由足、小腿外侧、大腿后外侧至臀部。咳嗽、打喷嚏、大小便引起腹压增加时，皆可使腿痛加重。若为中央型突出，可出现双侧下肢放射痛或交替性疼痛。

2. 体征 脊柱生理弧度发生改变，可有不同程度的脊柱侧弯，突出椎间盘在神经根内下方时（腋下型），脊柱向患侧弯，突出椎间盘在神经外上方时（肩上型），脊柱向健侧弯（图11-8）。病变腰椎间隙棘突间和棘突旁常有压痛点，按压压痛点可引起下肢的放射性疼痛；叩击下腰正中区，也可引起放射痛。直腿抬高试验阳性，直腿抬高加强试验阳性；屈颈试验阳性；健肢直腿抬高试验阳性（肩上型为阴性）；仰卧挺腹试验多为阳性；高位腰椎间盘突出，如 $L_{3/4}$ 突出股神经牵拉试验可为阳性。患肢肌肉萎缩、受累神经根支配区的皮肤感觉减退或迟钝，踝及踇趾背伸或跖屈肌力减弱，腱反射减弱或消失。神经系统检查有助于定位诊断。

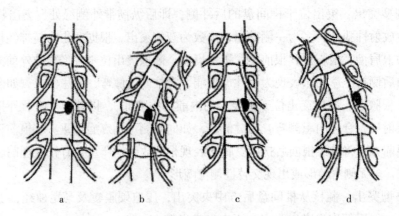

图 11-8　姿势性脊柱侧弯与缓解神经根所受压力的关系

a. 椎间盘突出在神经根内侧时；b. 神经根所受压力可因脊柱侧凸突向健侧而缓解

c. 椎间盘突出在神经根外侧时；d. 神经根所受压力可因脊柱侧凸突向患侧而缓解

不同水平椎间盘突出的临床定位诊断

突出水平	$L_{3\sim4}$	$L_{4\sim5}$	$L_5\sim S_1$
受累神经	L_4	L_5	S_1
疼痛部位	骶髂部、大腿外侧及小腿前侧	骶髂部、大腿及小腿外侧	骶髂部、大腿、小腿及足跟外侧
压痛点	$L_{3\sim4}$ 棘间及棘旁	$L_{4\sim5}$ 棘旁	$L_5\sim S_1$ 棘旁
感觉异常区	小腿前内侧及大腿前侧	小腿前外侧及足背内侧	小腿后外侧、外踝后及足外缘
肌力改变	伸膝无力	踇趾背伸无力	踇及足跖屈无力
肌肉萎缩	股四头肌	胫前肌	腓肠肌
反射改变	膝反射减弱或消失	无改变	跟腱反射减弱或消失

三、影像学检查

X 线检查主要在于排除腰椎其他疾病。CT、MRI 检查可清晰地显示椎间盘突出部位及程度，现已成为诊断腰椎间盘突出症的常规检查方法。

【鉴别诊断】

本病应与腰椎结核、腰椎管狭窄症、腰椎滑脱症、增生性脊柱炎等疾病相鉴别。

腰椎间盘突出症与腰椎结核、腰椎管狭窄症、腰椎滑脱症、增生性脊柱炎的鉴别

疾病	症状	体征	X 线片
腰椎间盘突出症	腰痛和患肢坐骨神经痛；咳嗽、打喷嚏、用力排便时加剧，休息后减轻	脊柱侧弯，腰椎生理前凸消失，直腿抬高试验阳性，直腿抬高加强试验阳性，伴有下肢神经系统症状	脊柱侧弯，腰椎前凸消失，椎间隙变窄，左右不对称
腰椎结核	隐渐性发病，腰痛，安静时疼痛明显，劳累时加重；有结核中毒症状	腰肌板样痉挛，脊柱活动受限，可有后凸畸形和寒性脓肿	椎间隙变窄，椎体边缘模糊不清，有骨质破坏。有寒性脓肿时，可见腰肌阴影增大

疾病	症状	体征	X 线片
腰椎管狭窄症	主要症状是腰腿痛和间歇性跛行。腰腿痛多出现于长时间站立或行走后，骑车则无任何影响；疼痛时，坐下或蹲下休息，疼痛多能缓解或消失	常无明显阳性体征或体征轻微。腰部略向前屈位姿势，腰过伸试验阳性是本病的重要体征，直腿抬高试验可出现阳性	椎体骨质增生，椎间隙稍变窄，椎板增厚，密度增高，椎间孔前后径变小
腰椎滑脱症	慢性腰痛，可伴有根性放射痛。症状与劳累有关，与天气变化无关。腰痛在活动或负点后加重，休息或卧床后缓解	腰椎生理前凸加深，腰椎代偿性过伸，可触及阶梯状改变。可出现骨盆性摇摆式"鸭步"。直腿抬高试验可为阳性	可判断腰椎滑脱的程度。若椎弓峡部不连，可见"狗脖子项链"征
增生性脊柱炎	钝痛，劳累或阴雨天时加重；无下肢放射性疼痛	脊柱屈伸受限	多数椎体边缘唇状增生，椎间隙稍变窄

【治疗】

大多数腰椎间盘突出症经非手术治疗有较好效果，以手法、牵引治疗为主，配合药物、物理治疗、功能锻炼等，必要时行手术治疗。

一、非手术治疗

1. **手法治疗** 患者俯卧床位，肌肉放松，先在腰背、臀部、腿部进行大面积的抚摩、揉和搓法；然后顺脊柱和竖脊肌由上而下做揉、推压、按压，指针刺激环跳、委中、昆仑等穴位，以缓解肌肉痉挛，减轻疼痛。最后可选用侧卧位脊柱斜扳法、按压抖动法或扳腿法等手法治疗，因该手法有使突出髓核还纳的趋势，可改变突出的髓核与神经根的位置关系。手法治疗后，患者应卧床休息。

2. **牵引治疗** 牵引可缓解肌肉的痉挛，拉开腰椎间隙，使后纵韧带紧张，以利髓核不同程度的还纳以及改变与神经根相对位置关系，改善椎间盘营养。此外，牵引使患者脊柱制动，减少运动刺激，有利于病变椎间关节和周围韧带、肌肉及神经根等组织充血、水肿的消退和吸收。常用的牵引方法有手法牵引、骨盆牵引、悬吊牵引、机械牵引等。腰部牵引时，必须根据病情特点，选用合适的牵引方法。若牵引引起疼痛加剧、呼吸紧迫，或发生心慌、面色苍白、恶心、呕吐等不良反应时，应立即停止牵引。

3. **物理疗法** 腰椎间盘突出症的恢复期可配合物理疗法治疗，以改善周围组织的血液循环，促进神经根炎性水肿的吸收，缓解肌肉痉挛，促进机体功能恢复。常用的物理疗法有短波、超短波、传导热疗法等，对于有神经根粘连者可采用超声波、中频中药离子导入等治疗。

4. **针灸治疗** 可选取夹脊穴、肾俞、志室、腰阳关、大肠俞、秩边、承扶、委中、承山、昆仑等穴位针刺治疗。

5. **封闭治疗** 可采用硬膜外封闭配合手法治疗。

二、手术治疗

对于下列情况可选择手术治疗：①疼痛严重，经各种非手术治疗无效者；②经常复发，影响日常工作、生活者；③中央型椎间盘突出马尾神经受压症状严重，有括约肌功能紊乱者；④神经根粘连，表现为严重持久麻木或感觉异常者；⑤伴有严重的神经源性间歇性跛行，影像学证实合并腰椎管狭窄或神经根管狭窄，非手术治疗不能奏效者。常用手术方式有微创治疗（如经皮椎间盘切除术、臭氧介入等）、单纯黄韧带切除椎间盘摘除术、半椎板切除椎间盘摘除术、全椎板切除椎间盘摘除术以及前路椎间盘切除术等，临床可根据实际情况选择应用。对伴严重腰椎不稳者，可在腰椎间盘摘除时行内固定术。

三、药物治疗

1. 内治法　气滞血瘀型治宜活血化瘀、行气止痛，可选用顺气活血汤、身痛逐瘀汤、和营止痛汤等加减；风寒湿型治宜祛风散寒、健脾化湿，可选用独活寄生汤加减；肾虚型偏于肾阳虚者，治宜温肾壮阳、强筋健骨，方用金匮肾气丸、右归饮等加减；肾虚型偏于肾阴虚者，方用六味地黄丸、左归饮等加减。

西药可选用双氯芬酸钠缓释胶囊、洛索洛芬钠片等非甾体类抗炎药缓解疼痛，并配合神经营养类药物如维生素 B_1、维生素 B_{12} 等治疗。病情严重者可短期应用糖皮质激素类药物治疗。

2. 外治法　气滞血瘀型可外贴消瘀止痛药膏，风寒湿型可外贴温经通络膏或用热熨药热敷。

四、功能锻炼

急性期应卧硬板床休息。腰腿痛症状减轻后，应积极进行腰背肌的功能锻炼，可采用飞燕点水、五点支撑、直腿抬高等动作，以增强腰腿部肌力，以利于腰椎的平衡稳定。

（陈　锋）

腰椎椎管狭窄症

凡因腰椎椎管、神经根管及椎间孔变形或狭窄，导致神经根和（或）马尾神经受压而出现一系列临床综合征，称为腰椎椎管狭窄症，又称腰椎椎管狭窄综合征，属中医"腰腿痛""痹证"范畴。多发于 40 岁以上的中老年人，男性多于女性，体力劳动者多见。好发部位为 L_{4-5}，其次为 L_5~S_1，L_{3-4}，L_{2-3} 等。

【病因病机】

大多数正常人腰椎椎管矢状径为 14.6~15.5mm，横径为 20.5~25mm。若矢状径为 10~12mm 为相对狭窄，矢状径 ≤ 10 mm 为绝对狭窄，横径小于 20mm 即为中央管狭窄。

根据腰椎椎管狭窄症的发生原因，临床将其分为原发性和继发性两类。原发性腰椎椎管狭窄是椎管本身由于先天性或发育性因素而致的腰椎椎管狭窄，表现为腰椎椎管的前后径和横径均匀一致性狭窄，此类型临床较为少见。继发性狭窄多为后天所致，腰椎退行性改变是主要致病原因，如骨质增生、黄韧带肥厚、小关节突肥大、椎间盘退行性改变等使椎管容积变小，达到一定程度后可引起神经根和（或）马尾神经受挤压而发病。原发性狭窄与继发性狭窄常常相互影响。在先天性椎管发育不良、椎管狭窄的基础上，各种退行性改变可使椎管容积进一步狭小，致使临床症状加重，根据症状和狭窄部位又可分为中央狭窄和神经根管狭窄。

本病与先天肾气不足或后天肾气虚衰以及劳役伤肾等有关，反复外伤、慢性劳损和风寒湿邪的侵袭为其常见外因。主要病机是肾虚不固，邪阻经络，气滞血瘀，营卫不和，以致腰腿筋脉痹阻而产生症状。

【诊断】

一、病史

除原发性外，多有腰部外伤史或劳损史。

二、临床表现

1. **症状**　主要症状是腰腿痛和间歇性跛行。下腰部及骶部酸胀疼痛，常累及双侧下肢，下肢疼痛可左右交替出现，咳嗽时多不加重。腰腿痛呈慢性反复发作，多出现于长时间站立或行走后，骑车则无任何影响；疼痛时，坐下或蹲下休息片刻，疼痛多能缓解或消失。间歇性跛行是本病的典型症状，表现为行走一段距离后，逐渐感腿胀痛，或伴有感觉异常、运动无力等，致使难以坚持行走，需下蹲休息一段时间后方能继续行走。间歇性跛行可作为诊断腰椎管狭窄症的重要依据。病情严重者，可引起尿急或排尿困难。

2. **体征**　中央管狭窄无明显阳性体征或体征轻微。腰部略向前屈位姿势，腰过伸试验阳性是本病的重要体征。神经根管狭窄直腿抬高试验可出现阳性。感觉和运动障碍多为 L_5 和 S_1 神经根支配区，单侧或双侧下肢触觉或痛觉可发生减退，跟腱反射减弱或消失部分可伴有肌肉萎缩。部分患者有括约肌功能障碍，表现为排尿困难、有便意感等，少数患者有性功能障碍。

三、影像学检查

X 线检查对腰椎椎管狭窄的诊断有一定的参考价值，而 CT、MRI 检查是判断有无椎管狭窄及其严重程度的重要方法。

【鉴别诊断】

本病应与血栓闭塞性脉管炎相鉴别。

	相同点	不同点
腰椎椎管狭窄症	均可出现下肢疼痛和间歇性跛行	主要症状是腰腿痛和间歇性跛行，腰部后伸受限，并引起小腿疼痛，症状与体征往往不一致；患者足背动脉、胫后动脉搏动良好
血栓闭塞性脉管炎		患者小腿疼痛，夜间痛甚。间歇性跛行明显。足背动脉和胫后动脉搏动减弱或消失，后期可出现肢体远端的坏死

【治疗】

治疗原则以手法治疗为主，配合药物、功能锻炼等治疗，必要时行手术治疗。

一、非手术治疗

1. **手法治疗**　一般可采用揉按法、点压法、㨰法、提捏法等，以舒筋活络、松解粘连，使症状得以缓解或消失。亦可适当配合屈腰摇晃法、按压抖动法、屈伸蹬腿法等治疗，但手法均应轻柔稳妥，切忌用暴力旋转，以防症状加重。

2. **物理治疗** 可选用超短波或中药直流电离子局部透入等治疗，亦可局部热敷。

3. **封闭治疗** 可予硬脊膜外封闭，有减轻神经根水肿、粘连、缓解症状的作用。

二、手术治疗

经系统非手术治疗无效，且症状逐渐加重，行走困难，间歇性跛行明显者；有鞍区麻木、二便失禁等马尾神经受压者，应考虑手术减压治疗，以解除狭窄的椎管对神经、血管的压迫。手术方法有广泛的椎板和黄韧带切除内固定术、部分椎板和黄韧带切除内固定术、椎间盘切除和神经根管扩大术等。

三、药物治疗

1. **内治法** 肾气亏虚者治宜补肾益精，偏于肾阳虚者治宜温补肾阳，可用右归丸或补肾壮筋汤加减；偏于肾阴虚者治宜滋补肾阴，可用左归丸、大补阴丸加减。外邪侵袭属寒湿腰痛者治宜祛寒除湿、温经通络，风湿甚者可用独活寄生汤加减；寒邪重者可用麻桂温经汤加减；湿邪偏重者可用加味术附汤加减。属湿热腰痛者治宜清热化湿，可用加味二妙汤加减。因扭挫瘀积而发病者，可用活血止痛汤、定痛活血汤加减。西药可应用非甾体类抗炎镇痛药如双氯芬酸钠缓释胶囊、洛索洛芬钠片等缓解症状。

2. **外治法** 可用伤湿止痛膏、狗皮膏等外贴。

四、功能锻炼

急性期应适当卧床休息，病情缓解后，应积极加强腰背肌、腹肌锻炼，可采用飞燕点水、仰卧起坐练习，以增强腰腹肌力。锻炼要循序渐进，不可急于求成。

腰椎滑脱症

腰椎滑脱症是指一个椎骨在另一个椎骨上滑移而产生的临床症状，是慢性腰痛的常见原因之一，属"骨痹""腰痛"等范畴。腰椎滑脱症分为真性滑脱和假性滑脱。因椎弓峡部不连引起的滑脱称为真性滑脱，而起因于腰椎退行性改变而致的滑脱称为假性滑脱，又称腰椎退行性滑脱。腰椎滑脱可以向后、向前及向侧方滑脱，其中最常见的是向前滑脱。真性滑脱以发生于第5腰椎多见，假性滑脱以发生于腰3~4间较多。

【病因病机】

真性滑脱可分为先天性和后天性两类。前者系指先天性腰椎椎弓中央及两侧的化骨中心未能连接而致峡部不连，先天即有椎弓峡部的缺损，行走之后逐渐发生滑脱；后者系由慢性劳损、应力骨折或一次性损伤所造成，一般认为是在遗传性发育不良的基础上，椎弓部遭受到反复的应力所致。腰椎峡部不连以 L_5 为最多，峡部不连使 L_5 椎体及上关节突与其棘突、椎板、下关节突分离，减弱了阻挡向前滑脱的能力。滑脱主要发生在青春期中，可能与此期活动剧烈有关，以后滑脱继续加剧的趋势较小。先天性滑脱，幼儿会行走时即可逐渐发生，至成人可以发展到完全滑脱，是本症中的最严重者，治疗最为困难。由于椎弓峡部较薄弱，受劳损或外伤而致椎弓峡部不连接的患者，滑脱发生较晚，多数在青年时期发现，大多停留于Ⅱ度滑脱，达到Ⅲ、Ⅳ度滑脱者较少。假性滑脱系由于椎间盘退行性改变、关节突磨损，渐至发生滑脱，多见于中年以后，以 L_{3-4} 间发生滑脱多见，其滑移程度大多在Ⅰ度之内，由于关节突的阻挡，少有至Ⅱ度者，发生神经受压症状者亦少见。此外，本病还与女性怀孕、生产及月经期内分泌改变使韧带松弛有关；过度劳累及髋关节病变使腰椎负荷增加亦可诱发腰椎滑脱。滑脱使椎管扭曲变小及黄韧带增生，可导致椎管狭窄。晚期，滑脱水平的椎间隙变窄，相邻椎骨终板硬化，边缘增生。

因外伤、慢性劳损、风寒湿邪侵袭加之素体禀赋不足等原因引起气滞血瘀，经络痹阻，不通则痛，是该病的主要病机。

【诊断】

一、病史

多有腰部外伤或慢性劳损史，大多数腰椎滑脱早期没有症状。

二、临床表现

1. 症状　主要症状为腰痛。轻度滑脱者表现为下腰部轻度酸痛，偶尔放射到臀或大腿；滑脱程度比较大的患者可出现腰痛伴根性放射痛。症状与劳累有关，与天气变化无关。腰痛一般在活动或起床负重后加重，休息或卧床后缓解。少数可有会阴部麻木，小便潴留或失禁，间歇性跛行较为少见，病程可长达数年至数十年。

2. 体征　与滑脱程度有关。腰部的生理前凸加深，身体的重心向前移动，病变以上的腰椎代偿性过伸，上半身向后倾，腰部可触及阶梯状改变，腰部肌肉保护性痉挛致活动受限。严重的患者可以出现骨盆性摇摆式"鸭步"。下腰部有压痛，腰椎棘突及棘上、棘间韧带常有压痛。皮肤感觉、腱反射、肌力改变与受累的神经相对应。坐骨神经受压时，直腿抬高试验可为阳性。偶有鞍区麻痹和括约肌功能障碍。

三、影像学检查

X线片检查是诊断腰椎滑脱症的主要依据，摄片应包括腰椎正、侧位及双侧斜位。正位片不易显示病变区，一般于椎弓根影下可见一低密度裂隙，多为双侧。过伸过屈侧位片对腰椎滑脱和腰椎峡部崩裂的诊断有重要意义，是腰椎滑脱测量的主要依据。腰椎双侧斜位X线片是诊断峡部裂的主要依据，它能显示两侧峡部的情况。正常椎弓、附件在斜位片上投影似"猎狗"外形，即狗鼻为同侧横突，狗耳为上关节突，狗眼为椎弓根的纵切面影，狗颈为峡部，狗身为椎弓，前后腿分别为同侧和对侧的下关节突，尾巴为对侧的横突。若有椎弓峡部不连，则可在"狗颈"部见一带状裂隙，故又称"狗脖子项链"征（图11-9、图11-10）。

正常的 L_5 与 S_1 构成一条连续弧线。Meyerding将骶骨上关节面分为四个等分，根据 L_5 在骶骨上向前移位程度，将脊椎滑脱分为四度：不超过1/4者为Ⅰ度；介于1/4~1/2者为Ⅱ度；介于2/4~3/4者为Ⅲ度；大于3/4者为Ⅳ度（图11-11）。CT及MRI可显示椎管、侧隐窝、椎间盘及神经根情况。

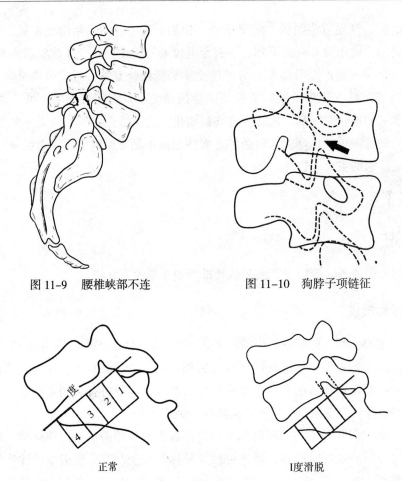

图 11-9　腰椎峡部不连　　　　　　图 11-10　狗脖子项链征

正常　　　　　　　　　　　　I度滑脱

图 11-11　腰椎滑脱症分度示意图

　　本病诊断以 X 线片为主，结合临床症状和体征。有些患者虽然 X 线征上有滑脱，但不一定有症状，诊断时应加以注意。

【鉴别诊断】

　　本病应与血栓闭塞性脉管炎、腰椎间盘突出症相鉴别。

	相同点	不同点
腰椎滑脱症		慢性腰痛。症状与劳累有关，与天气变化无关。腰痛在活动或起床后加重，休息或卧床后缓解。腰部可触及阶梯状改变，可出现骨盆性摇摆式"鸭步"。直腿抬高试验可为阳性。X 线片检查显示腰椎滑脱，若椎弓峡部不连，可见"狗脖子项链"征
血栓闭塞性脉管炎	均可出现下肢的麻木、疼痛	血管性间歇性跛行，足背动脉和胫后动脉搏动减弱或消失，后期可出现肢体远端的溃疡或坏死
腰椎间盘突出症		腰痛和放射性腿痛。腰部棘突旁压痛，并向下肢放射，直腿抬高试验和加强试验阳性，CT 或 MRI 显示有椎间盘突出征象

【治疗】

　　仅有 X 线片征象而无症状的腰椎滑脱不需要特殊治疗，加强腹肌和腰背肌锻炼即可。大多数患者经非手术疗法都可使症状得到不同程度的改善。

一、非手术治疗

对症状轻微、滑移程度不超过 30% 的患者可采用非手术疗法。

1. **手法治疗**　患者俯卧位，两下肢伸直。术者用两手掌或大鱼际自上而下反复推揉椎旁肌肉，直至骶骨背面或股骨大粗隆附近，并以两拇指分别点按两侧志室、腰眼、肾俞、环跳、委中、承山等穴位。手法治疗切忌强力按压及作腰部斜扳法，以免造成腰部更严重的伤害。

2. **牵引治疗**　牵引是治疗腰椎滑脱的有效手段之一，主要采用骨盆牵引。

3. **针灸治疗**　可选取腰阳关、肾俞、腰夹脊、八髎、环跳、承扶、风市、委中、承山、昆仑等穴位针刺治疗。

4. **物理治疗**　可采用红外线、超短波、磁疗、中药离子导入等治疗，缓解症状。

5. **封闭疗法**　对疼痛严重者，尤其是出现根性刺激症状的患者，可采用骶管封闭治疗。

二、手术治疗

对下列情况应考虑手术治疗：①持续或反复腰痛影响正常活动；②有神经根或马尾受压的症状和体征；③滑移程度大于 30% 者。手术治疗的原则是减压、复位、固定和融合。

三、药物治疗

1. **内治法**　治宜补肾壮阳、舒筋活络，方用健步虎潜丸、六味地黄丸、金匮肾气丸等加减。亦可用非甾体类抗炎药缓解疼痛，并配合神经营养类药物如维生素 B_1、维生素 B_{12} 等治疗。病情严重者可短期应用糖皮质激素类药物治疗。

2. **外治法**　可用伤湿止痛膏、狗皮膏等外贴。

四、功能锻炼

患者平时应加强腹肌及腰背肌肌力的锻炼，以加强腰椎的稳定性。

（马英锋）

扫码"练一练"

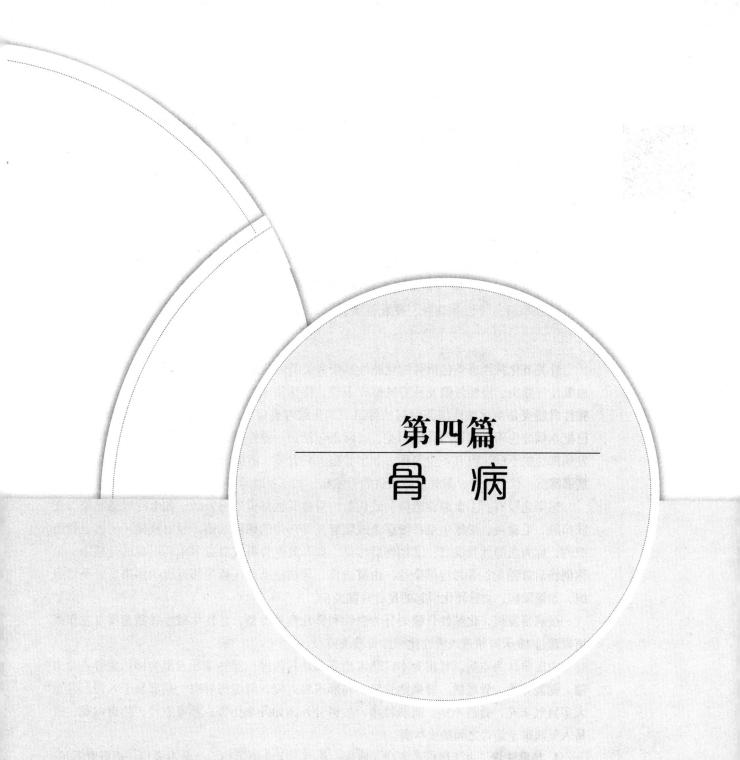

第四篇

骨　病

第十二章　骨关节化脓性感染

骨关节化脓性感染包括骨的化脓性感染和关节的化脓性感染。化脓性骨髓炎包括急性血源性骨髓炎、慢性骨髓炎及特殊临床表现、特殊临床类型的骨感染，如慢性骨脓肿。化脓性骨髓炎是由化脓性细菌引起的骨组织的化脓性炎症。中医学早在隋代《诸病源候论》已把本病分为附骨痈和附骨疽两类，实际上包括急、慢性骨髓炎。历代中医文献中，根据发病部位的不同，尚有不少名称，如多骨疽、朽骨疽、股胫疽、骨疽等。由于附骨痈、疽病邪深沉，伏结于骨、附骨成脓所致的骨脓疡，如不及时给予正确治疗，可以残废。

感染途径有：①血源性感染，致病菌由身体其他部位的感染灶，如上呼吸道感染、皮肤疖肿、毛囊炎、泌尿生殖系统感染或胆囊炎等部位的感染细菌，经血液循环转移至骨组织内，称为血源性骨髓炎；②创伤后感染，如开放性骨折或骨折手术后出现的骨感染，也称创伤后骨髓炎；③邻近感染灶，由贯通伤、异物感染及压疮等邻近组织感染蔓延至骨组织，如糖尿病、动脉硬化引起的足骨骨髓炎。

按病情发展，化脓性骨髓炎分为急性和慢性两种类型，急性化脓性骨髓炎反复发作或病程超过10天开始进入慢性化脓性骨髓炎阶段。

中医学认为本病以肾虚为本，热毒壅盛及跌打闪挫，湿热毒邪入里为标。盖肾主骨生髓，髓能养骨，骨藏髓。肾强则骨坚，病邪不易入侵。肾虚则骨空，病邪易于入侵。儿童大多肾气未充，骨骼不坚，肌肤稚嫩，故诸种外因如外来伤害、邪毒直侵，热毒内蕴，皆易入里深窜于筋骨之间酿成本病。

1. 热毒注骨　由于患疔毒疮疖、麻疹、伤寒、无头疽等病后，余毒未尽，而肝肾不足，气血两虚，正不胜邪，毒邪深窜入里，留于筋骨，蕴结不去，残存于肌肤筋骨之间，或其他部位的邪毒乘虚而入，深窜入里，使筋脉受阻蕴毒为脓，形成附骨痈疽。

2. 外邪直侵　外来伤害，皮破肉损，骨断筋伤。犹壁之有穴，墙外有洞，无异门户洞开，外邪直侵。尤其是开放性骨折，枪弹伤，骨端与外界相通，瘀血停聚，经络阻隔，复感邪毒，瘀积化热，邪毒熏蒸，热盛肉腐，损筋烂骨，而为本病。

3. 正气虚弱　本病的发生与人体正气强弱有密切关系。《疡医心得集》："盖由元气虚弱，风寒湿邪乘虚而入，经脉被阻失和，致血凝气滞而发。"正气不足，腠里空虚，里外不固，外邪乘虚而入，由于正不胜邪，故毒邪不能外散而深伏入骨，稽留不行，日久化热，腐筋蚀骨。

第一节　急性化脓性骨髓炎

急性化脓性骨髓炎是骨组织（骨髓、骨和骨膜）的化脓性炎症。大多数的儿童骨髓炎为血源性的，而80%以上急性血源性骨髓炎病例为12岁以下的儿童，男女患病比约为4：1。以胫骨近端、股骨远端为好发部位，胫骨远端、肱骨近端、髂骨等其他部位也可发生。

【病因病机】

一、病因

最常见的致病菌是金黄色葡萄球菌，约占75%，其次是 β 溶血性链球菌，约占10%。在急性血源性骨髓炎发病前，身体其他部位常有明显或不明显的感染性病灶，当处理不当或机体抵抗力降低时，感染灶内致病菌经血液循环至骨内停留而引起骨组织的急性感染，而免疫功能缺陷会增加骨髓炎的发病。

二、病理

1. 原发灶脓肿形成　大多数病例骨髓炎原发在干骺端，可能的原因为：①儿童干骺端的骨滋养动脉为终末端血管，血流缓慢，经血液循环散播的细菌易在此停留；②局部免疫功能缺陷，干骺端的单核－吞噬细胞、多核白细胞比骨干相对减少，T细胞和免疫细胞因子下降。

2. 脓肿扩散途径　细菌首先在干骺端的松质骨内停留繁殖，引起局部急性炎症反应，如充血、水肿、白细胞浸润等。局部骨内压升高，引起疼痛，而后白细胞坏死释放溶蛋白酶破坏骨基质形成脓肿，脓肿再向压力低的方向扩张、蔓延。蔓延方向可以是：①向骨干髓腔方向扩张蔓延；②沿 Haves 管和 Volkmann 管蔓延，引起密质骨感染；③如脓液再穿破密质骨外层骨板蔓延到骨膜下，形成骨膜下脓肿。因干骺端密质骨薄，此部位易被脓液穿破，也可穿破密质骨外层骨板后沿关节囊表面向皮下蔓延；④骨膜下脓肿可穿破骨膜而进入软组织间隙，引起软组织脓肿；⑤若再经皮肤破溃，则形成窦道；⑥干骺端脓肿极少穿破骨骺生长板、关节软骨，引起关节感染，但常引起关节腔内反应性积液；如果干骺端位于关节内，如股骨下端或胫骨近端，脓液可积存于干骺端并进入关节内，并发化脓性关节炎。

3. 骨坏死死骨形成

（1）脓肿及骨坏死　干骺端脓肿及炎性肉芽组织扩展，骨髓腔滋养动脉因炎性栓子栓塞，骨膜下脓肿可使骨膜血管栓塞，加之细菌毒素的作用可引起局部密质骨骨坏死，或大块密质骨或整段骨干的骨坏死。骨坏死在尚未与周围活组织脱离时，如炎症被控制，可以通过建立侧支循环，病变骨有可能复活。若与周围组织脱离，则形成死骨，并被肉芽组织、纤维组织包绕，若无脓肿形成，其可长期存留体内。

（2）骨膜下新骨形成　骨膜在未被感染破坏时，炎症刺激骨膜下形成新骨，可包绕死骨及其上、下活骨段表面，称为包壳。包壳可以保持骨干的连续性，使其不会发生病理性骨折。如骨膜被感染破坏，无新骨壳形成，可发生感染性骨缺损及病理性骨折。死骨和包壳可使病灶经久不愈，是慢性骨髓炎的特征之一。

【诊断】

一、病史

包括可能的潜在血源感染源的原发化脓性感染病灶，如上呼吸道感染，扁桃体炎等。一部分儿童常有髋、膝等部位的外伤史。

二、临床表现

1. 症状

（1）全身中毒症状　起病急，伴有高热；小儿可出现惊厥，体温常在39℃~40℃，伴寒战、精神不振、消化道症状等，感染中毒症状显著。病情严重者可发生中毒性休克。

（2）局部表现　感染早期，局部剧痛，皮温升高，患肢呈半屈曲制动状态，拒绝活动和负重。当骨脓肿形成至穿破密质骨到骨膜下时，常伴剧痛，随后骨内压缓降，疼痛也随之减轻。当脓肿穿至皮下时，局部红、肿、热、痛明显。

2. 体征

（1）早期　压痛不一定严重，脓肿进入骨膜下时，局部才有明显的肿胀和压痛。被动活动肢体时疼痛加剧，常引起患儿啼哭。

（2）局部分层穿刺　对早期诊断有重要价值。在肿胀及压痛最明显处，用粗针头先穿入软组织内抽吸，如无脓液再向深处穿刺入骨膜下。如果骨膜下穿刺抽吸也无脓液，则应通过薄层干骺端皮质穿刺进入骨质。即使仅抽出几滴血性穿刺液也必须送检。涂片检查有脓细胞或细菌则可明确诊断，并同时作细菌培养和药敏试验。

三、影像学及实验室检查

1. 影像学检查

（1）X线检查　早期骨髓炎患儿X线平片一般正常，但对于鉴别诊断是有益的。发病7~14天平片显示可有骨破坏，此前仅表现为软组织肿胀和脂肪消减，以后可见干骺端模糊阴影，骨纹理不清；2周后逐渐出现松质骨虫蛀样散在骨破坏，骨膜反应、新骨形成等；病变继续发展，可见骨膜增生，游离致密的死骨，围绕骨干形成的骨包壳，是转为慢性骨髓炎的表现（图12-1）。

（2）CT检查　有助于评价骨膜下脓肿、软组织脓肿以及骨破坏的定性。

（3）MRI检查　该检查对病灶敏感性高、特异性强，T2WI像炎症病变信号加强，有早期诊断价值。

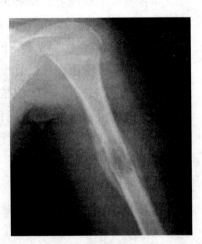

图12-1　急性骨髓炎

2. 化验检查

（1）白细胞总数升高（10×10^9/L 及以上），中性粒细胞比值增大。

（2）血沉加快。

（3）血中C反应蛋白水平在骨髓炎的诊断中比血沉更有价值、更敏感。

（4）在病人高热或应用抗生素治疗之前，可行血培养检查，如果为阳性，则有助于诊断及指导合理地选择抗生素治疗。

【鉴别诊断】

软组织化脓性炎症	急性风湿性关节炎	化脓性关节炎
局部红肿较早，感染中毒症状较骨髓炎轻，发病部位不局限于长骨干骺端，疼痛没有急性骨髓炎剧烈，症状较轻	波及多个大关节，呈游走性、对称性关节红、肿、热、痛，压痛点不在骨端而在关节，多合并心悸、心脏杂音等不同程度的心脏受损害等临床表现	全身症状与急性骨髓炎相似，但化脓性关节炎病变在关节，局部肿胀，压痛多在关节不在干骺端。患部肌肉痉挛，使患肢轻度屈曲畸形，病变关节疼痛显著，功能明显受限，关节穿刺可明确诊断

【治疗】

一、非手术治疗

1. **中医治疗**　辨证运用消、托、补三法，急性期脓未形成，热毒炽盛者，以消法为主，治宜清热解毒，活血通络，佐以化湿，用五味消毒饮或黄连解毒汤合仙方活命饮加减。有外伤瘀血者，加桃仁、红花。神昏谵妄者，加犀角、生地黄、紫雪丹、牛黄。脓成未破溃者，应以托法为主，宜托里透脓，用托里消毒饮。急性期脓已溃而体质不虚者，予小金片。体质虚弱者，应以补法为主，用八珍汤或十全大补汤。急性期脓未成者，可选用金黄散、双柏散，水调外敷，每天换药一次。

2. **西医治疗**　发病初期选择有效足量抗生素进行治疗，同时应考虑患儿年龄和其他因素。治疗应积极，以防发生中毒性休克和感染蔓延。局部治疗也应及早进行，力争在急性期获得治愈。

（1）全身支持疗法　提高机体免疫力，可少量多次输新鲜血。给予高蛋白、维生素饮食。高热时可应用物理降温，并注意保持体内水、电解质的平衡，纠正酸中毒。

（2）合理选用抗生素　获得细菌培养及药敏检测结果后，再调整对细菌敏感的抗生素。金黄色葡萄球菌等引起的感染至少要治疗3周，直到体温正常，局部红、肿、热、痛等减轻。实验室检查显示血沉和C-反应蛋白水平正常或明显下降时，可停止应用抗生素。

（3）肢体制动　患肢用石膏托或皮牵引制动，有利于炎症消散和减轻疼痛，防止病理性骨折和关节挛缩。

二、手术治疗

局部处理：早期行骨开窗减压、引流，防止炎症扩散及死骨形成，而转变成慢性骨髓炎。引流越早、越彻底越好。方法：在病灶一侧切开显露有病变的骨，在骨膜外先对病灶钻孔，如有脓液溢出，表示已进入病灶；再钻一系列孔形成方框，沿骨孔方框凿开一骨窗，即可充分减压，又可置放引流。于骨窗内放置两根导管，以便术后予以灌洗：一根导管用以连续滴注抗生素，另一根持续负压引流。最后再次消毒并缝合手术切口。维持2周后，如引流液清亮无脓，先将滴注管拔除，3日后再考虑拔出引流管。

第二节　慢性化脓性骨髓炎

慢性骨髓炎，中医名为附骨疽，多由急性骨髓炎治疗不及时或不彻底发展而来，少数由开放性骨折继发感染或邻近组织感染直接蔓延至骨组织而成。其特点是病程长，时发时愈，或形成经久不愈的窦道。

【病因病机】

慢性骨髓炎病理及影响伤口愈合的因素有以下几个。

1. **死骨**　游离的死骨，相当于异物，留于体内可引起异物反应，使伤口不愈合。小块死骨可以通过窦道自行排出，大块死骨需手术摘除。

2. **骨内空腔形成**　骨质破坏，死骨自行排出或溶解吸收，或大块死骨经摘除后残留的空腔，腔内存在炎性肉芽及坏死组织，腔内积脓引流不畅时，影响伤口愈合。

3. **窦道瘢痕组织**　长期慢性感染，脓液及炎性分泌物长期刺激伤口形成窦道，使骨空腔内或周围软组织产生坚韧的瘢痕组织，瘢痕组织缺乏血液供应，影响伤口愈合。瘢痕组织有细菌潜伏，也是引起反复发作的一种原因。

【诊断】

一、病史

多有急性骨髓炎或开放性骨折感染病史。

二、临床表现

1. **全身症状**　患者全身症状不明显，常为形体消瘦，面色苍白，神疲乏力，食少纳差，舌淡苔白，脉细弱等脾肾不足，气血两虚的症状，或有低热，急性发作时才出现体温升高，恶寒，发冷等全身感染中毒症状。

2. **局部症状**　伤口引流不畅时可出现肿痛，脓肿破溃后可形成窦道，瘘道口常有清稀炎性分泌物流出，伤口经久不愈，或虽愈合，但在数月甚至数年后原伤口处疼痛红肿，继而伤口溃破，亦可出现周身发热，经休息或治疗上述诸症消失，但多数仍留窦道，经久不愈反复发作。

三、影像学及实验室检查

1. **X线检查**　可见骨干增粗，轮廓不规则，密度不均匀，以增生改变为主，周围可见有包壳，其内有死骨或空腔。死骨密度较周围密度为高，有不规则的锯齿状边缘。松质骨病变时以破坏为主，很少形成死骨，X线片上主要为密度不均的破坏区及骨内空腔（图12-6）。

2. **实验室检查**　血常规多属正常范围。急性发作时，血常规、血沉可增高。

【治疗】

慢性骨髓炎治疗需彻底清除病灶和死骨，充填空腔，切除瘢痕，消除影响伤口愈合的因素。

一、非手术治疗

1. 中医治疗 清除余毒，补益气血。急性骨髓炎转入慢性阶段，一般表现为余毒未尽，毒滞难化，正气虚衰，脾肾亏损，不能托毒外出的症候，应扶正祛邪，排脓托毒，方用托里消毒散。若畏寒肢冷，食纳不佳，窦道脓头清稀，经久不愈，属脾肾阳虚气血亏损的症候，予以神功内托散。窦道经久不愈，可用八二丹或用化腐生肌膏，亦可外贴拔毒膏。根据脓液的多少，确定换药时间。如脓液较多，可用红升丹做药条，插入瘘道内，有腐蚀管壁和引流脓液的作用。若无死骨、肉芽新鲜，分泌物较少，则停用丹药，换用生肌膏（或散），以促进伤口的愈合。

2. 西医治疗 慢性骨髓炎往往是多种细菌混合感染，在急性发作时有全身症状或局部红、肿、热、痛应选择有效抗菌素治疗。

二、手术治疗

手术适应证为：①有死骨形成；②有骨内空腔及流脓窦道。手术禁忌证为：①急性发作期；②有大块死骨但包壳形成不充分。

1. 清除病灶，摘除死骨 切口沿窦道壁周围正常软组织显露，切除窦道壁瘢痕，开槽进入骨死腔，显露病灶，一般勿剥离周围骨膜，以免与骨膜分离的密质骨再发生缺血坏死。摘除死骨，吸出脓液，刮净坏死和肉芽组织。如果有窦道存在，手术前用小导管插入窦道内，并注入亚甲蓝以帮助手术中定位和鉴别坏死和感染的组织，彻底清除病灶。如上下骨段髓腔已阻塞，应凿去封闭髓腔的硬化骨，改善血液循环。术后充分引流。

2. 消灭骨死腔

（1）碟形手术 方法是凿去骨死腔边缘一部分骨质，成为一口大底小的碟形，使周围软组织向碟形腔内塌陷，以消灭死腔。

（2）肌瓣填塞 利用邻近肌瓣或带血管蒂的转位肌瓣填塞骨死腔，因肌肉血液循环丰富，与骨腔壁愈合后可改善骨的血运。

（3）抗生素骨水泥珠链 采用敏感抗生素骨水泥（聚甲基丙烯酸甲酯）串珠放在骨死腔内，随着骨死腔底新鲜肉芽生长填塞死腔的进程，逐步抽出串珠。术后患肢制动，用石膏或牵引固定。

3. 手术彻底清除窦道 对于长期不愈合的窦道且未有明显死骨，可考虑彻底清除窦道坏死肉芽组织及炎性瘢痕组织，伤口彻底引流。

4. 病变骨段切除 腓骨、肋骨、髂骨部位的慢性化脓性骨髓炎，病变局限，可采用病变骨段切除术。

第三节　慢性骨脓肿

慢性骨脓肿又称为局限性骨脓肿、Brodie 骨脓肿、骨脓疡。本病系 Brodie1830 年首次报道的一种慢性发病的骨脓肿，致病菌常为低毒性葡萄球菌感染，常发生在长管状骨的骨干或干骺部。好发于青年和儿童，是一种具有特殊临床表现的局限性化脓性骨髓炎。

【诊断】

一、临床表现

起病时，一般没有明显的症状和体征。可能到数月甚至数年后，第一次发作时局部才出现红、肿、热、痛。症状可反复发作，尤其当局部抵抗力降低或过度疲劳时，容易复发，用抗生素或休息后症状可好转，但易复发。

二、影像学检查

X 线检查可见管状骨干骺或骨干处有圆形或椭圆形的透亮区，周围可见到边界明显、密度增高的硬化带，硬化骨与周围正常骨组织无清楚界限（图 12-2）。

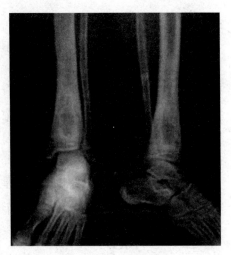

图 12-2　慢性骨脓肿

【治疗】

本病以手术治疗为主，在抗生素的配合下，手术将脓肿及周围硬化骨剔除，腔洞较大的用自体骨松质碎块植骨，消灭死腔，同时腔洞内放入抗生素，一期缝合，一般所植入骨容易成活，大多可获得一期愈合，疗效满意。

第四节　硬化性骨髓炎

硬化性骨髓炎又称为 Garre 硬化型骨髓炎，临床上并不少见。低毒力感染被认为是其病因，但外伤与本病有重要关系，许多病人有挫伤并骨膜下出血的病史。骨组织受感染后，由于强烈的成骨反应，而引起骨硬化，没有骨坏死、化脓，亦无死骨形成。病变多在长管状骨骨干皮质，常见于股骨或胫骨，一侧骨干皮质呈梭形增厚硬化，严重时，髓腔消失。

【诊断】

一、病史

许多病人有外伤或挫伤病史。

二、临床表现

患肢呈持续性隐痛，如久站或走路过多，或过度疲劳时，疼痛加剧，夜间尤甚。局部有压痛。很少有全身症状。

三、影像学检查

X 线检查很典型，较大范围骨密度增高，皮质增厚，骨髓腔变窄或封闭、骨干增粗，无骨质破坏和死骨形成（图 12-3）。

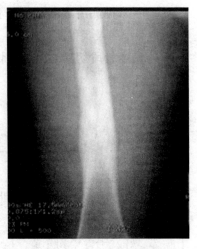

图 12-3　硬化性骨髓炎

【治疗】

疼痛剧烈者，局部应制动，应用抗生素，疼痛可逐渐缓解，减轻症状。对范围较小的病例，可行局部切除增厚的皮质骨。如两侧皮质骨增厚，范围广泛，髓腔狭窄，甚至消失时，可将一侧皮质切除，以减少骨髓腔压力，改善血液循环，也可在增厚的骨皮质上钻孔减压，以缓解其症状。

第五节　化脓性关节炎

化脓性关节炎，是化脓性细菌引起的关节腔内的化脓性感染。中医称为关节流注，好发于儿童及青少年，男性多于女性，常侵犯髋关节和膝关节，其次为肘、肩、踝关节。《外科医镜》指出："流注病多生十一、二岁，或七、八岁；三两岁儿最多，大部先天不足，寒乘虚而入里"。明代汪机《外科理例》认为："或腠理不密，寒邪客于经络，或闪仆，或产后，瘀血流注关节，或伤寒余毒未尽为患，皆因正气不足，邪得乘之"。

【病因病机】

一、病因

关节流注的发病多因患疔疮痈毒或其他湿毒侵袭，流注关节；或因暑热，寒邪外来，客于营卫，阻于经络；或跌打损伤，瘀血停留，郁而化热，热毒流注关节而发病。

1. **暑湿流注**：暑为阳邪，乃夏季火热之气所化。夏秋之间，暑邪常兼夹湿邪侵犯人体，客于营卫，阻于经络，不得宣通外泄，郁久化热，凝注于关节而发病。

2. **余毒流注**：疖疮或麻疹病后，正气未复，余毒留滞或走散，注于关节。或外感风寒，表邪未尽，客于经络，郁而化热，流注关节。

3. **瘀血流注**：又称瘀血泛注。清代《医宗金鉴·正骨心法要旨》指出："乃跌仆血滞所致"，盖气凝，注于四肢关节，……漫肿，或结块"。损伤后，恶血留内，郁而化热，流注关节致病。或因积劳过累，肢体经脉受损，郁久化热，恶血热毒，流注于关节而发病。

二、病理

化脓性细菌进入关节后，当机体抵抗力下降时，首先引起滑膜水肿、充血，产生渗出液。渗出液的多少和性质，决定于细菌毒性大小和病人抵抗力的强弱。在病理变化的不同时期，有不同性质的关节液，同时出现相应的临床症状。

1. **浆液性渗出液**　滑膜肿胀、充血，白细胞浸润，渗出液增多，关节液呈清晰的浆液状。如病人的抵抗力强，细菌毒性小，并得到及时治疗，渗出液可逐渐减少而获得痊愈，关节功能可恢复正常。治疗不当，虽然表现暂时的好转，以后再复发或进一步恶化。

2. **浆液纤维蛋白性渗出液**　滑膜炎程度加剧，滑膜不仅充血，而且有更明显的炎症，滑膜面上形成若干纤维蛋白，但关节软骨仍未受累。关节液呈絮状，含有大量中性粒细胞及少量单核细胞，细菌培养多呈阳性。关节周围亦有炎症。在此期间治疗虽能得以控制，但容易引起关节粘连，关节功能有一定程度的障碍。

3. 脓性渗出期 是急性关节炎中最严重类型和阶段，感染很快就波及整个关节及周围组织，关节炎症及滑膜肿胀、肥厚，白细胞浸润，并有局部坏死。关节软骨不久即被溶解，这是由于脓液内有死亡的白细胞所释放出的蛋白分解酶的作用，将关节软骨面溶解所致，关节内积脓而压力增加，可以破坏韧带及关节囊引起穿孔，使关节周围软组织发生蜂窝组织炎或形成脓肿，或穿破皮肤形成瘘道，经久不愈，治疗困难，即使愈合，关节也常发生纤维性或骨性强直（图 12-4）。

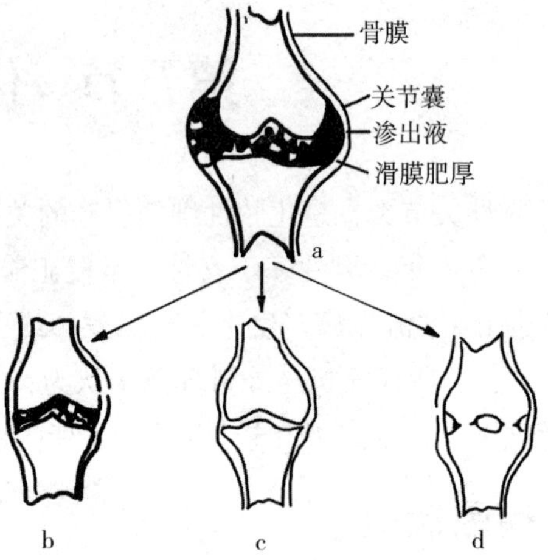

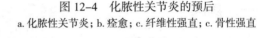

骨膜
关节囊
渗出液
滑膜肥厚

图 12-4 化脓性关节炎的预后
a. 化脓性关节炎；b. 痊愈；c. 纤维性强直；c. 骨性强直

【诊断】

一、病史

发病前，可能有身体其他部位的感染病灶或关节的开放性损伤病史。

二、临床表现

1. 症状

（1）全身症状 起病急，有全身不适，食欲减退，高热，寒战，出汗，体温可高达 40℃以上，全身感染中毒症状明显。

（2）局部症状 关节处疼痛、红肿，皮温增高。患肢不能承受重力，关节稍一活动即有剧痛，常处于半屈曲状态。较表浅的关节，如膝关节、肘关节、踝关节等，局部红、肿、压痛，关节积液多肿胀明显。位于较深部的关节，如髋关节，因周围有较厚的肌肉，早期局部常无明显的红、肿、热、痛，但由于关节腔有不同程度积液、肿胀，关节处于屈曲位，以减少疼痛。如髋关节化脓性感染，常向大腿内侧及膝部内侧放射性疼痛。肩关节化脓感染时，患肢常处于半外展位，腋窝部肿胀。由于关节囊腔被积液膨胀而扩大，加上强烈的肌肉痉挛，常发生病理性脱位。慢性阶段，伤口常形成瘘道，经久不愈。

2. 体征 检查可发现体温增高，脉搏快而有力，关节部位红肿压痛，被动活动则剧烈疼痛，浅表关节积液时可有波动感，膝关节积液时浮髌试验阳性。

二、影像学及其他检查

X 线检查在早期仅可见到关节周围软组织阴影膨胀，关节间隙增宽，稍后可见附近骨质疏松，后期关节软骨被破坏则关节间隙变窄或消失，关节面毛糙。当感染侵犯软骨下骨质时，可有骨质破坏和增生，晚期病变愈合后，关节有纤维性融合或骨性融合，间隙消失。病变周围呈硬化反应。

关节穿刺液可为浆液性、血性、混浊或脓性积液，随病变的不同阶段而异。实验室检查血白细胞总数明显增高，血沉增快，关节液检查内含白细胞、脓细胞和革兰阳性球菌。

【鉴别诊断】

急性血源性骨髓炎	急性风湿热	小儿髋关节暂时性滑膜炎	关节结核
全身症状与化脓性关节炎相似，病变部位以干骺端为主，局部压痛和肿胀在病变部位，不在关节，关节活动一般影响不大	常为多个关节游走性肿痛，其关节液内无脓细胞，无细菌，血清抗链球菌溶血素"O"试验阳性，常伴有心脏病体征。全身感染中毒症状较化脓性关节炎轻，服用抗风湿药后，症状得以缓解	全身情况好，体温稍高，白细胞计数多数属正常范围，发病2周左右好转	关节结核起病缓慢，常有午后低热，夜间盗汗，面色苍白，两颧潮红等结核中毒症状，局部肿而不红，体温略有增高

【治疗】

本病应早期诊断，早期治疗，采用中西医结合，尽可能保全关节功能。

一、非手术治疗

1. 中医治疗

（1）内治法 辨证运用消、托、补法治疗。早期未成脓者，以消法为主。因暑湿而致病者，宜清暑化湿解毒，方用五味消毒饮，加茯苓、薏苡仁、豆卷、牛蒡子、佩兰、栀子、陈皮、牛膝、车前子等药。若初起伴有风寒表证者，宜辛温解毒，方用荆防败毒散加减。因余毒流注而发病者，宜清热解毒，凉血通络，方用黄连解毒汤，加金银花、野菊花、连翘、丝瓜络、牡丹皮、生地黄、赤芍、紫花地丁等药。若出现神昏谵语，烦躁，舌质红绛，乃热入营血，邪传心包之候，在上方的基础上，加犀角，或加用安宫牛黄丸或紫雪丹内服。因跌仆损伤，瘀血流注关节而发病者，宜逐瘀和营，清热解毒，方用活血散瘀汤，加金银花、野菊花、三七、连翘、蒲公英、紫花地丁、薏苡仁、丝瓜络等药。若局部肿硬难消者，可加穿山甲、三棱、莪术、三七粉（冲服）。痛甚者，加乳香、没药、延胡索、汉防己等药。晚期脓已成者，宜托里透脓，方用透脓散加减；脓溃后，若气血两虚者，方用八珍汤，补益气血；如伤口久溃不愈者，方用十全大补汤。

（2）外治法 初期未成脓者，可用玉露膏、金黄散或双柏散外敷局部，每天换药一次。脓溃后，用九一丹或红升丹，药线放入伤口引流。瘘道口无分泌物、肉芽新鲜的伤口，用生肌散、太乙膏，或生肌散加玉红膏贴敷伤口。

2. 西医治疗

（1）早期用足量有效抗生素 一般采用静脉给药途径，并根据关节液细菌培养和药物敏感试验的结果调整抗生素，对儿童和重症病人注意降温、补液，纠正水和电解质代谢紊乱，增强营养，给予维生素，必要时少量多次给予输血，提高全身抵抗力。

（2）局部制动 可使患肢得到休息，防止炎症的扩散，防止已因炎症而有损害的关节面因受压而变形，使肌肉痉挛得到缓解减轻疼痛，可以防止或矫正畸形；有关节脱位或半脱位者，可用持续皮牵引或骨牵引复位。后期X线片显示关节骨面已有破坏及增生，关节强直已不可避免时，应用石膏固定于功能位，使其在功能位强直。

（3）关节内注入敏感抗生素 关节滑膜是一种半透膜，大多数抗生素在全身用药后，进入关节的量甚微，或根本不能进入关节；进入关节内的纤维蛋白和白细胞释放出的溶酶体也需要及时彻底清除，以免对关节软骨造成不可逆的损害。因此，抽出脓液，并注入抗生素于关节内，或用一定浓度抗生素溶液连续冲洗，乃为目前较有效的治疗方法。

3. 康复治疗　在急性化脓性关节炎治疗过程中，除积极有效地控制感染，必须注意关节功能的恢复。某些病人虽经积极治疗，但最终难免引起关节强直。因此，要注意尽量使关节置于功能位。如在治疗过程中未采取有效预防措施，即使炎症得到控制，但关节往往遗留下不同程度功能障碍、畸形，给其工作生活带来一定困难，还需进一步处理。

（1）功能锻炼　急性炎症消退后，而关节没有明显破坏时，局部不肿不痛，只遗留下关节功能障碍者，应鼓励病人逐渐进行功能锻炼，同时做理疗、热敷、按摩，以免发生关节粘连和强直。

（2）强直在功能位　关节有严重破坏，关节强直已不可避免时，应牵引或石膏固定在功能位，使其在功能位强直。如强直后不疼痛，负重关节能承受重力，不影响工作者，不需做特殊处理。

（3）强直在非功能位　化脓性关节炎合并病理性脱位，严重畸形，出现症状，影响工作者，须行矫形手术。如髋关节，可以做股骨转子下截骨术，以纠正畸形，术后不需内固定，用单侧髋关节石膏固定，一般比较稳定，疗效满意，既纠正了畸形，又增加了肢体的长度，还可考虑人工关节置换术。这类手术必须等到炎症完全控制，窦道愈合后半年至1年左右方可进行，以免感染复发。

二、手术治疗

1. 关节切开引流　保守治疗3~4日内无好转，体温不下降，中毒症状不减轻，穿刺证实关节内有脓性渗出液，应及时排脓引流。对于髋关节的化脓性关节炎，可选用髋关节后侧切开或前侧切开，清除关节内液体，生理盐水冲洗，行闭合式连续冲洗引流。1~2周后，拔出引流管。对于化脓性膝关节炎，可在髌骨两侧做小切口，清除关节内脓液和坏死组织，冲洗创口，也可行闭合式连续冲洗引流。其他关节治疗或关节内注入抗生素不能控制症状时，也应切开引流。

2. 关节矫形　康复期化脓性关节炎合并病理性脱位，严重畸形，出现症状，影响工作者，须行矫形手术，还可考虑施行人工关节置换术。

扫码"练一练"

（邓友章）

第十三章　骨关节结核

📢 **要点导航**

1. 掌握：脊柱结核临床表现、诊断要点及治疗原则。
2. 熟悉：骨关节结核的病因病机。
3. 了解：髋、膝关节结核诊查要点及治疗。

第一节　概　述

扫码"学一学"

骨与关节结核是结核菌经血行引起的继发性慢性感染性疾病。约95%继发于肺结核，少数继发于消化道结核，淋巴结结核。发病与卫生条件、生活水平、身体抵抗力、病人免疫力、局部生理解剖、结核杆菌的数量和毒力有关。骨与关节结核好发于儿童及青少年，尤以10岁以内者多。以脊柱最多见，其次是膝、髋、肘、肩、腕关节。好发部位与活动多或负重大的关节有关，肌肉附着多的部位极少发病。随着人口的快速增长、流动人口的大量增加以及耐药菌的出现，骨与关节结核的发病率有回升的趋势，应引起重视。

骨与关节结核中医称为骨痨，又称流痰。因发病不同又有不同的命名，如发生在脊背的称"龟背痰"，在腰椎两旁的称"肾俞虚痰"，在髋关节的称"环跳痰"，在膝关节的称"鹤膝痰"，在踝部的称"穿拐痰"。本病的特点是：发病缓慢，化脓亦迟，溃后流脓清稀，窦道经久不愈。

【病因病机】

一、病因

本病多因先天不足、后天失养或久病体虚而造成正气亏损，肝肾虚弱，筋肉骨骼不健，腠里不密或偶有外伤，瘀血停滞，感风寒湿邪，毒邪乘虚而入，沿经脉深窜入里，留着筋骨，致气血失调，津液不得输布，凝聚为痰而成本病。先天不足，肾亏髓减，骨骼不坚为病之本，痰浊凝滞，气血不和，筋骨被伤，为病之标。在整个病变过程中虚实互见，寒热交错，但因病久耗伤精血，且由于长期窦道不愈，故出现气血两虚，以阴虚为主的证候。

扫码"看一看"

二、病理

骨与关节结核的临床病理过程可分为单纯骨结核、单纯滑膜结核和全关节结核三种类型。骨与关节结核根据组织病理学变化可分为三期：渗出期、增殖期和干酪样变性期，受累区呈一致性无结构的坏死。病理演变结果病灶可逐渐修复，由纤维化、钙化或骨化，趋向静止或愈合；另一结果是病灶发展扩大，干酪样物液化，白细胞大量浸润，形成脓肿，破坏加重。

1. 单纯骨结核　根据病灶部位不同分为以下几种。

（1）松质骨结核 分为两种类型：①中心型，病灶位于松质骨中心部，骨坏死明显，骨质破坏后，容易形成死骨与空洞；②边缘型，病灶发生在松质骨的边缘部，松质骨血循环丰富，多不形成死骨，仅表现为骨质被侵蚀缺损。

（2）皮质骨结核 多自髓腔开始，以局限性破坏为主，脓液沿着Volklmann管扩散至骨膜下，刺激骨膜增生形成新骨，多无大块死骨形成，而有大量的骨膜新骨形成。

（3）干骺端结核 病理特征兼有松质骨结核和坚质骨结核的特点，局部即可能有死骨形成，又有骨膜增生（图13-1）。

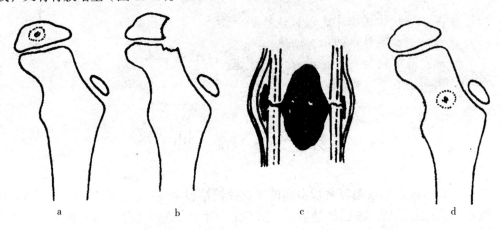

图13-1 不同部位骨结节的病理特征

a.松质骨中心型；b.松质骨边缘型；c.皮质骨骨膜增生及脓肿形成；d.干骺端结核死骨形成及骨膜反应

2. 单纯滑膜结核 多发生在滑膜丰富的关节如膝、髋、肘、踝关节等。开始滑膜充血、水肿，白细胞浸润，渗液增加，病变晚期，滑膜可因纤维组织增生而肥厚变硬。

3. 全关节结核 都是由单纯骨结核或单纯滑膜结核演变而来。滑膜病变的肉芽组织由关节组织面边缘侵入，破坏软骨面和其下方的骨组织，并在软骨下扩散；骨的结核病变形成的脓液亦可突破软骨面，进入关节腔而累及滑膜（图13-2）。

4. 骨和关节结核可产生脓肿和死骨

（1）脓肿的转归 ①脓液逐渐减少，吸收或钙化。②脓肿经穿刺吸出或手术清除而消失。③脓肿向体外或空腔脏器内破溃，将脓液排尽而愈合。④脓肿破溃后继发混合感染。

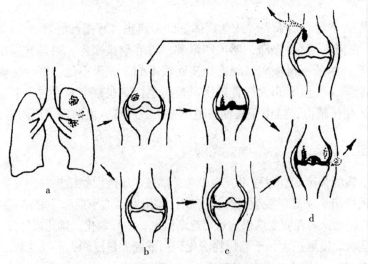

图13-2 骨与关节结核的病理发展

a.原发病灶；b.单纯骨或滑膜结核；c.全关节结核；d.窦道形成

（2）死骨的转归 ①较大死骨经肉芽和脓液的腐蚀作用可变为较小的死骨，最后可以被吸收。②死骨可随脓液流到脓肿内，较小的死骨可经窦道排出体外。③如全身和局部条件较好，可通过爬行替代作用将死骨变为活骨。④不能吸收，排出或替代的死骨必须手术取出，否则感染不易控制。

5. 骨和关节结核并发症

（1）混合感染 骨与关节病灶所产生的脓液最初汇集在病灶附近。脓液增多，压力加大，则脓液沿组织间隙或解剖孔道向远方流注，形成流注脓肿，最后可向体内或体外空腔脏器穿破。脓肿穿破后，体外或空腔内的细菌即可进入骨关节病灶内，使该病灶的结核菌感染变为并有其他化脓菌的混合感染，这时窦道排脓增加，病人体温升高，中毒症状加重。临床上混合感染多见于骨结核和晚期全关节结核；早期滑膜结核和早期全关节结核发生混合感染比例少见。

（2）截瘫 脊髓位于脊柱后方的椎管内。椎体或椎弓结核所产生的脓液、肉芽、干酪样物质，坏死的椎间盘，死骨或瘢痕组织都可压迫脊髓，引起不同程度的传导功能障碍，以颈椎、胸椎结核易发生。

（3）病理性脱位及骨折 晚期全关节结核关节破坏严重者可发生病理性脱位。脊柱、骶髂、髋、膝、肩、腕和手足小关节都可发生。病理性骨折比较少见，偶见于椎体、股骨头等负重较多的部位。

（4）关节畸形 晚期全关节结核因肌肉的保护性痉挛，骨端的缺损和骨骺的发育障碍可发生各种关节畸形。在脊柱常有后凸畸形；髋关节常是屈曲，内收畸形；膝关节常是屈曲和内翻或外翻畸形；踝关节常是足下垂和内翻畸形。

【诊断】

一、病史

慢性发病，常存在其他部位的结核感染灶

二、临床表现

可发生于任何年龄，青少年及 10 岁以下儿童多见，男女发病率无明显区别。由于骨关节结核多为单发病灶，起病多较缓慢，症状隐匿，可无明显全身症状或只有轻微结核中毒症状。全身症状包括低热、乏力、盗汗，典型病例还可有消瘦、食欲不振、贫血等症状。少数起病急骤，伴有高热，多见于儿童。关节病变大多为单发性，少数为多发性，但对称性十分罕见。30% ~50% 的病人起病前往往有局部创伤史。病变部位隐痛，活动后加重。儿童病人常有"夜啼"。部分病人因病灶脓液破入关节腔而产生急性症状，此时疼痛剧烈。由于髋关节与膝关节神经支配有重叠现象，所以髋关节结核病人亦可主诉膝关节疼痛。骨结核者因髓腔内压力高，脓液积聚过多，故疼痛显著。浅表关节检查可见关节肿胀和积液，并有压痛。关节常处于半屈曲状态，以缓解疼痛。晚期病人可见肌肉萎缩，关节呈梭形肿胀。

全关节结核进一步发展，导致病灶部位积聚了大量脓液、结核性肉芽组织、死骨和干酪样坏死组织。由于缺乏红、肿、热、痛等急性炎症反应，故结核性脓肿被称为"冷脓肿"或"寒性脓肿"。脓肿可经组织间隙流动，形成病灶之外的脓肿。也可以向体表溃破成窦道，经窦道流出米汤样脓液，有时还有死骨及干酪样坏死物质流出。脓肿也可与空腔内脏器官沟通形成内瘘，如与食管、肺、肠道和膀胱相通，可咳出、经大便或尿排出脓液。脓肿若经皮肤穿出体外则形成外瘘。

冷脓肿破溃可继发混合性感染，出现局部急性炎症反应。若混合性感染不能控制，可引起慢性消耗，如消瘦、贫血，以及全身中毒症状等，严重时可致肝、肾衰竭，甚至死亡。脊柱结核引起的脓肿、肉芽组织增生和死骨形成，可直接压迫脊髓导致截瘫。病理性脱位和病理性骨折也不少见。

晚期病变静止时可遗留如下不良后果：①关节腔纤维性粘连或纤维性强直产生关节功能障碍；②畸形，如关节屈曲挛缩畸形、脊柱后凸畸形；③小儿骨骺破坏，肢体不等长等。

二、影像学及实验室检查

1. 影像学检查

（1）X线检查　对诊断骨与关节结核虽然十分重要，但不能作出早期诊断。松质骨中心型结核早期可见骨小梁模糊，呈磨砂玻璃样改变，稍晚可出现骨质密度不均匀，边缘不整齐的死骨，死骨吸收后局部可见骨空洞；松质骨边缘型结核可见溶骨性破坏、缺损。皮质骨结核可见不同程度的髓腔内溶骨性破坏和骨膜性新骨形成。干骺部结核则兼备松质骨结核和密质骨结核的特点；长期混合感染则骨质明显硬化。单纯滑膜结核仅见骨质疏松和软组织肿胀。全关节结核则显示软骨下有骨质破坏，关节面模糊，关节间隙变窄或消失，关节畸形或强直。在手和足的短骨结核时，整个骨干有新骨包绕增粗。此外有时尚能见到寒性脓肿影像。

（2）其他检查　CT检查可以发现X线片不能发现的问题，确定病灶的准确位置与软组织病变的程度。MRI可在炎症浸润阶段显示异常信号，有助于早期诊断。脊柱结核时，MRI还可以观察脊髓有无受压和变性。同位素骨扫描定性诊断率低，在骨结核应用较少。B超可探测软组织脓肿的大小和位置。关节镜检查及滑膜活检有助于诊断滑膜结核。

2. 实验室检查

仅约10%病人有血白细胞升高。血沉在病变活动期明显增快，静止期一般正常。故血沉可用来检测病变是否静止和有无复发。

结核菌素试验（PPD）在感染早期或机体免疫力严重低下时可为阴性。骨关节结核病人免疫力低下，因此结核菌素试验常为阴性。

脓肿穿刺或病变部位的组织学检查是结核感染确诊的重要途径。通过培养或组织学检查，约70%~90%的病例可以确诊，但混合性感染时结核杆菌培养阳性率极低。

【治疗】

一、非手术治疗

1. 中医药治疗　本病为阴证、虚证，故初期治法，以补益肝肾为主，温通经络，散寒化痰为辅。若已成脓宜用补托，溃后则宜培补。

（1）初期　温肾散寒，化痰通络，方用阳和汤或大防风汤加减。

（2）中期　扶正托毒，补益气血，化瘀消肿，方用托里散或托里透脓汤加减。

（3）后期　气血两虚，宜调补气血，益肾养肝，方用人参养荣汤或十全大补汤加味。

局部外用中药，初期用回阳玉龙膏、阳和解凝膏，以促其消散。中期若寒性脓肿位于关节或体表可外贴阳和解凝膏，如局部皮温微热者可加用金黄散等外敷；脓肿溃后，窦道长期不愈合的，可先用五五丹药线插窦道，提毒祛腐，外用生肌玉红膏贴敷；创面肉芽红活时，可用生肌散收口。

2. 西医治疗 治疗骨关节结核的治疗应该采用综合的治疗方法，包括休息、疗养、营养、标准化疗药物和病灶清除治疗。其中抗结核药物治疗贯穿于整个治疗过程，并在综合治疗中占主导地位。

（1）全身治疗 ①支持疗法。在抗结核药物出现以前，约1/3的结核病病人可以通过支持疗法，如休息、日光照射和合理补充营养等来改善和控制病变。②抗结核药物疗法。化疗药物的出现给骨关节结核的治疗带来了根本性改变。在发达国家，骨关节结核通常由一组人分工治疗，外科医生处理局部病灶，而专科医生主管药物治疗，这样可以避免部分医生由于经验不足而造成药物滥用。

骨关节结核的药物治疗应该遵循抗结核药物治疗的原则：①早期。此期病变多属可逆性，应及早治疗；另外早期病灶内结核菌生长旺盛，对药物敏感，同时病灶部位血液供应较丰富，药物易于渗入病灶内，达到高浓度，可获良好疗效。②联合。联合用药可提高疗效，降低毒性，延缓耐药性，并可交叉消灭对其他药物耐药的菌株，避免使其成为优势菌而造成治疗失败或复发。③适量。应当采用既能发挥药物有效抗菌作用，又不发生或少发生不良反应的适宜剂量。④规律。在规定的时间内有规律地用药是化疗成功的关键。⑤全程。按规定的疗程用药是确保疗效的前提。

目前常用的抗结核药物为 异烟肼（INH）、利福平（RIF）、吡嗪酰胺（PZA）、链霉素（SM）和乙胺丁醇（EMB），使用时应注意毒副作用，定期复查肝、肾功能。另外，目前发现含有喹诺酮的吡啶羧酸类抗生素对人型结核杆菌亦有明显抑制作用。

经过抗结核药物治疗后，全身症状与局部症状都会逐渐减轻。判断骨关节结核是否痊愈应当从病人主诉、临床检查、实验室检查、X线表现及远期随访进行判断。治愈标准为：①全身情况良好，体温正常，食欲良好；②局部症状消失，无疼痛，窦道已闭合；③3次血沉结果都正常；④X线显示脓肿缩小乃至消失，或已经钙化，无死骨，病灶边缘轮廓清晰；⑤起床活动已1年，仍能保持上述4项指标。符合标准的可以停止抗结核药物治疗，但仍需定期复查。

3. 局部治疗

（1）局部制动 有石膏固定与牵引两种，目的是保证病变部位的休息，减轻疼痛。固定时间一般为1~3个月。实践证明，全身药物治疗联合局部制动，疗效更好。皮肤牵引主要用于解除肌痉挛，减轻疼痛，防止病理性骨折和关节脱位，并可纠正轻度关节畸形。

（2）局部注射抗结核药物 局部注射主要用于早期单纯性滑膜结核病例。特点是用药量小，局部药物浓度高，全身不良反应轻。常用药物为链霉素或异烟肼，或两者合用。链霉素剂量为0.25~0.5g，异烟肼剂量为100~200mg，每周注射1~2次，视关节积液量而定。穿刺液减少、转清，则表明治疗有效；若未见好转，应选择其他治疗方法。对冷脓肿不主张穿刺抽脓及脓腔注射，原因是可能诱发混合感染和产生窦道。

二、手术治疗

1. 脓肿切开引流 冷脓肿有混合感染、体温高、中毒症状重，且全身情况差者，可行脓肿切开引流。不能耐受病灶清除术时，可先行脓肿切开引流手术，待全身情况改善后，再行病灶清除术。

2. 病灶清除术　由于结核病灶周围常发生栓塞性动脉炎，使病灶周围成为无血供区，阻碍抗结核药物进入病灶，这就是病灶清除术的病理学依据。病灶清除时一般要将骨关节结核病灶内的脓液、死骨、结核性肉芽组织和干酪样坏死组织彻底清除。由于手术可能造成结核杆菌的血源性播散，因此从手术的安全性考虑，通常在病灶清除手术之前，进行2~4 周的全身抗结核药物治疗。

适应证：①骨与关节结核有明显的死骨和大脓肿形成；②窦道流脓经久不愈；③脊柱结核引起脊髓受压。

禁忌证：①伴有其他脏器活动期结核者；②病情危重，全身情况差；③合并其他疾病而不能耐受手术者。

3. 其他手术　①关节融合术，用于关节不稳定者；②关节置换术，可以改善功能，但要严格把握适应证；③截骨融合术，用以矫正畸形。

（邓友章）

第二节　髋关节结核

髋关节结核占全身骨与关节结核发病率的第三位。儿童多见，单侧居多。

【病因病机】

早期髋关节结核为单纯性滑膜结核或单纯性骨结核，以单纯性滑膜结核多见。单纯性骨结核的好发部位在股骨头的边缘部分或髋臼的髂骨部分（图 13-3）。至后期会产生寒性脓肿与病理性脱位。寒性脓肿可以通过前内方髋关节囊的薄弱点突出于腹股沟的内侧方，也可以流向后方，成为臀部寒性脓肿。

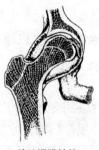 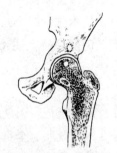

单纯滑膜结核　　　　　单纯骨结核常见的病灶部位

图 13-3　髋关节结核

【诊断】

一、临床表现

1. 症状　临床表现起病缓慢，有低热、乏力、倦怠、食欲不振、消瘦及贫血等全身症状。多为单发性，早期症状为疼痛。初起时疼痛不剧烈，休息后会好转。在小儿则表现为夜啼。儿童患者常诉膝部疼痛，如不加注意，则会延误诊断。随着疼痛的加剧，出现跛行。至后期，会在腹股沟内侧与臀部出现寒性脓肿。破溃后成为慢性窦道。股骨头破坏明显时

扫码"学一学"

会形成病理性脱位通常为后脱位。愈合后会遗留各种畸形，以髋关节屈曲内收内旋畸形、髋关节强直与下肢不等长最为常见。

2.体征

（1）"4"字试验　本试验包含髋关节屈曲、外展和外旋三种运动，髋关节结核者本试验应为阳性。方法如下：病人平卧于检查桌上，蜷其患肢，将外踝搁在健侧肢髌骨上方。检查者用手下压其患侧膝部，若患髋出现疼痛而使膝部不能接触桌面即为阳性（图13-4）。应当指出，本试验受个体因素（年老或肥胖）的影响较大。故应进行两侧对比，作对比时外踝搁放的位置必须相同，不能高低不同。

（2）髋关节过伸试验　可用来检查儿童早期髋关节结核。患儿俯卧位。检查者一手按住骨盆，另一手握住踝部把下肢提起，直到骨盆开始从桌面升起为止。同样试验对侧髋关节，两侧对比，可以发现患侧髋关节在后伸时有抗拒感觉，因而后伸的范围不如正常侧大。正常侧可以有10°后伸。

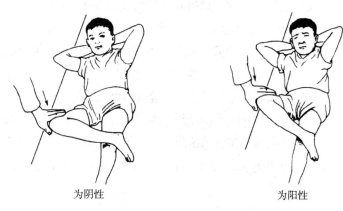

为阴性　　　　　　　　　　　为阳性

图13-4　"4"字试验

（3）托马斯（Thomas）征　用来检查髋关节有无屈曲畸形。方法如下：病人平卧于硬桌上，检查者将其健侧髋、膝关节完全屈曲，使膝部贴住或尽可能贴近前胸，此时腰椎前凸完全消失而腰背平贴于床面，若患髋存在屈曲畸形则为阳性（图13-5）。

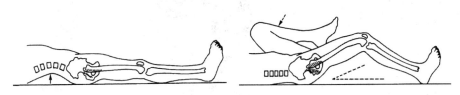

图13-5　髋屈曲畸形试验（Thomas 试验）

二、影像学检查

X线摄片检查对诊断髋关节结核十分重要，必须两髋关节同时摄片以资比较。早期病变只有局限性骨质疏松，质量好的X线片可显示出肿胀的关节囊。进行性关节间隙变窄与边缘性骨破坏病灶为早期X线征象。随着破坏的加剧，出现空洞和死骨，严重者股骨头部几乎消失，后期有病理性后脱位。经治疗后骨轮廓边缘转为清晰时提示病变趋于静止。

CT与MRI检查可获得早期诊断，能清楚显示髋关节内积液多少，能揭示普通X线片不能显示的微小骨破坏病灶。MRI还能显示骨内的炎性浸润。

【鉴别诊断】

暂时性滑膜炎	儿童股骨头骨软骨病	类风湿关节炎	化脓性关节炎
多为一过性，7岁以下儿童多见，有过度活动的病史，表现为髋部疼痛和跛行。X线片未见异常。卧床休息2周即愈，没有后遗症。	本病X线表现特殊，初期关节间隙增宽，接着骨化中心变为扁平和破碎以及囊性改变，血沉正常。但早期滑膜结核确与儿童股骨头骨软骨病难以区别。	儿童型类风湿关节炎也有发热、血沉增高，尤其是初发时为单关节性时很难区别。但本病的特征为多发性和对称性，经过短期观察不难区别。	发病急骤，有高热。急性期有脓毒症表现，血液和关节液中可检出化脓性致病菌。X线表现破坏迅速，并有增生性改变，后期会发生骨性强直。

【治疗】

全身治疗和局部治疗同样重要。抗结核药物治疗一般维持2年。有屈曲畸形者应作皮肤牵引。畸形矫正后上髋"人"形石膏3个月。一般都能控制病情，不主张早期外科干预。单纯滑膜结核可以关节腔内注射抗结核药物；如果髋关节内液体较多．为保全股骨头，有指征做髋关节滑膜切除术。一般手术中的发现远重于X线表现即临床估计，有时要在滑膜切除时作局限性病灶清除，即对骨性病灶作彻底刮除。有寒性脓肿形成时宜做彻底的病灶清除术。术后髋"人"形石膏固定3周，以利病灶愈合。然后开始髋关节功能锻炼。有慢性窦道形成者亦需手术，术前后还需加用抗生素以治疗混合感染。有混合感染者一般主张同时作髋关节融合手术（图13-6）。部分病例病变已静止，髋关节出现纤维性强直，但微小活动便会诱发疼痛，对该类病例适宜做髋关节融合术。该类病例在抗结核药物控制下，也可做全髋关节置换术。关节置换术后会诱发结核病灶活动，成功率大约在80%左右。对髋关节有明显屈曲、内收或外展畸形者，可作转子下矫形截骨术（图13-7）。

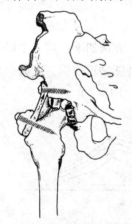

图13-6 髋关节结核病灶清除及
植骨融合术

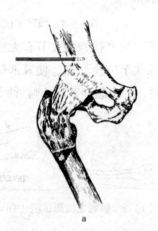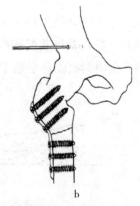

a

b

图13-7 股骨转子下截骨术示意图
a.转子下截除一段楔形骨块；b.截骨术后，钢板内固定

第三节 膝关节结核

膝关节结核占全身骨关节结核的第二位，仅次于脊柱结核。儿童和青少年患者多见。

【病因病机】

起病时以滑膜结核多见。病变缓慢发展，以炎性浸润和渗出为主，表现为膝关节肿胀和积液。随着病变的发展，结核性病变可以经过滑膜附着处侵袭至骨骼，产生边缘性骨腐蚀。骨质破坏沿着软骨下潜行生长，使大块关节软骨板剥落而形成全关节结核。至后期则有脓液积聚，成为寒性脓肿，穿破后会成为慢性窦道。关节韧带结构的毁坏会产生病理性半脱位或脱位。病变静止后产生膝关节纤维性强直，有时还伴有屈曲挛缩。

【诊断】

一、临床表现

1. **全身症状** 起病缓慢，有低热、乏力、疲倦、食欲不振、消瘦、贫血等全身症状，血沉增高，儿童有夜啼表现。

2. **局部表现** 膝关节位置表浅，因此肿胀和积液十分明显，检查时发现膝眼饱满，髌上囊肿大，浮髌试验阳性（图13-8）。较晚期的膝关节结核，滑膜可以显著肿胀和增厚。早期膝关节穿刺可获得比较清亮的液体，随着病程进展，抽出液逐渐变浑，有纤维素混杂在内，最终变为脓性。关节持续的积液和废用性肌萎缩，使膝部呈梭形肿胀。由于疼痛、膝关节半屈曲状，日久即发生屈曲挛缩。至后期寒性脓肿形成，溃破后成慢性窦道，经久不愈合；或因韧带的毁损而产生病理性脱位；病变静止或愈合后成为纤维性强直；骨生长受到抑制，造成两下肢不等长。

二、影像学及其他检查

早期处于滑膜结核阶段，X线片上仅见髌上囊肿胀与局限性骨质疏松。病程较长者可见到进行性关节间隙变窄和边缘性骨腐蚀。至后期，骨质破坏加重，关节间隙消失，严重时出现胫骨向后半脱位。无混合感染时骨质疏松十分严重，有窦道形成出现混合感染时则表现为骨硬化。

CT与MRl可以看到普通X线片不能显示的病灶，特别是MRl具有早期诊断价值。而关节镜检查对早期诊断膝关节滑膜结核具有独特价值。

【治疗】

全身治疗和局部治疗都不容忽视。膝关节是表浅关节，容易早期发现病变。因此，单纯性滑膜结核病例绝大部分是可以治愈的，还可以保留全部或大部分关节功能。

1. **关节腔内抗结核药物局部注射** 先进行抽吸关节积液，再将抗结核药物直接注入关节腔内。成人可注入异烟肼每次200 mg，儿童减半。每周注射1~2次，3个月为1个疗程。如果滑膜肿胀厉害，抽不到液体，也可于穿刺部位注入药物。因为抗结核药物足以控制病情，故不主张对早期膝关节结核病例施行滑膜切除术。经过局部药物治疗后，如果积液减少，色泽转清时可以继续治疗；如果不见好转，滑膜肿胀肥厚，再考虑施行滑膜切除术。在做滑膜切除术时往往会发现病变的实际情况比术前估计的要严重，此时要及时更改手术方法。

2. **病灶清除术** 全关节结核病例，如果破坏进展明显或有脓液积聚，需作病灶清除术。对于病灶清除术后是否要做膝关节融合术目前并无定论。一般认为，15岁以下的儿童、或在病灶清除术后尚有部分关节软骨面残留的成人病例可以不做融合术；15岁以上关节毁损严重并有畸形者，在病灶清除术后，同时行膝关节加压融合术（图 13-9）；有窦道或有屈曲挛缩者均宜做融合术，加压钢针一般在 4 周后拔除，改用管型石膏至少 2 个月。

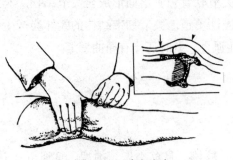
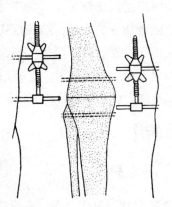

图 13-8　浮髌试验　　　　　　　　图 13-9　膝关节结核加压融合术

第四节　脊柱结核

《医门补要》载："龟背痰起于小儿筋骨脆弱，如以先天不足，或病后失调，或跌伤碰损，大人肾虚腰痛，每成此症。"《疡科心得集》载："附骨痰者……久则成脓，或腰间肾俞穴，肿硬色白，即名肾虚痰"，指出了本病的病因。脊柱结核之所以占全身骨关节结核的首位，与其解剖生理特点有关：①整个脊柱有 23 个可动椎体，数目多；②椎体负重大，劳损机会多；③椎体上肌肉附着少；④椎体以松质骨成分为主；⑤椎体营养动脉多为终末动脉。

椎 体 结 核

脊柱结核占骨关节结核的 50% 左右，10 岁以下儿童最常见，其次为青年人，30 岁以上发病率明显下降。好发部位依次为腰椎、胸椎、胸腰段、腰骶段、颈椎。

【病因病机】

一、分型

病理椎体结核可分为中心型和边缘型两种。

1. **中心型**　多见于 10 岁以下的儿童，好发于胸椎。病变进展快，整个椎体被压缩成楔形。一般只侵犯一个椎体，也有穿透椎间盘而累及邻近椎体者（图 13-10）。

2. **边缘型**　多见于成人，腰椎为好发部位。病变局限于椎体的上下缘，很快侵犯至椎间盘及相邻的椎体。椎间盘破坏是本病的特征，因而椎间隙很窄（图 13-10）。

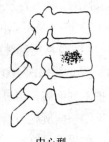
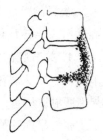

中心型　　　　　　　　边缘型

图 13-10　脊柱结核病理示意图

二、各段椎体结核特征

1. **颈椎结核**　其产生的脓液常突破椎体前方骨膜和前纵韧带，汇集在颈长肌和筋膜后方。颈 4 以上病变，脓肿位于咽后壁，故称咽后脓肿；颈 5 以下病变脓肿位于食管后方，故称食管后脓肿。

2. 胸椎结核 容易造成广泛的椎旁脓肿，这种脓肿的张力较大故称为张力性脓肿。有的呈长而宽的烟囱形，多见于病程较长者。有的呈球形，多见于儿童或脓液渗出较早的病例。有的介于两者之间，呈梭形，其左侧因受胸主动脉搏动的冲击，使其上下扩展较远。

3. 腰椎结核 不易形成广泛的椎旁脓肿。脓液穿破骨膜后，即汇集在腰大肌鞘内。如椎体一侧破坏，则该侧腰大肌内有脓肿；若椎体两侧破坏，则两侧腰大肌内可能都有脓肿。

4. 骶椎结核 脓液汇集在骶骨前方的凹面，形成骶前脓肿。脓肿内压力增加时，脓液也沿梨状肌经坐骨大孔流注到大粗隆附近。

三、脓肿形成和病理变化

椎体破坏后形成的寒性脓肿可以有两种表现：

1. 椎旁脓肿 脓液汇集在椎体旁，可在前方、后方或两侧，以积聚在两侧和前方比较多见。脓液将骨膜掀起，还可以沿着韧带间隙向上和向下蔓延，使数个椎体的边缘都出现了骨腐蚀。它还可以向后方进入椎管内，压迫脊髓和神经根。

2. 流注脓肿 椎旁脓肿积聚至一定数量后，压力增高，会穿破骨膜，沿着肌筋膜间隙向下方流动，在远离病灶的部位出现脓肿（图 13-11）。例如，下胸椎及腰椎病变所致的椎旁脓肿穿破骨膜后，积聚在腰大肌鞘内，形成腰大肌脓肿。浅层腰大肌脓肿位于腰大肌前方的筋膜下，它向下流动积聚在髂窝内，成为髂窝脓肿。深层的腰大肌脓肿可以穿越腰筋膜到腰三角，成为腰三角脓肿。腰三角是一个潜在的间隙，它的边缘是髂嵴后缘、骶棘肌的外缘与腹内斜肌的后缘。腰大肌脓肿还可沿腰大肌流窜至股骨小转子处，成为腹股沟处深部脓肿。它还能绕过股骨上端的后方，出现在大腿外侧，甚至沿阔筋膜下流至膝上部位。

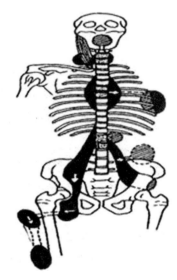

图 13-11 脊柱结核寒性脓肿流注途径

【诊断】

一、临床表现

1. 症状 起病缓慢，有低热、疲倦、消瘦、盗汗、食欲不振与贫血等全身症状。儿童常有夜啼，呆滞或性情急躁等。

疼痛是最先出现的症状。通常为轻微疼痛，休息后症状减轻，劳累后则加重。早期疼痛不会影响睡眠；病程长者夜间也会疼痛。颈椎结核除有颈部疼痛外，还有上肢麻等神经根受刺激的表现，咳嗽、喷嚏时会使疼痛与麻木加重。神经根受压时则疼痛剧烈。如果疼痛明显，病人常用双手撑住下颌，头前倾，颈部缩短，姿势十分典型（图 13-12）。有咽后壁脓肿者

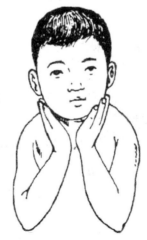

图 13-12 颈椎结核时姿势
双手撑住下颌稳住颈项

妨碍呼吸与吞咽，睡眠时有鼾声。后期时可在颈侧摸到冷脓肿所致的颈部肿块。

胸椎结核有背痛症状，必须注意，下胸椎病变的疼痛有时表现为腰骶部疼痛。脊柱后凸十分常见，粗心的家长直至偶然发现患儿有胸椎后凸畸形才来就诊。

2. 体征 腰椎结核病人在站立与行走时，往往用双手托住腰部，头及躯干向后倾，使重心后移，尽量减轻体重对病变椎体的压力。病人从地上拾物时，不能弯腰，需挺腰屈膝屈髋下蹲才能取物称拾物试验阳性。

另一检查方法为患儿俯卧，检查者用双手提起患儿双足，将两下肢及骨盆轻轻上提。如有腰椎病变，由于肌痉挛，腰部保持僵直，生理前凸消失（图 13-13）。

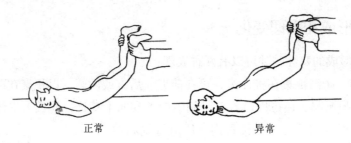

正常　　　　　　　　　异常

图 13-13　幼儿脊柱活动测验法

后期病人有腰大肌脓肿形成，可在腰三角、髂窝或腹股沟处看到或摸到脓肿。腰椎结核者脊柱后突通常不严重，从胸椎到骶椎，沿着骶棘肌两侧，用手指顺序按摩，亦能发觉轻度后突畸形。少数病人发现寒性脓肿才来就诊。

二、影像学及其他检查

影像学检查 X 线片上表现以骨质破坏和椎间隙狭窄为主。中心型的骨破坏集中在椎体中央，在侧位片比较清楚。很快出现椎体压缩成楔状，前窄后宽。也可以侵犯至椎间盘，累及邻近椎体。边缘型的骨质破坏集中在椎体的上缘或下缘，很快侵犯至椎间盘，表现为椎体终板的破坏和进行性椎间隙狭窄，并累及邻近两个椎体。边缘型的骨质破坏与椎体压缩不及中心型明显，故脊柱后凸不重。

寒性脓肿在颈椎侧位片上表现为椎前软组织影增宽，气管前移；胸椎正位片上可见椎旁增宽软组织影，可为球状、梭状或筒状，一般并不对称。在腰椎正位片上，腰大肌脓肿表现为一侧腰大肌阴影模糊，或腰大肌阴影增宽，饱满或局限性隆起。慢性病例可见多量钙化阴影。

CT 检查可以清晰地显示病灶部位，有无空洞和死骨形成。即使是小型的椎旁脓肿，在CT 检查时也可发现。CT 检查对腰大肌脓肿的诊断有独特的价值。

MRl 具有早期诊断价值，在炎性浸润阶段即可显示异常信号，但主要用于观察脊髓有无受压和变性。

【鉴别诊断】

强直性脊柱炎	化脓性脊柱炎	腰椎间盘突出症	脊柱肿瘤	嗜酸性肉芽肿	退行性脊椎骨关节病
本病均有骶髂关节炎症，没有全身中毒症状，X线检查看不到骨破坏与死骨，胸椎受累后会出现胸廓扩张受限等临床表现足以鉴别	发病急，有高热及明显疼痛，进展很快，早期血培养可检出致病菌。X线表现进展快，其特征性X线表现可作鉴别	无全身症状，有下肢神经根受压症状，血沉不快。X线片上无骨质破坏，CT检查可发现突出的髓核	多见于老人，疼痛逐日加重，X线片可见骨破坏累及椎弓根，椎间隙高度正常，一般没有椎旁软组织块影	多见于胸椎，患者年龄通常不满12岁，整个椎体均匀性压扁成线条状，上下椎间隙完全正常。没有发热等全身症状	为老年性疾病，普遍性椎间隙变窄，邻近椎体上、下缘硬化发白，有骨桥形成，没有骨质破坏与全身症状

【治疗】

一、非手术治疗

全身治疗如概论所述，局部固定用石膏背心或支架（胸椎及上腰椎结核）以及石膏腰围（下腰椎结核），固定期为3个月，固定期间应多卧床休息。全身情况不好不能耐受固定的，可以睡特制的石膏床3个月。

二、手术治疗

1. **切开排脓**　寒性脓肿广泛流注出现了继发性感染，全身中毒症状明显，不能耐受病灶清除术时可作切开排脓挽救生命。

2. **病灶清除术**　有前路和后路手术两种。后路手术通常用于胸椎结核，即切除病变脊椎的一侧肋横突，推开胸膜，进入病灶，做彻底的清创术，可以清除脓液、结核性肉芽组织、干酪样坏死物质和死骨。前路手术途径则视病灶部位而定。中段胸椎结核可以经胸进入病灶，而腰椎结核可以经下腹部斜切口或正中切口，从腹膜外间隙经腰大肌脓肿而进入病灶。前路和后路手术都可以做彻底的病灶清除术。如果同时需作植骨脊柱融合术，则以前路手术为宜。术后的抗结核药物治疗与局部制动仍不容忽视。

3. **矫形手术**　纠正脊柱后凸畸形。

脊柱结核并发截瘫

脊柱结核合并瘫痪的发生率大约在10%左右，以胸椎结核发生截瘫最多见，颈椎结核发生四肢瘫痪的次之，腰椎椎管管径宽大，内容物为马尾，故腰椎结核并发马尾神经受压的极为罕见。脊椎附件结核少见，一旦发病，容易发生截瘫。

【病因病机】

脊柱结核并发截瘫可分为早期瘫痪和迟发性瘫痪两种。早期瘫痪发生于病灶处于活动期，随着脓液、结核性肉芽组织、干酪样坏死物质和死骨进入椎管内压迫了脊髓（图13-14）。如果及时清除了压迫物质，截瘫完全可以恢复。有时脓液进入椎管前半部，使脊髓前动脉发生栓塞导致脊髓永久性损害。迟发性瘫痪发生于病变已静止的后期，甚至已愈合后多年。致瘫的原因主要是瘢痕组织形成对脊髓产生环形压迫。愈合很多年后出现的瘫痪大都有脊柱后凸畸形或陈旧性病理性脱位，椎管前方所形成的骨嵴是主要的致压因素（图13-15），可称为骨病变静止型截瘫。

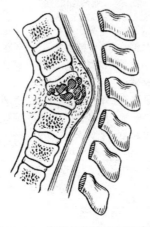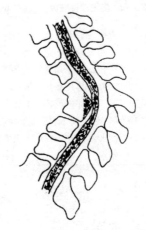

图 13-14　脊柱结核病变压迫脊髓　　　　图 13-15　骨病变静止型截瘫

【诊断】

一、临床表现

除了有脊柱结核的全身症状和局部表现外，还有脊髓受压迫的临床表现。开始出现束带感，这种束带感的部位和病变节段一致，是神经根受刺激的结果，然后出现瘫痪。瘫痪发生的过程是最早出现运动障碍，接着出现感觉障碍，大小便功能障碍最晚出现。也有大量脓液涌入椎管内产生急性脊髓受压，表现为脊髓休克所致的下肢弛缓性瘫痪，待休克过去后，仍发展成痉挛性瘫痪。在颈椎结核病例，则还有上肢运动障碍。在检查时可以测试出与病灶节段一致的感觉缺失平面。大、小便障碍中以排尿障碍为主。大便功能障碍一般较轻，有便秘和腹胀，大便失禁者少见。每个病例应按截瘫指数标准给予评分。

二、影像学检查

CT 和 MRl 检查可以显示病灶部位、受压情况，在 MRl 片上还可观察脊髓有无液化所致的异常信号，以帮助估计预后。

【治疗】

脊柱结核出现神经症状而影像学检查确有脊髓受压者原则上都应该接受手术治疗。部分不能耐受手术者可作非手术治疗，待情况好转时再争取手术。通常主张经前路手术，彻底去除所有致压物。为维持脊柱的稳定性，可取髂嵴一块作一期脊柱植骨融合术。切除病变脊椎的椎板会加重脊柱的不稳定，使脊髓受压更明显，因此不主张做椎板切除减压。同样的理由，椎板减压术亦不适用于迟发性病例。对迟发性病例，应该经前路切除椎管前方的骨嵴。这类手术操作困难，而脊髓受压过久已有变性，手术后效果往往不佳。

（黄　勇）

扫码"练一练"

第十四章　慢性非化脓性关节炎

扫码"学一学"

要点导航

　　了解风湿、类风湿性关节炎、强直性脊柱炎病因病机。熟悉风湿、类风湿性关节炎、强直性脊柱炎、骨性关节炎的治疗。掌握风湿、类风湿关节炎、强直性脊柱炎、骨性关节炎临床表现、诊断及治疗。

第一节　类风湿关节炎

　　以关节病变引起肢体严重畸形，关节滑膜炎及浆膜、心肺、皮肤、眼、血管等结缔组织广泛性炎症为主要表现的慢性全身性自身免疫性疾病。我国类风湿关节炎的患病率约为0.3%~0.4%，女性发病率较男性高2~3倍。

【病因病机】

一、中医病因病机

　　1. 风湿热毒之邪痹阻经络　体虚或劳累过度或七情内伤致气血营卫不足，卫外不固，风湿热毒之邪趁虚而入，留滞关节、经络、经脉，使气血不通，风、湿、热内壅，关节肿胀疼痛而发本病。

　　2. 风寒湿痹阻经络　阳气不足或者久居寒湿之地，卫外不固，寒湿等阴邪入内使阳气耗亏，风寒湿瘀痹阻经络，阳气虚则虚热内生，寒湿化热或寒热并存、交错，关节气血不通，筋脉不舒、肿胀疼痛，关节障碍。

　　3. 瘀血痰浊痹阻经络　正气不足，邪气不去致气血亏虚，脏腑失调，致气、血、津液生成障碍。血虚则脉行无力，瘀血内生，水谷不化而成痰浊，痰瘀互结痹阻关节经络，致关节肿大而发病。

　　本病属本虚而标实，本虚为气血阴阳亏虚，标实为外邪瘀血痰浊；病机特点为经络痹阻、气血运行不畅；病变在关节筋骨肌肉，一般病程上早期以邪实为主后期多属正虚邪恋或虚实夹杂。

二、西医病因病理

　　1. 病因　尚未完全明确。类风湿关节炎是一个与环境、细胞、病毒、遗传、性激素及神经精神状态等因素密切相关的疾病。

　　（1）细菌因素　实验研究表明 A 组链球菌及菌壁有肽聚糖可能为类风湿关节炎发病的一个持续的刺激原，A 组链球菌长期存在于体内成为持续的抗原，刺激机体产生抗体，发生免疫病理损伤而致病。支原体所制造的关节炎动物模型与人的类风湿关节炎相似，但不产生人的类风湿关节炎所特有的类风湿因子（RF）。在类风湿关节炎病人的关节液和滑膜组织中从未发现过细菌或菌体抗原物质，提示细菌可能与类风湿关节炎的起病有关，但缺乏直接证据。

（2）病毒因素　类风湿关节炎与病毒，特别是 EB 病毒的关系是国内外学者注意的问题之一。研究表明，EB 病毒感染所致的关节炎与类风湿关节炎不同，类风湿关节炎病人对 EB 病毒比正常人有强烈的反应性。在类风湿关节炎病人血清和滑膜液中出现持续高度的抗 EB 病毒—胞膜抗原抗体，但到目前为止在类风湿关节炎病人血清中一直未发现 EB 病毒核抗原或壳体抗原抗体。

（3）遗传因素　本病在某些家族中发病率较高，在人群调查中，发现人类白细胞抗原（HLA）–DR4 与 RF 阳性患者有关。HLA 研究发现 DW4 与类风湿关节炎的发病有关，患者中 70%HLA–DW4 阳性，患者具有该点的易感基因，因此遗传可能在发病中起重要作用。

（4）性激素　研究表明类风湿关节炎发病率男女之比为 1:2~4，妊娠期病情减轻，服避孕药的女性发病减少。

（5）其他　寒冷、潮湿、疲劳、营养不良、创伤、精神因素等，常为本病的诱发因素，但多数患者病前常无明显诱因可查。

2. 病理　类风湿关节炎发病并不清楚。但这一复杂的机制属于自身免疫的过程，已经被大家所公认。除体液免疫外细胞免疫也在发病中起重要作用，有研究发现在发病的滑膜及关节液中发现有 T 淋巴细胞和细胞因子，较常见的是白细胞介素 –1，刺激滑膜细胞和软骨细胞释放金属蛋白酶，金属蛋白酶刺激破坏关节软骨细胞导致软骨破坏。

（1）滑膜炎期　此期是最早的病变。表现为微血管的损伤，滑膜下组织水肿、滑膜充血，在滑膜表面有纤维蛋白渗出物。

（2）肉芽肿期　此期病理特征是大量血管翳形成和关节软骨破坏。

（3）纤维化期　关节内软骨破坏，关节下软骨组织进一步被侵蚀，使骨小梁减少、软骨化，关节整个骨结构紊乱，关节软骨消失。

【诊断】

一、病史

初发时起病缓慢，患者先有几周到几个月的疲倦乏力、体重减轻、胃纳不佳、低热和手足麻木刺痛等前驱症状。

二、临床表现

1. 症状体征　类风湿关节炎的主要临床表现为对称性、持续性关节肿胀和疼痛，常伴有晨僵。受累关节以近端指间关节、掌指关节、腕关节、肘关节和足趾关节最为多见；同时，颈椎、颞颌关节、胸锁关节和肩锁关节也可受累。中、晚期的患者可出现手指的"天鹅颈"及"钮扣花"样畸形，关节强直和掌指关节半脱位，掌指关节向尺侧偏斜。除关节症状外，还可出现皮下结节，称为类风湿结节；心、肺和神经系统等受累（图14-1）。

2. 根据功能活动分级

Ⅰ级　关节功能完整，一般活动无障碍。

Ⅱ级　有关节不适或障碍，但尚能完成一般活动。

Ⅲ级　功能活动明显受限，但大部分生活可自理。

Ⅳ级　生活不能自理或卧床。

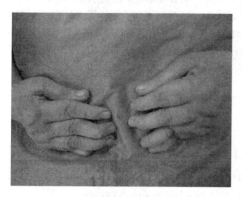 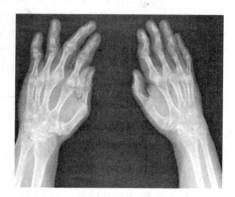

图 14-1　类风湿关节炎手部畸形　　　　图 14-2　类风湿关节炎 X 线表现

3. 病变活动分期

（1）急性活动期　以关节的急性炎症表现为主，晨僵、疼痛、肿胀及功能障碍显著，全身症状较重，常有低热或高热，血沉超过 50mm/h，白细胞计数超过正常，中度或重度贫血，类风湿因子阳性，且滴定度较高。

（2）亚急性活动期　关节处晨僵、肿痛及功能障碍较明显，全身症状多不明显，少数可有低热，血沉异常但不超过 50mm/h，白细胞计数正常，中度贫血，类风湿因子阳性，但滴定度较低。

（3）慢性迁延期　关节炎症状较轻，可伴不同程度的关节强硬或畸形，血沉稍增高或正常，类风湿因子多阴性。

（4）稳定期　关节炎症状不明显，疾病已处于静止阶段，可留下畸形并产生不同程度的功能障碍。

三、诊断标准

目前通常采用美国风湿病学会 1987 年的诊断标准：①晨僵持续一小时（每天），病程至少 6 周；②有 3 个或 3 个以上的关节肿胀，病程至少 6 周；③腕关节、掌指关节、指间关节肿胀，病程至少 6 周；④对称性关节肿胀，病程至少 6 周；⑤有皮下结节；⑥手 X 线片改变（至少有骨质疏松和关节间隙的狭窄）（图 14-2）；⑦类风湿因子阳性（滴度 >1:20）。

凡符合上述 7 项者为典型的类风湿关节炎；符合上述 4 项者为肯定的类风湿关节炎；符合上述 3 项者为可能的类风湿关节炎；符合上述标准不足 2 项而具备下列标准 2 项以上者：①晨僵；②持续的或反复的关节压痛或活动时疼痛至少 6 周；③现在或过去曾发生关节肿大；④皮下结节；⑤血沉增快或 C 反应蛋白阳性；⑥虹膜炎，则为可疑的类风湿关节炎。

【鉴别诊断】

骨性关节炎	风湿性关节炎	结核性关节炎
①发病年龄多在40岁以上；②受损关节以负重的膝、脊柱等常见；③关节局部无红肿现象，可出现肌肉萎缩、关节畸形、边缘呈唇样增生；④血沉正常，RF阴性。	①起病一般急骤，有咽痛、发热和白细胞增高；②以四肢大关节受累多见，为游走性关节肿痛，关节症状消失后无永久性损害；③常同时发生心脏炎；④血清抗链球菌溶血素"O"、抗链球菌激酶及抗透明质酸酶均为阳性，而RF阴性⑤水杨酸制剂疗效常迅速而显著。	类风湿关节炎限于单关节或少数关节时应与本病鉴别。①本病可伴有其他部位结核病变，如脊椎结核常有椎旁脓肿，二个以上关节同时发病者较少见；②X线检查早期不易区别，若有骨质局限性破坏或有椎旁脓肿阴影，有助诊断；③关节腔渗液作结核菌培养常阳性。抗结核治疗有效。

【治疗】

类风湿关节炎至今尚无特效疗法，仍停留于对炎症及后遗症的治疗，采取综合治疗，多数患者均能得到一定的疗效。现行治疗的目的在于：①控制关节及其他组织的炎症，缓解症状；②保持关节功能和防止畸形；③修复受损关节以减轻疼痛和恢复功能。

一、非手术治疗

1. 一般疗法　发热关节肿痛、全身症状者应卧床休息，至症状基本消失为止。待病情改善2周后应逐渐增加活动，以免过久的卧床导致关节废用，甚至导致关节强直。饮食中蛋白质和各种维生素要充足，贫血显著者可予小量输血，如有慢性病灶如扁桃体炎等在患者健康情况允许下，尽早摘除。

2. 药物治疗

（1）非甾体类抗炎药（NSAIDS）　用于初发或轻症病例，其作用机制主要抑制环氧化酶使前列腺素生成受抑制而起作用，以达到消炎止痛的效果。但不能阻止类风湿关节炎病变的自然过程。本类药物因体内代谢途径不同，彼此间可发生相互作用不主张联合应用，并应注意个体化。

（2）金制剂　常用药物为硫代苹果酸金钠。因停药后有复发可能，国外有用维持量多年，直至终身者。金制剂用药愈早，效果愈著。金制剂的作用慢，3~6个月始见效，不宜与免疫抑制剂或细胞毒药物并用。若治疗过程中总量已达1000mg，而病情无改善时，应停药。口服金制剂效果与金注射剂相似。不良反应有大便次数增多、皮疹、口腔炎、肾损害等，停药后可恢复。

（3）免疫抑制剂　适用在其他药物无效的严重类风湿关节炎患者，停药情况下或激素减量的患者常用的有硫唑嘌呤，每次50mg，每日2~3次。环磷酰胺每次50mg，每日2次。待症状或实验室检查有所改善后，逐渐减量。维持量为原治疗量的1/2~2/3，连续用3~6个月。不良反应有骨髓抑制、白细胞及血小板下降、肝脏毒性损害及消化道反应、脱发、闭经、出血性膀胱炎等。

（4）肾上腺皮质激素　肾上腺皮质激素可控制炎症、消炎止痛作用迅速，但效果不持久，对病因和发病机制毫无影响。一旦停药短期内即复发。对RF、血沉和贫血也无改善。长期应用可导致严重不良反应，因此不作为常规治疗，仅限于严重血管炎引起关节外损害而影响重要器官功能者，如眼部并发症有引起失明危险者，中枢神经系统病变者，心脏传导阻滞，关节有持续性活动性滑膜炎等可短期应用，或经 NSAIDS、青霉胺等治疗效果不好，症状加重，影响日常生活者，可在原有药物的基础上加用小剂量肾上腺皮质激素。疗效不明显可酌情增加，症状控制后应逐步减量至最小维持量。

3. 理疗　目的在于用热疗以增加局部血液循环，使肌肉松弛，达到消炎、消肿和镇痛作用，同时采用锻炼以保持和增进关节功能。理疗方法有下列数种：热水袋、热浴、蜡浴、红外线等。理疗后同时配合按摩，以改进局部循环，松弛肌肉痉挛。锻炼的目的是保存关节的活动功能，加强肌肉的力量和耐力。在急性期症状缓解消退后，只要患者可以耐受，便要早期有规律地作主动或被动的关节锻炼活动。

4. 中医治疗　中药内服可根据具体症候分而治之。湿热痹阻型多用四妙散加减，下肢沉重者可加独活祛风湿，关节红肿热痛或浑身壮热可加金银花、蒲公英、板蓝根、虎杖等；阴虚内热可用清络饮加减，如兼湿热当用二妙散清热祛湿；寒热错杂型多用桂枝芍药知母汤，寒重加生黄芪，川乌头，热重加金银花，虎杖等；痰瘀互结型多用身痛逐瘀汤加减；肝肾亏虚，邪痹关节型多用独活寄生汤加减，若肾阴虚较重可用左归丸，肾阳虚较重可用右归丸。针灸推拿疗法、药浴疗法、练功疗法可选择应用。

二、手术治疗

以往一直认为外科手术只适用于晚期畸形病例。目前对仅有 1~2 个关节受损较重、经水杨酸盐类药物治疗无效者可试用早期滑膜切除术。后期病变静止，关节有明显畸形病例可行截骨矫形术，关节强直或破坏可行关节成形术、人工关节置换术。负重关节可行关节融合术等。

三、相关并发症及处理

类风湿关节炎病人在治疗期间不正规服用激素或细胞毒类药物，可致患者机体免疫功能低下，出现一些并发症，如肺部感染、泌尿系统感染、口腔溃疡、满月脸、水牛背、体重增加等。因此在治疗期间应该严格按规范使用激素或细胞毒类药物，并做好相应的随访。

第二节　强直性脊柱炎

这是以骶髂关节和脊柱附着点炎症为主要症状的疾病，与 HLA-B27 呈强关联。某些微生物（如克雷伯菌）与易感者自身组织具有共同抗原，可引发异常免疫应答。以往认为强直性脊柱炎男性多见，现在报道本病在两性的发病率几乎相等，只不过女性发病较缓慢，表现较轻。

扫码"学一学"

【病因病机】

一、中医病因病机

1. 肾精不足，督脉空虚　肾与督脉关系密切，肾阳虚则督脉空，不能使阳气沿督脉温煦，督脉空虚，腰背不温隐隐作痛。

2. 肝肾两虚，筋骨失荣　肾气亏虚，髓不养骨，肝气不足，致藏血不能，加重肾脏损害致本病迁延不愈。

3. 督脉邪壅，久郁化热 肾阳亏虚，不能温化水谷而化生气血，致使督脉邪壅，湿聚成痰，郁久化热，痹阻经脉，血滞气不行，不通则痛。

二、西医病因病理

强直性脊柱炎的病因目前尚未完全阐明，大多认为与遗传、感染、免疫、环境因素等有关。

1. 遗传 遗传因素在强直性脊柱炎的发病中具有重要作用。据流行病学调查，强直性脊柱炎病人 HLA-B27 阳性率高达 90%~96%，而普通人群 HLA-B27 阳性率仅 4%~9%；HLA-B27 阳性者强直性脊柱炎发病率为 10%~20%，而普通人群发病为 1%~2%，相差约 100 倍。有报道，强直性脊柱炎一级亲属患强直性脊柱炎的危险性比一般人高出 20~40 倍，国内调查强直性脊柱炎一级亲属患病率为 24.2%，比正常人群高出 120 倍。HLA-B27 阳性健康者，亲属发生强直性脊柱炎的几率远比 HLA-B27 阳性强直性脊柱炎病人亲属低。所有这些说明 HLA-B27 在强直性脊柱炎发病中是一个重要因素。

2. 感染 近年来研究提示强直性脊柱炎发病率可能与感染相关。在强直性脊柱炎活动期中肠道肺炎克雷伯菌的携带率及血清中针对该菌的 IgA 型抗体滴度均较对照组高，且与病情活动呈正相关。

3. 自身免疫 有人发现 60% 强直性脊柱炎病人血清补体增高，大部分病例有类风湿因子升高，如血清 C4 和 IgA 水平显著增高，血清中有循环免疫复合物（CIC），但抗原性质未确定。以上现象提示免疫机制参与本病的发病。

4. 其他 创伤、内分泌、代谢障碍和变态反应等亦被疑为发病因素。总之，目前本病病因未明，尚无一种学说能解释强直性脊柱炎的全部表现，很可能是在遗传因素的基础上受环境因素（包括感染）等多方面的影响而致病。

【诊断】

一、病史

本病多发于青壮年男性，发病缓慢，发作与缓解交替进行。初起时症状轻微，易被忽视。

二、临床表现

1. 症状

（1）疾病主要部位在脊柱，即自骶髂关节由下而上出现腰椎、胸椎和颈椎症状，病初患者偶有腰背部、骶部和臀部疼痛、发僵，约 10% 的病人疼痛可沿臀部往大腿和小腿屈侧向下放射（沿坐骨神经分布范围），但神经系统检查一般无阳性发现。

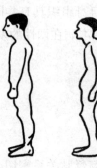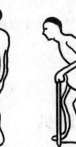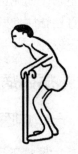

图 14-3　强直性脊柱炎

（2）经过数月或数年患者症状逐渐加重，出现持续性腰、胸或颈部疼痛，常在半夜痛醒并有翻身困难，需起床活动方能减轻。

（3）随着病情发展，胸椎和肋椎关节受累后可出现呼吸不畅或束带状胸痛，病变波及颈椎则颈部活动受限（图 14-3）。

2. 体征 最后整个脊柱都可能僵直，有的合并严重的驼背畸形，以致患者站立或走路时，眼不能平视，仅能看到自己足前小块地面；胸腹腔容量缩小，心肺功能和消化功能明显障碍。

三、诊断要点

根据病史特点，有下列表现时应考虑炎症性脊柱病：①腰背部不适隐约性出现。②年龄 <40 岁；③持续 3 个月以上；④清晨时僵硬；⑤活动后症状有所改善。

有上述病史，X 线片有骶髂关节炎征象，即证实为脊柱病。进一步排除银屑病、炎症性肠病或 Reiter 综合征关节炎，即可作出原发性强直性脊柱炎的诊断，而不要等到脊柱明显强直时才明确诊断。

四、常用的 AS 临床诊断标准

1. 罗马标准（1963）

（1）腰痛和腰僵 3 个月以上，休息也不缓解。

（2）胸部疼痛和僵硬感。

（3）腰椎活动受限。

（4）胸廓扩张活动受限。

（5）虹膜炎的历史、现象或后遗症。

有双侧骶髂关节炎加上以上临床标准之一，即可认为强直性脊柱炎存在。

2. 纽约标准（1984 年修订）

（1）各方面的腰椎活动受限（前屈、后伸、侧屈）。

（2）胸腰段或腰椎过去痛过，现在仍痛。

（3）在第 4 肋间测量，胸廓扩张活动度等于或小于 2.5cm。

肯定性脊柱炎成立：3~4 度双侧骶髂关节炎，加上至少一条临床指标；3~4 度单侧或 2 度双侧骶髂关节炎加上第 1 或第 2、第 3 个临床指标。可能性脊柱炎成立：仅有 3~4 度双侧骶髂关节炎而无临床指标。

以上两个诊断标准都强调了腰痛、腰椎活动受限、胸痛、胸廓活动受限和骶髂关节炎在诊断上的重要性，掌握上述要点，本病是不难诊断的。青年男性出现腰僵、腰痛休息后不能缓解者，应怀疑本病，需及时拍摄高质量的骨盆正位 X 线片。不少学者认为，有腰痛加双侧骶髂关节炎（X 线表现），即可诊为本病。

【治疗】

一、非手术治疗

1. 中医治疗

（1）肾虚督寒 主症：腰骶、脊背疼痛，痛连颈项，背冷恶寒，肢节游走性疼痛，痠楚重着，或晨起腰骶、项背僵痛，或僵硬弯曲，活动不利，得温痛减，舌苔薄或白，脉沉弦或细迟。治法：补肾强督，温经散寒，活血化瘀。

（2）肝肾两虚，筋骨失荣 主症：腰背疼痛，腰骶及项背强直畸形，活动功能障碍，胸廓不张，低热形羸，腰膝酸软，头晕目糊，耳鸣耳聋，畏寒肢冷，阳痿，面色苍白，舌质略红、少苔或薄白，脉沉细数、尺脉弱。治法：滋补肝肾，壮骨荣筋。

（3）督脉邪壅，久郁化热　主症：背脊钝痛，腰、股、髋部酸着重滞，甚或掣痛欲裂，脊柱强直、畸形、活动严重障碍，形体消瘦，五心烦热，或有低热，口干，肌肉触之热感，肢体喜放被外，不久又怕冷，大便干，小便黄，舌质红、舌苔黄厚而腻，脉象滑数或弦滑数。治法：益肾壮督，清热活络。

2. 西医治疗

强直性脊柱炎虽无特效治疗方法，但早期治疗可缓解疼痛和减轻脊柱强直，抑制症状发展，预防畸形。后期治疗在于矫正畸形和治疗并发症。

（1）治疗原则　强直性脊柱炎治疗目的是减缓疼痛和僵硬感。对患者的教育对成功的治疗至关重要。

（2）药物治疗

1）非甾体类抗炎药（NSAID）。目前治疗强直性脊柱炎的主要药物仍是 NSAID。无论是急性发病还是在慢性病程中，都可用。NSAID 来改善脊柱或是外周关节疾病的症状。所有 NSAID 均可减缓疼痛和僵硬感。尚未证实 NSAID 对骨性强直的进展过程有何种影响。NSAID 的主要问题仍是胃肠道不良反应和肾脏损伤，需要研制不良反应更小的新药。

2）糖皮质激素。口服皮质激素在强直性脊柱炎的长期治疗中毫无价值，因其不良反应大，且不能阻止强直性脊柱炎的病程。顽固性肌腱端病和持续性滑膜炎可能对局部皮质激素治疗反应好。对外周关节炎可行关节腔内注射糖皮质激素治疗。同样，对那些顽固性的骶髂关节痛患者，CT 引导下的骶髂关节内注射糖皮质激素技术上可行。

3）缓解病情药物。通常情况下，很少用缓解病情药治疗强直性脊柱炎。当 NSAID 治疗不能满意地控制病情、患者对 NSAID 耐受性较差，或者当患者出现了如关节外症状等严重情况时，才考虑应用缓解病情药。

柳氮磺吡啶（柳氮磺胺吡啶）（SSZ 或 SASP）：其基本原理在于强直性脊柱炎患者有回肠炎症以及强直性脊柱炎和炎性肠病（克罗恩病和溃疡性结肠炎）有相关性。且该药主要对患者的外周关节有效，但对脊柱和肌腱端病无效或效果不佳。

甲氨蝶呤：一种叶酸拮抗剂，广泛用于治疗类风湿关节炎。可减少 NSAID 剂量、降低血沉，改善外周关节炎症状，但不能改善脊柱症状。

抗肿瘤坏死因子 -α 单克隆抗体：在强直性脊柱炎患者骶髂关节活检组织中，发现大量肿瘤坏死因子 -α 表达，说明肿瘤坏死因子 -α 参与了强直性脊柱炎的发病机制。强直性脊柱炎患者血清中肿瘤坏死因子 -α 水平高于非炎性下腰痛患者。此外，强直性脊柱炎和脊柱关节病患者具有的亚临床肠道炎性病变和克罗恩病相似，而抗肿瘤坏死因子 -α 治疗对克罗恩病有效。因此，抗肿瘤坏死因子 -α 治疗对强直性脊柱炎同样奏效。

3. 相关并发症及处理

（1）眼部疾病的治疗　为了预防虹膜炎发展为青光眼和失明，可局部或全身应用阿托品和糖皮质激素治疗。

（2）心脏病的治疗　主动脉瓣关闭不全、充血性心力衰竭、心脏扩大、心脏传导阻滞的治疗，与其他原因造成上述心脏异常的治疗相同。有手术指征时可考虑手术治疗。

（3）肺部并发症治疗　并发细菌或霉菌感染时，可应用有效的抗生素或抗霉菌制剂。

二、手术治疗

已发生关节畸形并达半年以上者，可根据具体情况手术治疗。

1. **肌腱松解术**　对关节尚能活动，畸形是由于关节周围软组织挛缩造成的患者，常用肌腱切断术和肌腱延长术，必要时可再加用关节囊切除术及其他软组织松解术。

2. **截骨矫形术**　可在近关节处切骨，然后将肢体置于功能位。此项手术多用于髋关节畸形、驼背畸形的矫正。

3. **关节融合术**　若关节强直不够坚固，并在活动时产生疼痛，或关节畸形不能用上述方法矫正时，可考虑采用关节融合术。

第三节　骨性关节炎

扫码"学一学"

骨性关节炎是一种以关节软骨的破坏、变形及骨质增生为特征的慢性关节疾病。骨性关节炎属中医学"骨痹""膝痹"范畴。全国 65 岁以上人群骨性关节炎发病率高达 80%。骨关节炎临床上以人体可动关节，如髋、膝、踝、肘、指间及第一跖趾关节等，缓慢发展的关节疼痛、僵硬、肿大伴关节功能障碍为主要表现。其可分为原发性骨关节炎和继发性骨关节炎。原发性骨关节炎指病因尚不明确，因关节软骨退变导致功能障碍者；继发性骨关节炎指由明确因素引起关节软骨变性和退变，导致关节功能障碍者。

【病因病机】

一、中医病因病机

1. **肝肾亏虚**　肝藏血，血养筋，故肝合之筋也。肾主骨生髓，藏精与藏气，故肾合之骨也，诸筋者皆属于节，筋能约束骨节。中年以后肝肾亏虚，肝虚则血不养筋，筋不能维持骨节弛张，关节失滑利，肾虚而髓减，致筋骨均失所养。

2. **慢性劳损**　过度劳累，日积月累，筋骨受损，营卫失调，气血受阻，经脉凝滞，筋骨失养，而发本病。

二、西医病因病理

1. **慢性劳损**　长期姿势不良，负重用力，体重过重，导致持久的慢性骨组织损伤。

2. **肥胖**　体重的增加和膝关节骨性关节炎的发病成正比，肥胖亦是病情加重的因素。肥胖者的体重下降则可以减少膝关节骨关节炎的发病。

3. **骨密度**　当软骨下骨小梁变薄、变僵硬时，其承受压力的耐受性就减少，因此，在骨质疏松者出现骨性关节炎的几率就增多。

4. **外伤和力的承受**　经常的膝关节损伤，如骨折、软骨、韧带的损伤。异常状态下的关节，如在髌骨切除术后关节处于不稳定状态时，当关节承受肌力不平衡并加上局部压力，就会出现软骨的退行性变。正常的关节活动甚至剧烈运动后是不会出现骨性关节炎的。

5. **遗传因素**　不同种族的关节受累情况是各不相同的，如髋关节、腕掌关节的骨性关节炎在白种人多见，但有色人种及国人中少见，性别亦有影响，本病在女性较多见。资料表明表患有 Heberden 结节的妇女，其母亲和姊妹的骨性关节炎发病率远比无此病的家属要高 2~3 倍。

【诊断】

一、病史

本病起病缓慢。症状多出现在 40 岁以后，随年龄增长而发病者增多。女性的发病率高于男性。

二、临床表现

1. **关节疼痛及压痛** 初期为轻度或中度间断性隐痛，休息时好转，活动后加重，疼痛常与天气变化有关。晚期可出现持续性疼痛或夜间痛。关节局部有压痛，在伴有关节肿胀时尤为明显。

2. **关节僵硬** 在早晨起床时关节僵硬及发紧感，也称之晨僵，活动后可缓解。关节僵硬在气压降低或空气湿度增加时加重，持续时间一般较短，常为几分数至十几分钟，很少超过 30 分钟。

3. **关节肿大** 手部关节肿大变形明显，可出现 Heberden 结节和 Bouchard 结节。部分膝关节因骨赘形成或关节积液也会造成关节肿大。

4. **骨摩擦音（感）** 由于关节软骨破坏、关节面不平，关节活动时出现骨摩擦音（感），多见于膝关节。

5. **关节无力、活动障碍** 关节疼痛、活动度下降、肌肉萎缩、软组织挛缩可引起关节无力，行走时软腿或关节绞锁，不能完全伸直或活动障碍。

三、诊断标准

1. **膝关节骨性关节炎诊断标准** ①近 1 个月内反复膝关节疼痛；②X 线片（站立或负重位）示关节间隙变窄，软骨下骨硬化和（或）囊性变，关节缘骨赘形成（图 14-4）；③关节液（至少 2 次）清亮、黏稠，白细胞 <2000 /ml；④中老年患者（≥ 40 岁）；⑤晨僵 ≤ 30 分钟；⑥活动时有骨摩擦音（感）。

注：综合临床、实验室及 X 线检查，符合 1+2 条或 1+3+5+6 条或 1+4+5+6 条，可诊断膝关节骨性关节炎。

2. **髋关节骨性关节炎诊断标准**

（1）近 1 个月反复髋关节疼痛。

（2）血细胞沉降率 ≤ 20 mm /h。

（3）X 线片示骨赘形成，髋臼缘增生。

（4）X 线片示髋关节间隙变窄。

注：满足诊断标准 1+2+3 条或 1+3+4 条，可诊断髋关节骨性关节炎。

3. **脊柱骨性关节炎** 颈、腰椎受累较常见。可有椎体、椎间盘以及小关节的增生和骨赘，引起局部疼痛和僵硬，压迫局部血管和神经时刻出现相应的症状。颈椎受累可压迫椎 – 基底动脉，引起脑供血不足的症状。腰椎受累时可出现椎管狭窄及马尾受压等表现。

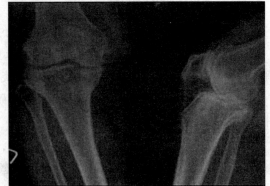

图 14-4　膝骨性关节炎 X 线表

4. **特殊类型骨性关节炎** 原发性全身性骨关节炎常发生于绝经期妇女，有多个关节受累，常影响指间关节和第 1 掌指关节，有时易与类风湿关节炎混淆，急性期症状缓解后，能保持关节功能。弥漫性原发性骨肥大症多见于老年男性，骨赘大量增生，有时融合在一起，临床症状与 X 线表现不相一致，患者常诉轻度疼痛和关节僵硬感，但能保持较好的活动。

【鉴别诊断】

骨关节结核	风湿性关节炎	类风湿关节炎
早期出现低热、盗汗等阴虚内热症状，患部可见脓肿；X 线可显示骨关节破坏	典型表现为游走性的多关节炎，常呈对称性，关节局部可出现红肿热痛，但不化脓，炎症消退，关节功能恢复，不遗留关节强直畸形；皮肤可有环形红斑和皮下结节，多伴有风湿性心脏炎	常为多关节发病，而且累及手足小关节，逐渐出现关节僵硬，肿胀，畸形；血清类风湿因子阳性

【治疗】

骨性关节炎的治疗目的是减轻或消除疼痛，矫正畸形，改善或恢复关节功能，改善生活质量。骨性关节炎的总体治疗原则是非药物治疗与药物治疗相结合，必要时手术治疗，治疗应个体化。结合病人自身情况，如年龄、性别、体重、自身危险因素、病变部位及程度等选择合适的治疗方案。

一、非手术治疗

1. 非药物治疗　这是药物治疗及手术治疗的基础。对于初次就诊且症状不重的骨性关节炎患者非药物治疗是首选的治疗方式，目的是减轻疼痛、改善功能，使患者能够很好地认识疾病的性质和预后。

（1）保健教育　自我行为疗法（减少不合理的运动，适量活动，避免不良姿势，避免长时间跑、跳、蹲，减少或避免爬楼梯），减轻体重，有氧锻炼（如游泳、自行车等），关节功能训练（如膝关节在非负重位下屈伸活动，以保持关节最大活动度），肌力训练（如髋关节骨性关节炎应注意外展肌群的训练）等。

（2）物理治疗　主要增加局部血液循环、减轻炎症反应，包括热疗、水疗、超声波、针灸、按摩、牵引、经皮神经电刺激（TENS）等。

（3）行动支持　主要减少受累关节负重，可采用手杖、拐杖、助行器等。

（4）改变负重力线　根据骨性关节炎所伴发的内翻或外翻畸形情况，采用相应的矫形支具或矫形鞋，以平衡各关节面的负荷。

2. 药物治疗　如非药物治疗无效，可根据关节疼痛情况选择药物治疗。

（1）局部药物治疗　对于手和膝关节骨性关节炎，在采用口服药前，建议首先选择局部药物治疗。局部药物治疗可使用非甾体类抗炎药（NSAIDs）的乳胶剂、膏剂、贴剂和 NSAIDs 搽剂（辣椒碱等）。局部外用药可以有效缓解关节轻中度疼痛，且不良反应轻微。对于中重度疼痛可联合使用局部药物与口服 NSAIDs。

（2）全身镇痛药物　依据给药途径，分为口服药物、针剂以及栓剂。

1）用药原则。用药前进行风险评估，关注潜在内科疾病风险。根据患者个体情况，剂量个体化。尽量使用最低有效剂量，避免过量用药及同类药物重复或叠加使用。用药 3 个月，根据病情选择检查血、大便常规、大便潜血及肝肾功能。

2）用药方法。骨性关节炎患者一般选用对乙酰氨基酚，每日最大剂量不超过 4000mg。对乙酰氨基酚治疗效果不佳的骨性关节炎患者，在权衡患者胃肠道、肝、肾、心血管疾病风险后，可根据具体情况使用非甾体类抗炎药。口服非甾体类抗炎药的疗效与不良反应在个体患者中不完全相同，应参阅药物说明书并评估非甾体类抗炎药的危险因素后选择性用药。如果患者胃肠道不良反应的危险性较高，可选用非选择性非甾体类抗炎药加用 H_2 受体拮抗剂、质子泵抑制剂或米索前列醇等胃黏膜保护剂，或选择性 COX-2 抑制剂。NSAIDs治疗无效或不耐受的骨性关节炎患者，可使用曲马多、阿片类镇痛剂，或对乙酰氨基酚与阿片类的复方制剂。

3. 关节腔注射

（1）透明质酸钠　如口服药物治疗效果不显著，可在膝关节腔内注射透明质酸钠类黏弹性补充剂，注射前尽量抽净关节积液，起到润滑关节、营养关节、缓冲关节应力、保护关节的目的。

（2）糖皮质激素　对 NSAIDs 药物治疗 4~6 周无效的严重骨性关节炎或不能耐受NSAIDs 药物治疗、持续疼痛、炎症明显者，可行关节腔内注射糖皮质激素。但若长期使用，可加剧关节软骨损害，加重症状。因此，不主张随意选用关节腔内注射糖皮质激素，更反对多次反复使用，一般每年最多不超过 3~4 次。

4. 中医药治疗

（1）内服药物治疗　肝肾亏损，治则滋补肝肾，方用左归丸。慢性劳损，早期气血虚弱，治以补气补血、方选八珍汤，十全大补汤；晚期出现肝肾不足者，可用左归丸以滋补肝肾；若肾阳虚者，方用肾气丸以温补肾阳；若肾阴虚者，方用六味地黄丸以滋补肾阴。

（2）外用药物治疗　可用桃红四物汤加伸筋草、透骨草煎汤用毛巾热敷，或熏洗局部。

5. 预防与调护

（1）增强体质，延缓衰老。防止过度劳累，避免超强度劳动和运动造成损伤。适当作体育锻炼，增强体能，改善关节的稳定性。

（2）对患病的关节应妥善保护，防止再度损伤，严重时应注意休息，或遵医嘱，用石膏固定，防止畸形。热敷和手法按摩可促进气血运行，缓解症状。

二、手术治疗

1. 骨性关节炎外科治疗的目的在于　①进一步协助诊断；②减轻或消除疼痛；③防止或矫正畸形；④防止关节破坏进一步加重；⑤改善关节功能，是综合治疗的一部分。

2. 骨性关节炎外科治疗的主要方法　①游离体摘除术；②关节清理术；③截骨术；④关节融合术；⑤关节成形术（人工关节置换术）等（图 14-5）。

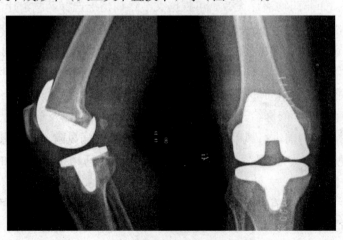

图 14-5　膝关节表面置换术治疗膝关节骨性关节炎

扫码"练一练"

（余　洋）

第十五章　骨关节的营养、代谢疾病

要点导航

1. 掌握：骨质疏松、痛风性关节炎的诊断要点。
2. 熟悉：骨质疏松、痛风性关节炎临床表现、X线检查及治疗原则。
3. 了解：骨质疏松、痛风性关节炎病因病机。

第一节　骨质疏松症

扫码"学一学"

骨质疏松症是以骨量减少、骨的脆性增加以及易于发生骨折为特征的全身性骨骼疾病。该病属中医"痿证"范畴，病变在骨，其本在肾。骨质疏松症以白人尤其是北欧人种多见，其次为亚洲人，而黑人少见。中老年人多见，女性多于男性。

【病因病机】

一、中医病因病机

中医学认为本病的发生、发展与"肾气"密切相关，《素问·逆调论》曰："肾不生，则髓不能满"，《素问·六节脏象论》曰："肾者，主蛰，封藏之本，精之处也，其华在发，其充在骨"。因此，骨质疏松的病因病机可归纳为以下几个方面。

1. **肾虚精亏**　肾阳虚衰，不能充骨生髓，致使骨松不健；肾阴亏损，精失所藏，不能养髓。

2. **正虚邪侵**　正虚而卫外不固，外邪乘虚而入，气血痹阻，骨失所养，髓虚骨疏。

3. **先天不足**　肾为先天之本，由于先天禀赋不足，致使肾脏素虚，骨失所养，不能充骨生髓。

扫码"看一看"

二、西医病因病理

骨质疏松症是由多种原因引起的骨骼的系统性、代谢性骨病之一，其病因和发病机制比较复杂，可概括为激素调控、营养因素、物理因素、遗传因素的异常，以及与某些药物因素的影响有关。这些因素导致骨质疏松症的机制可为肠对钙的吸收减少；肾脏对钙的排泄增多，回吸收减少；或是引起破骨细胞数量增多且其活性增强，溶骨过程占优势，或是引起成骨细胞的活性减弱，骨基质形成减少。这样，骨代谢处于负平衡，骨基质和骨钙含量均减少。骨质疏松症的主要病理变化是骨基质和骨矿物质含量减少，由于骨量减少，钙化过程基本正常，使骨变脆而易发生骨折。

骨质疏松症可分为三类：一类为原发性骨质疏松症，它是随着年龄增长而发生的一种生理性退行性病变。原发性骨质疏松症可分为两型，I型为绝经后骨质疏松症，为高转换型骨质疏松症。Ⅱ型为老年骨质疏松症，属低转换型，一般发生在 65 岁以上的老年人。二类为继发性骨质疏松症，是由其他疾病或药物等因素诱发的骨质疏松症。三类为特发性骨质疏松症，多见于 8~14 岁的青少年，多数有家族遗传史，女性多于男性。

【诊断】

一、病史

中老年患者多见，女性为多。

二、临床表现

1.症状

（1）疼痛　疼痛最常见的症状，以腰背痛多见，占疼痛患者中的 70%~80%。疼痛沿脊柱向两侧扩散，仰卧或坐位时疼痛减轻，直立时后伸或久立、久坐时疼痛加剧，日间疼痛轻，夜间和清晨醒来时加重，弯腰、肌肉运动、咳嗽、大便用力时加重。

（2）骨折、畸形　骨折是骨质疏松症最常见和最严重的并发症。胸、腰椎压缩性骨折，脊椎后弯，胸廓畸形，可使肺活量和最大换气量显著减少，患者往往可出现胸闷、气短、呼吸困难等症状。

2.体征　身长缩短、驼背多在疼痛后出现。脊椎椎体前部几乎多为松质骨组成，而且此部位是身体的支柱，负重量大，容易压缩变形，使脊椎前倾，背曲加剧，形成脊柱后凸畸形。

三、实验室检查

1. 血甲状旁腺激素　应检查甲状旁腺功能除外继发性骨质疏松症。原发性骨质疏松症者血甲状旁腺激素水平可正常或升高。

2. 骨代谢的标记物　骨质疏松症患者部分血清学生化指标可以反应骨转换（包括骨形成和骨吸收）状态，在骨的高转换状态下，这些指标可以升高，也可用于监测治疗的早期反应。

【鉴别诊断】

骨质软化症	多发性骨髓瘤	原发性甲状旁腺功能亢进症
其特点为骨质钙化不良，骨样组织增加，骨质软化，因而脊椎、骨盆及下肢长骨可能产生各种压力畸形和不全骨折，骨骼的自发性疼痛、压痛出现较早并且广泛，以腰痛和下肢疼痛为甚。全身肌肉多无力，少数病人可发生手足抽搐。X 线片可见骨质广泛疏松；压力畸形如驼背、脊柱侧弯、髋内翻、膝内翻、膝外翻、长骨弯曲等	临床表现主要为贫血、骨痛、肾功能不全、出血、关节痛。骨痛和骨骼病变由于骨髓瘤细胞在骨髓腔内无限增生，分泌破骨细胞活动因子，促使骨质吸收，引起弥漫性骨质疏松或局限性骨质破坏，因此骨骼疼痛是早期主要症状，开始时骨痛轻微，随病情发展而逐渐加重。X 线片可见脊柱、肋骨和骨盆等处弥漫性骨质疏松；溶骨性病变常见于颅骨、骨盆、脊椎、股骨、肱骨头	由于甲状旁腺腺瘤、增生肥大或腺癌所引起的甲状旁腺激素分泌过多，发病年龄以 20~50 岁者较多见，女性多于男性。临床表现为高血钙、低血磷症，如消化系统症状可见胃纳不佳、腹胀、恶心、呕吐、便秘等；肌肉可出现四肢肌肉松弛，张力减退；泌尿系统可出现尿中钙、磷排泄增多，尿结石发生率高，患者多尿、口渴、多饮，骨骼系统症状有骨痛，背部、脊椎、胸肋骨、髋部、四肢伴有压痛

【治疗】

一、中医治疗

1. **肾虚精亏** 治以补肾填精。方用左归丸加淫羊藿、鹿衔草；或用中成药骨疏康、骨松宝等。

2. **正虚邪侵** 治以扶正固本。方用鹿角胶丸，方中虎骨改用代用品。治疗须考虑继发疾病的病因，审因而治。

3. **先天不足** 治以填精养血、助阳益气。方用龟鹿二仙胶汤。治疗亦需考虑患者年龄、性别、原发病病因辨证施治。

二、西医治疗

1. **运动** 儿童及青少年时期如果有规则的运动，其骨量较之不进行规则运动者要高，各种运动中以负重运动为佳，能增加骨密度，尽管其确切的机制尚不清楚。

2. **营养** 良好的营养对于预防骨质疏松症具有重要意义，包括足量的钙、维生素 D、维生素 C 以及蛋白质。从儿童时期起，日常饮食应有足够的钙摄入，钙影响骨峰值的获得。

3. **预防摔跤** 应尽量减少骨质疏松症患者摔倒几率，以减少髋部骨折以及桡骨远端骨折的发生。老年人摔跤的发生几率随着年龄的增长呈指数增加。适量运动能提高灵敏度以及平衡能力，对于预防老年人摔倒有一定帮助。

4. **药物治疗** 有效的药物治疗能阻止和治疗骨质疏松症，包括雌激素代替疗法、降钙素、选择性雌激素受体调节剂以及二磷酸盐，这些药物可以阻止骨吸收但对骨形成的作用较小。

5. **外科治疗** 只有在因骨质疏松症发生骨折以后，才需外科治疗，其目的在于治疗骨折，尽早恢复正常功能。

三、预防

1. **一级预防** 应从儿童、青少年做起，如注意合理膳食营养，多食用含钙、磷高的食品，如鱼、虾、虾皮、海带、牛奶、乳制品、骨头汤、鸡蛋、豆类、精杂粮、芝麻、瓜子、绿叶蔬菜等。尽量摆脱"危险因子"，坚持科学的生活方式，如坚持体育锻炼，多接受日光浴，不吸烟、不饮酒、少喝咖啡、浓茶及含碳酸饮料等。

2. **二级预防** 人到中年，尤其妇女绝经后，骨丢失量加速进行。此时期应每年进行一次骨密度检查，对快速骨量减少的人群，应及早采取防治对策。注意积极治疗与骨质疏松症有关的疾病，如糖尿病、类风湿关节炎、脂肪泻、慢性肾炎、甲状旁腺功能亢进/甲状腺功能亢进、骨转移癌、慢性肝炎、肝硬化等。

3. **三级预防** 对退行性骨质疏松症患者应积极进行抑制骨吸收（雌激素、CT、Ca），促进骨形成（活性维生素 D），骨肽片等药物治疗，还应加强防摔、防碰、防绊、防颠等措施。对中老年骨折患者应积极手术，实行坚强内固定，到达早期活动的目的。

扫码"学一学"

第二节 痛风性关节炎

嘌呤代谢紊乱及（或）尿酸排泄减少致使尿酸沉积在关节囊、滑膜囊、软骨、骨质而引起的关节周围软组织出现明显红肿热痛，局部不能忍受被单覆盖或周围震动，午夜常因足痛而惊醒，痛如刀割或咬噬样的慢性关节炎。好发于40岁以上男性。

【病因病机】

一、中医病因病机

1. 饮食不节 嗜食膏粱厚味、多食乳酪之品，致脾胃运化功能紊乱，酿湿生痰，积湿生热，湿热内生，内留脏腑而发病。

2. 脾虚生痰 素体脾虚，脾失健运，水谷不化，酿生湿浊。湿浊留注关节，气血不畅，发为痹症。湿浊留滞脏腑经络，易阻碍气机，导致气机升降失调，经络阻滞不畅，脾不升清降浊，影响脾运，形成恶性循环，使病情逐渐加重。

3. 脏腑积热 素体阳盛，脏腑积热，热郁为毒，热毒气壅于血脉，循与经络，发于骨节而发病。

4. 脾胃湿热 湿热浊毒，根于脾胃。过食膏粱厚味，湿热内生，日久化为浊毒，痹阻经络，留注骨节。

5. 痰瘀痹阻 痰浊邪毒，留注关节经络，影响气血运行，气滞血瘀，痰瘀互结，交阻于经络关节，突发骨节剧痛，变生痛风结节，久之痰浊瘀腐，则关节僵肿畸形。

6. 脾肾阳虚 肾为先天之本，主骨藏精。患者多因肾气先虚，导致外邪浸淫，痰瘀凝滞，气血不行，骨失所养，不荣则痛。久之肾虚脾弱，水液运化失常，出现水肿，小便不利。肾虚不能温养脾土，则脾阳亦虚，虚实夹杂，寒热错杂，浊毒之邪壅塞三焦，发为"关格"。

本病病机为先天脾肾功能失调，脾虚或者脾胃湿热，湿浊排泄减少，痰湿外流经络关节。病位在肢体关节之经络，继而侵蚀筋骨，内损脏腑。本病病性属本虚标实，以脾肾亏虚，脾运失调，脏腑蕴热为本，以湿浊、毒邪、痰瘀为标。

二、西医病因病理

1. 发病原因 本病有原发性和继发性两类，原发性与家族遗传有关，继发者则常因其他疾病引起，如血液病、肾病、肿瘤等。体内尿酸积聚的原因为：①体内嘌呤物质和核酸物质分解的尿酸过多；②含嘌呤的食物如动物的肝、肾、脑以及鱼子、豆腐等摄入过多；③肾脏排泄的功能降低，结果使体内尿酸积聚。

2. 发病机制 关于痛风性关节病的发病机制，许多学者普遍认为与多形核白细胞有关。痛风时滑膜组织和关节软骨释放的尿酸钠晶体被关节液的白细胞吞噬，白细胞又破坏释放出蛋白酶和炎性因子进入滑液。酶炎性因子使关节中的白细胞增多，于是有更多的吞噬了尿酸盐结晶的白细胞相继破裂释放出酶和炎性成分，进一步导致急性滑膜炎和关节软骨破坏，形成恶性循环。尿酸在组织中的浓度很低，特别是体液 pH 值低于正常值时。一旦血尿酸浓度超过 80mg/L 时，即有尿酸盐沉积，常见部位为关节囊、软骨和骨端骨松质，亦可见于肾脏及皮下结缔组织。局部积聚过多，则形成痛风石。

【诊断】

一、病史

多发于 40 岁以上男性，女性较少。

二、临床表现

1. 症状

（1）发病开始可累及包括第一跖趾关节在内的 2 个或 3 个关节。第一跖趾关节病变约占痛风病人的 50%，为本病多发关节。踝、跗、膝、肘和腕关节也可受累。

（2）急性期多起急骤，常在夜间突发，可因疼痛而醒并且彻夜不能入睡。病情反复发作，则可发展为多关节炎，或游走性关节炎。

2. 体征

（1）受累关节红、肿、热、痛，活动受限，大关节受累时常有渗液。

（2）慢性期尿酸钠在关节内沉着逐渐增多，发作逐渐频繁，受累关节增多，疼痛加剧，炎症不能完全消退，出现痛风石，痛风石以关节和肾脏较多见，外耳的耳轮、跖趾、指间和掌指关节等处也会出现痛风石，随着痛风石的不断沉积增多，导致关节肥大、畸形、僵硬、活动受限（图 15-1、图 15-2）。

3. 根据临床表现分期

（1）无症状期 时间较长，仅血尿酸增高，无关节症状，无痛风石及尿酸石出现，不少病人的痛风症状出现在高尿酸血症至少 20 年以后，约 1/3 病人以后有关节症状。

（2）急性关节炎期 多在夜间突然发病，受累关节剧痛，50% 的病人以跖趾关节为首发关节，其次为踝、膝等。关节红、肿、热和压痛，局部症状迅速加重，全身无力、发热、体温可高达 39℃以上，伴心动过速、肝脏肿大、头痛等。可持续 3~11 天。饮酒、暴食、过劳着凉、手术刺激、精神紧张均可成为发作诱因。

（3）间歇期 为数月或数年，有些患者不再有第二次发作，另一些第二次发作是在间歇期 5~10 年以后，随病情反复发作间期变短、病期延长、病变关节增多，渐转成慢性关节炎。

（4）慢性关节炎期 由急性发病至转为慢性关节炎期平均 11 年左右，关节出现僵硬畸形，运动受限。30% 左右病人可见痛风石和发生肾脏合并症以及输尿管结石等。晚期有高血压、肾脑动脉硬化、心脏梗死。X 线检查显示关节软骨下骨的穿凿样破坏以及局部的骨质疏松、腐蚀或皮质断裂，关节间隙狭窄和边缘性骨质增生。

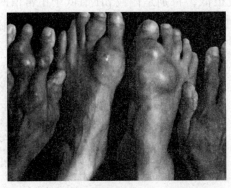 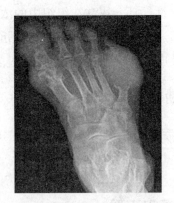

图 15-1　痛风性关节炎外观　　　图 15-2　痛风性关节炎 X 线表现

三、诊断标准

1. 当前国内外多采用美国风湿病学会于 1977 年制订的诊断标准：

（1）急性关节炎发作一次以上，在 1 天内即达到发作高峰。

（2）急性关节炎局限于个别关节。整个关节呈暗红色。第一跖趾关节肿痛。

（3）有痛风石。

（4）高尿酸血症。

（5）非对称性关节肿痛。

（6）发作可自行停止。

凡具备上述条件 3 条以上，并排除继发性痛风者即可确诊。

四、影像学及实验室检查

1. **影像学检查**

（1）X 线平片　早期有关节肿胀，后期在关节近骨端处有虫蚀状或穿凿状缺损，晚期关节间隙狭窄，重者骨破坏广泛，软组织肿胀明显，在痛风石钙化者可见钙化影（图 15-2）。

（2）CT 及 MRI 检查　有助于本病的早期诊断，可酌情选用。

2. **实验室检查**　血中尿酸盐浓度升高，正常值男性为 70mg/L，女性为 60mg/L，高者可达 180mg/L 以上。发作期血细胞沉降率快，血非蛋白氨升高；关节液镜检示有尿酸盐结晶。

【鉴别诊断】

类风湿关节炎	足部急性蜂窝组织炎
发作特点，软组织肿胀以关节为中心，呈梭形；而痛风以骨缺损为中心，呈不规则肿胀，骨破坏比痛风小，且有普遍骨质疏松，秋水仙碱治疗无效	为软组织的急性弥漫性化脓炎症，常有感冒史，很少见于夜间突然发作；不侵及关节或具有关节症状；全身症状重并见寒战及白细胞增多等症状；此外，年龄不受限制，且治疗后不会多次复发

【治疗】

一、非手术治疗

1. **中医药治疗**　中药内服可根据具体情况进行辨证论治。湿热壅盛者，清热利湿，宣痹通络，方用四妙丸加味，热盛加知母、生石膏、栀子以清热，湿重加车前子、汉防己以增利水之力，关节痛甚者加延胡索、全蝎、蜈蚣以活血止痛。风寒湿盛者宜祛风散寒，除湿通络，方用薏苡仁汤加味，上肢痛甚加姜黄、威灵仙，下肢痛甚加牛膝、木瓜，皮下结节加天南星、炮山甲。瘀血阻络者，活血祛瘀，利湿通络，方用活血汤加味。上肢痛甚加桂枝领行于上，下肢痛甚加牛膝引药下行，剧痛难寐者，加延胡索、乳香、蒲黄、荜茇以助活血止痛。痰淤互结者，消痰散结，活血化瘀，方用消痰汤，血瘀明显者加丹参、红花，痰核破裂者加黄芪。膀胱湿热者，清热利湿，通淋排石，方用石韦散加减，尿血者加白茅根、小蓟以清热利尿，凉血止血，腰腹绞痛者加延胡索、白芍以理气缓急止痛。脾肾阳虚者，健脾温肾，方用附子汤加减，呕吐甚者，加半夏、生姜，气虚水肿明显者，重用黄芪，加防己。

2. 西医治疗

（1）一般治疗　卧床休息，局部冷敷，多饮水以增加尿酸的排泄。

（2）药物疗法　临床上多用秋水仙碱 1mg，每 2 小时 1 次，至症状控制或出现反应，表现为恶心、呕吐或腹泻为止，一般服药 12 小时后开始消肿，每天总量 4~8mg。以后 0.5mg，3 次 / 日，1~2 天后疼痛可完全消失。肾功能不全者每天药量不超过 3mg，服药过程中，应查白细胞，减少时应减量或停药。对胃肠反应重者，可改用静脉注射，每次 1~3mg，加入 20ml 生理盐水中慢注，需要时隔 6~8 小时重复 1 次，注射时避免药液外漏。

3. 预防

（1）不进食高嘌呤饮食，如动物的心、肝、肾和脑。要避免肥甘厚腻之味，体重超重者当限制热卡摄入，必须限制饮酒或禁酒。

（2）适当锻炼身体，增强抗病能力，避免劳累保持心情舒畅，及时消除紧张情绪。

（3）急性期患者应卧床休息，抬高患肢，局部固定冷敷 24 小时后可热敷，注意避寒保暖，宜大量饮水迅速终止急性发作。

（4）有痛风家族史的男性应经常检查血尿酸，如有可疑，即给予预防性治疗。

（5）局部破溃者，可按一般外科处理。

二、手术治疗

如果痛风石有穿破危险或妨碍关节活动及穿鞋袜，应手术切除，对已破裂形成窦道者应刮除，并酌情植皮。部分顽固痛风性关节炎为了减轻关节疼痛和恢复关节功能，可选择关节成形术、人工关节置换术等。

（余　洋）

扫码"练一练"

第十六章　骨缺血性坏死

　　骨缺血性坏死多发于股骨头、腕舟状骨、月骨及距骨。股骨头缺血性坏死根据年龄分为儿童股骨头缺血性坏死和成人股骨头缺血性坏死。近几年，随着酒精中毒发病率增加和皮质类固醇药物的滥用，股骨头缺血性坏死发病有增加的趋势。而腕舟状骨、月骨及距骨骨缺血性坏死多与创伤有关，该类疾病有很高的致残率，是威胁人类健康的一种严重疾病。

　　骨坏死中医认为应归属于"骨痹""骨蚀""骨痿"，属痹症范畴。对骨痹的描述最早见于《黄帝内经》，中医认为骨痹的发病既有外邪，又有脏腑功能失调；既可以是外伤致病，又可以是七情、房事不节或饮酒过度，肥甘之品化热伤及经络所致，而这些因素又可以相互影响，互相转化。

第一节　儿童股骨头缺血性坏死

　　儿童股骨头缺血性坏死是一种自限性疾病，它的特征是股骨头缺血性坏死及不同程度骨坏死，而骨的坏死与修复又同时进行。

　　本病是由美国学者 Legg、法国学者 Calve、德国学者 Perthes 于 1910 年相继报道，此后人以三位学者名字命名此病，简称 Perthes 病。Perthes 病的患儿常合并疝、睾丸下降不全。少数患儿还有肾畸形、幽门狭窄、先天性心脏病等并发症。中医尚无与此相对应的疾病，可以把它归属于小儿痿证。

【病因病机】

一、病因

　　Perthes 病发病原因不清，国内外文献表明，有关 Perthes 病的病因、病理及动物试验的研究，几十年来有所进展，发现很多原因和病理现象，形成了许多学说和学术观点，但尚没有充分的依据证明 Perthes 病发病确切病因和完整的病理机制。主要有以下病因和学说。

　　1. 骨软骨炎　在最初研究中有人认为骨软骨炎是引起软骨下骨坏死的原因，但很多研究和动物实验未能证实软骨炎症存在。

　　2. 创伤学说　股骨头、颈骨折及股骨头骨骺滑脱、髋关节脱位等均可发生股骨头坏死，股骨头、颈部位外伤的确是引起股骨头坏死的原因，但很多 Perthes 患者没有明确的外伤病史。特别是 1966 年 Solter 研究中证明了骨坏死在前，而软骨下骨折在后，说明外伤仅是导致股骨头坏死的一种因素。

3. **血管学说** 动脉闭塞或静脉回流障碍导致股骨头骨髓腔或关节内压力增高，骨内压升高使股骨头血供受阻。血管的发育异常，体位及外伤造成血运的障碍，形成股骨头缺血；黏膜增厚引起血管栓塞导致股骨头缺血坏死。

4. **生长停滞学说** Perthes 病患者一般身材矮小，骨龄落后，股骨头骺发育迟缓、成分多、结构软、易受压。也有人认为生长发育迟缓系甲状腺功能低下，但补充甲状腺素未能出现发育上的改变。

5. **其他因素** 可能与环境、遗传因素等有关，有人提出患儿肥胖也可能为易患因素。

二、病机

中医认为骨坏死的发病与先天不足、后天失养、跌扑损伤、肝肾阴亏、筋骨失养有关。

1. **禀赋不足，后天失养** 《素问·六节藏象论》云："肾者主蛰，封藏之本，精之处也，其华在发，其充在骨，为阴中之少阴"。先天肾精不足，则骨不生，髓不生。肾气不足，中气不生，脾胃则虚，水谷不能运化后天之精补充先天不足，则骨枯筋发为骨痿。

2. **跌扑损伤，筋伤骨断** 筋出槽、骨错缝使气不流通，血离经脉，脉络被气血瘀阻不通，气滞血瘀，经络不通，则失血濡，筋失津养，则骨痿无力，发生骨坏死。《正体类要·序》曰："肢体损于外，则气血伤于内，营卫有所不贯，脏腑由之不和"。虽然外伤为有形伤害，但内在气血无形损失则会导致气血营卫失调，使肌肉骨骼失养产生疾病。

3. **肝肾阴亏** 先天不足或后天失养，久病不愈伤及肝肾，均使肝肾不足，肾主骨生髓，肝主筋藏血，肾精不足，无以充髓，肝阴亏损，不足以养筋，骨枯而筋挛发为本病。

三、分型

Catterall 根据病理改变，结合 X 线片上股骨头受累的范围，将股骨头坏死分成四型。对临床选择治疗和判断预后，具有指导意义，已被临床医生广泛接受和应用。

Ⅰ型：股骨头前部受累，但不发生塌陷。骨骺板和干骺端没有出现病变。愈合后也不遗留明显的畸形。

Ⅱ型：部分股骨头坏死，在正位 X 线片可见坏死部分密度增高。同时在坏死骨的内侧和外侧有正常的骨组织呈柱状外观，能够防止坏死骨的塌陷。特别是侧位 X 线片上，股骨头外侧出现完整的骨组织柱，对预后的估计具有很大的意义。病变终止后，如果仍有数年的生长期，预后甚佳。

Ⅲ型：约 3/4 的股骨头发生坏死。股骨头外侧正常骨组织柱消失。干骺端受累出现囊性改变。骨骺板失去干骺端的保护作用，也遭致坏死性改变。X 线片显示有严重的塌陷的坏死骨块较大。此过程越长，其预后越差。

Ⅳ型：整个股骨头均有坏死。股骨头塌陷往往不能完全恢复其正常轮廓。此期骨骺板直接遭受损害，若骺板破坏严重则失去正常的生长能力，将严重地抑制股骨头的塑形潜力。因此，无论采用任何治疗方法，最终结局都很差。但经过适当的治疗，则能减轻股骨头的畸形程度。

【诊断】

一、病史

Perthes 病发病年龄 3~9 岁，男孩多于女孩，男女比例为 6:1，多数患儿发病隐匿。

二、临床表现

临床以髋关节疼痛、跛行和髋关节旋转活动受限为主要表现。但在早期或晚期部分患儿疼痛表现不明显，有时患儿早期主诉疼痛位于膝内侧或大腿中下部。一般患儿就诊时以跛行为主要症状，经询问后，患儿才告知有髋或大腿酸痛或轻度疼痛史，而疼痛常向膝关节、大腿内侧放射，跛行明显时常伴有大腿肌肉萎缩。检查常有腹股沟压痛，髋关节旋转受限，以内旋多见，外展轻度受限，屈曲和内旋受限很少。"4"字试验阳性，病变严重时 Allis 征阳性，合并半脱位时 Trendelenburg 征阳性。

三、影像学及其他检查

1. X 线检查 是临床诊断股骨头缺血性坏死的主要手段和依据。病变早期 X 线表现患侧关节囊肿胀和股骨头向外侧轻度移位。应该定期拍摄前后侧位和蛙位 X 线片。一旦 X 线片上出现骨密度改变，诊断便可基本成立。

2. 核素检查 既能测定骨组织的供血情况，又可反映骨细胞的代谢状态。对早期诊断，早期确定股骨头坏死范围以及鉴别诊断均具有重要意义。

3. 关节造影 一般不作为常规检查。但有作者认为关节造影有助于观察早期关节软骨的大体形态变化，并且明确早期股骨头覆盖不良的原因。

4. CT 或 MRI 检查。

【治疗】

病变发现越早，治疗越及时，股骨头在髋臼内包容越好，预后越好。

一、非手术治疗

1. 卧床休息、牵引和石膏固定 一般采用牵引或单纯卧床休息 3~4 周，明显可以缓解疼痛和改善髋关节的功能，石膏固定具有简便易行、经济省时等优点。石膏固定的位置是髋关节外展 40°~45°，内旋 10°~15°，也可采用 Petie 石膏管形，即双下肢长腿外展内旋石膏管形，能够增加股骨头包容，每月更换一次石膏，宜固定 2~3 个月。虽然卧床和石膏固定治疗疗效可靠，但由于固定时间长，固定材料沉笨，不适宜儿童心理特征，加上可能产生关节僵硬和软骨改变，在临床上较难实行。

2. 矫形支具 由于矫形支具既能缓解疼痛，防止股骨头负重，又能保证髋关节有行走功能的活动范围，在临床上使用方便而备受欢迎。常用的支具有 Newinigton 支具、Toront 支具、Roberts 支具等，支具的安装需与拍摄 X 线结合，证实支具能够保证股骨头与髋臼处于最佳包容，应定期拍片，了解支具位置。

二、手术治疗

针对 Perthes 病设计的手术方法很多，但在选择任何手术治疗之前，均应使患侧髋关节达到或接近正常范围的活动，并要维持数周，方可考虑手术治疗。

1. **股骨上端内翻截骨术** 手术指征：① Catterall 的 Ⅱ 型、Ⅲ 型和 Ⅳ 型但未合并严重扁平髋者；② 8 ~10 岁儿童因精神心理或其他因素，不能采用支具或石膏固定实现股骨头包容的 Ⅱ 型病变；③髋关节造影在下肢中立位 X 线片显示股骨头包容不好，但髋关节在外展内旋位时股骨头可完全被髋臼包容或伴有前倾角过大和 CE 角较小者。

2. **Salter 骨盆截骨术** 适用于整个骨骺受累的 6 岁以上儿童，或有髋关节半脱位者。

3. **Staheli 手术** 主要适应证为髋关节形态尚好，股骨头较大，采用其他方法不能达到满意的股骨头包容。

4. **滑膜切除术** 手术指征：①Ⅱ 型和 Ⅲ 型病变；② 12 岁以下的儿童；③早期的 Ⅳ 型病例。

三、药物治疗

中药内服可根据具体证候分而治之。肝肾阴虚者，补益肝肾、活血通脉，方药如生地黄、熟地黄、龙骨、龟板、当归、红花、丹参、枸杞子等。气血两虚者，益气健脾、养血和营，方药如黄芪、党参、白芍、茯苓、白术、当归、丹参、桂枝、牛膝、地龙等。气滞血瘀可用活血化瘀，方药如桃仁、红花等。

四、预防与调护

Perthes 病是一种自限性疾病，无论治疗与否均能自行痊愈。它的预后取决于发病年龄和病变程度以及治疗措施是否得当，发病年龄越小，病变程度轻，治疗得当则预后良好。良好的标准指髋臼最终对股骨头的包容和股骨头头骺能完全被髋臼覆盖，股骨头与髋臼形成同心圆关系，则股骨头形态好、畸形轻，甚至没有畸形；如果发病年龄偏大，病变严重，股骨头骺破坏明显，则预后差。治疗恰当者，头臼能保持同心圆关系，尽管最终形成扁平状畸形，但畸形程度较轻；治疗不恰当者，股骨头扁平畸形严重，股骨头半脱位，髋臼指数增大，CE 角减小，成年后易发生骨性关节炎。

第二节　成人股骨头缺血性坏死

美国骨科医师协会（AAOS）2005 年把该病定义为：股骨头坏死是一种由于骨细胞死亡，继而导致股骨头结构改变，引起股骨头塌陷及功能障碍的疾病。

【病因病机】

一、病因

1. **髋关节创伤** 股骨头骨折、股骨颈囊内骨折、股骨头脱位，均可损伤给股骨头供血的血管，阻断股骨头血供导致股骨头缺血性坏死。

2. 乙醇中毒　据文献报到，是由于胰酶释放造成脂肪坏死，继而钙化，X 线片上所见骨硬化病变，即代表了脂肪坏死后的钙化区，另一种解释是过量饮酒可导致一过性高脂血症，并使血液凝固性改变，因而可使血管堵塞、出血或脂肪栓塞，造成缺血性坏死。

3. 激素　自 1957 年 Pietrogramde 等报道可的松引起的股骨头缺血性坏死以来，服用激素这种不良反应逐渐被人们所认识。

4. 血红蛋白病　血红蛋白病是一组由于血红蛋白分子遗传缺陷引起的血红蛋白分子结构异常或肽链合成障碍的疾患。但与股骨头坏死有密切关系的有镰状细胞贫血、血红蛋白 C 病、高山病、血友病、地中海贫血等。

5. 减压病　减压病是在特殊压力条件下工作人员，由于所在环境的气压骤然降低而造成的综合征，股骨头缺血性坏死为减压病的症状之一。

6. 强直性脊柱炎　它是一种免疫性疾病，发病原因不清，病变部位累及骶髂关节，逐渐发展到脊柱，造成脊柱关节强直。强直性脊柱炎常合并外周关节病，主要为髋关节，常表现关节强直和股骨头坏死。

7. 特发性股骨头坏死　据文献报道，已知造成这种特发性股骨头缺血性坏死的原因是体内铁的负荷过度。今后随着对病因学不断研究，以后诊断"特发性股骨头缺血性坏死"的机会逐渐减少。

8. 其他疾患　某些疾病，如痛风、动脉硬化、高尿酸血症、盆腔放射治疗后、烧伤等，也可能造成股骨头坏死。

二、病机

1. 肝肾亏损　肾虚而不能主骨，髓失所养，肝虚而不能藏血，营卫失调，气血不能温煦，濡养筋骨，致生本病。

2. 正虚邪侵　体质素虚，外伤或感受风寒、湿邪，脉络闭塞，或嗜欲不节，饮酒过度，脉络张弛失调，血行受阻；或因素体虚弱，复感外伤；或体虚患病，用药不当等骨骼受累。

3. 气滞血瘀　气滞则血行不畅，血瘀致气行受阻，营卫失调，闭而不通，骨失所养。

三、分期

自 1973 年 Marcus 在第 1 次提出股骨头缺血性坏死的分期（Florida 分期）以来，又出现许多分期方案，其中比较有影响的 Ficat 分期（1980 年，又称法国分期）和 Pennsylvania 分期。Florida 分期和 Ficat 分期均结合临床症状作为分期标准，特别是 Ficat 分期方案简便、明白、易记，临床使用方便。Pennsylvania 分期则对股骨头缺血性坏死受累范围进行了量化测定。但是由于该方案定量体系复杂，难以记忆，在临床应用有一定难度。

1. Marcus 分期（1973 年）

Ⅰ期：有或不明显的股骨头前上负重节段改变，在 X 线表现上有一些密度稍有增加的模糊区。

Ⅱ期：X 线可见一明显的坏死区，在该区底部有骨密度增加带。

Ⅲ期：正位或侧位 X 线可见有扁平或新月形 X 线透明区，有时正位不如侧位明显。

Ⅳ期：缺血坏死部分有明显塌陷，骨坏死边缘处的关节面发生骨折，股骨头形态改变。

Ⅴ期：髋关节骨性关节炎改变，关节间隙明显变窄，有骨赘形成，在股骨头及髋臼的负重部位软骨下骨内有囊肿。

Ⅵ期：明显的退行性关节炎改变，关节间隙明显变窄，股骨头塌陷变形。

2. Ficat 分期

0 期：临床前期及影像学前期；Ficat 认为，当一侧髋关节明确诊断为骨坏死时，另一侧髋关节则很有可能为骨坏死 0 期。Hungerford 将这一阶段称为"静息髋"。

Ⅰ期：最早开始出现髋关节疼痛表现，而未发生 X 线改变。

Ⅱ期：股骨头出现 X 线改变，骨坏死周围出现硬化带，或因脱钙致坏死区域小囊肿形成。

Ⅱ→Ⅲ期移行期：软骨下骨折，新月征形成，股骨头部分塌陷变扁。

Ⅲ期：该期以 X 线平片中出现特殊性死骨为特征；由于关节边缘下方骨板不断发生断裂，从而使得死骨变得更加明显，随后股骨头骨坏死区塌陷。但关节间隙正常。

Ⅳ期：股骨头坏死终末期；该期以关节软骨渐进性丢失及髋臼骨赘形成为特征；其 X 线表现为髋关节骨关节炎及股骨头畸形。

【诊断】

一、病史

大部分患者具有长期饮酒史或使用激素病史，且一般病程较长。

二、临床表现

疼痛、跛行、髋关节功能障碍是股骨头坏死的主要症状。早期检查多无明显异常，有时髋旋转时轻度受限伴不适感，腹股沟可能有轻度压痛，"4"字试验介于阳性和阴性之间。中期髋关节出现疼痛并逐渐加重，部分患者表现膝关节、股骨髁部疼痛，容易误诊，髋关节功能多数表现明显受限，部分患者出现跛行，2/3 患者呈间歇性发作，劳累后加重。检查可有腹股沟压痛明显，大转子叩击痛，股骨头塌陷时患肢较对侧短，髋关节活动明显受限，"4"字试验为阳性，髋关节屈曲挛缩试验（Thomas）阳性。晚期髋关节持续性疼痛，可为钝痛，有时向膝部放射，疼痛部位以腹股沟、股内侧为主，其次为臀部、股前侧，疼痛时间多固定，活动后、睡眠前明显。持续性跛行，患者需扶拐，关节活动范围减小，有骨摩擦音，严重者关节强直，不能负重。髋关节不能平放，处于强迫体位，患肢缩短，肌肉萎缩，甚至出现屈曲半脱位畸形。多数患者髋关节活动基本丧失，少数只能伸屈一定范围，"4"字试验为阳性，Thomas 阳性。

三、诊断标准

1. 主要标准

（1）临床症状、体征和病史　以腹股沟和臀部、大腿部位为主关节痛，髋关节内旋活动受限，有髋部外伤史、皮质类固醇应用史、酗酒史。

（2）X 线片改变　股骨头塌陷，不伴关节间隙变窄；股骨头内有分界的硬化带；软骨下骨有透 X 线带（新月征，软骨下骨折）。

（3）核素扫描示股骨头内热区中有冷区。

（4）股骨头 MRI 的 T1 加权相呈带状低信号（带状类型）或 T2 加权相有双线征。

（5）骨活检显示骨小梁的骨细胞空陷窝多于 50%，且累及邻近多根骨小梁，有骨髓坏死。

2. 次要标准

（1）X 线片示股骨头塌陷伴关节间隙变窄，股骨头内有囊性变或斑点状硬化，股骨头外上部变扁。

（2）核素骨扫描示冷区或热区。

（3）MRI 示等质或异质低信号强度而无 T1 相的带状类型。

符合两条或两条以上主要标准可确诊。符合一条主要标准，或次要标准阳性数 ≥ 4（至少包括一种 X 线片阳性改变），则可能诊断。

四、影像学及其他检查

1. X 线片　由于 X 线片的精确性和客观性，因此它在任何一种分类系统中都被认为是最重要的判断标准。在骨修复开始前，由于不显示任何影像学的改变，故对早期诊断意义不大。

2. CT　CT 在股骨头缺血性坏死诊断方面的应用可达到两个目的，即早期发现微小的病灶和鉴别是否有骨的塌陷存在及其延伸的范围，从而为手术提供信息。

3. MRI　MRI 是目前早期诊断骨坏死最敏感的方法。

4. 其他检查　如动脉造影、关节镜检查以及放射性核素扫描及 γ 闪烁照像等。

【治疗】

一、非手术治疗

1. 避免负重　包括部分负重及不负重，仅应用于塌陷前的股骨头坏死，从文献报道看，单纯采取避免负重的治疗方法效果并不理想，成功率低于 15%，而对于病变位于股骨头内侧的股骨头坏死可考虑应用这一方法。

2. 其他治疗方法　如电刺激治疗、放血疗法、高压氧治疗等，报道不多，效果有待进一步确定。

二、手术治疗

符合手术指征者可考虑手术治疗，主要的手术方式有以下几种。

1. 股骨头钻孔及截骨术　适用于股骨头缺血性坏死早期，头的外形完整，且无半月征时可做股骨头钻孔及截骨术。

2. 带血管蒂腓骨移植　对于年轻股骨头缺血性坏死患者理想的治疗方法应能缓解疼痛，防止髋关节进一步破坏，尽量保留股骨头，可以清除死骨，移植有活力、结构良好的新骨以防止股骨头关节面塌陷。目前常用的方法有髓芯减压加松质骨植入、坏死骨清除加松质骨、坏死骨清除加带肌蒂或血管蒂的松质骨移植，但许多研究人员均推崇带血管蒂腓骨移植。

3. 人工关节置换术　适用于Ⅳ期患者，年龄最好选择在 50 岁以上，对年轻患者必须慎用。在股骨头置换和全髋置换术的选择上，最好选择全髋置换术，以避免或减轻术后疼痛，避免术后因髋臼磨损而发生人工股骨头中心性脱位。

4. 骨髓间质干细胞移植　骨髓间质干细胞治疗的移植方法主要有三种：①髓芯钻孔减压并干细胞注射移植技术；②骨髓间充质干细胞动脉灌注；③骨髓间充质干细胞的组织工程技术。

5. 生长因子的应用　适于 Ficat 分期 0~Ⅱ期的早期患者。

6. 多孔钽金属植入　适应证为：早、中期的股骨头缺血性坏死；年龄小、功能要求高以及症状轻的患者；股骨头坏死Ⅰ期或Ⅱ期（股骨头表面塌陷前）（图 16-1）。

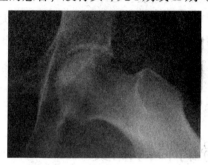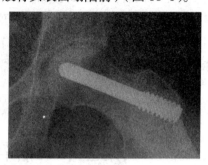

图 16-1　股骨颈骨折多孔钽金属植入术

7. 髋关节表面置换术　一般认为，对青壮年 Ficat Ⅲ、Ⅳ期患者，条件允许下采用全关节表面置换术近期效果较好，中远期效果有待进一步观察。髋关节表面置换术具有以下优点（图 16-2）：①最少的骨切除、能保留正常股骨载荷避免应力遮挡；②最大的本体感觉；③恢复了正常解剖，脱位率低；④手术创伤小，出血少，感染率低，不影响日后翻修效果。

髋关节表面置换术的局限性：①股骨头囊性变过大者，局部骨量缺损太多易致术后假体松动或局部骨折；②严重骨质疏松病人，术后易造成股骨颈骨折；③年龄大于 55 岁；④发生严重髋内翻患者。

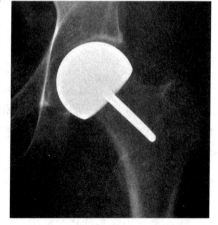

图 16-2　髋关节表面置换术后 X 线片

对晚期 Ficat Ⅲ或Ⅳ期患者的治疗，全髋置换术是最佳选择，也是最后选择，可以解除患者疼痛，最大限度地恢复关节的功能。

全髋假体有骨水泥固定型及非骨水泥固定型两种，两种假体各有优缺点，长期效果是相似的。

三、药物治疗

1. 中药内服　可根据具体证候分而治之。气滞血瘀者，活血行气，舒筋通络，方药如党参、红花、当归、陈皮、郁金、延胡索、牛膝、鸡血藤等；寒湿阻络者，疏风散寒，温经通络，方药如防风、羌活、桂枝、苍术、木防己、薏苡、续断等；脾肾阳虚者，补益脾肾，温经通络，方药如右归丸、熟地黄、鹿角胶、菟丝子、杜仲、白术、茯苓、牛膝、大枣、鸡血藤、干姜等。痰热阻络者，清热利湿、化痰通络，方药如黄柏、黄芩、石菖蒲、陈皮、牡丹皮、汉防己、茯苓、知母、鳖甲、白芥子、金银花、蒲公英等。肝肾阴亏者，补益肝肾，养血通络，方药如生熟地黄、龟板、枸杞子、当归、阿胶、何首乌、川芎、鸡血藤、白芍、山茱萸、龙骨、全蝎、地龙等。

2. 中药外治及其他疗法　如中药熏蒸洗法、药浴疗法、贴敷法、推拿手法、针灸疗法、练功疗法等可根据具体情况选择应用。

四、预防与调护

成人股骨头缺血性坏死是一种致残率很高的疾病。目前，因病理不清，尚无药物能彻底根治。治疗成功的关键在于早期发现，尽可能减少负重，特别是在早期怀疑股骨头坏死的患者，在 X 线检查没有明显改变时，采用各种方式减轻负重以减少对股骨头的应力作用，防止股骨头软骨下骨的骨折和股骨头塌陷，减缓疾病进展。如果疾病发现晚，坏死区位于股骨头负重区或治疗失误，则一般会致残，预后不良。多数Ⅲ～Ⅳ期患者最终失去行走能力，不得不选择人工关节置换，虽然人工关节能改善髋关节残疾，但毕竟是假体，尚存在很多并发症未能彻底解决，对年轻患者来说，选择人工关节置换意味着一生要经历数次手术痛苦。

第三节　胫骨结节骨骺炎

胫骨结节骨骺炎发于胫骨结节处，以青少年中喜好剧烈运动者多见，男多于女。

【病因病机】

一、病因

胫骨结节是股四头肌通过髌骨和髌韧带的附着骨骺。在发育过程中受到股四头肌腱强力牵拉，逐渐撕脱而形成胫骨结节骨骺局部血运障碍，引起慢性无菌性炎症，这是一种由创伤或劳损引起的疾病。

二、病理

病变表现为胫骨结节部肿胀、肥厚、充血。因局部发生缺血改变，坏死与新生骨交替，胫骨结节不整齐，最后修复。

三、病机

本病病因主要为慢性劳损引起气血凝滞，营卫不固，致胫骨结节处骨骺失去正常的气血温煦和濡养，致生本病。

【诊断】

一、病史

本病发生于骨骺闭合之前青年生长期，病情常持续 2~3 年，至骨骺完全骨化才停止进行。

二、临床表现

主诉膝痛，行走时明显，上下楼梯时加重。检查时表现为胫骨结节处高突隆起，局部疼痛、压痛、膝关节用力活动时疼痛加重，休息后可减轻，局部无波动感，压之较硬，无全身症状。

三、影像学

X线侧位片显示髌韧带及其周围软组织有肿胀阴影，胫骨结节与韧带之间的锐角消失。胫骨结节骨骺可见碎裂或舌状翘起。

【鉴别诊断】

本病应与胫骨结节骨骺撕脱骨折相鉴别，该病为撕脱骨折，受伤力较大。伤后即不能行走，局部疼痛剧烈，肿胀，压痛明显，局部可见青紫瘀斑，X线片显示胫骨结节骨骺分离。

【治疗】

以减少运动量为主，本病可以自愈。根据症状的轻重，采取制动或不制动。

一、非手术治疗

疼痛严重者可用长腿石膏托或夹板固定膝关节于伸直位。待症状缓解后，逐渐恢复活动。为了止痛可行可的松局部封闭，每周1次，2或3次即停。同时可用热敷或按摩消除局部肿胀。

二、手术治疗

如胫骨结节过大，待骨骺完全闭合后，再考虑切除。为消除畸形及伸膝生理性的后遗症状，采用胫骨结节移位手术。

三、药物治疗

可内服桃红四物汤，外用消肿止痛膏敷贴。

第四节 腕舟骨、月骨缺血性坏死

腕舟骨缺血性坏死

【病因病机】

大多数有外伤史，解剖独特，骨折后头颈部血管受到破坏，其病理改变为骨细胞变性、坏死、骨质硬化，其周围的骨组织脱钙，呈现疏松现象。

【诊断】

根据腕舟骨血运障碍情况，腕舟骨的X线表现及临床症状，将本病大致分为以下4期。
Ⅰ期：仅表现为腕疼痛，尤以腕背伸时明显，X线片无变化。

Ⅱ期：腕疼痛进一步加重，手的握力较健侧减弱，X线表现为腕舟骨密度增高，骨小梁有不规则变化，但腕舟骨形态正常。

Ⅲ期：表现为腕肿痛，疼痛可向前臂放射，腕背伸明显受限，X线片表现腕舟骨受压变扁，骨密度明显不均匀，但无骨碎块。

Ⅳ期：在Ⅱ期、Ⅲ期变化基础上合并腕舟骨碎块，还可能伴随有腕管综合征出现。

【治疗】

一、非手术治疗

以活血化瘀为主，方以桃红四物汤为主，临证加减，并配合中药外洗，内外兼治为好。

二、手术治疗

手术治疗方法较多，以手术植骨内固定为主，方法是取腕部桡背手术切口，显露腕舟状，纵向钻孔减压，就近取桡骨骨条植入。也可用带血管蒂骨膜瓣移位治疗手舟骨骨坏死。

月骨缺血性坏死

【病因病机】

月骨坏死的病理改变为骨细胞变性、坏死、骨质硬化，其周围的骨组织脱钙，呈现疏松现象。继后则骨碎裂，局限性骨组织吸收，呈囊样改变。最终由于肌张力和负重的压力，坏死骨块变形，而导致临近骨端边缘增生，形成骨赘，发生创伤性关节炎。

【诊断】

月骨无菌坏死较少见，54.5%与外伤有关，血液供应受到障碍后，出现不同程度的月骨坏死，多在14~17岁发生。Stahl 将其分为5个阶段（图16-3）。

分度：

第Ⅰ度：月骨有细小骨折线。

第Ⅱ度：骨折线掌面出现脱钙，骨折线变宽。

第Ⅲ度：骨折线背面出现骨质硬化。

第Ⅳ度：骨折线两侧硬化范围扩大，月骨塌陷，有继发的骨折。

第Ⅴ度：桡腕关节面有创伤性关节炎表现。

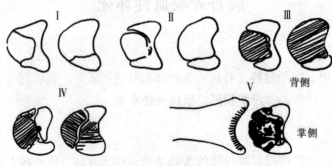

图16-3　月状骨无菌坏死的不同时期

【 鉴别诊断 】

月骨骨折	二分舟骨	月骨结核
常有明显外伤史，可见有骨折线。	为先天畸形，常双侧对称发生，无症状，两块骨边缘光滑，清晰，骨小梁正常。	骨质破坏为主，常同时侵犯关节及其他腕骨

【 治疗 】

一、非手术治疗

通过做理疗和石膏固定，据 Stahl 报道，疗效满意可达 80%。

二、手术治疗

月骨无菌性坏死的早期，有人主张做尺骨延长及桡骨缩短术，以减轻月骨承受的压力而达到治疗目的；晚期病例，视情况可做月骨置换术、腕骨局部融合术（图 16-4）、近排腕骨切除术及关节融合术。有时仅做月骨摘除术，也可获得较满意疗效。

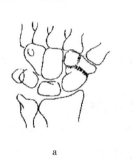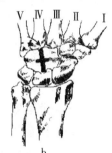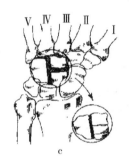

图 16-4　腕骨局部融合术

a. 融合腕舟骨、大小多角骨稳定月骨；b. 融合头、钩骨，减轻月状骨压力；c. 缩短头状骨腰部与钩骨融合

三、药物治疗

可局部外敷或者用活血舒筋通络类膏药，亦可外洗中药熏蒸，口服益气活血、健肾壮骨类的药物。

（廖永华）

扫码"练一练"

第十七章　先天性畸形及发育异常

要点导航

1. 掌握：先天性髋关节脱位、特发性脊柱侧凸的诊断要点及治疗原则。
2. 熟悉：先天性脊柱侧凸的病因、诊断及治疗。
3. 了解：先天性髋关节脱位的病因病机及病理分期。

先天性畸形和发育性畸形是指在出生时或出生前有异常，或潜在异常因素。造成人类在解剖构造上可以有一定的差异，但一般不会造成不良后果。若这种异常超出正常范围，并对形态和功能产生一定的影响，应从属于先天性或发育性畸形。

第一节　先天性髋关节脱位

先天性髋关节脱位是婴幼儿常见的一种髋关节畸形，是指髋臼、股骨头、关节囊及圆韧带等组织结构发育异常的病变。现在多称为发育性髋关节脱位，女性多于男性，约为 6:1，左侧较右侧多见，单侧发病多于双侧。先天性髋关节脱位是在出生前，分娩时或出生后不久自发性的髋关节脱位。早期发现、早期诊断、及时治疗、效果较好；反之可造成终生跛行。

【病因病机】

一、病因

先天性髋关节脱位病因尚未明确，可能与遗传因素（髋臼和股骨头先天发育不良）、胎位不正、髋关节过度屈曲有关，也有认为与臀位分娩有关。

二、病机

诸多因素导致病理变化为：髋臼缘过低，臼底浅显，股骨头圆韧带发育不良，关节囊及韧带松弛，臀肌变性；股骨颈前倾角度过大，股骨头骨骺变扁，头呈椭圆形，股骨上段外旋。有时髋部内收肌、腘绳肌变短、挛缩，髂腰肌缩短，并紧压在关节囊前方；脱位晚期，股骨头压迫髂骨翼外侧，局部形成假臼。病理变化呈渐进性发展，有脱位前期和脱位后期（半脱位和脱位）之别。

三、分型

Tonnis 依据股骨头脱位程度，将发育性髋脱位分为四度（图 17-1）。

Ⅰ度：股骨头骨化中心位于髋臼外上缘的垂线之内，髋臼陡直（髋臼发育不良）。

Ⅱ度：股骨头骨化中心位于髋臼外上缘的垂线外，但低于髋臼外上缘的水平线。

Ⅲ度：股骨头骨化中心在髋臼外上缘的水平线上。

Ⅳ度：股骨头骨化中心在髋臼外上缘白水平线之上。

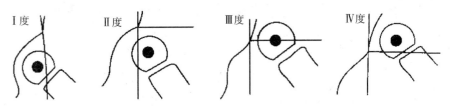

Ⅰ度　　　　　Ⅱ度　　　　　Ⅲ度　　　　　Ⅳ度

图 17-1　发育性髋关节脱位 Tonnis 分度

【诊断】

一、病史

患儿开始走路晚，双侧脱位者如同鸭步，单侧者跛行摇摆。可见臀纹不对称，臀部变宽。

二、临床表现

1. **脱位前期**　患儿在学站立之前症状不明显。

2. **脱位期**

（1）半脱位者，患肢不愿伸直、下肢不太活动、外展受限；患儿学走路较晚。

（2）脱位者，走路容易跌倒，单侧脱位跛行，双侧脱位"鸭步"，走路易疲劳；双侧脱位，臀后突，腰前凸；单侧脱位者，臀后突，腰椎侧弯。

（3）脱位的臀部外上方突出（此为上移的大粗隆）；大腿内侧及臀下皱褶变深，数目增多；腹股沟深长，股三角空虚，股动脉搏动不易触到。

（4）患肢外展受限，内收肌紧张。

（5）蛙式试验阳性，表现为患髋外展、外旋受限。适用于新生儿及婴幼儿。

（6）欧特拉尼（Ortolani）征阳性，患儿仰卧，双膝、双髋屈至 90°，检查者将拇指放在大腿内侧，示指和中指放在大转子，将大腿逐渐外展、外旋。如有脱位，可感到因股骨头嵌于髋臼缘而产生轻微阻力，然后将示指往上抬起大转子，可感到一个弹响或跳动的整复声，表示有脱位。

（7）艾里斯（Allis）征阳，患儿仰卧，双腿屈曲使足底平放在床面，双足跟对齐。观察双膝高低差，如一侧低于另一侧，低侧即为髋脱位。

（8）望远镜试验阳性，患儿仰卧，下肢伸直，检查者一手握住小腿，沿下肢纵轴上推，另一手摸住同侧大粗隆，脱位者有"活塞样"活动感。

（9）髋关节承重功能试验阳性，患者站立，先一腿持重另一腿抬起，注意骨盆动作，然后双腿交叉持重和抬起。如果持重侧髋关节正常，则抬腿时骨盆上升；如果持重侧有病，则抬腿时骨盆不但不能上升反而下降，下降者为阳性，提示髋关节脱位。

三、影像学及其他检查

1. **髋关节正位片**　髋臼、股骨头发育不良，头骺比健侧小（图 17-2）。

2. **Perkin 方块**　一般股骨头骨骺应在内下象限，若股骨头骨骺在外上象限为全脱位，在外下象限为半脱位。

3. **Shenton 线** 不连续。

4. **Sinmon 线** 弧形改变。

5. **髋关节侧位** 股骨颈前倾角增大。

6. **CE 角** 小于 20°，甚至成负角；髋臼角增大（＞20°），颈干角也增大。

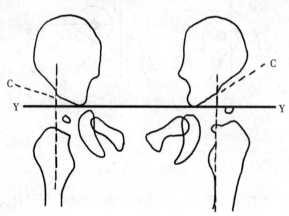

图 17-2　髋关节脱位 X 线片测量法

【鉴别诊断】

先天性髋内翻	小儿麻痹后遗症	化脓性关节炎导致的脱位	原发性股骨头无菌性坏死
走路跛行或摇摆，患肢外展受限。髋关节承重功能试验阳性，但望远镜征阴性。X 线片显示颈干角小，股骨头下有三角形碎块影	有发热病史，患肢肌肉萎缩及畸形，髋关节周围肌肉麻痹而引起脱位，肌肉萎缩。X 线片示髋臼小，股骨头发育不良，股骨颈变细	有急性髋关节炎的发病史，X 线检查可见股骨头骨骺破坏，髋臼指数正常	患侧髋关节疼痛，走路跛行，患病前无肢体活动障碍，髋关节结构无异常，患病后 X 线检查股骨头出现不同阶段的变化，如密度增高、碎裂、囊性变，后期股骨头扁平、宽大，股骨颈短、粗，呈半脱位

【治疗】

　　先天性髋关节脱位的治疗要根据不同年龄，采用不同的方法。总的原则是要早期诊断、早期治疗。早期治疗方法简单，患儿痛苦小，效果好，并发症少。

一、非手术治疗

　　1. **外展尿枕或外展支架固定** 适用于 1 岁以内的患儿。用适当的尿枕（图 17-3）或支架（图 17-4）逐渐将双髋外展达到复位，3~6 个月维持在稳定的外展位，使髋关节恢复正常结构。一年内定期复查。

　　2. **闭合复位三期石膏外固定** 适用于 3 岁以内的患儿。先采用双下肢持续皮牵引，使股骨头从髋臼后上方下降至髋臼水平，便于复位，也使髋关节周围的肌肉、韧带松弛，减少复位后对股骨头的压力，以免日后发生股骨头无菌性坏死。在持续皮牵引时，双下肢逐渐外展，一般需 2~3 周。经 X 线摄片证实股骨头已降至髋臼水平时，可在全身麻醉下手法复位。复位时，患儿仰卧，助手固定骨盆，术者将髋屈曲，直至大腿前面与腹壁接触为止，可使大腿屈肌完全放松，股骨头自高位移至髋臼后缘，牵引患肢屈髋、外展、外旋，推大转子使股骨头向前下方进入髋臼。X 线片表明复位成功后以蛙式石膏固定 3 个月。蛙式石膏固定后，照片复查位置无变化，更换二期石膏，使双下肢外展、内旋，双下肢之间夹角 60°，踝关节背伸 90°，膝关节屈曲 15°，用外展内旋双髋人字石膏固定 3 个月。3 个月后将腹股沟以上的石膏除去，保留双侧长腿管型石膏固定3月，保持双下肢外展内旋位，以利于髋关节屈伸活动，同时鼓励患儿做伸髋关节活动，促进髋臼发育。X线证实髋关节结构已恢复时，治疗可告结束。

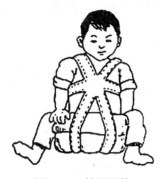 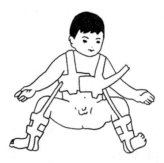

图 17-3　外展尿枕　　　　　　　　图 17-4　外展支架

二、手术治疗

闭合复位治疗治疗失败的患者，采用手术治疗。主要适用于3岁以上的儿童。术前若内收肌、髂腰肌挛缩，可将髂腰肌、内收肌止点切断，行股骨髁上骨牵引，使脱位的股骨头降至髂臼水平以下，再根据患髋的具体情况选择手术方法。

1. **单纯切开复位法**　适用于髋臼基本覆盖股骨头且前倾角不大于30°~40°者。术中切开关节囊，清理髋臼内脂肪纤维组织，复位后用髋人字石膏固定2个月左右。

2. **髋臼造盖术**　适用于髋臼发育过浅，复位后仍易脱位者。通过手术复位，并在髋臼上缘造盖，使髋臼加深（图17-5），并需矫正前倾角。造盖截骨时注意勿过高，应紧靠股骨头上方，尤其前外侧的截骨覆盖也勿过小，以免吸收。术后用髋人字石膏固定2个月左右。拆除石膏后，先卧床活动髋关节，再逐渐练习走路。

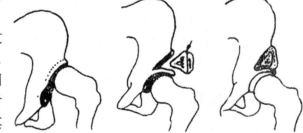

图 17-5　髋臼造盖成形术

3. **髂骨截骨术（Salter截骨术）**　适用于6岁以内的患儿髋臼发育不良，其方向也过于向前向外，致使髋关节在内收伸直即发生脱位者，可采用此手术（图17-6）。

4. **骨盆内移截骨术（Chiari截骨术）**　适用于4岁以上甚至成人患者经治疗或延误治疗髋关节脱位未纠正者（图17-7）。

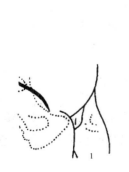 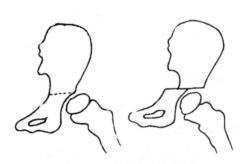

图 17-6　Salter 截骨术　　　　　　图 17-7　骨盆内移截骨术

5. **髋关节囊周围髂骨截骨术（Pemberton 手术）** 适应证同 Salter 截骨术。

6. **骨盆三骨联合截骨术（Steel 截骨术）** 是将坐骨、耻骨和髋臼上方的髂骨截断重新调整髋臼方向，然后用内固定材料加以固定。主要适用于较大年龄儿童的髋关节脱位，髋臼发育很差，不适用于 Salter 截骨术，患儿无严重股骨头畸形，髋臼、股骨头比例基本匹配，患儿体质好，无其他器官严重畸形者。

第二节　脊柱侧凸

脊柱侧凸即脊柱的一段或多个节段由于某种原因在冠状面上偏离中线向侧方弯曲，形成带有弧度的脊柱畸形。常伴有脊柱的旋转畸形和矢状面上生理弯曲的变化，胸廓、肋骨、骨盆、下肢的长度也会随之变化，严重的病例会影响呼吸循环功能，甚至累及脊髓发生截瘫。脊柱侧凸的确诊依据 X 线片，即正位片上测量脊柱侧弯的角度 ≥ 10°。

脊柱侧凸按其病因可分为两类：继发性（非进行性、非结构性）脊柱侧凸和原发性（进行性、结构性）脊柱侧凸。

原发性进行性脊柱侧凸可分为特发性脊柱侧凸、先天性脊柱侧凸和神经肌肉性侧凸。

特发性脊柱侧凸

特发性脊柱侧凸是脊柱侧凸中最常见的一种，约占脊柱侧凸的 70%，其发病原因尚不清楚。特发性脊柱侧凸是指脊柱有侧凸及旋转畸形，而无任何先天性脊柱异常或合并有神经肌肉或骨骼疾病。

【病因病机】

一、病因

目前特发型脊柱侧凸的病因尚不十分清楚。有关病因学说有神经肌肉学说、脊柱结构学说、内分泌学说、姿势平衡学说及遗传学说等。流行病学研究表明，有 2%~3% 的儿童发生脊柱侧凸。弯度较小的脊柱侧凸男女发病比例相等，随着度数的增加，男女比例可以达到 1:4，可见，女孩比男孩更容易出现侧凸度数的进展。

二、病机

肾主骨，肾精充足，则骨骼坚硬，肾精不足，则髓海空虚，骨骼失养，生长无力，导致脊柱侧凸，可见先天不足，肾精虚损为本病之根本。

三、分型

1. **根据发病年龄分型** 特发性脊柱侧凸根据年龄可分为 0~3 岁的婴儿型、4~9 岁的儿童型和 10 岁以上的青少年型。根据年龄分类的重要意义之一是可以帮助判断脊柱侧凸造成的胸廓畸形是否引起以后的心肺功能障碍。

2. **King 分型** 由 King 和 Moe 于 1983 年提出，根据胸椎侧凸累及的脊椎范围和远端代偿性侧凸的功能结构状态，把具有结构性侧凸特征的胸椎侧凸分为以下几种类型：① King I 型侧凸，为"S"形侧凸，胸椎和腰椎侧凸均越过中线，站立位片上腰椎侧凸角度大于胸椎侧凸；柔软指数是负值，胸椎侧凸的柔软性大于腰椎。② King II 型侧凸，为"S"形侧凸，胸椎和腰椎均越过中线，胸椎侧凸角度大于腰椎侧凸，柔软指数 ≥ 0，腰椎侧凸的柔软性大于胸椎。③ King III 型侧凸，胸椎侧凸，所伴随的腰椎侧凸不超过中线，站立位上腰椎一般无旋转。④ King IV 型侧凸，为累及较多脊椎的长胸凸，腰 5 位于骶骨的正上方，但腰 4 倾斜进入长胸弯内，外观畸形明显。⑤ King V 型侧凸：即胸椎双主侧凸，上下胸椎侧凸均为结构性，胸 1 向上方侧凸的凹侧倾斜，胸 6 常为两侧凸的交界椎体。

【诊断】

一、病史

特发性脊柱侧凸患者病史一般较长，大部分发现时，脊柱已呈现明显畸形。

二、临床表现

1. **对于青少年型脊柱侧凸应仔细询问发现畸形时的年龄**　由于脊柱位置深在，不易早期发现侧凸，待两肩不等高，或肋骨隆起后才发现有脊柱侧凸，此时，脊柱侧凸角度已较大（图 17-8）。脊柱侧凸实际发病年龄均较发现时间早。

2. **畸形发展速度的评估**　包括脊柱侧凸及肋骨隆起程度，身体倾斜程度，两肩高度差等。仔细询问畸形发展快的时期，估计是否有继续发展的趋势。

3. **并发症状**　如易疲劳、运动后气短、呼吸苦难、心悸、下肢麻木、大小便困难等。

4. **实足年龄及发育状态**　包括身高、第二性征出现时间、月经初潮时间、既往健康状况和智力水平。

5. **家族史及母亲妊娠分娩史**　考虑有无遗传因素。

三、影像学及其他检查

1. **X 线检查**　X 线检查是诊断和评价脊柱侧凸最主要的手段，通过所照 X 线片可确定侧凸的范围、程度及侧凸的类型，可查出并发畸形（图 17-9）。

2. **特殊检查**　包括 CT、MRI、脊髓造影等。

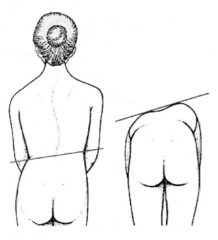

图 17-8　脊柱侧凸患者外观

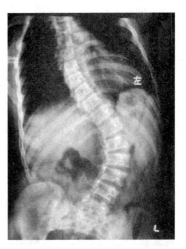

图 17-9　脊柱侧凸 X 线表现

【鉴别诊断】

先天性脊柱侧凸	神经肌源性脊柱侧凸	神经纤维瘤病并发脊柱侧凸	间充质病变并发脊柱侧凸
是由于脊柱胚胎发育异常所至，发病较早，大部分在婴幼儿期被发现，发病机制为脊椎的结构性异常和脊椎生长不平衡，鉴别诊断并不困难，X线摄片可发现脊椎有结构性畸形	这类侧凸的发病机制是由于神经系统和肌肉失去了对脊柱躯干平衡的控制调节作用所致，其病因常需仔细的临床体检才能发现，有时需用神经－肌电生理甚至神经－肌肉活检才能明确诊断	神经纤维瘤病为单一基因病变所致的常染色体遗传性疾病（但50%的病人来自基因突变），其中有2%~36%的病人伴以脊柱侧凸	马凡综合征、Ehlers-Danlos综合征等可以以脊柱侧凸为首诊，详细体检可以发现这些病的其他临床症状，如韧带松弛、鸡胸或漏斗胸等

【治疗】

一、非手术治疗

常用的有支具疗法、电刺激疗法和体操疗法等。

二、手术治疗

手术方式有后路手术和前路手术。

三、药物

内服药物对脊柱侧凸无矫正之效，但如有疼痛等并发症出现，可适当选用之。

1. **对实证者，宜活血止痛**　常用方：延胡索12g、川芎9g、金铃子9g、当归9g、白芍12g、炙甘草9g、陈皮6g。

2. **对虚证者，当补益肝肾**　常用方：熟地9g、枸杞12g、牛膝12g、桑寄生9g、杜仲9g、女贞子9g、狗脊9g。

先天性脊柱侧凸

先天性脊柱侧凸并不少见，仅次于特发性脊柱侧凸，其原因尚不太清楚，可能与妊娠期第4~7周时受到母体内外环境变化刺激有关。生后即出现有畸形征象，但由于诊断常识和诊断手段缺乏等原因，病变常为家长和医师忽视，直至畸形发展明显后，才被发现。先天性脊柱侧凸是否发展加重，取决于畸形形态。大多数先天性脊柱侧凸都需要治疗，否则会迅速发展加重。非手术治疗，如体表电刺激治疗或塑料支具治疗，难以获得持久的疗效，它只能用于一段时期，以控制和延缓畸形发展加重，推迟手术时间。

【分类】

先天性脊柱侧凸可按下列三种方法分类：①按畸形的发生部位，可分为颈段、颈胸段、胸段、胸腰段、腰段和腰骶段畸形；②按畸形的凸向，可分为侧弯、后凸侧弯、前凸侧弯和后凸畸形；③按畸形的发生，可分为分节缺陷和形成缺陷等两型。

1. 分节缺陷（A型） 在未分节处有骨性连接即骨桥，因骨桥位置的不同而发生各种不同的畸形。一侧的未分节的骨桥引起脊柱侧凸，骨桥在后方造成脊柱前凸，骨桥在后外方引起前凸侧弯，骨桥在前方则发生脊柱后凸畸形。脊椎环形的一圈都未分节将影响脊柱的纵向生长，而不发生侧凸畸形（图17-10）。

2. 形成缺陷（B型） 脊柱的发生有胚胎性缺失，脊椎的一侧缺失，另一侧形成半脊椎。因此，半脊椎不是多了一个骨块，而是对侧少了半个骨块。若椎体未发育而附件存在，将引起后凸畸形。有时脊椎的前方及侧方未发育，只有后外侧1/4脊椎存在，则发生后凸侧弯畸形（图17-11）。

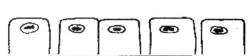

图 17-10　先天性脊柱侧弯分节缺陷性（A型）

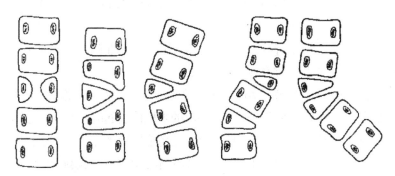

图 17-11　先天性脊柱侧弯形成缺陷型（B型）

【诊断】

先天性脊柱侧凸畸形患者伴发脊柱或其他器官先天发育异常的可能性很大，如脊柱裂、先天性心脏病、高肩胛畸形及面部不对称等。因此，应做全身各系统的详细检查。若背上有异常毛发、包块或身体长度不成比例，常规拍摄X线片检查，即可发现脊柱和胸廓畸形，同时有条件应做脊髓造影或MRI检查，以便发现脊髓纵裂、脊柱裂或拴系综合征。

【鉴别诊断】

姿态性脊柱侧凸	神经病理性脊柱侧凸	胸部病理性脊柱侧凸	营养不良性脊柱侧凸
往往由某种不正确姿势引起，常在学龄期儿童发现。这类脊柱侧凸畸形并不严重，当患者平卧或用双手拉住单杠悬吊时，畸形可自动消失	由于脊髓灰质炎、神经纤维瘤病、脊髓空洞症、大脑性瘫痪等使肌肉的张力不平衡所致。患者发病年龄愈小，侧凸畸形也愈严重	幼年患化脓性或结核性胸膜炎，患者胸膜过度增厚并发生挛缩，或在儿童期施行胸廓成形术，扰乱了脊椎在发育期间的平衡均可引起脊柱侧凸	由于维生素D缺乏而产生佝偻病的小儿亦可出现脊柱侧凸

【治疗】

一、非手术治疗

先天性脊柱侧凸非手术治疗的价值很有限，只对柔软的弯曲有用。畸形的柔软性可用临床 X 线检查判断。只有长段（累及 8 节或更多脊柱）的侧凸，及闭合方法能获得 50％矫正度者，用外支具才可获得较好的效果。除单纯的腰段弯曲外，以用 Milwaukee 支具为最好。

在先天性脊柱后凸及前凸畸形，采用支具无疗效。

二、手术治疗

对于多数先天性侧凸是进行性发展的，且用支具往往无效，因此常采用手术治疗来控制畸形发展。手术的目的主要是矫正畸形，控制发展，使侧凸稳定下来。

由此可见，在幼年时，早期发现先天性侧凸是十分重要的，这样才能早期手术使之在发生严重畸形之前就能停止畸形发展。

有多种术式可供医师根据患者具体情况选择采用。先天性侧凸的主要手术方法如下。

（1）前路及后路单侧骨骺阻滞和融合术。

（2）半椎体切除和脊柱融合术　半椎体切除术实际上是一种前后路的楔形截骨术，适用于 6 岁以上的儿童，通常是腰骶段的半椎体或胸腰段的半椎体引起的短而锐利的侧凸，可考虑适用此方法。手术可分为前后两次，也可一期完成，最终选择后路的内固定矫正。

（3）脊柱后路有限融合及器械内固定术　本手术适用于儿童期侧凸不严重，但有明显的进展趋势，后路融合稳定能够矫正其侧凸畸形。

（4）单纯脊柱后路融合术。

（5）前路和后路联合融合术。

三、药物治疗

可用活血化瘀类药物，熏洗疗法等。

扫码"练一练"

（廖永华）

第十八章　骨肿瘤及瘤样病变

🖙 要点导航

1.掌握：骨肿瘤的分类、良性肿瘤与恶性肿瘤的鉴别诊断要点。
2.熟悉：中医对骨肿瘤的认识。
3.了解：常见良性与恶性骨肿瘤临床表现、X线检查、病理诊断、治疗原则。

凡发生在骨内或起源于骨内各种组织成分的肿瘤，不论是原发性，还是继发性或转移性肿瘤，统称为骨肿瘤。原发性骨肿瘤，良性者居多，病期长，预后佳；恶性者少，病期短，预后恶劣，未经治疗的病死率可达80%~90%。身体中其他组织或器官的恶性肿瘤细胞可通过血液循环或淋巴系统转移至骨组织，形成骨转移瘤，称为继发性骨肿瘤，均属恶性，预后差。

《黄帝内经》对骨肿瘤就有记载。《灵枢·痈疽篇》记载："以手按之，坚有所结，得中骨气，因于骨，骨与气并，日以益大，则为石疽。"隋代巢元方在《诸病源候论》中指出："石疽者……其肿结确实，至牢有根。核皮相亲。不甚热、微痛、热时自歇，此寒多热少，如石，故谓之石疽也"。关于骨肿瘤的症状，《医宗金鉴》中提到："形色紫黑，坚硬如石，疙瘩叠起，推之不移，昂昂坚贴于骨者，名骨瘤"。

迄今为止，国内对骨肿瘤尚无完整的流行病学统计资料，国外资料也主要集中于骨肉瘤方面。据统计，骨肉瘤约占所有肿瘤的0.2%，是最常见的原发性恶性骨肿瘤，约占原发性骨恶性肿瘤的35%，其次为软骨肉瘤占25%，尤文肉瘤占16%，脊索瘤和恶性组织细胞瘤分别占骨肿瘤的5%和8%。好发部位为股骨和胫骨，其次为肱骨、骨盆、颌骨和脊柱。但个别肿瘤有其特殊的好发部位，如脊索瘤多见于骶骨和颅骨底部。

在良性骨肿瘤中，骨软骨瘤发病率最高，其次为骨巨细胞瘤、软骨瘤、骨瘤、骨化性纤维瘤、血管瘤及骨样骨瘤等。大部分良性肿瘤的发病年龄高峰在11~20岁，但骨巨细胞瘤以21~40岁为好发年龄。股骨和胫骨是良性骨肿瘤好发部位，其次是手部骨骼、颌骨等。骨巨细胞瘤以股骨下端和胫骨上端最多见，而软骨瘤好发于指骨。

瘤样病变中以骨纤维异样增殖症最为常见，其次是孤立性骨囊肿、嗜酸性肉芽肿及动脉瘤样骨囊肿，也以股骨和胫骨为最常见的发生部位。

【病因病机】

一、病因病机

中医学认为骨肿瘤主要是由肾虚骨弱，正气不足，六淫侵袭，七情郁结，气滞、痰凝、血瘀所致。因青少年肾气未充，或禀赋不足，骨骼未坚，老年肾精已亏，骨质萎弱。若外感六淫，内伤七情，或跌仆损伤，导致气滞、血瘀、痰凝积聚于骨，而发为本病。

1. 气滞 气与血在正常情况下相辅而行，温煦五脏六腑，四肢百骸。若内伤七情，或情志抑郁时间过长，会引起阴阳失调，脏腑功能紊乱，导致气滞、气结、气郁、气聚诸多变化。从而气血不和，血瘀痰凝，结聚于骨成瘤。

2. 血瘀 风寒湿热之邪，侵袭人体，留滞于经络，或跌仆损伤，瘀血停滞于骨，血为有形之物，凝聚日久，则成癥结肿块，血瘀则气滞痰凝，肿块日见增大而成石疽。

3. 痰凝 痰为体液所化，为体内的病理产物。若外邪侵袭，情志内伤，体质虚弱等，可致气机阻滞，津液不行，积聚为痰，流注于骨，而发本病。故骨肿瘤的发生，与痰凝密切相关。

二、分类

骨肿瘤临床可分为原发性肿瘤、继发性肿瘤和瘤样病变。原发性肿瘤一种是骨基本组织肿瘤，是由骨内膜、外膜、骨、软骨组织发生的肿瘤；另一种是骨附属组织肿瘤，是由骨附属组织如血管、脂肪、神经、骨髓网状组织等发生的肿瘤。以上都称为原发性骨肿瘤。继发性肿瘤是指体内其他部位的肿瘤转移至骨的肿瘤。瘤样病变系指临床、X线、病理表现与骨肿瘤相似，且具有复发、病理性骨折、恶变性质，但病变并非真性肿瘤，称为瘤样病变。骨肿瘤根据其性质可分为良性和恶性病变见下表。

骨肿瘤分类

骨肿瘤	原发性骨肿瘤	骨组织肿瘤	良性　骨瘤、骨软骨瘤、软骨瘤、骨样骨瘤
			恶性　骨肉瘤、软骨肉瘤、纤维肉瘤
		骨附属组织肿瘤	良性　骨血管瘤、脊索瘤、造釉细胞瘤
			恶性　尤文肉瘤、骨网状细胞瘤、骨髓瘤
	继发性骨肿瘤		癌、淋巴上皮癌、成神经细胞癌、各种肉瘤

骨骼系统肿瘤的临床及影像学表现复杂，如能早期诊治可明显地改善病人的预后，原发性骨肿瘤的分类，主要是根据肿瘤组织的形态结构，特别是肿瘤细胞所显示的分化类型及所产生的细胞间质类型进行的，有些还需参考细胞的超微结构或免疫组化特征。在此基础上，结合肿瘤的生长特性，将骨肿瘤分为良性和恶性两大类，而结合其组织发生学则可分为多种类型。继发性骨肿瘤则为骨外组织或其他骨的肿瘤经血行、淋巴等途径转移至骨而发生的骨破坏性疾病。至于发生于骨的各种瘤样病变，其形态改变和临床表现常类似骨肿瘤并可与骨肿瘤并存，或作为骨肿瘤的发生基础，为了临床上易于比较和鉴别也被列入骨肿瘤章中，并进行分类。目前，国内已采用2002年世界卫生组织公布的第三版骨肿瘤组织学分类。

【诊断】

一、临床表现

良性骨肿瘤除有肿块外，多无明显症状。恶性骨肿瘤症状和体征较多且较明显。常见的症状和体征如下。

1. 疼痛 良性骨肿瘤除少数肿瘤如骨样骨瘤外，一般无疼痛，或仅有轻度疼痛；恶性骨肿瘤一般疼痛剧烈，夜间尤甚。

2. 肿块与肿胀 骨瘤和骨软骨瘤多以肿块为首发症状。骨肉瘤、骨巨细胞瘤等多在长骨干骺端的一侧肿胀，当肿瘤穿破骨膜时可在局部出现较大的肿块。

3. **压迫症状**　巨大的良性骨肿瘤，可压迫附近的软组织而引起相应的症状。脊柱肿瘤不论良恶性，都可能出现脊髓压迫而造成截瘫。

4. **功能障碍**　长骨干骺端的骨肿瘤，病变靠近关节，局部的疼痛、肿块可影响关节的活动。

5. **病理性骨折**　因肿瘤造成的骨破坏，损坏了骨的坚固性，容易出现病理性骨折，良、恶性骨肿瘤以及瘤样病变均可发生。

6. **转移恶性骨肿瘤可经血行或淋巴转移到其他部位**　如发生肺转移，可引起咳嗽、咯血，胸痛等症状，转移到区域淋巴结则会出现相应的淋巴结肿大。其他器官的原发癌转移至骨则会引起转移处的顽固性疼痛。

二、影像学检查

X 线检查在骨肿瘤及瘤样病变的诊断中占重要地位，确诊率较高。不仅能显示肿瘤的准确的部位、大小、邻近骨骼和软组织的改变，还多能判断其为良性或恶性、原发性或转移性。这对确定治疗方案和估计预后很重要。由于不同肿瘤的表现具有多样性，恒定的典型的征象不多，因而确定肿瘤的组织类型仍较困难。

对骨肿瘤影像诊断的要求：①判断骨骼病变是否为肿瘤；②如属肿瘤，是良性或恶性；属原发性或转移性；③肿瘤的组织类型；④肿瘤的侵犯范围在观察 X 线影像时，应注意病变部位、病变数目、骨质变化、骨膜和周围软组织变化等。因为这些方面的改变对诊断有所帮助。

1. **病变部位**　不同的骨肿瘤有一定的好发部位，例如骨巨细胞瘤好发于长骨骨端，骨肉瘤好发于长骨的干骺端，而骨髓瘤则好发于扁骨及不规则骨。显然，发病部位对鉴别诊断有一定帮助。

2. **病变数目**　原发性骨肿瘤多单发，转移性骨肿瘤和骨髓瘤则常多发。

3. **骨质变化**　骨肿瘤骨质的基本病变是骨质破坏。良性骨肿瘤多引起膨胀性骨质破坏，界限清楚、锐利，破坏邻近的骨皮质多连续完整。恶性骨肿瘤则多为浸润性骨质破坏，膨胀轻，界限不清，边缘不整，骨皮质较早出现虫蚀状破坏或缺损，同时肿瘤易穿破骨皮质而进入周围软组织形成软组织肿块影。一些骨肿瘤还可见骨质增生，一种是生长较慢的骨肿瘤可引起邻近骨质的成骨反应，如良性或恶性较低的肿瘤，其破坏区周围常有骨质增生；另一种是肿瘤组织自身的成骨，即肿瘤骨的生成，常呈毛玻璃状、斑片状、放射针状或骨皮质硬化，如骨肉瘤。

4. **骨膜增生（骨膜反应）**　良性骨肿瘤多无骨膜增生，如出现，则骨膜新生骨表现均匀致密，常与骨皮质融合。恶性骨肿瘤常有不同形式的骨膜增生，而且骨膜新生骨常被肿瘤破坏，形成骨衣三角（Codman 三角），这种表现对恶性骨肿瘤的判断有一定特征性。

5. **周围软组织变化**　良性骨肿瘤多无软组织的肿胀，多显示软组织被肿瘤推移。恶性骨肿瘤常侵犯软组织，形成软组织肿块影，与邻近的软组织界限不清。通过仔细观察、分析，常有可能判断骨肿瘤的良、恶性。而骨瘤样病变则是指影像学表现与骨肿瘤相似而非真性肿瘤，如骨囊肿等。

6. **良性和恶性骨肿瘤的 X 线表现特点**　见下表。

骨肿瘤 X 线表现特点

分类	良性	恶性
生长情况	生长缓慢，不侵及邻近组织，但可引起压迫推移无转移	生长迅速，常侵及邻近组织、器官，常有转移
骨质变化	呈膨胀性骨质破坏，与正常骨界限清晰，边缘锐利，骨皮质变薄、膨胀、保持其连续性	呈浸润性骨质破坏，病变区与正常骨界限不清，边缘不整，累及骨皮质，造成不规则破坏与缺损，可有肿瘤骨
骨膜增生	一般无骨膜增生，病理骨折后可有少量骨膜增生，骨膜新生骨不被破坏	常出现不同形式的骨膜增生，并被肿瘤侵犯破坏，形成较有特异性的骨衣三角
周围软组织变化	多无肿胀或肿块影，如有肿块，其边缘清楚	常侵入软组织形成肿块，与周围组织分界不清

7. 常见肿瘤的 X 线表现（图 18-1~ 图 18-5） CT 能确定肿瘤的部位、范围、形态及结构，同时可行局部的三维重建显示病变与周围组织的空间毗邻关系。MRI 也是检查骨肿瘤的重要手段，可清晰显示软组织的累及范围和髓腔内的蔓延范围，并可发现髓内的跳跃性病灶。但 MRI 显示病灶钙化、骨皮质破坏及骨膜反应不如 X 线片和 CT，对疾病的定性诊断与鉴别诊断有一定的困难。因此，在骨肿瘤的诊断中应合理应用 X 线片、CT 和 MRI 等影像学检查。

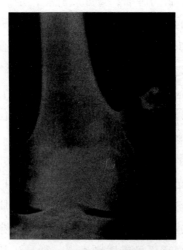

图 18-1　骨软骨瘤

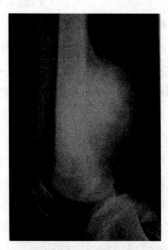

图 18-2　骨肉瘤

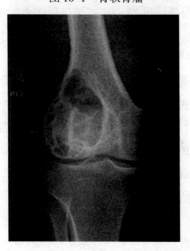

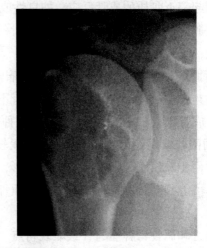

图 18-3　骨巨细胞瘤

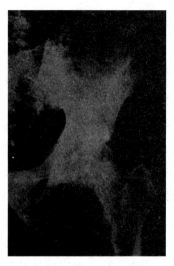

图 18-4 骨囊肿   图 18-5 转移性骨肿瘤

三、实验室检查

恶性骨肿瘤应测定血钙、血磷、碱性磷酸酶或酸性磷酸酶等。骨质破坏迅速的骨肿瘤可有血钙增高。骨肉瘤可有碱性磷酸酶和乳酸脱氢酶的增高。骨髓瘤可有血沉增快，约半数病人尿中本 – 周蛋白阳性。前列腺癌骨转移者，血清酸性磷酸酶可增高。

骨肿瘤的诊断有的比较容易，单凭临床检查即可作出初步诊断，如表浅部位的骨软骨瘤。有的肿瘤在 X 线片上具有一定的特征性变化，可根据典型的 X 线所见得出初步诊断，如骨肉瘤、软骨肉瘤等。部分骨肿瘤需结合临床、X 线和病理进行综合分析，才能做出正确诊断。

病理检查可鉴定骨肿瘤的性质。可采用切开活检或穿刺活检，获得的病理诊断结果对治疗方案的制定具有重要的指导意义。临床表现、X 线和病理检查是诊断骨肿瘤的三个重要步骤，缺一不可。尤其在采用截肢手术之前，必须获得上述三个方面的确诊后方可实施。

【鉴别诊断】

症状	良性骨肿瘤	恶性骨肿瘤
自觉症状	局部肿块，或不明显	局部肿块、剧烈疼痛
局部表现	肿块境界清楚	肿块境界不清、皮温较高、表面可有血管扩张
全身症状	无全身症状	消瘦、贫血、晚期恶病质
病程	较长，肿瘤生长缓慢，或自动静止生长	较短、肿瘤生长快
转移	不转移	易转移
X 线表现	骨皮质完整，界线清楚，无骨膜反应	骨皮质破坏，界线不清，骨膜反应不规则，可见软组织阴影
细胞学改变	与正常骨细胞相似，只是细胞数量的增多	细胞核不正常，如核染质增多，核染巨大，可见不规则核及多核细胞，核分裂多见，并有多极性异常分裂，细胞数量增多，排列紊乱
预后	易根治	预后不佳

【治疗】

一、非手术治疗

1. 化学药物治疗 化学药物疗法，主要是治疗恶性肿瘤。治疗的目的是利用化学药物抑制或杀伤肿瘤细胞，有效杀伤实体瘤，能控制亚临床病灶，是骨肿瘤的一种重要治疗方法。常用的药物有烷化剂、抗代谢药、抗生素、激素及生物碱类等。

（1）烷化剂 具有烷化基因与细胞中蛋白和核酸中的氨基、巯基、羟基作用，破坏细胞分裂，导致癌细胞死亡。烷化剂类药物有盐酸氨苄、环磷酰胺、塞替派等。

（2）抗代谢药 抗代谢药包括叶酸类药物如甲氨蝶呤、抗嘌呤类药物如 6- 巯基嘌呤、抗嘧啶药物如 5- 氟嘧啶等。其中以甲氨蝶呤为主，一般用药剂量较大。

（3）抗生素类 通过干扰核糖核酸聚合酶的作用而抑制肿瘤的生长或杀伤肿瘤细胞，常见药物有阿霉素、自力霉素、争光霉素。

（4）植物类药物 植物类药物常用长春新碱，但毒性较大，对骨髓抑制较轻，与甲氨蝶呤合用可提高效能。

（5）激素类药物 多用于一些与激素有关的骨肿瘤，也可间接抑制垂体而发挥作用，主要有性激素和肾上腺皮质激素。性激素用于骨转移瘤，主要是与性腺有关的癌瘤，肾上腺皮质激素亦用于转移瘤、骨髓瘤、恶性淋巴瘤、急性白血病，与其他化学药物合用可提高疗效，并对骨髓有保护作用。常用的有丙酸睾丸酮、己烯雌酚、地塞米松等。

（6）其他 用顺铂（CDDP）治疗骨肉瘤，有一定疗效。

化疗药物的毒副反应有：①骨髓抑制，可导致白细胞、血小板减少，白细胞低于 $3 \times 10^9/L$，血小板低于 $50 \times 10^9/L$ 应停药。②肝功能损害、胃肠反应严重，应调整用药剂量、用药方式，配合中药治疗。

化学药物给药途径有口服、肌内注射、静脉注射、区域性灌注、腹主动脉暂时阻断给药等，使用方法有联合用药、大剂量用药两种。细胞增殖动力学的研究，认为细胞的不同时相与细胞对药物的敏感性有密切关系，合理用药可提高临床疗效。

2. 放射疗法 利用放射线或放射性同位素对肿瘤的直接杀伤作用达到治疗的目的，是目前治疗恶性肿瘤的一个重要的方法。瓦伦（Warren）1947 年将各种肿瘤对放射治疗的敏感度分为高敏感、中敏感、不敏感三类。骨肿瘤对放疗敏感反应见下表。

骨肿瘤放疗敏感反应表

敏感程度	良性肿瘤	恶性肿瘤	其他
高度敏感	骨巨细胞瘤、动脉瘤样骨囊肿	骨网状细胞肉瘤、尤文肉瘤、骨髓瘤、转移性神经母细胞瘤	骨嗜伊红性肉芽肿
中度敏感	良性软骨母细胞瘤、骨血管瘤	骨内转移性肿瘤	骨纤维异常增殖症
不敏感	骨瘤、骨软骨瘤、软骨瘤、骨样骨瘤、骨非骨化性纤维瘤	骨肉瘤、软骨肉瘤、骨纤维肉瘤、骨牙釉质瘤、滑膜肉瘤	

化疗可产生全身困乏无力、头晕、恶心、食欲减退、骨髓造血功能抑制，还可产生一

系列骨质反应，如放射性骨坏死、骨炎、放射后骨肉瘤等反应，应引起医生重视并做相应的治疗。

3. 中医药治疗　中医药治疗骨肿瘤，应以辨证与辨病相结合，注重病程演变中正邪消长情况，予以攻补兼施，兼顾扶正与祛邪两个方面，对于增强体质，提高抗病能力，改善机体及脏腑功能，调补气血，攻伐邪毒等均有良好的作用。由于肿瘤病情复杂多变，在发展过程中正气日渐衰弱，邪气日渐增旺，故治疗时必须根据临床表现，进行辨证，标本同治，攻补兼施，局部与整体并重，方能奏效。早期一般体质较好，则以攻邪为主；中期脏腑受损，宜攻补兼施，晚期则以护正气，减轻病苦，随证治之。常用的治法有行气解郁、活血解毒、软坚散结、扶正固本。

有些中药有一定的增强人体免疫系统功能，或抑制癌细胞生长的作用，应用时可须根据临床表现，在辨证的基础上，选用这些药物。气滞为主者，宜用行气解郁治之，常用药物有：苏梗、陈皮、木香、厚朴等。瘀血为主者，宜用活血解毒，常用药物有：丹参、红花、桃仁等。痰结者，宜化痰散结，软坚散结或化瘀散结，常用药物有：南星、生半夏等。湿聚为主者，以健脾渗湿之品，常用药物有：藿香、佩兰、薏苡仁、苍术等。邪热毒蕴发热者，实热用金银花、连翘、败酱草、蒲公英等。虚热伤津者，用西洋参、麦门冬、沙参等。气虚者，予以党参、黄芪、白术、黄精、紫河车、山药等。血虚者，予以熟地黄、白芍、鸡血藤、当归、桑椹、龙眼肉、阿胶等。

近年来，有很多具有抗癌作用的中草药制成各种剂型，如喜树碱制剂、三棱莪术注射液等，对一部分肿瘤有一定的作用。

二、手术治疗

1. 肌肉骨骼系统肿瘤的外科分期

（1）分级（G）根据肿瘤的生长率及侵袭性，良性肿瘤为G0，低度恶性肿瘤为G_1，高度恶性的肿瘤为G_2。

（2）外科部位（T）①T_0，肿瘤由完整的纤维组织囊包绕或反应骨所包绕；②T_1，肿瘤位于囊外，间隔内（骨内、筋膜下、肌间隔及骨膜内或骨旁间隔及潜在的间隔内）；③T_2，间隔外，肿瘤位于囊外，超过肿瘤的间隔或起源于分界不清的间隔

（3）转移（M）包括局部淋巴结转移和远隔转移，M_0无局部及远隔转移，M_1有局部及远隔转移。

良性骨肿瘤的分期为：1级，静止性肿瘤，有完整的包囊；2级，生长活跃，仍位于囊内或为自然屏障所阻挡；3级，具有侵袭性，可穿破皮质或间隔。

骨肿瘤的外科分期系统为手术时机和范围的选择提供了合理的标准，使其在选择相应的手术方法和比较治疗结果时有一共同的依据，使结论准确而合理，而且有助于预后的判断，并为辅助性治疗提供了指导原则（图18-6）。

2. 外科分期与手术的关系　根据术前的外科分期，选择合理的手术方案，可明显提高肿瘤的治疗效果。对于恶性骨肿瘤，在有条件的情况下，切除肿瘤的同时，尽可能保留肢体。

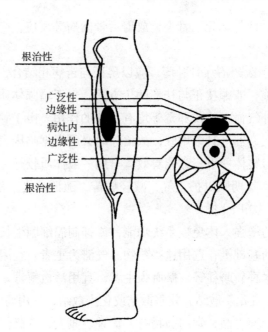

图 18-6　骨与软组织肿瘤分期的手术范围示意图

（1）良性骨肿瘤

良性骨肿瘤的外科分期及治疗措施

分期	分级	部位	转移	临床特点	治疗措施
1	G_0	T_0	M_0	潜隐性、静止性有自愈倾向	病损内或囊内刮除
2	G_0	T_0	M_0	进行性发展、膨胀性生长	边缘整块切除或加辅助治疗
3	G_0	T_{1-2}	M_{0-1}	具有侵袭性	广泛整块切除或加辅助治疗

（2）恶性骨肿瘤

恶性骨肿瘤的外科分期及治疗措施

分期	分级	部位	转移	治疗措施
IA	G_1	T_1	M_0	广泛手术：局部广泛切除
IB	G_1	T_2	M_0	广泛手术：截肢或肢体解脱
IIA	G_2	T_1	M_0	根治性手术：根治切除或广泛切除 + 辅助治疗

三、预后

　　骨肿瘤的预后，主要决定其肿瘤的性质，一般说良性骨肿瘤样病变生长慢、症状轻，对人体危害性不大，经治疗后可治愈，复发恶变者较少，有的生长一定时间后自行停止，有的可以自愈。恶性骨肿瘤则为进行性不断生长，不但速度快，而且症状显著或发生转移致使食欲减退，睡眠不好，营养不良，体质下降，身体恶化，发展为恶病质，威胁生命。

（邓友章）

扫码"练一练"

附录 骨伤科常用方剂

附方说明：本教材附方索引分为两部分。其中，第一部分是按国家中医药管理局制定的《中医医院骨伤科建设与管理指南（试行）》（国中医药医政发〔2010〕44号文件）的要求，中医医院骨伤科住院医师应重点掌握的120首骨伤科常用方剂。第二部分为不在120首骨伤科常用方剂之列而在本教材中又提及的方剂。

一、中医医院骨伤科常用方剂

二 画

十灰散《十药全书》

组成：大蓟 小蓟 荷叶 侧柏叶 茅根 茜根 山栀 大黄 牡丹皮 棕榈皮 各等分（各9克）

功效：凉血止血。

主治：血热妄行。吐血、咯血、嗽血、衄血。

用法：上药各烧灰存性，研极细末，用纸包，碗盖于地上一夕，出火毒。用时先将白藕捣汁或萝卜汁磨京墨半碗，调服五钱（15克），食后服下。

七厘散《良方集腋》

组成：朱砂1钱2分（水飞净） 麝香1分2厘 冰片1分2厘 乳香1钱5分 红花1钱5分 没药1钱5分 血竭1两 儿茶2钱4分。

主治：跌打损伤，筋断骨折，瘀血肿痛；刀伤出血，无名肿毒，烧伤烫伤。金疮，血流不止，金刃伤重，食嗓割断；汤泡火灼。闪腰挫气，筋骨疼痛，瘀血凝结。

功效：散瘀消肿，定痛止血。活血祛瘀，止痛收口。消肿。舒筋。

用法：共为细末。用黄油或童便调，温服。

八厘散《医宗金鉴》

组成：苏木面3克 半两钱3克 自然铜（醋淬7次）9克 乳香9克 没药9克 血竭9克 麝香0.3克 红花3克 丁香1.5克 番木鳖（油煤去毛）3克

功效：接骨散瘀。

用法：共为细末。用黄油或童便调，温服。

主治：跌打损伤。

八珍汤《正体类要》

组成：当归（酒拌）10克 川芎5克 白芍药8克 熟地黄（酒拌）15克 人参3克 白术（炒）10克 茯苓8克 炙甘草5克

功效：补益气血。

主治：气血两虚。面色苍白或萎黄，头晕眼花，四肢倦怠，气短懒言，心悸怔忡，食欲减退，舌质淡，苔薄白，脉细虚。

用法：清水二盅，加生姜三片，大枣二枚，煎至八分，食前服。

十全大补汤《太平惠民和剂局方》

组成：人参6克 肉桂3克 川芎6克 熟地黄12克 茯苓9克 白术9克 炙甘草3克 黄芪12克 川当归9克 白芍药9克

功效：温补气血。

主治：五劳七伤气血不足，饮食减少；久病虚损，面色萎黄，腰膝无力，精神倦怠，以及疮疡不敛，妇女崩漏等。

用法：上药为细末。每服9克，用水150毫升，加生姜3片，红枣2枚，同煎至100毫升，不拘时候温服。

八仙逍遥汤《医宗金鉴》

组成：防风1钱 荆芥1钱 川芎1钱 甘草1钱 当归（酒洗） 黄柏2钱 茅山苍术3钱 牡丹皮3钱 川椒3钱 苦参5钱

主治：跌仆损伤，肿硬疼痛；及一切冷振风湿，筋骨、血肉、肢体痠痛。

用法：共合1处，装白布袋内，扎口。水熬滚，熏洗患处。

丁桂散（经验方）

组成：公丁香 肉桂各30g 共研细末。

功效：温化痰湿，散寒止痛。

用法：掺膏药或袖膏内敷贴患部。

九一丹《医宗金鉴》

组成：熟石膏9份 升药1份 各研极细末，和匀。

功效：提脓祛腐。用于溃疡、瘘管流脓未尽者。

用法：掺于疮面，或制成药线插入疮口或瘘管。

八宝丹《疡医大全》

组成：珍珠3克 牛黄1.5克 象皮 琥珀 龙骨 轻粉各4.5克 冰片0.9克 炉甘石9克

功效：生肌收口。用于溃疡脓水将尽者，阴证、阳证都可用。

用法：研极细末，掺于患处。

人参养荣汤《太平惠民和剂局方》

组成：党参 白术 炙黄芪 炙甘草 陈皮 肉桂心 当归各30克 熟地黄 五味子 茯苓各22克 远志15克 白芍90克 大枣8克 生姜6克。

功效：补益气血，宁心安神。用于疮疡溃后气血虚弱，久不收敛者。

用法：上锉散。每服12克，水500毫升，加生姜6克，大枣8克，煎至300毫升，去滓，空腹服。

三 画

大成汤《仙授理伤续断方》

组成：大黄4两 川芒硝2两 甘草2两 陈皮2两 红花2两 当归2两 苏木2两 木通2两 枳壳4两 厚朴少许

功效：通下瘀血。

主治：男子伤重，瘀血不散，腹肚膨胀，大小便不通，上攻心腹，闷乱至死者。

用法：上（㕮）咀，每服2钱。水1盏半，煎至1沸，去滓温服，不拘时候。待通下瘀血后，方可服损药。

三痹汤《妇人大全良方》

组成：川续断　杜仲（去皮；切，姜汁炒）　防风　桂心　华阴细辛　人参　白茯苓　当归　白芍药甘草各30克　秦艽　生地黄　川芎　川独活各15克　黄芪　川牛膝各30克

主治：血气凝滞，手足拘挛，风痹，气痹。

用法：上药嚼咀为末，每服15克，用水300毫升，加生姜3片，大枣1枚，煎至150毫升，去滓，空腹时热服。

小活络丹《太平惠民和剂局方·卷一治诸风》

组成：川乌（炮，去皮脐）　草乌（炮，去皮脐）　地龙（去土）　天南星（炮）各六两（各6克）乳香（研）　没药（研）各二两二钱（各5克）

功效：祛风除湿，化痰通络，活血止痛。

主治：风寒湿痹。肢体筋脉疼痛，麻木拘挛，关节屈伸不利，疼痛游走不定。亦治中风，手足不仁，日久不愈，经络中湿痰瘀血，而见腰腿沉重，或腿臂间作痛。

用法：为细末，入研药和匀，酒面糊为丸，如梧桐子大，每服20丸，空心，日午冷酒送下，荆芥茶下亦得。现代用法：以上六味，粉碎成细粉，过筛，混匀，加炼蜜制成大蜜丸。每丸重3g。口服，用陈酒或温开水送服，一次1丸，一日2次。

大活络丹《兰台轨范》

组成：白花蛇　乌梢蛇　威灵仙　两头尖（俱酒浸）　草乌　天麻（煨）　全蝎（去毒）　何首乌（黑豆水浸）　龟甲（炙）　麻黄　贯众　甘草（炙）　羌活　肉桂　藿香　乌药　黄连　熟地黄　大黄（蒸）木香　沉香（用心）各60克，细辛　赤芍（去油）　没药（去油）　丁香　乳香（去油）　僵蚕　天南星（姜制）　青皮　骨碎补　白豆蔻仁　安息香（酒熬）　附子（制）　黄芩（蒸）　茯苓　香附（酒浸焙）　玄参　白术各30克，防风75克　葛根　虎胫骨（炙）　当归各45克，血竭21克　地龙（炙）　犀角　麝香　松脂各15克，牛黄　冰片各4.5克，人参90克

功效主治：祛风扶正，活络止痛。主治气血亏虚，肝肾不足，内蕴痰热，外受风邪，中风瘫痪，口眼㖞斜，语言謇涩，昏迷不醒；或气血亏虚，肝肾不足，风湿痹痛，经久不愈，关节肿胀、麻木重着，筋脉拘挛，关节变形、屈伸不利；或平素痰盛，复因恼怒气逆，痰随气升，上闭清窍，突然昏厥，呼吸气粗，喉有痰声，即痰厥昏迷者；或胸阳不振，痰浊阻络，气滞血瘀，痹阻心脉，胸部憋闷，或胸痛彻背，背痛彻心，喘息气短，即胸痹心痛等证。

用法：此药为蜜丸制剂，每丸重3克。口服每服1丸，每日2次，温开水或温黄酒送服。忌生冷油腻，忌气恼寒凉。孕妇忌服。

大红丸《仙授理伤续断秘方》

组成：赤敛1斤（即何首乌，焙干）　川乌1斤7两（火煨坼）　天南星1斤（焙）　芍药1斤（焙）　土当归10两（焙）　骨碎补1斤（姜制，焙）　牛膝10两（酒浸，焙）　细辛8两（去苗叶，焙）　赤小豆2升（焙）　自然铜4两（煅存性）青桑炭5斤（煅，醋淬。欠此1味亦可。其上俱要制焙后，方秤斤两）。

功效主治：扑损伤折，骨碎筋断，疼痛痹冷，内外俱损，瘀血留滞，外肿内痛，肢节痛倦。常服补损，坚筋固骨，滋血生力。

用法：每服 30 丸，温酒送下；醋汤亦可。损在上，食后服；在下，空心服；伤重不拘时服。或与小红丸互用亦可。

大补阴丸《丹溪心法》

组成：熟地黄 120 克　知母（盐炒）80 克　黄柏（盐炒）80 克　龟甲（制）120 克　猪脊髓 160 克

功效主治：滋阴降火。用于阴虚火旺，潮热盗汗，咳嗽咯血，耳鸣遗精。

用法：口服，一次 6 克，一日 2 ~ 3 次。

万灵膏《医宗金鉴》

组成：鹳筋草　透骨草　紫丁香根　当归　自然铜　没药　血竭各 30 克　川芎 25 克　半两钱一枚（醋淬）红花 30 克　川牛膝　五加皮　石菖蒲　茅术各 25 克　木香　秦艽　蛇床子　肉桂　附子　半夏石斛　草薢　鹿茸各 10 克　虎胫骨 1 对　麝香 6 克　麻油 5000 克　黄丹 2500 克

功效主治：消瘀散毒，舒筋活血，止痛接骨。

用法：血竭、没药、麝香各分别研细末另包，余药先用。麻油微火煨浸三日，然后熬黑为度，去渣，加入黄丹，再熬至滴水成珠，离火，俟少时药温，将血竭、没药、麝香末放入，搅匀取起，去火毒，制成膏药。用时烘热外贴患处。

千金散《中医外科学》

组成：煅白砒 6 克　制乳香　制没药　轻粉　飞朱砂　赤石脂　炒五倍子　煅雄黄（醋制）蛇含石各 15 克　共研细末。

功效：蚀恶肉、化疮腐。用于一切恶疮顽肉死腐不脱者，以及千日疮、鸡眼、痔瘘等证。

用法：将药粉掺入患处，或粘附在纸线上，插入疮中。

小金丹《外科全生集》

组成：白胶香 45 克　草乌头 45 克　五灵脂 45 克　地龙 45 克　马钱子（制）45 克　乳香（去油）22.5 克　没药（去油）22.5 克　当归身 22.5 克　麝香 9 克　墨炭 3.6 克　各研细末，用糯米粉和糊打千捶，待融和后，为丸，如芡实大，每料约 250 粒左右。

功效：破瘀通络，祛痰化湿，消肿止痛。用于流痰、瘰疬、瘿、附睾结核、肿瘤等疾病。

用法：每次 1 粒，每天 2 次，陈酒送下。孕妇忌服。

三品一条枪《外科正宗》

组成：砒石 45 克　明矾 60 克　明雄黄 7.2 克　乳香 3.6 克　将砒、矾两物研成细末，入小罐内，煅至青烟尽白烟起，片时，约上下通红，生火，放置一宿，取出研末，约可得净末 30 克。再加雄黄、乳香两药，共研成细末。厚糊谓稠，搓条如线，阴干备用。

功效：腐蚀。用于瘰疬、痔疮、肛瘘等。

用法：将药条插入患处，外以膏盖护之。

大黄蛰虫丸《金匮要略》

组成：熟大黄　土鳖虫　水蛭　虻虫　蛴螬　干漆　桃仁　苦杏仁　黄芩　地黄　白芍　甘草

功效：活血破瘀，通经消癥。

主治：用于瘀血内停，腹部肿块，肌肤甲错，目眶黯黑，潮热羸瘦，经闭不行。

用法：粉碎成细粉，过筛，混匀。每 100g 粉末用炼蜜 30~45 克加适量的水泛丸，干燥，制成水蜜丸；或加炼蜜 80~100 克制成小蜜丸或大蜜丸，即得。

四　画

五味消毒饮《医宗金鉴》

组成：金银花15克　野菊花6克　蒲公英6克　紫花地丁6克　紫背天葵子6克

功效：清热解毒，消散疔疮。

主治：疔疮初起，发热恶寒，疮形如粟，坚硬根深，状如铁钉，以及痈疡疖肿，红肿热痛，舌红苔黄，脉数。

用法：水一盅，煎八分，加无灰酒半盅，再滚二三沸时，热服，被盖出汗为度。

乌头汤《金匮要略》

组成：麻黄　芍药　黄芪　甘草各9克（炙）川乌6克（咬咀，以蜜400毫升，煎取200毫升，即出乌头）

功效主治：散寒除湿，除痹止痛。寒湿历节及脚气疼痛，不可屈伸。主要用于治疗寒湿痹证。尤其对痛痹有显著疗效。治疗症见关节剧痛，不可屈伸，畏寒喜热，舌苔薄白，脉沉弦者。

用法：上五味，咬咀四味。以水600毫升，煮取200毫升，去滓，纳蜜煎中，更煎之，服140毫升，不知，尽服之。

五加皮汤《医宗金鉴》

组成：当归（酒洗）没药　五加皮　皮硝　青皮　川椒　香附子各9克　丁香3克　麝香0.3克老葱3根　地骨皮3克　丹皮6克

功效主治：跌打损伤皮破，二目及面浮肿，若内伤瘀血，上呕吐衄，气虚昏沉，不省人事，身软，面色干黄，遍身虚浮，躁烦焦渴，胸膈疼痛，脾胃不开，饮食少进。

用法：水煎滚，熏洗患处。

太乙膏《外科正宗》

组成：玄参　白芷　归身　肉桂　赤芍　大黄　生地　土木鳖　阿魏　轻粉　柳槐枝　血余炭　铅丹乳香　没药　麻油

功效主治：消肿清火，解毒生肌。适用于一切疮疡已溃或未溃者。

用法：隔火炖烊，摊于纸上，随疮口大小敷贴患处。

乌龙膏《伤科补要》

组成：川乌8两，草乌8两，南星8两，白及1斤，牙皂4两，文蛤1斤，毛菇4两，枯陈小粉1斤，官桂3两，干姜2两

功效主治：痈疡皮色不变属阴证者

用法：上为细末。陈酒、醋调敷。

五神汤《洞天奥旨》

组成：紫花地丁3克　金银花9克　车前子3克　川牛膝1.5克　茯苓3克

用法：水煎服。

功效：利湿清热解毒。

主治：治疗湿热蕴毒之下肢痈疡丹毒的专方。

六味地黄丸《小儿药证直诀》

组成：熟地黄24克　山萸肉　干山药各12克　泽泻　牡丹皮　茯苓各9克

功效：滋阴补肾。

主治：肾阴虚证。腰膝酸软，头晕目眩，耳鸣耳聋，盗汗，遗精，消渴，骨蒸潮热，手足心热，舌燥咽痛，牙齿动摇，足跟作痛，小便淋漓，以及小儿囟门不合，舌红少苔，脉沉细数。

用法：上为末，炼蜜为丸，如梧桐子大。空心温水化下三丸。

五痿汤《医学心悟》

组成：人参 白术 茯苓 甘草（炙） 当归 苡仁 麦冬 黄柏（炒褐色） 知母

功效：补中祛湿，养阴清热。

主治：五脏痿证。

用法：水煎服。

五　画

四生丸《妇人大全良方》

组成：生荷叶 9 克 生艾叶 9 克 生柏叶 12 克 生地黄 15 克 各等分

主治：血热妄行。吐血、衄血，血色鲜红，口干咽燥，舌红或绛，脉弦数。

功效：凉血止血。

用法：上研丸如鸡子大，每服一丸（12 克），水煎服。

加味乌药汤《济阴纲目》

组成：乌药 缩砂 木香 延胡索各一两（各 10 克） 炒香附，去毛二两（10g） 甘草一两半（5g）

功效：行气活血，调经止痛。

主治：痛经。月经前或月经初行时，少腹胀痛，胀甚于痛，或连胸胁乳房胀痛，舌淡，苔薄白，脉弦紧。

用法：细剉，每服七钱，水一盏半，生姜三片，煎至七分，不拘时温服。

仙方活命饮《外科发挥》

组成：白芷 3 克 贝母 6 克 防风 6 克 赤芍药 6 克 当归尾 6 克 甘草节 6 克 皂角刺炒 6 克 穿山甲（炙）6 克 天花粉 6 克 乳香 6 克 没药 6 克 金银花 9 克 陈皮 9 克

功效：清热解毒，消肿溃坚，活血止痛。

主治：阳证痈疡肿毒初起。红肿灼痛，或身热凛寒，苔薄白或黄，脉数有力。本方常用于治疗化脓性炎症，如蜂窝织炎、化脓性扁桃体炎、乳腺炎、脓疱疮、疖肿、深部脓肿等属阳证、实证者。

用法：用酒一大碗，煎五七沸服（现代用法：水煎服，或水酒各半煎服）。

生血补髓汤《伤科补要》

处方：生地 白芍 川芎 黄芪 杜仲 茄皮 牛膝 红花 当归 续断

功能主治：生血补髓。治上骱后，气血两虚者。

用法用量：水煎服。

正骨紫金丸《医宗金鉴》

组成：丁香 木香 瓜儿血竭 儿茶 熟大黄 红花各 30 克 当归头 莲肉 白茯苓 白芍各 60 克 丹皮 15 克 甘草 9 克

制法：共为细末，炼蜜为丸。

功效主治：行气活血，消肿止痛。治跌打损伤，并一切疼痛，瘀血凝聚。

用法用量：每服 9 克，童便调下，黄酒亦可。

注意：孕妇忌服。

四君子汤《太平惠民和剂局方》

组成：人参9克 白术9克 茯苓9克 炙甘草6克

功效主治：益气健脾。脾胃气虚证。面色萎白，语声低微，气短乏力，食少便溏，舌淡苔白，脉虚弱。

用法：上为细末。每服（15克），水一盏，煎至七分，通口服，不拘时候；入盐少许，白汤点亦得（现代用法：水煎服）。

四物汤《仙授理伤续断秘方》

组成：当归10克 川芎8克 白芍12克 熟地12克

功效主治：补血调血。冲任虚损。月水不调，脐腹疼痛，崩中漏下。血瘕块硬，时发疼痛。妊娠胎动不安，血下不止，及产后恶露不下，结生瘕聚，少腹坚痛，时作寒热。

用法：现代服法：作汤剂，水煎服。可一日服用3次，早、午、晚空腹时服。

归脾汤《济生方》

组成：白术30克 当归3克 茯神30克 黄芪30克 龙眼肉30克 远志3克 酸枣仁（炒）30克 木香15克 甘草（炙）8克 人参15克

功效主治：养血安神，补心益脾，调经。思虑伤脾，发热体倦，失眠少食，怔忡惊悸，自汗盗汗，吐血下血，妇女月经不调，赤白带下，以及虚劳、中风、厥逆、癫狂、眩晕等见有心脾血虚者。现代临床常用于血小板减少性紫癜、神经衰弱、脑外伤综合征、子宫功能性出血等属于心脾血虚者。

用法：加生姜、大枣，水煎服。

左归丸《景岳全书》

组成：大怀熟地240克 山药（炒）120克 枸杞120克 山茱萸120克 川牛膝（酒洗蒸熟）90克 鹿角胶（敲碎，炒珠）120克 龟板胶（切碎，炒珠）120克 菟丝子（制）120克

功效主治：滋阴补肾，填精益髓。真阴不足证。头晕目眩，腰酸腿软，遗精滑泄，自汗盗汗，口燥舌干，舌红少苔，脉细。（本方常用于老年性痴呆、更年期综合征、老年骨质疏松症、闭经、月经量少等属于肾阴不足，精髓亏虚者。）

用法：上先将熟地蒸烂，杵膏，炼蜜为丸，如梧桐子大。每食前用滚汤或淡盐汤送下百余丸9克。（现代用法：亦可水煎服，用量按原方比例酌减。）

右归丸《景岳全书》

组成：熟地240克 山药120克 山萸肉90克 枸杞子120克 菟丝子120克 鹿角胶120克 杜仲（盐炒）120克 肉桂60克 当归90克 熟附片60克

功效主治：温补肾阳，填精益髓。主治肾阳不足，命门火衰，神疲气怯，畏寒肢冷，阳痿遗精，不能生育，腰膝酸软，小便自遗，肢节痹痛，周身浮肿；或火不能生土，脾胃虚寒，饮食少进，或呕恶腹胀，或翻胃噎膈，或脐腹多痛，或大便不实，泻痢频作。

用法：上为细末，先将熟地蒸烂杵膏，加炼蜜为丸，如弹子大。每服2～3丸，以白开水送下。现代用法：大蜜丸剂，每丸重9克，成人每次服1丸，每日2～3次。7岁以下儿童用量减半。（现代用法：亦可水煎服，用量按原方比例酌减。）

生肌玉红膏《外科正宗》

组成：白芷 甘草 归身 血竭 轻粉 白占 紫草 麻油

功效主治：痈疽发背，诸般溃烂，棒毒等疮，用在已溃脓时。

用法：用膏涂于患处，早晚换洗2次。

四黄膏《证治准绳》

组成：黄连1份　黄柏3份　大黄3份　黄芩3份

功效主治：活血解毒，消肿止痛。治创伤感染及阳痈局部红肿热痛者。

用法：共研细末，以水、蜜调敷，或用凡士林调煮成膏外敷。

四生散《太平惠民和剂局方》

组成：黄芪　川羌活　沙苑蒺藜　白附子各等分

功效主治：祛湿、逐瘀、散寒解毒、通络止痛。治跌打损伤、关节痹痛及恶性肿瘤、颈项恶核等。

用法：上为细末。每服6克，薄荷酒调下。如肾脏风下疰生疮，以腰子批开，以药末6克含定裹好，煨香熟，空腹时细嚼，以盐酒送下。

圣愈汤《伤科汇纂》

组成：熟地20克　白芍15克　川芎8克　人参20克　当归15克　黄芪18克

功效：补气养血。

主治：诸恶疮血出过多，心烦不安，不得睡眠，一切失血或血虚，烦渴燥热，睡卧不宁。

用法：上药㕮咀，都作一服。用水600毫升，煎至300毫升，去滓，稍热，不拘时服。

归灵内托散《医宗金鉴》

组成：川芎　当归　白芍　熟地　米仁　木瓜　防己　天花粉　金银花　白鲜皮　人参　白术各3克　甘草1.5克　威灵仙1.8克　牛膝（下部加）1.5克　土茯苓60克

功效主治：杨梅疮，不问新久，但元气虚弱者。

用法：用水600毫升，煎至400毫升，分2次，量病上下，食前或食后服之。滓再煎服。

白降丹《医宗金鉴》

组成：朱砂　雄黄各6克　水银30克　硼砂15克　火硝　食盐　白矾　皂矾各45克

功效：腐蚀，平胬。用于溃疡脓腐难去，或已成瘘管，肿疡成脓不能自溃，疣、痣、瘰疬等证，外敷消散药物效果不显著。

用法：先将雄黄、皂矾、火硝、明矾、食盐、朱砂研匀，入瓦罐中，微火使其烊化，再和入水银调匀，待其干涸。然后用瓦盆一只，盆下有水，即以盛干涸药料的瓦罐覆置盆中，四周以赤石脂和盐卤层层封固，再以炭火置于倒覆的瓦罐上，如有空隙漏气处，急用赤石脂盐卤加封，约过三炷香（约3小时）即成。火冷定后开看，盆中即有白色晶片的药粉。疮大者用0.15～0.18克，小者0.03～0.06克，以清水调涂疮头上；亦可和米糊为条，插入疮口中，外盖膏药。

玉露油膏《药蔹启秘》

组成：芙蓉叶（去梗茎）细末60克　凡士林240克

功效：凉血、清热、退肿。

用法：调敷患处。

白虎汤《伤寒论》

组成：知母18克　石膏（碎）30～45克　甘草（炙）6克　粳米18克

功效：清热生津。

主治：伤寒阳明热盛，或温病热在气分证。壮热面赤，烦渴引饮，口舌干燥，大汗出，脉洪大有力，现用于流行性乙型脑炎、流行性脑脊髓膜炎、大叶性肺炎，夏季热等属于热在气分者。

用法：上四味，以水1升，煮米熟汤成，去滓。每次温服200毫升，一日3次。

白虎桂枝汤《金匮要略》

组成：知母　甘草　石膏　粳米　桂枝

功效：清热，通络，和营卫。

主治：温疟。其脉如平，身无寒但热，骨节疼烦，时呕，以及热痹见壮热，关节肿痛，口渴，舌质红苔黄，脉滑数。

用法：为粗末，每服五钱，水一盏半，煎至八分，去滓温服，汗出愈（现代用法：水煎服）。

甘露消毒丹《温病条辨》

组成：飞滑石　绵茵陈　淡黄芩　石菖蒲　川贝母　木通　霍香　射干　连翘　薄荷　白豆蔻

功效：利湿化浊，清热解毒。

主治：治湿温湿疫，邪在气分。

用法：水煎服。

龙胆泻肝汤《医宗金鉴》

组成：龙胆草　栀子　黄芩　柴胡　生地　木通　车前子　泽泻　当归　甘草

功效：泻肝胆实火，清下焦湿热。

主治：肝胆实火上扰，症见头痛目赤，胁痛口苦，耳聋、耳肿；或湿热下注，症见阴肿阴痒，筋痿阴汗，小便淋浊，妇女湿热带下等。

用法：作水剂煎服，根据病情轻重决定用药剂量。也可制成丸剂，每服 6~9 克，每日 2 次，温开水送下。

六　画

血府逐瘀汤《医林改错》

组成：当归、生地各 9 克　桃仁 12 克　红花 9 克　枳壳、赤芍各 6 克　柴胡 3 克　甘草 3 克　桔梗 4.5 克　川芎 4.5 克　牛膝 10 克

功效：活血祛瘀，行气止痛。

主治：上焦瘀血，头痛胸痛，胸闷呃逆，失眠不寐，心悸怔忡，瘀血发热，舌质暗红，边有瘀斑或瘀点，唇暗或两目暗黑，脉涩或弦紧妇人血瘀经闭不行，痛经，肌肤甲错，日晡潮热；以及脱疽、白疕、眼科云雾移睛、青盲等目疾。现用于高血压、精神分裂症、脑震荡后遗症、慢性粒细胞性白血病、血栓性静脉炎、色素沉着、性功能低下、更年期综合征、顽固性头痛、顽固性低热、眼底出血等属瘀血内阻，日久不愈者。

用法：水煎服。

当归补血汤《内外伤辨惑论》

组成：黄芪 30 克　当归 6 克

功效：补气生血。

主治：血虚阳浮发热证。肌热面赤，烦渴欲饮，脉洪大而虚，重按无力。亦治妇人经期、产后血虚发热头痛；或疮疡溃后，久不愈合者。（本方可用于妇人经期、产后发热等属血虚阳浮者，以及各种贫血、过敏性紫癜等属血虚气弱者。）

用法：以水二盏，煎至一盏，去滓，空腹时温服。

壮筋养血汤《伤科补要》

处方：白芍 9 克　当归 9 克　川芎 6 克　川断 12 克　红花 5 克　生地 12 克　牛膝 9 克　牡丹皮 9

克 杜仲6克

主治：治伤筋络。

用法用量：水煎服。

壮筋续骨丹《伤科大成》

组成：当归2两，川芎1两，白芍1两，炒熟地4两，杜仲1两，川断1两5钱，五加皮1两5钱，骨碎补3两，桂枝1两，三七1两，黄芪3两，虎骨1两，破故纸2两，菟丝饼2两，党参2两，木瓜1两，刘寄奴2两，地鳖虫3两。

功效主治：腿骨折两段，大小腿皮破骨折，或膝骷处油盖骨脱出。

用法用量：每服4钱，以温黄酒送下。

制法：晒脆，为末，砂糖泡水泛丸。

当归四逆汤《伤寒论》

组成：当归 桂枝 芍药 细辛 通草 大枣 炙甘草

功效主治：温经散寒，养血通脉。主治疝气，脐腹冷痛，牵引腰胯。

用法：上七味，以水八升，煮取三升，去滓。温服一升，日三服（现代用法：水煎服。）

防风根汤《杂病源流犀烛》

组成：白术 当归 姜黄 生黄芪 桑枝 防风根

功效主治：络虚而致之肩膊疼痛连臂，渐下入环跳、髀膝。

用法：用水煎服。

托里消毒散《外科正宗》

组成：人参 黄芪 当归 川芎 芍药 白术 茯苓 白芷 皂角刺 桔梗 银花 甘草

功效：补益气血，托毒消肿。

主治：用于疮疡体虚邪盛，脓毒不易外达者。

用法：水煎服。

回阳玉龙膏《外科正宗》

组成：草乌 干姜各90克 赤芍 白芷 南星各30克 肉桂15克研细末。

功效：温经活血，散寒化痰。用于疮疡阴证。

用法：热酒调敷，也可掺于膏药内贴之。

冲和散《外科正宗》

组成：紫荆皮（炒）150克 独活90克 赤芍60克 白芷30克 石菖蒲45克 研细末。

功效：疏风，消肿，活血祛寒。用于疮疡阴阳不和、冷热相凝者。

用法：葱汁、陈酒调敷。

阳和解凝膏《外科全生集》

组成：鲜牛蒡子根叶梗1.5千克 鲜白凤仙梗120克 川芎120克 川附 桂枝 大黄 当归 肉桂 草乌 地龙 僵蚕 赤芍 白芷 白蔹 白及 乳香 没药各60克 续断 防风 荆芥 五灵脂 木香 香橼 陈皮各60克 苏合油120克 麝香30克 菜油5公斤白凤仙 熟枯去渣，次日除乳香、没药、麝香、苏合油外，余药俱入锅煎枯，去渣滤净，秤准份量，每500克加黄丹（烘透）210克，熬至滴水成珠，不粘指为度。撤下锅来，将乳、没、麝、苏合油加入搅和，半月后可用。

功效：温经和阳，行气活血，驱风散寒，化痰通络。用于疮疡阴证、乳癖等。

用法：置铜杓中，加热，烊化，摊布上，贴患处。

阳毒内消散《药蔹启秘》

组成：麝香　冰片各 6 克　白及　南星　姜黄　炒甲片　樟冰各 12 克　轻粉　胆矾各 9 克　铜绿 12 克　青黛 6 克　研极细末。

功效：活血，止痛，消肿，化痰，解毒。用于一切阳证肿疡。

用法：掺膏药上敷贴。

红灵丹《中医外科学》

组成：雄黄 18 克　乳香 18 克　煅月石 30 克　青礞石 9 克　没药 18 克　冰片 9 克　火硝 18 克　朱砂 60 克　麝香 3 克。除冰片、麝香外，共研细末，最后加冰片及麝香，瓶装封固，不出气，备用。

功效：活血止痛，消坚化痰。用于痈疽未溃及初、中期阴茎癌。

用法：掺膏药或油膏上，敷贴患处。

阳和汤《外科证治全生集》

组成：熟地黄 30 克　白芥子 6 克　炮姜炭 2 克　麻黄 2 克　生甘草 3 克　肉桂　鹿角胶（烊化冲服）9 克。

功效：温阳通脉，散寒化痰。用于流痰、附骨疽和脱疽的虚寒型。

用法：水煎服。

先天大造丸《外科正宗》

组成：紫河车 1 具（酒煮捣膏）　熟地黄 120 克（酒煮捣膏）　归身　茯苓　人参　枸杞　菟丝子　肉苁蓉（酒洗，捣膏）　黄精　白术　何首乌（去皮，用黑豆同蒸捣膏）　川牛膝　仙茅（浸去赤汁，蒸熟，去皮捣膏）各 60 克　骨碎补（去毛，微炒）　川巴戟（去骨）　破故纸（炒）　远志（去心，炒）各 30 克　木香　青盐各 15 克　丁香 9 克　黑枣肉 60 克

主治：气血不足，风寒湿毒袭于经络，初起皮色不变，漫肿无头；或阴虚，外寒侵入，初起筋骨疼痛，日久遂成肿痛，溃后脓水清稀，久而不愈，渐成漏证；并治一切气血虚羸，劳伤内损，男妇久不生育。

用法：上为细末，炼蜜为丸，如梧桐子大。每服 70 丸，空腹时用温酒送下。

防风汤《宣明论方》

组成：防风　甘草　当归　赤苓　葛根　杏仁　麻黄　官桂　秦艽　黄芩

功效：疏风活络，宣痹止痛

主治：行痹，外感风湿，恶寒发热，遍体骨节疼痛，游走不定，舌苔淡白，脉浮。现用于风湿性关节炎、类风湿关节炎见上述症状者。

用法：上药为末。每副 15 克，用酒、水共 300 毫升，加大枣 3 枚、生姜 5 片，煎至 150 毫升，去滓温服。

七　画

鸡鸣散《伤科补要》

组成：当归尾五钱　桃仁三钱　大黄三钱

功效：泻下逐瘀。

主治：瘀血蓄积，大便不通。

用法：煎水服。

补筋丸《医宗金鉴》

组成：五加皮　蛇床子　好沉香　丁香　川牛膝　白云苓　白莲蕊　肉苁蓉　菟丝子　当归（酒洗）

熟地黄　牡丹皮　宣木瓜各30克　怀山药24克　人参　广木香各9克。

功效主治：补肾壮筋，益气养血，活络止痛。主治跌仆伤筋，血脉壅滞，青紫肿痛者。

用法用量：用好无灰酒送下。

制法：共为细末，炼蜜为丸，如弹子大，每丸重9克

补中益气汤《东垣十书》

组成：黄芪　炙甘草　人参　当归身　橘皮　升麻　柴胡　白术

功效主治：补中益气，升阳举陷，脾胃气虚。治少气懒言，四肢无力，困倦少食，饮食乏味，不耐劳累，动则气短；或气虚发热，气高而喘，身热而烦，渴喜热饮，其脉洪大，按之无力，皮肤不任风寒，而生寒热头痛；或气虚下陷，久泻脱肛。

用法：上药㕮咀，都作一服。用水300毫升，煎至150毫升，去滓，空腹时稍热服。

补肾壮筋汤《伤科补要》

组成：熟地　当归　牛膝　山萸　云苓　川断　杜仲　白芍　青皮　五加皮

功效主治：肾经虚损，常失下颏。

用法：用水煎服。

补肾活血汤《伤科大成》

组成：熟地　杜仲　枸杞子　破故纸　菟丝子　归尾　没药　萸肉　红花　独活　淡苁蓉

功效主治：肾受外伤，两耳立聋，额黑，面浮白光，常如哭状，肿如弓形。

用法：水煎服。

羌活胜湿汤《内外伤辨惑论》

组成：羌活　独活　藁本　防风　甘草　川芎　蔓荆子　生姜

功效主治：治湿气在表，头痛头重，或腰脊重痛，或一身尽痛，微热昏倦。

用法：上（㕮）咀，清水二杯，煎至一杯，去滓，食后温服，缓取微似汗。

陀僧膏《伤科补要》

组成：南陀僧20份　赤芍2份　当归2份　乳香0.5份　没药0.5份　赤石脂2份　百草霜4份　苦参4份　银黝1份　桐油64份　香油32份　血竭0.5份　儿茶0.5份　大黄16份

功效主治：拔脓生肌长肉，止痛散血消肿。

用法：陀僧研成细末，用香油把其他药煎熬，去渣后入陀僧末，制成膏外用。

身痛逐瘀汤《医林改错》

组成：秦艽　川芎二钱　桃仁　红花　甘草　羌活　没药　当归　灵脂　香附　牛膝　地龙

功效：活血化瘀，宣痹止痛。

主治：痹证经久不愈，肩痛，臂痛，腰疼，腿疼，或周身疼痛，痛不移动，有瘀血者。

用法：水煎服。

补阳还五汤《医林改错》

组成：黄芪、当归尾、赤芍、地龙、川芎、红花、桃仁

功效：活血补气，疏通经络。

主治：半身不遂，口眼歪斜，语言謇涩，口角流涎，小便频数或遗尿不禁，舌暗淡，苔白，脉缓。

用法：水煎服。

八　画

金铃子散《圣惠方》

组成：金铃子　延胡索各 9 克

功效：清热疏肝、行气止痛。

主治：肝气不舒，气郁化火，致患心腹胁肋诸痛，或发或止，口苦，舌红苔黄，脉弦数。现用于溃疡病，肝炎，胆囊炎，肋间神经痛，胆道蛔虫症等属于肝郁证者。

用法：为细末，每服 9 克，酒调下。

抵当汤《伤寒论》

组成：水蛭（熬）30 个　虻虫 30 个（去翅足，熬）桃仁 20 个（去皮尖）大黄 3 两（酒洗）。

功效：下瘀血。攻逐蓄血。

主治：伤寒瘀热在里，血蓄下焦，不结胸而少腹硬满，小便自利，大便硬而色黑易解，身黄有微热，脉沉结，或狂躁，或喜忘，或经水不利者。太阳病 6~7 日，表证仍在，脉微而沉，其人发狂者，以热在下焦，少腹当硬满，下血乃愈；血证谛也；阳明病，本有久瘀血，屎虽硬，大便反易，其色必黑者；病人无表里证，发热 7~8 日，下后脉数不解，合热则消谷善饥，至 6~7 日不大便者。妇人经水不利下。血结胸，漱水不欲咽。

用法：以水 5 升，煮取 3 升，去滓，温服 1 升。不下，更服。

和营止痛汤《伤科补要》

组成：赤芍　归尾　川芎　苏木　陈皮　乳香　桃仁　续断　乌药　没药　木通　甘草

功效：活血止痛。

主治：跌扑伤损。（跌打损伤）

用法：河水煎服。

金黄膏《医宗金鉴》

组成：大黄、黄柏、姜黄、白芷各 2500 克，制南星、陈皮、苍术、厚朴、甘草各 500 克，天花粉 5000 克。

功效主治：清热解毒，散瘀消肿。跌打肿痛，疮疡阳证。

用法：共研细末。用酒、油、蜜、菊花、金银花露、丝瓜叶或生葱等捣汁调敷，或凡士林 8/10、金黄散 2/10 调制成膏外敷。

定痛膏《疡医准绳》

组成：芙蓉叶 2 两，紫金皮 5 钱，独活 5 钱，南星（生）5 钱，白芷 5 钱。

功效主治：跌扑伤损，动筋折骨，跌磕木石压伤，赤肿疼痛。

用法：上为末，加生采马兰菜 1 两，墨斗菜 1 两，杵捣极烂，和末一处，用生葱汁、老酒和炒。暖敷。若跌扑磕压伤，骨肉酸疼，有紫黑色未破皮肉者，加草乌 3 钱，肉桂 3 钱，良姜 3 钱，研末，姜汁调，温贴；若紫黑色已退，除良姜、肉桂、草乌、姜汁，却以姜汁、茶清调，温贴之。若折骨出臼者，加赤葛根皮 2 两，宝塔草 2 两，捣烂和前药一处，又用肥皂 10 个（童便煮，去皮弦子膜），杵捣极烂，入生姜汁少许，生白面 1 两，砍烂和匀，入前药同杵捣匀，用芭蕉叶托，用前后正副夹，须仔细整顿其骨，紧缚着后，上下肿痛消，方可换药。肿痛未退，不可换药。

金黄散《医宗金鉴》

组成：大黄　黄柏　姜黄　白芷各 2500 克　南星　陈皮　苍术　厚朴　甘草各 1000 克　天花粉

5000 克　共研细末。

功效：清热除湿，散瘀化痰，止痛消肿。用于疮疡阳证。

用法：可用葱捣汁、酒、油、蜜、菊花露、银花露、丝瓜叶捣汁等调敷。

参苓白术散《太平惠民和剂局方》

组成：人参　白术　茯苓　甘草　砂仁　桔梗　山药　白扁豆　薏苡仁　莲子肉

功效：益气健脾，渗湿止泻。

主治：脾虚湿盛证。饮食不化，胸脘痞闷，肠鸣泄泻，四肢乏力，形体消瘦，面色萎黄，舌淡苔白腻，脉虚缓。

用法：水煎服，亦可制散服。

虎潜丸《丹溪心法》

组成：黄柏　龟板　知母　熟地黄　陈皮　白芍　锁阳　虎骨　干姜

功效：滋阴降火，强壮筋骨。

主治：肝肾不足，阴虚内热之痿证。腰膝酸软，筋骨痿弱，腿足消瘦，步履乏力，或眩晕，耳鸣，遗精，遗尿，舌红少苔，脉细弱。

用法：上为末，酒糊丸，一方加金箔一片，一方用生地黄，懒言者加山药。（现代用法：上为细末，炼蜜为丸，每丸重9克，每次1丸，日服2次，淡盐水或温开水送下。亦可水煎服，用量按原方比例酌减。）

九　画

活血止痛汤《伤科大成》

组成：当归、苏木末、落得打各6克，川芎2克，红花1.5克，乳香、没药、三七、炒赤芍药、陈皮各3克，紫荆藤、地鳖虫各9克。

功效：活血止痛。

主治：治损伤瘀血，红肿疼痛。

用法：上药十二味，以水、酒各半煎服。

独参汤《景岳全书》

组成：人参30克。

功效：补气，摄血，固脱。

主治：失血过多。证见面色苍白，神情淡漠，肢冷多汗，息微，脉微细欲绝。

用法：炖服。一日服2剂；可酌情增减。

顺气活血汤《伤科大成》

组成：苏梗3克　厚朴3克　枳壳3克　砂仁1.5克　归尾6克　红花1.5克　木香1.2克　炒赤芍3克　桃仁9克　苏木末6克　香附3克

功效：行气活血，祛瘀止痛。

主治：胸腹挫伤，气滞血瘀，胀满作痛。

用法：水煎服。亦可加入少量米酒和服。

复原通气散《正体类要》

组成：木香2克　炒小茴香1克　青皮1克　炙穿山甲1克　陈皮1克　白芷1克　甘草1克　漏芦1克　川贝母1克

功效：理气止痛。

主治：跌打损伤气滞作痛。

用法：水煎服，或为散剂。

复原活血汤《医学发明》

组成：柴胡半两　栝楼根 3 钱　当归 3 钱　红花 2 钱　甘草 2 钱　川山甲（炮）2 钱　大黄（酒浸）1 两　桃仁（酒浸，去皮尖，研如泥）50 个。

功效：祛瘀生新，活血祛瘀，疏肝通络。

主治：跌仆损伤，瘀血内停胁下，疼痛不可忍，或伴发热便秘、并治虚劳积瘀，咳嗽痰多者。痞闷及便毒初起疼痛。瘀血留结，发热便闭，脉数实涩大者。虚劳积瘀，咳嗽痰多，夜不能卧。

用法：每服 1 两，以水 1 盏半，加酒半盏，同煮至 7 分，去滓，食前温服。以利为度，得利痛减，不尽服。

神功内托散《外科正宗》

组成：当归 6 克　白术　黄芪　人参各 4.5 克　白芍　茯苓　陈皮　附子各 3 克　木香　甘草（炙）各 1.5 克　川芎 3 克　山甲（炒）2~4 克

功效：温补托里。

主治：痈疽疮疡日久，气血两虚，寒邪凝滞，不肿不痛，不能腐溃，身凉，舌淡，脉细。

用法：煨姜 3 片，大枣 2 枚，用水 400 毫升，煎至 320 毫升，空腹时服。

宣痹汤《温病条辨》

组成：防己　杏仁　滑石　连翘　山栀　薏苡　半夏　晚蚕沙　赤小豆皮

功效：清化湿热，宣痹通络。

主治：湿热痹证。湿聚热蒸，阻于经络，寒战发热，骨节烦疼，面色萎黄，小便短赤，舌苔黄腻或灰滞，面目萎黄。

用法：上药用水 1.6 升，煮取 600 毫升，分三次温服。

除湿蠲痛汤《证治准绳》

组成：苍术　羌活　茯苓　泽泻　白术　陈皮　甘草

功效：除湿祛痹。

主治：风湿外客，周身骨节沉重酸痛。

用法：用水 400 毫升，煎至 320 毫升，入姜汁、竹沥各 20 ~ 30 毫升同服。

牵正散《杨氏家藏方》

组成：白附子　僵蚕　全蝎

功效：祛风化痰止痉。

主治：风中经络，口眼歪斜。

用法：为细末，每服一钱，热酒调下。（现代用法：共为细末，每服 3 克，温开水送下。亦可水煎服，用量按原方比例酌减。）

荆防败毒散《医宗金鉴》

组成：荆芥、防风、柴胡、茯苓、桔梗、川芎、羌活、独活、枳壳、甘草

功效：解表散寒，祛风除湿，消疮止痛。

主治：疮疡初起有表证者，或外感风寒，身痛、咳嗽等症。用于治疗皮肤病，流感，发热，流行性腮腺炎，咳嗽，破伤风等。

用法：水煎服。

十 画

柴胡疏肝散《景岳全书》

组成：陈皮（醋炒）柴胡各 6 克　川芎　枳壳（麸炒）芍药各 4.5 克　甘草（炙）1.5 克　香附 4.5 克

功效：疏肝解郁。

主治：胁肋疼痛，寒热往来、脘腹痞满、舌苔白、脉弦。

用法：用水 220 毫升，煎至 180 毫升，空腹时服。

桃仁承气汤《瘟疫论》

组成：大黄 4 钱，芒硝 2 钱，桃仁 18 粒，当归 2 钱，芍药 2 钱，丹皮 2 钱

功效主治：蓄血证。

用法：水煎服。

桃红四物汤《医宗金鉴》

组成：熟地黄、川芎、白芍、当归、桃仁、红花。

功效主治：补血调经，活血化瘀。血虚有瘀证，症见月经不调、经行腹痛或有血块、色暗紫、以及损伤瘀滞肿痛等。

用法：汤剂：日 1 剂水煎分 2~3 次服。片剂：每片含生药 1.25 克，每次 8~10 片，日 2 次口服。

健步虎潜丸《丹溪心法》

组成：龟胶　鹿角胶　虎胫骨　何首乌　川牛膝　杜仲　锁阳　威灵仙　当归　黄柏　人参　羌活　白芍　白术　熟地　川附子

功效主治：跌打损伤，血虚气弱，下部腰胯膝腿疼痛，酸软无力，步履艰难。

用法：上药共为细末，炼蜜和丸如桐子大，每服三钱，空心淡盐汤送下，冬日淡黄酒送下。

海桐皮汤《医宗金鉴》

组成：海桐皮 6 克　透骨草 6 克　乳香 6 克　没药 6 克　当归 5 克　川椒 10 克　川芎 3 克　红花 3 克　威灵仙 3 克　甘草 3 克　防风 3 克　白芷 3 克

功效主治：舒筋活络，行气止痛。治跌打损伤疼痛。

用法：共研细末，布袋装，煎水熏洗患处。

透脓散《外科正宗》

组成：生黄芪　穿山甲（炒）川芎　当归　皂角刺

功效：透脓托毒。

主治：痈疽诸毒内脓已成，不易外溃者。

用法：水煎服。

桂麝散《药奁启秘》

组成：麻黄 15 克　细辛 15 克　肉桂 30 克　牙皂 9 克　生半夏 24 克　丁香 30 克　生南星 24 克　麝香 1.8 克　冰片 1.2 克　研极细末。

功效：温化痰湿，消肿止痛。用于疮疡阴证未溃、乳癖等。

用法：掺膏药内贴之。

调元肾气丸《外科正宗》

组成：生地　山萸肉　山药　牡丹皮　白茯苓　人参　当归　泽泻　麦门冬　龙骨　地骨皮　木香

砂仁　黄柏　知母

功效：滋阴降火，益气养血。

主治：主治肾阴不足，虚火内灼，气血两亏，骨无荣养，遂生骨瘤，坚硬如石，形色或紫或不紫，推之不移，坚贴于骨，形体日渐衰瘦，气血不荣，皮肤枯槁，甚者寒热交作，饮食无味，举动艰辛，脚膝无力者。

用法：每服 80 丸，空腹时温酒送下。

十一画

黄连解毒汤《外台秘要》引崔氏方

组成：黄连 9 克　黄芩 6 克　黄柏 6 克　栀子 9 克

功效主治：泻火解毒。一切实热火毒，三焦热盛之证。大热烦躁，口燥咽干，错语，不眠；或热病吐血、衄血；或热甚发斑，身热下痢，湿热黄疸；外科痈疽疔毒，小便赤黄，舌红苔黄，脉数有力。（本方常用于败血症、脓毒血症、痢疾、肺炎、泌尿系感染、流行性脑脊髓膜炎、乙型脑炎以及感染性炎症等属热毒为患者）。

用法：上四味切，以水六升，煮取二升，分二服。

清营汤《温病条辨》

组成：水牛角 30 克　生地黄 15 克　元参 9 克　竹叶心 3 克　麦冬 9 克　丹参 6 克　黄连 5 克　银花 9 克　连翘 6 克

功效：清营解毒，透热养阴。

主治：热入营分证。身热夜甚，神烦少寐，时有谵语，目常喜开或喜闭，口渴或不渴，斑疹隐隐，脉数，舌绛而干。

用法：水煎服。

接骨紫金丹《疡科选粹》

组成：土鳖（不拘多少，取采焙干，去足，净末）　乳香　没药　自然铜（醋淬 7 次）　骨碎补　大黄　血竭　硼砂　归梢各 3 克

功效主治：跌打损伤骨折，瘀血攻心，发热昏晕，不省人事。

用法：上药各研为末，瓷罐收之。每服 6 克，宜热酒调服。

黄芪桂枝五物汤《金匮要略》

组成：黄芪　芍药　桂枝　生姜　大枣

功效主治：血痹。阴阳俱微，外证肌肤麻木不仁，如风痹状。寸口关上微，尺中小紧，脉微涩而紧。

用法：上药，以水六升，煮取二升，温服七合，日三服。

清热地黄汤《幼科直言》

组成：熟地 2 钱　山茱萸 1 钱　山药 1 钱　丹皮 8 分　白茯苓 8 分　泽泻 8 分　柴胡 6 分　薄荷 6 分。

功效主治：小儿白虎历节风。

用法：水煎，空心服。

清骨散《证治准绳》

组成：银柴胡 15 克　鳖甲 9 克　炙甘草 12 克　秦艽　青蒿　地骨皮　胡黄连　知母各 9 克

功效：养阴清热。用于流痰溃久，症见骨蒸潮热者。

用法：水煎服。

清燥救肺汤《医门法律》

组成：桑叶　石膏　人参　甘草　胡麻仁　阿胶　麦门冬　杏仁　枇杷叶

功效：轻宣达表，清肺润燥。

主治：①温燥伤肺，头痛身热，干咳无痰，气喘胸胀（或痛），心烦口渴，舌苔薄白少津，尖边俱红者。②肺痿，咳吐涎沫，喘逆上气，咽喉干燥，口渴，舌光红，苔干剥，脉虚而数者。

用法：水煎服。

十二画

普济消毒饮《东垣十书》

组成：黄芩 15 克　黄连 15 克　陈皮 6 克　甘草 6 克　玄参 6 克　柴胡 6 克　桔梗 6 克　连翘 3 克　板蓝根 3 克　马勃 3 克　牛蒡子 3 克　薄荷 3 克　僵蚕 2 克　升麻 2 克

主治：大头瘟。恶寒发热，头面红肿灼痛，目不能开，咽喉不利，舌燥口渴，舌红苔白兼黄，脉浮数有力（本方常用于丹毒、腮腺炎、急性扁桃体炎、淋巴结炎伴淋巴管回流障碍等属风热邪毒为患者）。

功效：清热解毒，疏风散邪。

用法：水煎服。

犀角地黄汤（芍药地黄汤）《千金方》

组成：犀角（水牛角代）30 克　生地黄 24 克　芍药 12 克　牡丹皮 9 克

功效：清热解毒，凉血散瘀。

主治：热入血分证。

用法：作汤剂，水煎服，水牛角镑片先煎，余药后下。以水九升，煮取三升，分三服。

禁忌：本方寒凉清滋，对于阳虚失血，脾胃虚弱者忌用。

舒筋活血汤《伤科补要》

组成：羌活　防风　荆芥　独活　当归　续断　青皮　牛膝　五加皮　杜仲　红花　枳壳

功效主治：筋络、筋膜、筋腱损伤，并用于脱臼复位后之调理。

用法：水煎服。

象皮膏《伤科补要》

组成：大黄 1 两　川归 1 两　肉桂 3 钱　生地 1 两　红花 3 钱　川连 3 钱　甘草 5 钱　荆芥 3 钱　白及 5 钱　白蔹 5 钱

功效主治：跌打骨断，皮破。

用法：上药肉桂、白及、白蔹、黄占为细末，余药油浸，照前熬法成膏，收。用时加膏上末药：土鳖、血竭、龙骨、象皮、螵蛸、珍珠、乳香、没药八味，再贴。

散瘀和伤汤《医宗金鉴》

组成：番木鳖（油燥去毛）红花　生半夏各 15 克　骨碎补　甘草各 9 克　葱须 30 克

主治：跌打损伤，瘀血积聚。

用法：上药用水 1 升煎滚，加醋 60 克，再煎十数滚，熏洗患处，一日十数次。

搜风解毒汤《医宗金鉴》

组成：土茯苓 12 克　薏苡仁　金银花　防风　木通　木瓜　白鲜皮各 6 克　皂角子 5 克。

功效：补肾强筋，化瘀通络，祛风除湿，散瘀止痛。

主治：治杨梅结毒，初起结肿，筋骨疼痛；及服轻粉药后筋骨挛痛，瘫痪不能动者。

用法：上药用水 400 毫升，煎至 200 毫升。

犀角散《备急千金要方》

组成：犀角　黄连　升麻　山栀　茵陈

功效：清热解毒、凉血散瘀。

主治：热入血分证，症见吐血、便血、斑色紫黑、舌绛起刺、衄血发狂、自觉腹满、漱水不欲咽。

用法：水煎服。

葛根黄芩黄连汤《伤寒论》

组成：葛根　甘草　黄芩　黄连

功效：表里两解，清热止利。

主治：为表里俱热之首选方。治痿证初起，邪犯肺胃。

用法：上药四味，以水 800 毫升，先煮葛根，减至 600 毫升，纳入诸药，煮取 200 毫升，去滓，分二次温服。

犀黄丸《外科全生集》

组成：犀黄、乳香、没药、麝香

功效：清热解毒，化痰散结，活血消肿，祛瘀止痛。

主治：火郁、痰瘀、热毒壅滞而成乳岩、瘰疬、痰核、流注、肺痈、小肠痈等，见舌红、脉滑数者。

用法：上药，用黄米饭捣烂为丸。忌火烘，晒干。每用陈酒送下 9 克。患生上部，临卧时服，患生下部，空腹时服。

十四画及以上

膈下逐瘀汤《医林改错》

组成：灵脂 6 克（炒）　当归 9 克　川芎 6 克　桃仁 9 克（研泥）丹皮 6 克　赤芍 6 克　乌药 6 克　延胡索 3 克　甘草 9 克　香附 4.5 克　红花 9 克　枳壳 4.5 克

用法：水煎服。病轻者少服，病重者多服，病去药止。

功效：活血祛瘀，行气止痛。

主治：膈下瘀阻气滞，形成痞块，痛处不移，卧则腹坠；肾泻久泻。现用于慢性活动性肝炎、血卟啉病、糖尿病、宫外孕、不孕症等属血瘀气滞者。

黎洞丸《医宗金鉴》

处方：三七 2 两，生大黄 2 两，阿魏 2 两，孩儿茶 2 两，天竺黄 2 两，血竭 2 两，乳香 2 两，没药 2 两，雄黄 1 两，山羊血 5 钱，冰片 2 钱 5 分，麝香 2 钱 5 分，牛黄 2 钱 5 分（以上各研细末），藤黄 2 两。

功效：续筋接骨，疏风活络。

主治：主金疮跌扑伤，发背痈疽，恶疮，瘰疬，刑伤，疯犬咬伤，蜂、蛇、蝎毒。

薏苡仁汤《类证治裁》

组成：薏苡仁　苍术　羌活　独活　防风　川乌　麻黄　桂枝　当归　川芎　生姜　甘草

功效：祛风散寒、除湿通络。

主治：风寒湿痹。

用法：水煎服。

蠲痹汤《百一选方》

组成：羌活（去芦）姜黄　当归（去土，酒浸一宿）黄芪（蜜炙）赤芍药　防风（去芦，以上各一两半）甘草（半两，炙）

用法：上咬咀，每服半两。水二盏，姜五片，煎至一盏，去滓，温服。

功效：益气和营　祛风除湿。

主治：常用于风寒湿痹而兼有营卫两虚，以上肢肩臂疼痛为著者。

二、本教材中提及的其他方剂

二　画

八正散《太平惠民和剂局方》

组成：车前子　瞿麦　萹蓄　滑石　山栀子仁　甘草炙　木通　大黄（面裹煨，去面，切，焙）各一斤（各500克）入灯心

功效：清热泻火，利水通淋。治湿热淋证。尿频尿急，溺时涩痛，淋漓不畅，尿色浑赤，甚则癃闭不通，小腹急满，口燥咽干，舌苔黄腻，脉滑数。

用法：为散，每服二钱，水一盏，入灯心，煎至七分，去滓，温服，食后临卧。小儿量力少少与之（现代用法：散剂，每服6~10克，灯心煎汤送服；汤剂，加灯心，水煎服，用量根据病情酌定）。

下肢损伤洗方（《中医伤科学讲义》）

组成：伸筋草15克　透骨草15克　五加皮12克　三棱12克　莪术12克　秦艽12克　海桐皮12克　木瓜10克　牛膝10克　红花10克　苏木10克

功效主治：活血舒筋。治下肢损伤挛痛者。

用法：煎水熏洗患处。

三　画

大防风汤《普济方》

组成：熟地黄2两　防风2两　白术2两　当归2两，杜仲（制）2两　黄芪（炙）2两　白芍药2两　羌活1两　牛膝（制）1两　人参1两　甘草1两

主治：诸虚损风冷，腰膝筋骨疼痛。

用法：上（咬）咀。每服4钱，加生姜7片，大枣1枚，水煎服。

三棱和伤汤

组成：三棱、莪术、青皮、陈皮、白术、枳壳、当归、白芍、党参、乳香、没药、甘草。

主治：胸胁陈伤，气滞血瘀，隐隐作痛。

用法：水煎服。

四　画

双柏膏（散）《中医伤科学讲义》

组成：侧柏叶 2 份　黄柏 1 份　大黄 2 份　薄荷 1 份　泽兰 1 份

功效主治：活血解毒，消肿止痛。治跌打损伤早期，疮疡初起，局部红肿热痛，或局部包块形成而无溃疡者。

用法：共研细末，作散剂备用，用时以水、蜜糖煮热调成厚糊状外敷患处。亦可加入少量米酒调服，或用凡士林调煮成膏外敷。

天麻钩藤饮《中医内科杂病证治新义》

组成：天麻 9 克　钩藤 12 克　石决明 18 克　栀子 9 克　黄芩 9 克　杜仲 9 克　益母草 9 克　桑寄生 9 克　夜交藤 9 克　朱茯神 9 克

功效：平肝熄风，清热活血，补益肝肾。治肝经有热，肝阳偏亢，头痛头胀，耳鸣目眩，少寐多梦；或半身不遂，口眼㖞斜，舌红，脉弦数。

用法：水煎服。

五　画

四肢损伤洗方（《中医伤科学讲义》）

组成：桑枝　桂枝　伸筋草　透骨草　牛膝　木瓜　乳香　没药　红花　羌活　独活　落得打　补骨脂　淫羊藿　萆薢

功效主治：温经通络，活血祛风。用于四肢骨折、脱位、扭挫伤后筋络挛缩酸痛。

用法：煎水熏洗患处。

半夏白术天麻汤《医学心悟》

组成：半夏 4.5 克　天麻 3 克　茯苓 3 克　橘红 3 克　白术 9 克　甘草 1.5 克

功效：化痰熄风，健脾祛湿。治痰厥头痛，咳痰稠黏，头眩烦闷，恶心吐逆，身重肢冷，不得安卧，舌苔白腻，脉弦滑。

用法：上（㕮）咀。每服半两，水 2 盏，煎至 1 盏，去滓，食前带热服。

归脾汤《正体类要》

组成：白术 9 克　茯神 9 克　黄芪 12 克　龙眼肉 12 克　酸枣仁 12 克　人参 6 克　木香 6 克　炙甘草 6 克　当归 9 克　远志 6 克。

功效：益气补血，健脾养心。治心脾两虚，气血不足，心悸健忘，失眠多梦，发热，体倦食少，面色萎黄，舌质淡，苔薄白，脉细弱以及脾不统血所致的便血，妇女月经超前，量多色淡，或淋漓不止者。

用法：上药加生姜 5 片、大枣 3 枚，水煎服，每日 1 剂。

加味术附汤《幼幼近编》

组成：白术（去芦）1 两，甘草（炒）1 两，附子（炮）1 两半，赤茯苓 1 两

功效：温寒燥湿，行气健脾。治中湿，脉沉而微缓，腹（膜）胀，倦怠，四肢关节疼痛而烦，

或一身重着，久则浮肿喘满，昏不知人，挟风头晕呕哕，兼寒则挛拳掣痛。

用法：每服 5 钱，加生姜 7 片，大枣 2 枚煎，日 3 次。

加味二妙汤《医宗金鉴》

组成：黄柏（生）3 钱，苍术（米泔浸，炒）3 钱，牛膝 3 钱，槟榔 2 钱，泽泻 2 钱，木瓜 2 钱，乌药 2 钱，当归尾 1 钱 5 分。

主治：青腿牙疳，两腿起紫黑云片，牙龈腐烂如疳，行步艰难。

用法：用黑豆 49 粒，生姜 3 片，水 3 钟，煎 1 钟；再煎滓，水 2 盅半，煎 8 分服。

四妙散《丹溪心法》

组成：威灵仙（酒浸）15 克　羊角灰 9 克　白芥子 3 克　苍耳（一云苍术）4.5 克

主治：痛风走注。

用法：上药研末。每服 3 克，水煎去滓，用生姜 1 大片擂汁，入汤调服。

六　画

当归鸡血藤汤（《中医伤科学》）

组成：当归 15 克　熟地 15 克　龙眼肉 6 克　白芍 9 克　丹参 9 克　鸡血藤 15 克

功效主治：补气补血。用于骨伤患者后期气血虚弱患者，肿瘤放疗或化疗期间有白细胞及血小板减少者。

用法：煎水服，日 1 剂。

防风归芎汤《中医伤科学讲义》

组成：川芎　当归　防风　荆芥　羌活　白芷　细辛　蔓荆子　丹参　乳香　没药　桃仁　苏木　泽兰叶

功效：活血化瘀，祛风止痛。治跌打损伤，青紫肿痛。

用法：水煎，温服。

芍药甘草汤《伤寒论》

组成：芍药 12 克　甘草 12 克

功效：调和肝脾，缓急止痛。治伤寒伤阴，筋脉失濡，腿脚挛急，心烦，微恶寒，肝脾不和，脘腹疼痛。

用法：上二味，用水 600 毫升，煮取 300 毫升，去滓，分温再服。

壮筋续骨丸

组成：川芎 180 克　白芍 180 克　杜仲 180 克　骨碎补 180 克　桂枝 180 克　三七 180 克　木瓜 180 克　自然铜（煅）180 克　当归 370 克　菟丝子 370 克　党参 370 克　阴行草 370 克　续断 280 克　五加皮 280 克　熟地黄 730 克　炙黄芪 540 克　蜂蜜（炼）5700 克（大蜜丸）或 1900 克（水蜜丸）制成 1000 丸（大蜜丸）或 5956 克（水蜜丸）

功效：补气活血，强壮筋骨。治用于跌打损伤属气虚血瘀、肝肾不足证者。

用法：水蜜丸一次 20 丸，大蜜丸一次 1 丸，一日 2 次。大蜜丸每丸重 9g，水蜜丸每 10 丸重 2.15g。

托里消毒散《校注妇人良方》

组成：人参　黄芪（盐水拌炒）当归　川芎　芍药（炒）白术　茯苓各 3 克　金银花　白芷各 2.1 克　甘草 1.5 克

主治：疮疽元气虚弱，或行攻伐，不能溃散。现用于脓耳、凝脂翳等五官科疾病，证属气血不足者。

用法：水煎服。

托里散《外科精要》

组成：黄瓜蒌 1 个　忍冬草　乳香各 30 克　苏木 15 克　没药 9 克　甘草 6 克

主治：治疮疡，跌扑伤损。

用法：上药用酒 600 毫升，煎至 400 毫升，分三次服；滓为细末，酒糊丸，弹子大，朱砂为衣。

托里透脓散《医宗金鉴》

组成：人参　白术　穿山甲　白芷　升麻　甘草　当归　黄芪　皂角刺　青皮。

功效：扶正祛邪、托里透脓。治一切痈疽气血亏损，将溃之时，紫陷无脓，根脚散大者。

安宫牛黄丸《温病条辨》

组成：牛黄　郁金　犀角　黄芩　黄连　雄黄　栀子　朱砂各 30 克，冰片　麝香各 7.5 克　珍珠 15 克　金箔为衣。

功效：清热解毒、镇惊开窍。治用于热病，邪入心包，高热惊厥，神昏谵语等症。

壮腰健肾汤《中医伤科学》

组成：熟地　杜仲　山芋　枸杞子　补骨脂　红花　羌活　独活　肉苁蓉　菟丝子　当归

功效：调肝肾，壮筋骨。治骨折及软组织损伤。

用法：水煎服。

导赤散《外科证治全书》

组成：生地黄 6 克　木通 6 克　生甘草梢 6 克　竹叶 6 克

功效：清心利水养阴。治心经火热证。心胸烦热，口渴面赤，意欲饮冷，以及口舌生疮；或心热移于小肠，小便赤涩刺痛，舌红，脉数。

八　画

金匮肾气丸（《金匮要略》）

组成：熟地 25 克　怀山药 12 克　山茱萸 12 克　泽泻 10 克　茯苓 10 克　牡丹皮 10 克　肉桂（冲服）3 克　熟附子 10 克

功效主治：温补肾阳。治肾阳亏虚。

用法：水煎服。或制成丸剂，淡盐汤送服。

知柏地黄丸《医方考》

组成：知母 6 克　黄柏 6 克　熟地黄 24 克　山茱萸 12 克　牡丹皮 9 克　山药 12 克　茯苓 9 克　泽泻 9 克。

功效：滋阴降火。治肝肾阴虚，虚火上炎证。潮热盗汗，口干咽痛，耳鸣遗精，小便短赤。

用法：粉碎成细粉，过筛，混匀。每 100 克粉末用炼蜜 35~50 克加适量的水泛丸，干燥，制成水蜜丸；或加炼蜜 80~110 克制成小蜜或大蜜丸，即得。

和营止痛汤《伤科补要》

组成：赤芍　归尾　川芎　苏木　陈皮　乳香　桃仁　续断　乌药　没药　木通　甘草

功效：活血止痛。治跌扑伤损。

用法：水煎服。

九　画

活血定痛汤《外科大成》

组成：红花3钱　乳香3钱。

功效：活血止痛。治血出作痛。

用法：水、酒煎，加童便服。

桂枝汤《伤寒论》

组成：桂枝（去皮）9克　芍药9克　生姜9克　大枣（切）3枚　炙甘草　6克

功效：解肌发表，调和营卫。治外感风寒表虚证。

用法：水煎服。

活血丸《普济方》

组成：当归100克　红花25克　大黄450克　猪牙皂150克　牵牛子275克

功效：活血通经。治用于血瘀经闭，行经腹痛。

用法：以上五味，粉碎成细粉，过筛，混匀，用水泛丸，干燥。早晨空腹，用黄酒或温开水送服，一次3克，一日1次，体虚者酌减。

桂枝芍药汤《三因极一病证方论》

组成：桂心15克　白芍药90克

主治：治太阴伤风，自汗，咽干，胸腹满，自利，不渴，四肢倦怠，手足自温，其脉弦大而缓者。

用法：每服15克，用水220毫升，加生姜3片，大枣1个，煎至160毫升，去滓温服。腹痛甚者，加大黄30克。

指迷茯苓丸

组成：茯苓266克　枳壳（麸炒）133克　半夏（制）533克　芒硝66克　生姜133克

主治：燥湿和中，化痰通络。用于痰饮留伏，筋络挛急，臂痛难举。

用法：口服，一次9克，一日2次。

活血汤《寿世保元》

组成：当归尾　赤芍　桃仁（去皮、尖）　牡丹皮　延胡索　乌药　香附子　枳壳（去瓤）各3克　红花　官桂　木香（另磨汁）各1.5克　川芎2克　甘草0.6克

主治：瘀血阻滞，胁下有块作痛。

用法：上药十三味　锉作一剂。加生姜1片，水煎服。

活血散瘀汤《外科正宗》

组成：川芎　当归尾　赤芍　苏木　牡丹皮　枳壳　瓜蒌仁（去壳）桃仁（去皮、尖）各3克　槟榔2克　大黄（酒炒）6克

功效：活血散瘀。治产后恶露不尽，或经后瘀血作痛，或男子跌打损伤后瘀血流注肠胃作痛，渐成内痈；及腹痛大便燥结者。

用法：上药十味，清水400毫升，煎至320毫升，空腹时服。药滓再煎再服。

十　画

消肿止痛膏《外伤科学》

组成：姜黄　羌活　干姜　栀子　乳香　没药

功效主治：祛瘀、消肿、止痛。治损伤初期瘀肿疼痛者。

用法：共研细末，用凡士林调成60%软膏外敷患处。

十一画

麻桂温经汤《伤科补要》

组成：麻黄　桂枝　红花　白芷　细辛　桃仁　赤芍　甘草

功效主治：通经活络祛瘀。治损伤之后风寒客注而痹痛。

用法：按病情决定剂量，水煎服。

续骨活血汤《中医伤科学讲义》

组成：当归尾12克　赤芍10克　白芍10克　生地15克　红花6克　地鳖虫6克　骨碎补12克
煅自然铜10克　续断12克　落得打10克　乳香6克　没药6克

功效主治：祛瘀止血，活血续骨。治骨折及软组织损伤。

用法：水煎服。

清营退肿膏《中医伤科学讲义》

组成：生大黄60克　生川柏30克　黄芩30克　东丹30克　天花粉30克　滑石30克　芙蓉叶
60克

功效：清热活血，消肿止痛。治骨折伤筋初期，发红作痛。

用法：为细末，用凡士林调敷。

清络饮《温病条辨》

组成：鲜荷叶边　鲜银花　西瓜翠衣　鲜扁豆花　丝瓜皮　鲜竹叶心

功效：清透暑热。治暑温经发汗后，暑证悉减，但头微胀，目不了了，余邪未解者；或暑伤肺
经气分之轻证。

用法：用水400毫升，煮取200毫升，日二服。或煎汤代茶，预防暑病。

续断紫金丹《中医伤科学讲义》

组成：酒炒当归4份，熟地8份，酒炒菟丝子3份，骨碎补3份，续断4份，制首乌4份，茯
苓4份，白术2份，丹皮2份，血竭2份，淮牛膝5份，红花1份，乳香1份，没药1份，虎胫骨1
份，儿茶2份，鹿角霜4份，煅自然铜2份。

功效：祛瘀止血，活血续骨。治骨折及软组织损伤

用法：水煎服。

十二画

跌打丸（原名军中跌打丸，《全国中医成药处方集》济南地区经验方）

组成：当归1份　地鳖虫1份　川芎1份　血竭1份　没药1份　麻黄2份　自然铜2份　乳香

2份

功效：活血破瘀，接骨续筋。治跌打损伤，筋断骨折，瘀血攻心等证。

用法：共研细末，炼蜜为丸，每丸5克。每服1~2丸，每日1~2次。

舒筋丸（又称舒筋壮力丸，《刘寿山正骨经验》）

组成：麻黄2份　制马前子2份　制乳香1份　制没药1份　血竭1份　红花1份　自然铜（煅，醋淬）1份　羌活1份　独活1份　防风1份　钻地风1份　杜仲1份　木瓜1份　桂枝1份　怀牛膝1份　贝母1份　生甘草1份　蜂蜜适量

功效主治：散寒祛风，舒经活络。用于各种筋伤患冷痹痛。

用法：共为细末，炼蜜为丸，每丸5克。每服1丸，日服1~3次。

葛根汤《伤寒论》

组成：葛根4两　麻黄3两（去节）桂枝2两（去皮）生姜3两（切）甘草2两（炙）芍药2两　大枣12枚（擘）。

功效：开表逐邪，调和表里。治外感风寒表实，项背强，无汗恶风，或自下利，或血衄；痉病，气上冲胸，口噤不语，无汗，小便少，或卒倒僵仆。

舒筋汤

组成：羌活钱半　当归3钱　片姜黄钱半（酒炒）炙草6分　白术钱半（炒）海风藤3钱　赤芍钱半（酒炒）生姜3片。

主治：产后拘挛，脉细弦浮涩滞者。

用法：水煎，去滓温服。

紫雪丹《苏恭方》

组成：石膏（三斤）寒水石（三斤）滑石（三斤）磁石（三斤）水牛角浓缩粉（五两）羚羊角屑（五两）沉香（五两）青木香（五两）玄参（一斤）升麻（一斤）炙甘草（八两）丁香（一两）芒硝（十斤）硝石（四升）麝香（五分）朱砂（三两）黄金（一百两）

功效：清热开窍，熄风止痉。治热邪内陷心包，热盛动风证。高热烦躁，神昏谵语，痉厥，斑疹吐衄，口渴引饮，唇焦齿燥，尿赤便秘，舌红绛苔干黄，脉数有力或弦数，以及小儿热盛惊厥。

用法：口服：冷开水调下，每次1.5～3克，每日2次。周岁小儿每次0.3克，每增1岁，递增0.3克，每日1次。5岁以上小儿遵医嘱，酌情服用。

十三画

新伤续断汤《中医伤科学讲义》

组成：当归尾4钱　地鳖虫2钱　乳香1钱　没药1钱　自然铜（醋煅）4钱　丹参2钱　骨碎补4钱　泽兰叶2钱　延胡索1钱半　苏木3钱　续断3钱　桑枝4钱　桃仁2钱

功效：续断骨。治新伤骨折初、中期。

用法：煎汤内服。